Faßbinder · Klein · Sipos · Schweiger

Therapie-Tools Depression

E-Book inside auf psychotherapie.tools

Mit dem untenstehenden Download-Code erhalten Sie dieses Buch als E-Book im PDF-Format. Hierfür ist eine Registrierung auf www.psychotherapie.tools notwendig:

1. www.psychotherapie.tools/e-book-inside öffnen.
2. Code eingeben.
3. Auf »Freischalt-Code einlösen« klicken.
   Der Code ist einmal gültig.
4. Im Warenkorb auf »Zur Kasse« klicken
   und Vorgang nach Login abschließen.

Das E-Book steht Ihnen in Ihrem Kundenkonto unter »Mein Material« zur Verfügung. Es ist ausschließlich für den persönlichen Gebrauch einer einzelnen Person bestimmt.

Für Institutionen und Teams bieten wir gestaffelte Mehrplatz-Lizenzen an, die sich an der Zahl Ihrer Nutzer:innen orientieren. Kontaktieren Sie uns unter vertrieb-psychotherapie.tools@beltz.de und sichern Sie sich Ihre Mehrplatz-Lizenz!

3D7WUTYJC2

Eva Faßbinder · Jan Philipp Klein · Valerija Sipos · Ulrich Schweiger

Therapie-Tools Depression

Mit E-Book inside und Arbeitsmaterial

2., neu ausgestattete Auflage

BELTZ

Anschrift der Autoren:

Dr. med. Eva Faßbinder
E-Mail: eva.fassbinder@psychiatrie.uksh.de

Dr. med. Jan Philipp Klein
E-Mail: Philipp.Klein@uksh.de

Dr. Dipl.-Psych. Valerija Sipos
E-Mail: Valerija.Sipos@uksh.de

Prof. Dr. med. Ulrich Schweiger
E-Mail: ulrich.schweiger@psychiatrie.uksh.de

Alle: Klinik für Psychiatrie und Psychotherapie
Universitätsklinikum-Schleswig-Holstein, Campus Lübeck
Ratzeburger Allee 160
23538 Lübeck

Dieses Buch ist erhältlich als:
ISBN 978-3-621-28823-1 Print
ISBN 978-3-621-29311-2 E-Book (PDF)

2., neu ausgestattete Auflage 2025

Lektorat: Dr. Svenja Wahl
Herstellung: Uta Euler
Umschlagsgestaltung: Sonja Frank
Satz: Satzkiste GmbH, Stuttgart
Druck und Bindung: Beltz Grafische Betriebe, Bad Langensalza
Printed in Germany

Weitere Informationen zu unseren Autor:innen und Titeln finden Sie unter: www.beltz.de

Inhalt

Vorwort

Liebe Leserinnen und Leser,

es freut uns, Ihnen mit dem vorliegenden Band einen breitgefächerten und gut sortierten Werkzeugkasten für die Diagnostik und Behandlung von Depression zur Verfügung zu stellen. Einer von fünf Deutschen erkrankt mindestens einmal im Leben an einer schweren Depression. In Deutschland leiden nach Angaben der Stiftung Deutsche Depressionshilfe derzeit ca. 4,9 Mio. Menschen an einer behandlungsbedürftigen Depression. Depression ist eine Erkrankung, die viel Leid verursacht. Sie kann als eine echte Volkskrankheit beschrieben werden.
Es gibt eine Vielzahl von Barrieren, die Behandlung verhindern oder verzögern: Vielen Betroffenen fällt es aufgrund von Scham, Angst vor Stigmatisierung, Hoffnungslosigkeit oder mangelnder Energie schwer, sich Hilfe zu holen. Andere wissen gar nicht, dass sie eine Depression haben und diese prinzipiell behandelbar ist. Behandlungsplätze sind knapp. Oft müssen Betroffene, nachdem sie sich zu einer Behandlung durchgerungen haben, monatelang auf einen Therapieplatz warten. Die verfügbaren Behandlungsmethoden sind gut wirksam, lassen aber noch deutlichen Raum für Verbesserung.
Gleichzeitig gibt es aus dem Bereich der Depressionsbehandlung auch viel Erfreuliches zu berichten. Eine große Zahl von Psychotherapie-Forschern und -Entwicklern haben eine Menge neuer innovativer Ideen und Techniken in das Feld eingebracht. Sie werden bei der Verwendung des Buches feststellen, dass Depressionsbehandlung heute wesentlich facettenreicher ist als vor zwanzig Jahren.
Mit dem vorliegenden Therapie-Tools-Band Depression möchten wir Ihnen einen gut sortierten Werkzeugkoffer an die Hand geben. Sie werden darin Werkzeuge zur Diagnostik, zur Psychoedukation, zur Psychotherapie und zur Rückfallprophylaxe finden. Sie können sich aus diesem Werkzeugkasten genau die Instrumente auswählen, die gut zu Ihnen, Ihrem Patienten und der individuellen Aufgabenstellung passen. Die Tools eignen sich sowohl für den Einsatz in der Einzel- als auch in der Gruppentherapie und können im ambulanten und (teil-)stationären Setting eingesetzt werden.
Hinweis zur Sprache: Aus Gründen der Einfachheit und Lesbarkeit sprechen wir von Therapeut und Patient, wenn jeweils Frauen und Männer gemeint sind (generisches Maskulinum).

Danksagung: Dieses Buch wäre ohne die Unterstützung, die Inspiration und den Zuspruch vieler Menschen nicht möglich gewesen. Allen voran möchten wir zunächst unseren Patientinnen und Patienten herzlich danken, die uns ihr Vertrauen schenken, immer wieder bereit sind neue Therapietechniken auszuprobieren und uns durch ihre Rückmeldungen und Ideen inspirieren.
Ein besonderer Dank geht auch an unsere Kolleginnen und Kollegen in der Klinik für Psychiatrie und Psychotherapie der Universität zu Lübeck, in der dieses Buch entstanden ist. Wir freuen uns sehr über die gute Zusammenarbeit in unserer Klinik und bedanken uns ganz herzlich für Euren/Ihren engagierten Einsatz.
Wir danken außerdem dem Beltz-Verlag für die Veröffentlichung dieses Projektes. Insbesondere möchten wir in diesem Zusammenhang Frau Dr. Svenja Wahl danken, die unser Buchprojekt als Lektorin sehr unterstützend, motivierend, warmherzig und klug begleitet hat. Zum Abschluss ist es uns besonders wichtig, unseren Familien, Partnern und Freunden ein großes »Dankeschön« für ihre immerwährende Unterstützung, Geduld und Toleranz auszusprechen.

Wir wünschen allen Lesern viel Freude bei der Arbeit mit diesem Buch und hoffen, dass Sie viele Anregungen für die Praxis finden.

Lübeck, im Juli 2015

Eva Faßbinder
Jan Philipp Klein
Valerija Sipos
Ulrich Schweiger

KAPITEL 1 /

Einführung

1.1 Zur Handhabung dieses Buches

Dieses Buch ist ein Werkzeugkasten, aus dem Sie sich als Therapeut (oder Patient) bedienen können. Es werden vielfältige Fertigkeiten vorgestellt, die zur Überwindung einer Depression hilfreich sind. Es ist aber nicht sinnvoll und effizient dieses Buch mit einem Patienten von vorne bis hinten durchzuarbeiten, sondern Sie sollten die Tools heraussuchen, die mit Ihrem therapeutischen Vorgehen übereinstimmen und die für Ihren Patienten passend und wichtig sind. Vorweg einige wichtige Empfehlungen:

- *Wählen Sie sorgfältig.*
- *Wählen Sie das zur konkreten, individuellen Aufgabenstellung passende Werkzeug.* Jedes Werkzeug hat Grenzen und Nebenwirkungen. Ein Hammer ist eine tolle Erfindung. Mit einem Hammer können Sie sehr effektiv Nägel in die Wand schlagen. Sie können damit aber keine Schraube in Holz drehen. Sie können sich auch aus Versehen auf den Finger schlagen und sich wehtun. Wählen Sie das Werkzeug zur Aufgabe, nicht umgekehrt. Am besten erfolgt diese Auswahl in Zusammenarbeit von Patient und Therapeut.
- *Stellen Sie sicher, dass Sie das Werkzeug beherrschen bzw. dass Sie verstehen, wie Sie die Beherrschung des Werkzeuges erlernen können.* Wenn Sie Zweifel oder Schwierigkeiten haben, dann fragen Sie als Patient zuerst Ihren Therapeuten, als Therapeut Ihre Kollegen oder Ihren Supervisor.
- *Machen Sie nicht zu viel.* Versuchen Sie nicht, alles gleichzeitig zu machen. Wählen Sie einzelne Techniken und Übungen aus, trainieren Sie diese und wenden Sie sie in Ihrem Alltag an. Übung macht den Meister. Es geht um Können, nicht nur um Kennen. Hören Sie erst auf, wenn Sie Ihr Ziel erreicht haben oder sicher sind, dass die Technik nicht für Sie geeignet ist.
- *Machen Sie nicht zu wenig.* Die Überwindung einer depressiven Störung ist eine große Aufgabe. Sie können Sie nicht nebenher erledigen. Die Aufgabe braucht Ihre Zeit und Ihre Konzentration.
- *Wenden Sie die erlernten Werkzeuge auch nach Rückgang der depressiven Symptomatik weiter in Ihrem Alltag an, damit sie nicht »einrosten«.* Dies ist die beste Prophylaxe gegen erneute depressive Episoden und steigert Ihre Lebensqualität.

1.2 Aufbau des Buchs

Das Buch gliedert sich in 13 Kapitel (zum Überblick s. Inhaltsverzeichnis):

- Nach diesem Einführungskapitel finden Sie im **Kapitel 2 Diagnostik** Tools, die Sie zur Diagnostik von depressiven Störungen und Komorbidität, zur Erhebung des Verlaufs, zur Medikamentenanamnese und biographischen Anamnese einsetzen können. Speziell für Ärzte werden in diesem Kapitel mit dem Icon A gekennzeichnete Arbeitsmaterialen zur Verfügung gestellt, die eine effiziente medizinische Diagnostik von depressiven Störungen erleichtern.
- Im **Kapitel 3 Psychoedukation zur Lebensführung bei Depression** finden Sie zahlreiche Arbeits- und Informationsblätter für Patienten und ihre Angehörigen zur Wissensvermittlung zu depressiven Erkrankungen, zum Zusammenhang von Depression mit häufigen komorbiden Erkrankungen, und Hinweisen zur Lebensführung bei Depression. Die Tools aus diesem Kapitel sind für alle Patientengruppen geeignet. Unter der Prämisse »wenige Dinge richtig machen« sollten Sie aber jeweils einzelne Informations- und Arbeitsblätter, die für den Patienten besonders wichtig sind, auswählen, besprechen und mitgeben.
- Im **Kapitel 4 Psychoedukation zu den Störungsmodellen der Verhaltenstherapie** werden die einzelnen Erklärungsmodelle der Verhaltenstherapie dargestellt. Das Kapitel kann als Wegweiser für den weiteren Gebrauch des Tools-Buchs fungieren: Für jedes Störungsmodell werden Hinweise gegeben, für welche Patienten es geeignet erscheint und in welchen Kapiteln die entsprechenden Tools für die Arbeit mit diesem Störungsmodell gefunden werden können. Wir empfehlen, dass Therapeuten sich zunächst einen Überblick über die vorgestellten Störungsmodelle verschaffen und entscheiden, mit welchem sie bei welchem Patienten arbeiten möchten. Sinnvoll ist es dann, dem Patienten das jeweilige Modell mit Hilfe des zugehörigen Arbeitsblatts vorzustellen und gemeinsam zu entscheiden, ob mit dem vorgestellten Störungsmodell gearbeitet werden soll.

- Das **Kapitel 5 Verhaltensaktivierung** beinhaltet Prinzipien und Techniken zum werteorientiertem Verhaltensaufbau, die vor allem aus der Akzeptanz- und Commitment-Therapie (ACT; Hayes et al., 1999) und dem Behavioral Activation Manual von Martell et al. (2010) stammen. Der Aufbau von Aktivitäten gehört zu den grundlegenden Therapieelementen für Patienten mit Depression und sollte bei allen Patienten in die Psychotherapie integriert werden. Zusätzlich werden in diesem Kapitel verschiedene Modelle für Verhaltensanalysen und Problemlösen vorgestellt.
- Im **Kapitel 6 Veränderung von Kognitionen** finden sich Tools zur Identifikation und Modifizierung von dysfunktionalen Gedanken, eine der wichtigsten und zentralsten Techniken der zweiten Welle der Verhaltenstherapie nach Beck (1979 / 2011, 2013).
- **Kapitel 7 Metakognitive Fertigkeiten** stellt Tools aus der Metakognitiven Therapie (MCT; Wells, 2011) vor, die v. a. für Patienten geeignet sind, die unter Grübeln, Sich-Sorgen und Bedrohungsmonitoring leiden. Die Tools können entsprechend der an Wells (2011) angelehnten Struktur eingesetzt werden, wenn Therapeut und Patient eine gesamte MCT-Therapie durchführen möchten. Es können aber auch einzelne Tools herausgegriffen werden, die losgelöst von einer MCT-Gesamtbehandlung angewendet werden können (z. B. zum Grübeln, Bedrohungsmonitoring oder zur Detached Mindfulness).
- **Kapitel 8 Achtsamkeit und Akzeptanz** enthält zahlreiche Tools zur Vermittlung der grundlegenden Prinzipien von Achtsamkeit und Akzeptanz sowie zu Achtsamkeitsübungen und deren Auswertung. Die eng mit Achtsamkeit und Akzeptanz verbundenen Fertigkeiten zur Validierung werden ebenfalls vermittelt. Die vorgestellten Prinzipien und Übungen entstammen ursprünglich der Mindfulness-Based Stress Reduction (MBSR) nach Kabat-Zinn (1990) und der Achtsamkeitsbasierten kognitiven Therapie (MBCT; Segal et al., 2001) sowie der Dialektischen Verhaltenstherapie (DBT; Linehan, 1993a, b) und werden durch Einflüsse der Akzeptanz- und Commitment-Therapie (ACT; Hayes et al., 1999) und der Metakognitiven Therapie (MCT; Wells, 2011) ergänzt.
- In **Kapitel 9 Emotionsregulation** finden Sie Tools für die Vermittlung von Fertigkeiten zur Emotionsregulation, die für Menschen mit Depression wichtig sind. Hierzu zählen u.a. Psychoedukation zu Emotionen, Achtsamkeit und Akzeptanz von Emotionen, Erkennen von Bedürfnissen hinter Emotionen, Erkennen und Hinterfragen von problematischen Strategien im Umgang mit Emotionen mit Schwerpunkt auf Erlebnisvermeidung, Vermittlung und Übung des Prinzips vom entgegengesetzten Handeln aus der Dialektischen Verhaltenstherapie. Die vorgestellten Prinzipien und Übungen kommen ursprünglich aus der DBT (Linehan, 1993a, b) sowie der Therapie der Essstörung durch Emotionsregulation (Sipos & Schweiger, 2011) und wurden speziell auf die Bedürfnisse von Menschen mit Depression angepasst. Zusätzlich wurden Elemente und Wissen aus der Schematherapie (Young et al., 2008; Jacob & Arntz, 2015), der Akzeptanz- und Commitment-Therapie (ACT; Hayes et al., 1999) und der Metakognitiven Therapie (MCT; Wells, 2011) ergänzt.
- **Kapitel 10 Interpersonelle Fertigkeiten: Handlungsplanung** stellt Tools aus dem Cognitive Behavioral Analysis System of Psychotherapy (CBASP) in den Mittelpunkt (McCullough, 2000, 2006a). Besonders gut eignet sich diese Behandlungsmethode bei Patienten mit einer früh beginnenden chronischen Depression, die vor dem Hintergrund von traumatischen Beziehungserfahrungen entstanden ist. In dieses Kapitel wurde außerdem Befunde zu depressivem Verhalten von Joiner integriert (Pettit & Joiner, 2005, 2006), die das »Crisis generation«-Modell der Depression (Conway et al., 2012; Eberhart & Hammen, 2010) und typische »depressive Kommunikationsmuster« (Hames et al., 2013) betreffen.
- **Kapitel 11 Interpersonelle Fertigkeiten: Verhaltenstraining** beinhaltet Tools zum Verhaltenstraining interpersoneller Fertigkeiten, die speziell an die Fertigkeitendefizite von Patienten mit Depression angepasst wurden. Hierzu wurden Elemente und Wissen aus der Kognitiven Verhaltenstherapie (Hautzinger, 2013), dem Gruppentraining sozialer Kompetenzen (Hinsch & Pfingsten, 2015), aus dem Assertiveness-Training (Ullrich & de Muynck, 2005), der Dialektischen Verhaltenstherapie (DBT; Linehan, 1993a, b) sowie der Therapie der Essstörung durch Emotionsregulation (Sipos & Schweiger, 2011) integriert.
- **Kapitel 12 Umgang mit Suizidalität und Krisen** stellt Tools zur Diagnostik und zum Umgang mit Suizidalität und Krisen zur Verfügung. Aufgrund der hohen Suizidrate bei Depression haben die gewissenhafte Diagnostik von Suizidalität sowie der Umgang mit Krisen eine hohe Priorität bei der Behandlung von Menschen mit Depression.
- **Kapitel 13 Rückfallprophylaxe** enthält Tools, die der Verhinderung von erneuten depressiven Episoden dienen. Die Rückfallprophylaxe fußt dabei auf drei wichtigen Pfeilern: Fortsetzung der erlernten Fertigkeiten, Lebensgestaltung entsprechend der eigenen Werte und Selbstfürsorge.

Systematik der Kapitel

Jedes Kapitel hat die gleiche Struktur und beginnt mit einer Einführung, in der die wesentlichen Prinzipien sowie die Ursprünge der jeweiligen Tools des Kapitels und der Aufbau des Kapitels erklärt werden. Unser Ziel war es, den Großteil dieses Bandes sowohl für Therapeuten als auch für Patienten verständlich zu schreiben. Wir haben uns deshalb entschieden, die Einführung für Therapeuten knapp zu halten und verweisen zur Vertiefung auf die in der Einführung genannte Literatur. Für jedes Kapitel werden dann die folgenden Fragen beleuchtet:

- Für welche Patientengruppen sind die Tools aus diesem Kapitel besonders geeignet?
- Mit welchen Tools können die Tools aus diesem Kapitel gut kombiniert werden?
- Mit welchen Tools sollten die Tools dieses Kapitels nicht kombiniert werden?

Anschließend folgt die Erklärung der Arbeitsmaterialien des Kapitels, in der alle Tools vorgestellt werden und Hinweise zur Anwendung der einzelnen Arbeits- und Informationsblätter gegeben werden. Nach dieser Einleitung folgen dann die einzelnen Arbeits- und Informationsblätter.

Icons. Um sich auf den Arbeits- und Informationsblättern direkt zurechtzufinden, sind alle mit verschiedenen Icons ausgestattet. An diesen können Sie sofort erfassen, für wen das Arbeits- oder Informationsblatt gedacht ist und wie die Handhabung erfolgen sollte. Folgende Icons werden Ihnen im Buch begegnen:

- T »Therapeut / In«: Dieses Icon kennzeichnet Arbeits- und Informationsblätter, die für den Therapeuten gedacht sind.
- A »Arzt / Ärztin«: Dieses Icon kennzeichnet (im Kapitel 2 »Diagnostik«) Arbeits- und Informationsblätter, die zur medizinischen Diagnostik depressiver Störungen eingesetzt werden können.
- P »Patient / In«: Dieses Icon kennzeichnet Arbeits- und Informationsblätter, die den Patienten zur Bearbeitung ausgehändigt werden.
- »Ran an den Stift«: Dieses Icon fordert dazu auf, einen Stift zur Hand zu nehmen und Antworten und Überlegungen direkt auf dem Arbeitsblatt zu notieren.
- »Hier passiert was«: An dieser Stelle werden Handlungsanweisungen für Therapeuten und Patienten gegeben.
- »Videotracks«: Hier wird auf Videos hingewiesen, die zur Verdeutlichung einer Technik in den Online-Materialen angeschaut werden können.
- »Mal hergehört«: Dieses Icon kennzeichnet Abschnitte, die wörtliche Vorgaben vom Therapeuten an den Patienten darstellen.

1.3 Leitmotti des Buches

Wenige Dinge richtig tun!

Wenige Dinge richtig zu tun, ist ein wichtiges Motto für die Nutzung eines Werkzeugkoffers. Das Motto gilt für Patienten wie für Therapeuten. Viele Dinge gleichzeitig zu machen oder viele Dinge kurz anzureißen ist die Versuchung, die mit einem großen Werkzeugkoffer verbunden ist. Was sind die problematischen Konzepte?

»Viel hilft viel« stimmt nur manchmal

»Viel hilft viel« stimmt nur manchmal. Diese Überzeugung ist ein wichtiges Beispiel dafür, wie Vergleichsprozesse in die Irre führen können. Wir lernen in der Schule, dass 20 Euro mehr sind als zwei Euro. Ist die Anwendung von zwanzig Therapietechniken besser als die Konzentration auf zwei Techniken? Eher nicht! Wie auch sonst in der Medizin kommt es auf die richtige Kombination und Dosis an. In der Behandlung eines hohen Blutdrucks verwendet man Zweier- oder Dreierkombinationen. Man würde nie auf Idee kommen einfach mehr Substanzen einzusetzen, wenn die Wirkung nicht stimmt. Wenn Sie ein gemütliches Frühstück am Sonntag mit Ihrem Partner oder Ihren Kindern planen, wird es nicht schöner, wenn Sie 20 Sorten Marmelade kaufen anstatt nur drei.

Komplexe Probleme brauchen nicht immer komplexe Lösungen

Auch das stimmt nur manchmal. Häufig lassen sich komplexe Probleme mit einfachen Interventionen lösen. Migränekopfschmerzen beruhen auf einer komplexen und nur teilweise verstandenen Störung der neuronalen Steuerung der Gefäße im Gehirn. Trotzdem ist für viele Betroffene eine Tablette mit Acetylsalicylsäure oder einem Triptan eine ausreichende Lösung. Die Voraussetzung dafür, dass eine einfache Lösung funktioniert, ist, dass sie an einer Schlüsselstelle ansetzt. Deswegen ist es so wichtig, sorgfältig auszuwählen, wo man anfängt. Eine weitere Metapher für dieses Thema ist das Kartenhausmodell psychischer Störungen. Wenn man bei einem Kartenhaus eine der Karten herauszieht, die eine Schlüsselrolle für die Statik haben, dann bricht alles zusammen. Karten in der Peripherie kann man wegnehmen, ohne dass sonst etwas passiert.

Können, nicht nur kennen

Einsicht in eigene Problemverhaltensweisen und Handlungsschemata und das Wissen um wichtige Krankheitsmechanismen ist für die Behandlung einer Depression wichtig. Der Erfolg von Psychotherapie hängt aber kritisch am Erwerb neuer Fertigkeiten und die müssen geübt werden. Beim Üben einer neuen Fertigkeit muss man sich ganz auf eine Sache konzentrieren. Stellen Sie sich vor, Sie wollen neu einen Wintersport erlernen und der Skilehrer würde Ihnen vorschlagen jeweils morgens mit Alpinski zu fahren und nachmittags mit einem Snowboard. Keine wirklich gute Idee! Beides sind zwar tolle Techniken, um die Abfahrt von einem schneebedeckten Berg zu bewältigen. Das erforderliche Bewegungsmuster ist aber sehr unterschiedlich. Es ist schlauer eines zu wählen, sich darauf zu konzentrieren und mindestens so lange Unterricht zu nehmen, bis man eine rote Piste ohne wesentliche Stürze schafft. Wenn man dann auch das andere probieren will, ist das völlig in Ordnung.

AB 1.1 /

T

Umgang mit der Vielfalt der Therapiemöglichkeiten

Psychotherapie hat mittlerweile ein sehr vielfältiges Angebot in der Depressionsbehandlung. Die einzelnen Schwerpunktsetzungen kann man auf der Grundlage ihrer Leitfragen identifizieren. Stellen Sie sich die einzelnen Fragen in Bezug auf den Patienten oder richten Sie die Fragen an den Patienten!

Häufigkeit kritischer Verhaltensweisen

Gibt es etwas, was Sie häufiger tun sollten? Haben Sie aufgehört etwas zu tun, was wichtig ist? Gibt es etwas, was Sie zum ersten Mal tun sollten? Welches Verhalten ist möglicherweise ein gutes Antidepressivum?

Gibt es etwas, was Sie nicht mehr tun sollten, beispielsweise eine Arbeit oder eine Beziehung, die Sie nicht fortsetzen sollten, oder einen Konflikt, den Sie beenden sollten, weil er verloren ist?

Bewertungsprozesse und Selbstinstruktionen

Sollten Sie die Art, wie Sie Ereignisse oder Personen in Ihrem Leben bewerten, verändern? Vermuten Sie, dass Sie Dinge zu unausgewogen oder zu pessimistisch bewerten?

Sollten Sie Ihr Selbstgespräch verändern? Sprechen Sie grob oder beschimpfend mit sich selbst? Sollten Sie häufiger freundliche oder tröstliche Selbstgespräche führen?

Fertigkeitendefizite und fehlende Erfahrungen

Gibt es wichtige Fertigkeiten, die Ihnen fehlen, oder Bereiche, in denen Sie ungeschicktes Verhalten bei sich beobachten?

☐	Planung von Aktivitäten (persönliche oder berufliche)
☐	Umgang mit Emotionen
☐	Kluges und geschicktes zwischenmenschliches Verhalten
☐	Umgang mit sich aufdrängenden Gedanken, Erinnerungen, Fantasien oder Bildern
☐	Umgang mit belastenden Situationen
☐	Konzentrationsfähigkeit auf gegenwärtige Aufgabe

Fehlen Ihnen wichtige Erfahrungen in Ihrem Leben?

☐	Verlässliche Freundschaften
☐	Verlässliche Liebesbeziehungen
☐	Selbstverwirklichung im Bereich Bildung, Beruf oder anderen wichtigen Wertebereichen
☐	Unabhängigkeit, Selbstbestimmung

KAPITEL 2 /

Diagnostik

2.1 Einführung

Das Ziel dieses Kapitels ist es, Ihnen Tools an die Hand zu geben, mit denen Sie schnell und effizient:

- Patienten auf das Vorliegen einer Depression hin screenen können
- die Diagnose einer Depression sichern und die Verlaufsform bestimmen können
- schnell und effizient auf Komorbiditäten screenen können
- den Verlauf einer Depression erfassen können
- Medikamentenanamnese und biographische Anamnese erheben können

Speziell für Ärzte werden in diesem Kapitel mit dem Icon A gekennzeichnete Arbeitsmaterialien zur Verfügung gestellt, die eine medizinische Diagnostik bei depressiven Störungen erleichtern.

2.2 Erklärung der Arbeitsmaterialien dieses Kapitels

Screeninginstrumente

- **AB 2.1 / Kurztest: Könnte ich an einer Depression leiden? Der Patient Health Questionnaire (PHQ-2)**
  Dieses AB kann als erster kurzer Test auf das Vorliegen einer Depression verwendet werden. Wenn Patienten auf eine der beiden Fragen mit »beinahe an jedem Tag« antworten, sollte eine genauere Diagnostik durchgeführt werden. Eine Studie kam zu dem Ergebnis, dass mit steigender Punktzahl im PHQ-2-Screener die Wahrscheinlichkeit, an einer depressiven Episode zu leiden, deutlich ansteigt. Bei einer Anwendung in der primärärztlichen Versorgung hat der Fragebogen bei einem Schwellenwert von 3 Punkten eine Sensitivität von 83 % und eine Spezifität von 92 % für das Vorliegen einer depressiven Episode (Kroenke et al., 2003).
- **AB 2.2 / Bin ich nur traurig oder leide ich an einer Depression? Der Patient Health Questionnaire (PHQ-9)**
  Im PHQ-9 werden alle wichtigen Symptome einer Depression abgefragt (Kroenke et al., 2001). Die neun Fragen beziehen sich auf die Symptome einer Depression wie sie auch im Rahmen einer strukturierten Diagnostik nach DSM-IV abgefragt werden. Dabei werden die Betroffenen jeweils gefragt, wie häufig bestimmte Symptome bestanden haben: nie, an einzelnen Tagen, an mehr als der Hälfte der Tage oder beinahe täglich.
  Der PHQ-9 kann als ausführliches Screening für das Vorliegen einer Depression verwendet werden. Dazu wertet man aus, ob der Betroffene bei fünf oder mehr der Items angegeben hat, an mehr als der Hälfte der Tage an dem beschriebenen Symptom zu leiden. Das entspricht einem Wert von zwei für dieses Item. Für ein positives Screening-Ergebnis wird gefordert, dass der Wert bei mindestens einer der beiden ersten Fragen (niedergedrückte Stimmung bzw. Verlust an Freude oder Interesse) zwei ist. Ein positives Screening-Ergebnis muss jedoch durch eine klinische Diagnostik bestätigt werden.
  Darüber hinaus kann der PHQ-9 zur Schweregradeinteilung und als kurzes Instrument in der Verlaufsbeurteilung eingesetzt werden. Dabei geht man von folgender Einteilung aus:

Schweregrad der Depression	Gesamtwert PHQ
Keine Depression	0 – 4
Leichte Depression	5 – 9
Mittelgradige Depression	10 – 14
Mittelgradig schwere Depression	15 – 19
Schwere Depression	20 – 27

▶ **AB 2.3 / Strukturierte Erhebung der Diagnose und des Verlaufs einer Depression**

In diesem AB sind – modifiziert nach Klein und Belz (2014) und angepasst an das DSM-5 (American Psychiatric Association, 2013a) – die für die Diagnostik einer Depression relevanten Fragen übersichtlich zusammengestellt (Zur systematischen Erhebung der Depressionsanamnese s. a. McCullough, 2007; Wittchen et al., 1997). Sollte das Ziel lediglich sein, das Vorliegen einer depressiven Episode festzustellen, ist die Bearbeitung des ersten Teils ausreichend. Die Teile zwei bis sechs dienen der Beschreibung des Verlaufs der Depression und der Diagnose einer chronischen Depression.

▶ **AB 2.4 / Kriterien für die Einteilung in verschiedene Verlaufsformen der Depression**

Diese Übersicht kann als Unterstützung bei der Verlaufseinteilung von depressiven Störungen verwendet werden (Die grafische Übersicht ist adaptiert nach Klein et al., 2014).

▶ **INFO 2.1 / Ausfüllhilfe zum Zeitverlauf der Depression**

Es gibt unterschiedliche Möglichkeiten, den Zeitverlauf der Depression zu erheben. Diese Möglichkeiten werden hier vorgestellt und eine Erläuterung zum Ausfüllen der folgenden Arbeitsblätter gegeben.

▶ **AB 2.5 / Zeitverlauf der Depression (symptomorientiert): Beispiel**

Bei diesem Beispiel steht die Schwere der depressiven Symptomatik im Mittelpunkt der Erhebung. Das Beispiel gibt Patienten und Therapeuten eine Vorstellung, wie das folgende Arbeitsblatt ausgefüllt werden kann.

▶ **AB 2.6 / Zeitverlauf der Depression (symptomorientiert): eigener Verlauf**

Dieses AB dient der Erhebung selbst. Unter Umständen brauchen Patienten mehr als eine Seite. Dabei sollte eine Balance zwischen Gründlichkeit (eine weitere Seite nehmen) und Effizienz (nicht zu viele Seiten nehmen) gefunden werden.

▶ **AB 2.7 / Zeitverlauf der Depression (funktionsorientiert): Beispiel**

Bei diesem Beispiel stehen die Funktionseinschränkungen des Patienten im Mittelpunkt der Erhebung. Das Beispiel gibt Patienten und Therapeuten eine Vorstellung, wie das folgende Arbeitsblatt ausgefüllt werden kann.

▶ **AB 2.8 / Zeitverlauf der Depression (funktionsorientiert): eigener Verlauf**

Dieses AB dient der Erhebung selbst. Auch hier sollte wieder darauf geachtet werden, dass unter Umständen mehr als eine Seite nötig ist, aber nicht zu viele Seiten verwendet werden sollten.

▶ **INFO 2.2 / Zusatzcodierungen einer depressiven Störung nach dem DSM-5**

Angelehnt an das DSM-5 sind hier wichtige Informationen zur weiteren diagnostischen Einordnung zusammengefasst. Im DSM-5 sind für die Beschreibung einer depressiven Störung Zusatzkodierungen vorgesehen, mit denen der Schweregrad, die vorherrschende Symptomatik und der zeitliche Zusammenhang mit bestimmten Ereignissen (Geburt / Jahreszeiten) genauer beschrieben werden können. Das Ziel dabei ist, die diagnostische Spezifität zu erhöhen und homogenere Subgruppen für gezieltere Therapieindikationen zu stellen (American Psychiatric Association, 2013b). Daher finden Sie an dieser Stelle auch einen Auszug aus den Leitlinien zur Behandlung von Depression in Abhängigkeit vom Schweregrad (DGPPN et al., 2009). In Abweichung vom DSM-5 haben wir uns entschieden, bei den Zusatzkodierungen auch einen Kode »Beginn nach einem Trauerfall« aufzunehmen, denn möglicherweise unterscheiden sich Menschen mit erstmaliger, kurzdauernder depressiver Episode nach einem Todesfall in ihrem weiteren Depressionsrisiko nicht von gesunden Menschen (Klein et al., 2014).

▶ **AB 2.9 / Screening auf das Vorliegen weiterer psychischer Erkrankungen**

Dieses AB dient dem Screening auf das Vorliegen häufiger komorbider Störungen einer Depression. Die Erhebung orientiert sich am DSM-5 (American Psychiatric Association, 2013b). Die Auswahl der erhobenen Störungen basiert auf empirischen Befunden zu im Rahmen von Depressionen häufig komorbid auftretenden Störungen (Melartin et al., 2002).
Der Fragebogen kann nach einer kurzen Instruktion zunächst vom Patienten ausgefüllt werden. Bei einem positiven Screening sollte die Verdachtsdiagnose mittels strukturierter klinischer Diagnostik verifiziert werden. Dazu empfiehlt sich beispielsweise das Strukturierte Klinische Interview nach DSM (SKID I + II, Fydrich et al., 1997; Wittchen et al., 1997).

▶ **AB 2.10 / Auswertung: Screening auf das Vorliegen weiterer psychischer Erkrankungen**

Dieses AB unterstützt Therapeuten bei der Auswertung von AB 2.9 und hilft bei der Entscheidung, ob eine weitere Diagnostik erfolgen sollte.

Dimensionale Diagnostik

- **AB 2.11 / Gegenwärtige Schwere meiner depressiven Symptomatik: das Inventory of Depressive Symptomatology (IDS-SR)**
  Dieses Depressionsinventar eignet sich gut zur Beschreibung des Verlaufs der depressiven Symptomatik im Lauf der Behandlung und kann zu jeder Sitzung vom Patienten ausgefüllt werden, um auch subtile Veränderungen in der Ausprägung der Symptomatik zu erfassen.
- **INFO 2.3 / Einschätzung des Schweregrades der Depression anhand des Inventory of Depressive Symptomatology (IDS-SR)**
  Dieses Infoblatt hilft Therapeuten bei der Zuordnung der Rohwerte des IDS-SR zu einem bestimmten Schweregrad der gegenwärtigen depressiven Symptomatik.

Weitere hilfreiche Tools

- **AB 2.12 / Fragebogen zur biographischen Anamnese**
  Die biographische Anamnese ist eine wichtige Grundlage zum Verständnis von Depression. Die biographische Anamnese ermöglicht eine Abschätzung folgender Faktoren: familiäre Belastung mit psychischen Erkrankungen, Ausmaß von Traumatisierung, Bildungsgeschichte, Geschichte von Freundschaften, Geschichte von Partnerschaften, Geschichte von Elternschaft. Die Biographie erlaubt somit einen Rückschluss auf spezifische Belastungen, Erfahrungen, Ressourcen und Fertigkeiten des Patienten. Die Intensität der Beschäftigung mit der biographischen Anamnese variiert mit der Dauer der Therapie, der verfügbaren Zeit, den Bedürfnissen des Patienten, der Gewichtung der Faktoren »Gegenwärtige Fertigkeitendefizite« vs. »Verankerung der Problematik in der Lerngeschichte«. Die diesbezüglichen Vorgaben der spezifischen Psychotherapiemanuale für Depression sind sehr heterogen. Grundsätzlich muss dialektisch abgewogen werden zwischen folgenden Haltungen: Auf der einen Seite erfordert die Behandlung psychischer Störungen eine Veränderung des Verhaltens des betroffenen Patienten in der aktuellen Lebenssituation. Die Beschäftigung mit der Vergangenheit kann von dieser Notwendigkeit ablenken. Auf der anderen Seite sind psychische Störungen das Produkt einer langen Verhaltenskette, die bis in die Kindheit zurückgehen kann. Dieser Aspekt darf nicht vernachlässigt werden.
- **AB 2.13 / Medikamentenanamnese**
  Mit diesem Bogen kann Ihnen der Patient strukturiert Auskunft geben zur gegenwärtigen medikamentösen Behandlung und zur Vorbehandlung.

Tools zur medizinischen Diagnostik

Die folgenden Tools dienen der Etablierung von Standards der medizinischen Diagnostik von depressiven Störungen. Sie sind beispielsweise für Kliniken geeignet, die Patienten mit Depression behandeln.

- **INFO 2.4 / Medizinische Diagnostik bei depressiven Störungen**
  Hier finden Sie grundlegende Informationen zur medizinischen Diagnostik bei depressiven Störungen.
- **AB 2.14 / Anamnesebogen**
  Kann sowohl vom Patienten als auch vom Arzt ausgefüllt werden und bietet eine Übersicht über gegenwärtige und frühere Erkrankungen und Behandlungen.
- **AB 2.15 / Liste medizinischer Symptome**
  Erhebt systematisch alle wesentlichen medizinischen Symptome bedeutsamer Erkrankungen. Der Behandler muss hier entscheiden, ob dieser Bogen als Selbstrating ausgefüllt oder die körperliche Symptomatik durch einen Arzt erhoben werden sollte (z. B. bei Patienten mit Gesundheitsängsten). Abwesenheit von wesentlichen Symptomen senkt die Wahrscheinlichkeit schwerwiegender medizinischer Erkrankungen erheblich.
- **INFO 2.5 / Checkliste Körperliche Untersuchung**
  Dokumentiert alle wesentlichen Schritte einer umfassenden medizinisch-neurologisch körperlichen Untersuchung. Das Fehlen wesentlicher Befunde in der körperlichen Untersuchung macht eine medizinische oder neurologische Ursache eines depressiven Symptoms unwahrscheinlich. Die Durchführung muss durch einen Arzt erfolgen.

- **INFO 2.6 / Checkliste Technische Untersuchungen**
  Macht Vorschläge für technische Untersuchungsprogramme in Abhängigkeit von der spezifischen Situation des Patienten. Weiterhin finden Sie Erläuterungen zur Aussagekraft der einzelnen Untersuchungsparameter.
- **INFO 2.7 / Medikamente und Depression**
  Gibt einen Überblick über Substanzgruppen, bei denen Depression als Nebenwirkung beobachtet wurde.
- **INFO 2.8 / Interaktion von Depression und Schwangerschaft**
  Gibt Hinweise auf die Besonderheiten der Depressionsbehandlung in der Schwangerschaft.
- **INFO 2.9 / Depression und medizinische Erkrankungen**
  Gibt Hinweise auf spezifische Zusammenhänge zwischen medizinischen Erkrankungen und Depression.

AB 2.1 /

P

Kurztest: Könnte ich an einer Depression leiden?
Der Patient Health Questionnaire (PHQ-2)

Wie oft fühlten Sie sich im Verlauf der letzten 2 Wochen durch die folgenden Beschwerden beeinträchtigt?				
	Überhaupt nicht	An einzelnen Tagen	An mehr als der Hälfte der Tage	Beinahe an jedem Tag
(1) Wenig Interesse oder Freude an Ihren Tätigkeiten	0	1	2	3
(2) Niedergeschlagenheit, Schwermut oder Hoffnungslosigkeit	0	1	2	3

AB 2.2 / P

Bin ich nur traurig oder leide ich an einer Depression? Der Patient Health Questionnaire (PHQ-9)

Wie oft fühlten Sie sich im Verlauf der letzten 2 Wochen durch die folgenden Beschwerden beeinträchtigt?				
	Überhaupt nicht	An einzelnen Tagen	An mehr als der Hälfte der Tage	Beinahe an jedem Tag
(1) Wenig Interesse oder Freude an Ihren Tätigkeiten	0	1	2	3
(2) Niedergeschlagenheit, Schwermut oder Hoffnungslosigkeit	0	1	2	3
(3) Schwierigkeiten ein- oder durchzuschlafen oder vermehrter Schlaf	0	1	2	3
(4) Müdigkeit oder Gefühl, keine Energie zu haben	0	1	2	3
(5) Verminderter Appetit oder übermäßiges Bedürfnis zu essen	0	1	2	3
(6) Schlechte Meinung von sich selbst; Gefühl, ein Versager zu sein oder die Familie enttäuscht zu haben	0	1	2	3
(7) Schwierigkeiten, sich auf etwas zu konzentrieren, z. B. beim Zeitunglesen oder Fernsehen	0	1	2	3
(8) Waren Ihre Bewegungen oder Ihre Sprache so verlangsamt, dass es auch anderen auffallen würde? Oder waren Sie im Gegenteil »zappelig« oder ruhelos und hatten dadurch einen stärkeren Bewegungsdrang als sonst?	0	1	2	3
(9) Gedanken, dass Sie lieber tot wären oder sich Leid zufügen möchten	0	1	2	3
Summe der Spalten				
Gesamtwert = Addition der Spaltensummen				
	Überhaupt nicht erschwert	Etwas erschwert	Relativ stark erschwert	Sehr stark erschwert
Wenn eines oder mehrere dieser Probleme bei Ihnen vorlagen, geben Sie bitte an, wie sehr diese Probleme es Ihnen erschwert haben, Ihre Arbeit zu erledigen, Ihren Haushalt zu regeln oder mit anderen Menschen zurecht zu kommen.				

Strukturierte Erhebung der Diagnose und des Verlaufs einer Depression

(1) Gegenwärtige depressive Episode

Zunächst sollte die gegenwärtige depressive Symptomatik erhoben werden: Erfüllt der Betroffene gegenwärtig die Kriterien einer depressiven Episode?

Mindestens (a) oder (b) durchgehend während zweiwöchigem Zeitraum

Während der letzten vier Wochen ... [Mindestens depressive Verstimmung oder Verlust von Interesse und Freude durchgehend während zweiwöchigem Zeitraum]

(a) ... gab es da eine Zeitspanne, in der Sie sich fast durchgängig niedergeschlagen oder traurig fühlten? Hielt diese für zwei Wochen oder länger an?

☐ trifft zu ☐ trifft nicht zu

(b) ... haben Sie das Interesse oder die Freude an fast allen Aktivitäten verloren, die Ihnen gewöhnlich Freude machten? War dies fast jeden Tag der Fall? Hielt dies für zwei Wochen oder länger an?

☐ trifft zu ☐ trifft nicht zu

Während dieser Zeit ... [Mindestens vier weitere Symptome während des gleichen zweiwöchigen Zeitraumes durchgehend und Veränderung gegenüber der bisherigen Leistungsfähigkeit]

... haben Sie da zu- oder abgenommen? (Wieviel? Mehr als 5 % des Körpergewichts im Monat? Haben Sie versucht abzunehmen?) Wie war Ihr Appetit? (Im Vergleich zu sonst? Mussten Sie sich zum Essen zwingen? Haben Sie mehr oder weniger als sonst gegessen?)

☐ trifft zu ☐ trifft nicht zu

... hatten Sie irgendwelche Schlafprobleme? (Ein- und Durchschlafprobleme, häufiges oder zu frühes Erwachen, vermehrter Schlaf? Wie viele Stunden im Vergleich zu sonst? War dies fast täglich der Fall?)

☐ trifft zu ☐ trifft nicht zu

... waren Sie so nervös oder unruhig, dass Sie nicht stillsitzen konnten? Sprachen Sie oder bewegten Sie sich langsamer als sonst? War es so schlimm, dass andere es bemerkten? Was konnten diese beobachten? War dies fast jeden Tag der Fall?

☐ trifft zu ☐ trifft nicht zu

... haben Sie Ihre Energie verloren, fühlten Sie sich ständig müde und abgeschlagen? (Nahezu täglich?)

☐ trifft zu ☐ trifft nicht zu

... wie sah es mit Ihrem Selbstwertgefühl aus? (Fühlten Sie sich wertlos? Fast jeden Tag?) Fühlten Sie sich schuldig wegen Dingen, die Sie getan oder auch nicht getan haben? (Nahezu täglich?)

☐ trifft zu ☐ trifft nicht zu

... hatten Sie Schwierigkeiten beim Denken oder Konzentrieren? (In welchen Situationen fiel Ihnen das auf?) (Fast täglich?) Fiel es Ihnen schwer, alltägliche Dinge zu entscheiden? (Fast jeden Tag?)

☐ trifft zu ☐ trifft nicht zu

... ging es Ihnen so schlecht, dass Sie oft über den Tod nachdachten oder daran dachten, dass es besser wäre tot zu sein? Haben Sie daran gedacht, sich etwas anzutun? Haben Sie je versucht, sich etwas anzutun?

☐ trifft zu ☐ trifft nicht zu

Diagnose gegenwärtige MDE (mindestens (a) oder (b) und mindestens vier weitere Symptome):

Ja ______ Nein ______

Wenn ja, gehe zu Abschnitt 3 (Anhaltende depressive Episode)
Wenn nein, gehe zu Abschnitt 2 (Zurückliegende depressive Episoden)

▶

(2) Zurückliegende depressive Episode

Mindestens (a) oder (b) durchgehend während zweiwöchigem Zeitraum

Hatten Sie jemals in Ihrem Leben eine Phase von zwei Wochen oder länger, in der … [Mindestens depressive Verstimmung oder Verlust von Interesse und Freude durchgehend während zweiwöchigem Zeitraum, bei mehreren Phasen fragen Sie nach der schlimmsten]

(a) … Sie sich fast durchgängig niedergeschlagen oder traurig fühlten?

☐ trifft zu ☐ trifft nicht zu

(b) … Sie fast jeden Tag das Interesse oder die Freude an fast allen Aktivitäten verloren haben, die Ihnen gewöhnlich Freude machten?

☐ trifft zu ☐ trifft nicht zu

Während dieser Zeit … [Mindestens vier weitere Symptome während des gleichen zweiwöchigen Zeitraumes durchgehend und Veränderung gegenüber der bisherigen Leistungsfähigkeit]

… haben Sie da zu- oder abgenommen? (Wieviel? Mehr als 5 % des Körpergewichts im Monat? Haben Sie versucht abzunehmen?) Wie war Ihr Appetit? (Im Vergleich zu sonst? Mussten Sie sich zum Essen zwingen? Haben Sie mehr oder weniger als sonst gegessen?)

☐ trifft zu ☐ trifft nicht zu

… hatten Sie irgendwelche Schlafprobleme? (Ein- und Durchschlafprobleme, häufiges oder zu frühes Erwachen, vermehrter Schlaf? Wie viele Stunden im Vergleich zu sonst? War dies fast täglich der Fall?)

☐ trifft zu ☐ trifft nicht zu

… waren Sie so nervös oder unruhig, dass Sie nicht stillsitzen konnten? Sprachen Sie oder bewegten Sie sich langsamer als sonst? War es so schlimm, dass andere es bemerkten? Was konnten diese beobachten? War dies fast jeden Tag der Fall?

☐ trifft zu ☐ trifft nicht zu

… haben Sie Ihre Energie verloren, fühlten Sie sich ständig müde und abgeschlagen? (Nahezu täglich?)

☐ trifft zu ☐ trifft nicht zu

… wie sah es mit Ihrem Selbstwertgefühl aus? (Fühlten Sie sich wertlos? Fast jeden Tag?) Fühlten Sie sich schuldig wegen Dingen, die Sie getan oder auch nicht getan haben? (Nahezu täglich?)

☐ trifft zu ☐ trifft nicht zu

… hatten Sie Schwierigkeiten beim Denken oder Konzentrieren? (In welchen Situationen fiel Ihnen das auf?) (Fast täglich?) Fiel es Ihnen schwer, alltägliche Dinge zu entscheiden? (Fast jeden Tag?)

☐ trifft zu ☐ trifft nicht zu

… ging es Ihnen so schlecht, dass Sie oft über den Tod nachdachten oder daran dachten, dass es besser wäre tot zu sein? Haben Sie daran gedacht, sich etwas anzutun? Haben Sie je versucht, sich etwas anzutun?

☐ trifft zu ☐ trifft nicht zu

Strukturierte Erhebung der Diagnose und des Verlaufs einer Depression

Diagnose zurückliegende MDE (mindestens (a) oder (b) und mindestens vier weitere Symptome):

Ja ------- Nein -------

Wenn ja, gehe zu Abschnitt 3 (Anhaltende depressive Episode)
Wenn nein, gehe zu Abschnitt 5 (Dysthymes Syndrom)

(3) Anhaltende depressive Episode

Sie haben beschrieben, dass Sie gegenwärtig oder in der Vergangenheit an einer depressiven Episode gelitten haben. Haben Sie jemals über einen Zeitraum von zwei Jahren oder länger nahezu durchgehend nahezu jeden Tag an den genannten Symptomen wie z. B. (nenne einige der Symptome, u.a. Depressivität) gelitten?

Wenn ja:

> Wann war das? Wann begann diese Phase? Während dieser zwei Jahre oder länger, gab es eine Zeitspanne von acht Wochen oder länger, in der Sie nicht durchgehend (depressiv / eigener Ausdruck) waren? [über mindestens zwei Jahre keinen Zeitraum von mindestens 8 Wochen, in denen die Kriterien einer depressiven Episode nicht erfüllt waren].

Diagnose einer anhaltenden depressiven Episode (> 2 Jahre):

Ja ------- Nein -------

Gehe zu Abschnitt 4 (Anzahl der depressiven Episoden)

(4) Anzahl der depressiven Episoden

Wie oft in Ihrem Leben waren Sie mindestens 2 Wochen lang fast jeden Tag (depressiv / eigener Ausdruck) und hatten einige der genannten Symptome, wie z. B. (Nenne einige Symptome)? [Bestimme so präzise wie möglich die Anzahl der depressiven Episoden]

Beurteile:

Anzahl depressiver Episoden: -------

Gehe zu Abschnitt 5 (kann bei Diagnose einer anhaltenden depressiven Episode übersprungen werden)

Strukturierte Erhebung der Diagnose und des Verlaufs einer Depression

(5) Dysthymes Syndrom

Haben Sie in den letzten zwei Jahren (den zwei Jahren vor Beginn der jetzigen depressiven Episode) die meiste Zeit (50 % der Tage) unter einer depressiven Stimmung gelitten? [Muss erfüllt sein]

Ja ------ Nein ------

Während dieser langen Zeitspanne von mehr als 2 Jahren mit (eigener Ausdruck für Chronische Depression) … [Mindestens 2 müssen zutreffen]

… haben Sie oft Ihren Appetit verloren?

Ja ------ Nein ------

… hatten Sie Schlafstörungen oder schliefen Sie mehr als sonst?

Ja ------ Nein ------

… waren Sie ohne Energie und fühlten Sie sich fast ständig müde oder erschöpft?

Ja ------ Nein ------

… fühlten Sie sich häufig wertlos oder ohne Selbstbewusstsein (oder als Versager)?

Ja ------ Nein ------

… hatten Sie Schwierigkeiten, sich zu konzentrieren oder Entscheidungen zu treffen?

Ja ------ Nein ------

Während der letzten 2 Jahre, gab es eine Zeitspanne von acht Wochen oder länger, in der Sie frei von diesen Symptomen waren? [Symptomfreiheit für nicht länger als 2 Monate]

Ja ------ Nein ------

Beurteile:

Diagnose Dysthymie (mindestens niedergedrückte Stimmung und mindestens zwei weitere Symptome an mehr als der Hälfte der Tage über mindestens zwei Jahre, ohne dass es einen Zeitraum von zwei Monaten oder länger ohne Symptome gegeben hätte):

Ja ------ Nein ------

Gehe zu Abschnitt 6 (Beginn der Depression)

Strukturierte Erhebung der Diagnose und des Verlaufs einer Depression

(6) Beginn der Depression

Wann waren Sie zum ersten Mal in Ihrem Leben depressiv? [Bestimme, wann zum ersten Mal eine klinisch relevante depressive Symptomatik bestanden hat, dabei werden sowohl depressive Episoden als auch dysthyme Syndrome berücksichtigt.]

Beurteile:

früher Beginn: < 21 Lj. -------

später Beginn: > 21 Lj. -------

(7) Zusammenfassung

Notieren Sie an dieser Stelle alle erhobenen Diagnosen, Sie können dabei das *AB 2.4 / Kriterien für die Einteilung in verschiedene Verlaufsformen der Depression* zur Hilfe nehmen.

Verlaufsform:

Anzahl der depressiven Episoden:

Beginn: früher Beginn / später Beginn

AB 2.4 /

T

Kriterien für die Einteilung in verschiedene Verlaufsformen der Depression

Verlaufsform	Kriterien	Abschnitt des *AB 2.3/Strukturierte Erhebung der Diagnose und des Verlaufs einer Depression*
Erstmalige depressive Episode	Kriterien einer gegenwärtigen depressiven Episode erfüllt	»ja« in Abschnitt 1
	Kriterien einer anhaltenden depressiven Episode nicht erfüllt	»nein« in Abschnitt 3
	keine weiteren depressiven Episoden	Anzahl depressiver Episoden in Abschnitt 4 ist eins
	Kriterien des dysthymen Syndroms sind nicht erfüllt	»nein« in Abschnitt 5
Bestimme: Beginn: früher Beginn / später Beginn		Abschnitt 6
Rezidivierende depressive Störung, ggw. remittiert	Kriterien einer gegenwärtigen depressiven Episode nicht erfüllt	»nein« in Abschnitt 1
	Kriterien einer zurückliegenden depressiven Episode erfüllt	»ja« in Abschnitt 2
	Kriterien einer anhaltenden depressiven Episode nicht erfüllt	»nein« in Abschnitt 3
	Kriterien des dysthymen Syndroms sind nicht erfüllt	»nein« in Abschnitt 5
Bestimme: Anzahl der depressiven Episoden		Abschnitt 4
Bestimme: Beginn: früher Beginn / später Beginn		Abschnitt 6
Rezidivierende depressive Störung, ggw. depressive Episode	Kriterien einer gegenwärtigen depressiven Episode erfüllt	»ja« in Abschnitt 1
	Kriterien einer anhaltenden depressiven Episode nicht erfüllt	»nein« in Abschnitt 3
	Kriterien des dysthymen Syndroms sind nicht erfüllt	»nein« in Abschnitt 5
Bestimme: Anzahl der depressiven Episoden		Abschnitt 4
Bestimme: Beginn: früher Beginn / später Beginn		Abschnitt 6
Anhaltend depressive Störung, ausschließlich dysthymes Syndrom	Kriterien einer gegenwärtigen depressiven Episode nicht erfüllt	»nein« in Abschnitt 1
	Kriterien einer zurückliegenden depressiven Episode in den letzten zwei Jahren nicht erfüllt	»ja« oder »nein« in Abschnitt 2
	Kriterien einer anhaltenden depressiven Episode nicht erfüllt	»nein« in Abschnitt 3
	Kriterien des dysthymen Syndroms sind erfüllt	»ja« in Abschnitt 5
Bestimme: Anzahl der depressiven Episoden		Abschnitt 4
Bestimme: Beginn: früher Beginn / später Beginn		Abschnitt 6

Kriterien für die Einteilung in verschiedene Verlaufsformen der Depression

Verlaufsform	**Kriterien**	**Abschnitt des *AB 2.3/Strukturierte Erhebung der Diagnose und des Verlaufs einer Depression***
Anhaltend depressive Störung, mit anhaltender depressiver Episode	Kriterien einer gegenwärtigen depressiven Episode erfüllt	»ja« in Abschnitt 1
	Kriterien einer anhaltenden depressiven Episode sind erfüllt	»ja« in Abschnitt 3
Bestimme: Anzahl der depressiven Episoden		Abschnitt 4
Bestimme: Beginn: früher Beginn / später Beginn		Abschnitt 6
Anhaltend depressive Störung, mit rezidivierenden depressiven Episoden und gegenwärtiger Episode	Kriterien einer gegenwärtigen depressiven Episode erfüllt	»ja« in Abschnitt 1
	Kriterien einer anhaltenden depressiven Episode nicht erfüllt	»nein« in Abschnitt 3
	Kriterien des dysthymen Syndroms sind erfüllt	»ja« in Abschnitt 5
Bestimme: Anzahl der depressiven Episoden		Abschnitt 4
Bestimme: Beginn: früher Beginn / später Beginn		Abschnitt 6
Anhaltend depressive Störung, mit rezidivierenden depressiven Episoden ohne gegenwärtige Episode	Kriterien einer gegenwärtigen depressiven Episode nicht erfüllt	»nein« in Abschnitt 1
	Kriterien einer zurückliegenden depressiven Episode erfüllt	»ja« in Abschnitt 2
	Kriterien einer anhaltenden depressiven Episode nicht erfüllt	»nein« in Abschnitt 3
	Kriterien des dysthymen Syndroms sind erfüllt	»ja« in Abschnitt 5
Bestimme: Anzahl der depressiven Episoden		Abschnitt 4
Bestimme: Beginn: früher Beginn / später Beginn		Abschnitt 6

Kriterien für die Einteilung in verschiedene Verlaufsformen der Depression

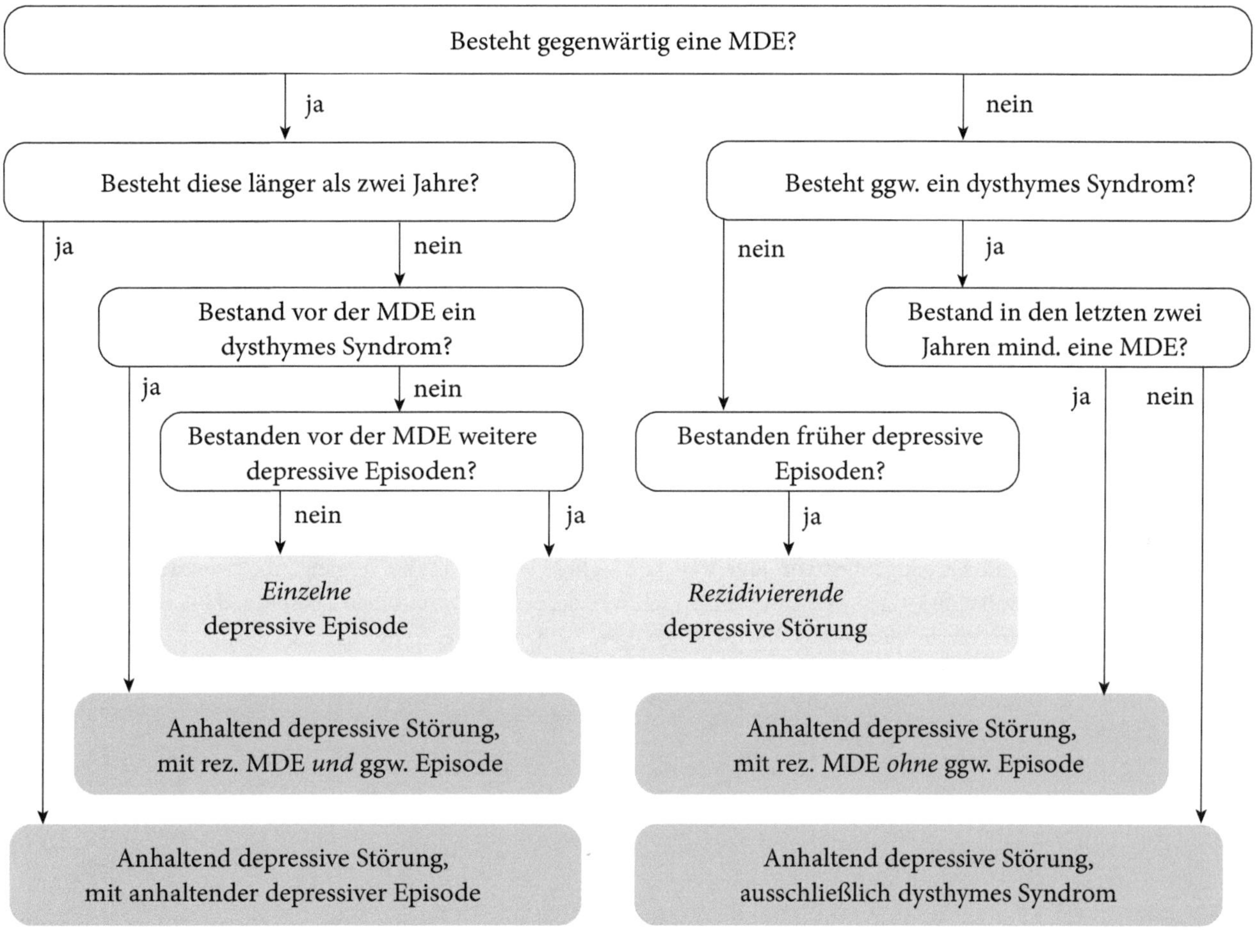

Abbildung Schematische Übersicht der Diagnostik der verschiedenen Verlaufsformen einer depressiven Störung (MDE: Majore Depressive Episode)

INFO 2.1 /

T

Ausfüllhilfe zum Zeitverlauf der Depression

Dieses Infoblatt hilft Ihnen beim Ausfüllen der Arbeitsblätter zum Zeitverlauf der Depression. Sie haben die Möglichkeit, den Zeitverlauf der Depression symptomorientiert (AB 2.6) und funktionsorientiert (AB 2.8) zu erheben. Zum Verständnis ist jeweils ein Beispiel gegeben (AB 2.5 und AB 2.7).

Bei der symptomorientierten Erhebung orientiert sich die Einteilung an der zeitlichen Ausprägung der Symptome (an einigen Tagen, an mehr als der Hälfte der Tage, nahezu täglich).

Für die funktionsorientierte Einteilung ist ausschlaggebend, wie gut der Patient im Arbeitsleben, mit Freunden und in der Familie zurecht gekommen ist. Diese Einteilung orientiert sich am Global Assessment of Functioning (GAF). Bedenken Sie dabei, dass um das Kriterium der »starken Beeinträchtigung« zu erfüllen gefordert ist, dass die Funktionseinschränkung in mehreren Lebensbereichen stark ausgeprägt sein muss.

Der Bogen soll von rechts nach links ausgefüllt werden. Füllen Sie zunächst die Zeitleiste aus (unterste Zeile). Dabei ist ganz rechts die Gegenwart. Sie können die Zeitleiste beschriften mit der Jahreszahl, dem Alter des Patienten oder konkreten Lebensereignissen (s. a. Beispiel AB 2.5). Nehmen Sie dazu gegebenenfalls mehrere Kopien des Arbeitsblatts. Bestimmen Sie dann den Schweregrad der Depression.

Fangen Sie mit der Gegenwart an und erheben Sie, wie lange der Schweregrad bereits besteht. Wenn Sie zu einem Veränderungspunkt kommen, erheben Sie, wie der Schweregrad vor diesem Veränderungspunkt war. Arbeiten Sie sich auf diese Weise immer weiter in die Vergangenheit vor. Eine weitere Möglichkeit, sich in die Vergangenheit vorzuarbeiten ist, den Patienten zu fragen, wann zum letzten Mal eine ähnlich schwere depressive Symptomatik bestand, diese einzutragen und dann zu erheben, wie der Verlauf der Depression zwischen diese beiden schweren Phasen war.

AB 2.5 /

Zeitverlauf der Depression (symptomorientiert): Beispiel

Beispiel: Zeitverlauf der Depression einer 34-jährigen Mutter zweier Kinder und gelernten Erzieherin mit anhaltender depressiver Störung und rezidivierenden depressiven Episoden und gegenwärtiger depressiver Episode

Keine relevanten depressiven Symptome	x	x	x					x									
Depressive Symptome an einigen Tagen				x	x	x	x										
Depressive Symptome an mehr als der Hälfte der Tage										x	x	x		x	x		
Nahezu täglich depressive Symptome									x				x			x	x
Symptome einer komorbiden Störung, wenn ja: welche.												Soziale Ängste					
Zeitpunkt (ggf. an konkreten Lebensereignissen verankern)		Schulzeit				Ausbildung			Hochzeit, Geburt 1. Kind				Geburt 2. Kind		Trennung		

AB 2.6 /

Zeitverlauf der Depression (symptomorientiert): eigener Verlauf

Keine relevanten depressiven Symptome	Depressive Symptome an einigen Tagen	Depressive Symptome an mehr als der Hälfte der Tage	Nahezu täglich depressive Symptome	Symptome einer komorbiden Störung, wenn ja: welche.	Zeitpunkt (ggf. an konkreten Lebensereignissen verankern)

Zeitverlauf der Depression (funktionsorientiert): Beispiel

Beispiel: Zeitverlauf der Depression einer 34-jährigen Mutter zweier Kinder und gelernten Erzieherin mit anhaltender depressiver Störung und rezidivierenden depressiven Episoden und gegenwärtiger depressiver Episode

Hervorragende Leistungsfähigkeit, Schwierigkeiten scheinen nicht außer Kontrolle zu geraten			x	x												
Leichte Beeinträchtigung der Leistungsfähigkeit (z. B. zeitweise Schwierigkeiten bei der Arbeit bei einigen sozialen Kontakten)	x	x			x		x	x	x				x			
Mäßig ausgeprägte Beeinträchtigung der Leistungsfähigkeit (z. B. Konflikte am Arbeitsplatz und wenige Freunde)						x					x	x		x		
Starke Beeinträchtigung in mehreren Bereichen (z. B. Arbeitsunfähigkeit und Vernachlässigung der Familie)										x					x	
Eigen- oder Fremdgefährdung (z. B. Suizidversuch)																x
Zeitpunkt (ggf. an konkreten Lebensereignissen verankern)	Schulzeit			Ausbildung Hochzeit, Geburt 1. Kind						Geburt 2. Kind					Trennung	

AB 2.8 /

P

Zeitverlauf der Depression (funktionsorientiert): eigener Verlauf

Hervorragende Leistungsfähigkeit, Schwierigkeiten scheinen nicht außer Kontrolle zu geraten	Leichte Beeinträchtigung der Leistungsfähigkeit (z. B. zeitweise Schwierigkeiten bei der Arbeit bei einigen sozialen Kontakten)	Mäßig ausgeprägte Beeinträchtigung der Leistungsfähigkeit (z. B. keine Freunde oder Unfähigkeit, eine Arbeitsstelle zu behalten)	Starke Beeinträchtigung in mehreren Bereichen (z. B. Erwerbsunfähigkeit und Vernachlässigung der Familie)	Eigen- oder Fremdgefährdung (z. B. Suizidversuch)

Zeitpunkt (ggf. an konkreten Lebensereignissen verankern)

INFO 2.2 /

T

Zusatzcodierungen einer depressiven Störung nach dem DSM-5

Zusatzkodierung (ggf. mit ICD-Code)	**Kriterien (Auswahl)**
	Schweregradeinteilung
Leicht (F3X.0)	▶ Anzahl der erforderlichen Kriterien ist gerade erreicht oder wird knapp überschritten. ▶ Symptome führen zu einer geringen Beeinträchtigung von Beruf, Beziehungen und Aktivitäten.
Mittelgradig (F3X.1)	▶ Symptome und Funktionsbeeinträchtigung liegen zwischen leicht und mittelschwer.
Schwer (F3X.2)	▶ Es bestehen deutlich mehr Symptome als für die Diagnosestellung erforderlich wäre. ▶ Symptome führen zu einer deutlichen Beeinträchtigung von Beruf, Beziehungen und Aktivitäten.
Teilremission	▶ Milde Restsymptome einer abgelaufenen depressiven Episode, die weniger als zwei Monate andauern.
Vollremission (F3X.4)	▶ Während der letzten sechs Monate keine bedeutsamen Symptome einer depressiven Störung.
	Vorherrschende Beschwerden
Mit ängstlicher Belastung	Mindestens zwei der folgenden Symptome an mehr als der Hälfte der Tage einer manischen Episode, einer depressiven Episode oder einer anhaltenden depressiven Störung: Anspannung, Unruhe, sorgenbedingte Konzentrationsstörungen, Angst vor einem schlimmen Ereignis, Gefühl eines möglichen Kontrollverlustes.
Mit gemischten Merkmalen	Vorliegen des Vollbildes einer affektiven Episode (hypomanisch, manisch oder depressiv), in welcher an mehr als der Hälfte der Tage mindestens drei Symptome des jeweils entgegengesetzten affektiven Pols vorhanden sind.
Mit melancholischen Merkmalen (F3X.X1)	Eines der folgenden Symptome während der schwersten Periode der aktuellen depressiven Episode. ▶ Verlust der Freude an allen oder nahezu allen Aktivitäten. ▶ Keine Stimmungsveränderung bei positiven Ereignissen. Darüber hinaus mindestens drei weitere Symptome wie Gefühl der Leere, morgendliches Stimmungstief, Früherwachen, psychomotorische Hemmung oder Erregtheit, bedeutender Appetit- und Gewichtsverlust, unangemessen starke Schuldgefühle.
Mit atypischen Merkmalen	Erhaltene Fähigkeit zur Stimmungsveränderung bei positiven Ereignissen. Und mindestens zwei der folgenden Symptome: Appetit- oder Gewichtszunahme, vermehrter Schlaf, bleierne Schwere, weit zurückreichendes Muster von Empfindlichkeit gegenüber Zurückweisung durch andere.
Mit Katatonie	Das klinische Bild wird dominiert durch mehrere katatone Symptome wie beispielsweise Stupor, Katalepsie, wächserne Flexibilität, Mutismus, Negativismus, Haltungsstereotypien, stereotype Verhaltensweisen, Manierismen, Agitiertheit.
Mit psychotischen Symptomen (F3X.3)	▶ Stimmungskongruente psychotische Merkmale: der Inhalt von Wahn und Halluzination stimmt überein mit typischen depressiven Themen von persönlicher Unzulänglichkeit, Schuld, Krankheit, Tod, Nihilismus und verdienter Strafe. ▶ Stimmungsinkongruente psychotische Merkmale: der Inhalt von Wahn und Halluzination stimmt nicht überein mit typischen depressiven Themen. Zu den stimmungsinkongruenten psychotischen Merkmalen zählen der nicht-depressive Verfolgungswahn, die Gedankeneingebung, die Gedankenausbreitung oder der Kontrollwahn.

Zusatzcodierungen einer depressiven Störung nach dem DSM-5

	Zeitlicher Zusammenhang mit bestimmten Ereignissen
Mit postpartalem Beginn	Beginn innerhalb von vier Wochen nach der Geburt
Mit Beginn nach einem Trauerfall	Erstmaliges Auftreten einer weniger als zwei Monate dauernden depressiven Episode nach einem Trauerfall.
Mit saisonalem Muster	Regelmäßiger zeitlicher Zusammenhang zwischen dem Beginn von depressiven Episoden und einer bestimmten Jahreszeit (mindestens zwei Episoden in den zurückliegenden zwei Jahren). Vollremission tritt ebenfalls zu charakteristischen Jahreszeiten auf. Saisonale depressive Episoden treten während der gesamten Lebenspanne deutlich häufiger auf als nicht saisonal bedingte depressive Episoden.

Leitlinien zur Depressionsbehandlung in Abhängigkeit vom Schwergrad und Zeitverlauf

(DGPPN et al., 2009)

Schweregrad bzw. Verlaufsform der Depression (ICD-Code)	**Leitlinien (Auswahl)**
Leicht (F3X.0)	► Bei einer leichten depressiven Episode kann, wenn anzunehmen ist, dass die Symptomatik auch ohne aktive Behandlung abklingt, im Sinne einer aktiv abwartenden Begleitung zunächst von einer depressionsspezifischen Behandlung abgesehen werden. Hält die Symptomatik nach einer Kontrolle nach spätestens 14 Tagen noch an oder hat sie sich verschlechtert, soll mit dem Patienten über die Einleitung einer spezifischen Therapie entschieden werden. ► Antidepressiva sollten nicht generell zur Erstbehandlung bei leichten depressiven Episoden eingesetzt werden, sondern allenfalls unter besonders kritischer Abwägung des Nutzen-Risiko-Verhältnisses. ► Zur Behandlung akuter leichter depressiver Episoden soll eine Psychotherapie angeboten werden.
Mittelgradig (F3X.1)	► Zur Behandlung einer akuten mittelgradigen depressiven Episode soll Patienten eine medikamentöse Therapie mit einem Antidepressivum angeboten werden. ► Zur Behandlung akuter mittelschwerer depressiver Episoden soll eine Psychotherapie angeboten werden. ► Wenn eine alleinige Behandlungsmethode in Betracht gezogen wird, soll bei ambulant behandelbaren Patienten mit akuten mittelschweren bis schweren depressiven Episoden eine alleinige Psychotherapie gleichwertig zu einer alleinigen medikamentösen Therapie angeboten werden.
Schwer (F3X.2)	► Bei akuten schweren depressiven Episoden soll eine Kombinationsbehandlung mit medikamentöser Therapie und Psychotherapie angeboten werden.
Chronische Depression (F34.1)	► Bei Dysthymie, Double Depression und chronischer Depression soll der Patient darüber informiert werden, dass eine Kombinationstherapie mit Psychotherapie und Antidepressiva gegenüber einer Monotherapie wirksamer ist.

Screening auf das Vorliegen weiterer psychischer Erkrankungen

(A) Die folgenden Fragen beziehen sich auf Dinge die Sie **in der letzten Zeit** oder zu einer anderen Zeit im Laufe Ihres Lebens beschäftigt haben. Umkreisen Sie bei jeder Frage bitte die Nummer, die am besten beschreibt, wie häufig Sie innerhalb der letzten zwei Wochen unter einem der folgenden Probleme gelitten haben. Umkreisen Sie in der letzten Spalte das Wort »Ja«, wenn Sie im Laufe Ihres Lebens mindestens einmal für eine längere Zeit an den genannten Symptomen gelitten haben.

	Während der letzten zwei (2) Wochen, wie häufig litten Sie unter den folgenden Problemen?	Niemals	Weniger als 1 bis 2 Tage	Mehrere Tage	Mehr als die Hälfte der Tage	Fast jeden Tag	**Im Laufe meines Lebens mindestens einmal für längere Zeit**
I.	1. Außergewöhnlich gehobene (manische) oder gereizte Stimmung?	0	1	2	3	4	Ja
	2. Beginn vieler unterschiedlicher Vorhaben oder mehr riskantes Verhalten als gewöhnlich?	0	1	2	3	4	Ja
	3. Geringere Schlafdauer als gewöhnlich, aber trotzdem viel Energie?	0	1	2	3	4	Ja
II.	4. Gefühl von Nervosität, Ängstlichkeit, Schreckhaftigkeit, Besorgnis oder Ungeduld?	0	1	2	3	4	Ja
	5. Gefühl von panischem Schrecken oder Angst?	0	1	2	3	4	Ja
	6. Vermeidung von Situationen, die Ihnen Angst machen?	0	1	2	3	4	Ja
III.	7. Unerklärliche Schmerzen (z. B. Kopf-, Rücken-, Gelenk-, Bauch- oder Beinschmerzen)?	0	1	2	3	4	Ja
	8. Gefühl, dass Ihre Erkrankungen nicht ernst genug genommen werden?	0	1	2	3	4	Ja
IV.	9. Drang sich selbst zu verletzen? Oder Gedanken, sich etwas anzutun?	0	1	2	3	4	Ja
V.	10. Unangenehme Gedanken oder Bilder, die sich Ihnen wiederholt und ungewollt aufdrängen?	0	1	2	3	4	Ja
	11. Gefühl, Dinge immer wieder tun zu müssen?	0	1	2	3	4	Ja
VI.	12. Gefühl der Entfremdung zu sich selbst, dem eigenen Körper, der Umgebung oder den eigenen Erinnerungen?	0	1	2	3	4	Ja

Screening auf das Vorliegen weiterer psychischer Erkrankungen

VII.	13. Trinken von 4 oder mehr Gläsern Alkohol an einem Tag ?	0	1	2	3	4	Ja
	14. Rauchen von Zigaretten, Zigarre, Pfeife oder Schnupf- bzw. Kautabak?	0	1	2	3	4	Ja
	15. Konsum von einem der folgenden Stoffe ohne ärztliche Verschreibung oder Konsum in einer höheren Dosis als vom Arzt verschrieben: Schmerzmittel (z. B. Codein), Stimulanzien (z. B. Ritalin), Sedativa (z. B. Schlafmittel oder Valium) oder Drogen wie Marihuana, Kokain, Crack, Ecstasy, Halluzinogene (z. B. LSD), Heroin, Inhalantien (z. B. Klebstoff), Methamphetamine (z. B. Speed)?	0	1	2	3	4	Ja

(B) Die folgenden Fragen beziehen sich auf Dinge, die Sie **in vielen verschiedenen Situationen seit Langem immer wieder** beschäftigen. Es geht um Ihre Persönlichkeit, also Ihre Empfindungen, Gefühle, Einstellungen und Verhaltensweisen. Bitte versuchen Sie zu beschreiben, wie Sie im Allgemeinen so sind. Bitte kreuzen Sie in den Spalten 1–4 die Antwort an, die am ehesten auf Sie zutrifft. Umkreisen Sie in der letzten Spalte das Wort »Ja«, wenn es in Ihrem Leben eine Phase von mehreren Jahren gab, in denen die Antwort zutraf. Beziehen Sie sich dabei auf die letzten fünf bis zehn Jahre.

		trifft überhaupt nicht zu	trifft eher nicht zu	trifft eher zu	trifft genau zu	**Es gab in meinem Leben eine Phase von mehreren Jahren, in denen das zutraf.**
I.	Ich neige dazu, mich minderwertig zu fühlen.					Ja
	Ich bin im Kontakt mit anderen sehr unsicher.					Ja
	Ich bin sehr empfindlich gegenüber negativer Beurteilung.					Ja
II.	Ich habe ein besonders großes Bedürfnis, von anderen umsorgt zu werden.					Ja
	Ich neige dazu, mich unterwürfig zu verhalten.					Ja
	Ich habe Angst davor, von anderen verlassen zu werden.					Ja
III.	Ich lege besonders großen Wert auf Ordnung.					Ja
	Ich neige dazu, andere zu kontrollieren.					Ja
	Mein Perfektionismus hindert mich daran, Dinge rechtzeitig zu Ende zu bringen.					Ja

Screening auf das Vorliegen weiterer psychischer Erkrankungen

IV.	Ich neige zu großen Schwankungen in meiner Stimmung, meinen Beziehungen und in meinem Selbstbild.					Ja
	Ich bin außergewöhnlich impulsiv.					Ja
	Ich habe häufig einen Drang, mich selbst zu verletzen.					Ja
V.	Ich bin anderen gegenüber besonders misstrauisch.					Ja
	Ich befürchte ständig, dass andere mich ausnutzen oder mir schaden wollen.					Ja
	Es fällt mir schwer, anderen zu verzeihen, wenn sie mich gekränkt haben.					Ja

AB 2.10 /

T

Auswertung: Screening auf das Vorliegen weiterer psychischer Erkrankungen

Zuordnung der Items zu Störungen / Problembereichen und Schwelle für die Notwendigkeit einer weiteren Diagnostik beim Vorliegen von Beschwerden. Als Überschreiten der Schwelle wird gewertet, wenn mindestens eines der Items in einem Bereich die genannte Schwelle überschreitet.

A	**Psychische Störungen / Problembereiche**	**Schwelle für weitere Diagnostik**
I.	Manie	Mehrere Tage
II.	Angststörungen	Mehrere Tage
III.	Somatisierung	Mehrere Tage
IV.	Suizidgedanken	Weniger als 1 oder 2 Tage
V.	Zwangsstörungen	Mehrere Tage
VI.	Dissoziation	Mehrere Tage
VII.	Substanzstörungen	Weniger als 1 oder 2 Tage
B	**Persönlichkeitsstörungen**	**Schwelle für weitere Diagnostik**
I.	Selbstunsichere Persönlichkeitsstörung	Trifft eher zu
II.	Dependente Persönlichkeitsstörung	Trifft eher zu
III.	Zwanghafte Persönlichkeitsstörung	Trifft eher zu
IV.	Borderline Persönlichkeitsstörung	Trifft eher zu
V.	Paranoide Persönlichkeitsstörung	Trifft eher zu

P

Gegenwärtige Schwere der depressiven Symptomatik: das Inventory of Depressive Symptomatology (IDS-SR)

Bitte kreuzen Sie zu jeder der folgenden Behauptungen jeweils nur eine Antwort an und zwar die, die auf Sie für die vergangenen 7 Tage am ehesten zutrifft.

(1) Einschlafen
- 0 Ich brauchte nie länger als 30 Minuten um einzuschlafen.
- 1 Ich brauchte bei weniger als der Hälfte der Nächte mindestens 30 Minuten um einzuschlafen.
- 2 Ich brauchte bei mehr als der Hälfte aller Nächte mindestens 30 Minuten um einzuschlafen.
- 3 Ich brauchte bei mehr als der Hälfte der Nächte mehr als 60 Minuten um einzuschlafen.

(2) Nächtlicher Schlaf
- 0 Ich wachte nachts nicht auf.
- 1 Ich hatte einen unruhigen, leichten Schlaf und wachte jede Nacht ein paar Mal kurz auf.
- 2 Ich wachte mindestens einmal pro Nacht auf; schlief jedoch leicht wieder ein.
- 3 Ich wachte in mehr als der Hälfte der Nächte mehr als einmal pro Nacht auf und blieb mindestens 20 Minuten wach.

(3) Frühes Aufwachen
- 0 Meistens wachte ich nicht früher als 30 Minuten, bevor ich aufstehen musste, auf.
- 1 In mehr als der Hälfte der Tage der letzten Woche wachte ich mindestens 30 bis 60 Minuten, bevor ich aufstehen musste, auf.
- 2 In mehr als der Hälfte der Tage der letzten Woche wachte ich mindestens eine Stunde zu früh auf, konnte jedoch wieder einschlafen.
- 3 In mehr als der Hälfte der Zeit wachte ich mindestens eine Stunde zu früh auf ohne wieder einschlafen zu können.

(4) Erhöhtes Schlafbedürfnis
- 0 Ich schlief pro Nacht weniger als 7 – 8 Stunden und brauchte kein Nickerchen.
- 1 Ich schlief innerhalb von 24 Stunden zwischen 8 und 10 Stunden einschließlich Nickerchen.
- 2 Ich schlief innerhalb von 24 Stunden zwischen 10 und 12 Stunden einschließlich Nickerchen.
- 3 Ich schlief innerhalb von 24 Stunden mehr als 12 Stunden einschließlich Nickerchen.

(5) Gefühl von Traurigkeit
- 0 Ich fühlte mich nicht traurig.
- 1 Ich fühlte mich weniger als die Hälfte der Zeit traurig.
- 2 Ich fühlte mich mehr als die Hälfte der Zeit traurig.
- 3 Ich fühlte mich während der gesamten Zeit traurig.

(6) Gereizte Stimmung
- 0 Ich fühlte mich nicht gereizt.
- 1 Ich fühlte mich weniger als die Hälfte der Zeit gereizt.
- 2 Ich fühlte mich mehr als die Hälfte der Zeit gereizt.
- 3 Ich fühlte mich die gesamte Zeit gereizt.

(7) Gefühl von Angst und Anspannung
- 0 Ich fühlte mich nicht ängstlich oder angespannt.
- 1 Ich fühlte mich weniger als die Hälfte der letzten Woche ängstlich (angespannt).
- 2 Ich fühlte mich mehr als die Hälfte der letzten Woche ängstlich (angespannt).
- 3 Ich fühlte mich die ganze letzte Woche ängstlich (angespannt).

Summe der Punkte auf dieser Seite ....

Gegenwärtige Schwere der depressiven Symptomatik: das Inventory of Depressive Symptomatology (IDS-SR)

(8) Stimmungsreaktion auf positive Ereignisse
- 0 Nach positiven Ereignissen verbesserte sich meine Stimmung für mehrere Stunden bis zum Normalniveau.
- 1 Nach positiven Ereignissen verbesserte sich meine Stimmung, jedoch nicht bis zum Normalniveau.
- 2 Meine Stimmung verbesserte sich nur nach wenigen und bestimmten positiven Ereignissen.
- 3 Meine Stimmung verbesserte sich überhaupt nicht, auch nicht nach sehr positiven oder erwünschten Ereignissen.

Bitte bei der Bildung der Summe nur Frage 9 berücksichtigen und nicht die Fragen 9A und 9B.

(9) Stimmungsschwankungen im Laufe des Tages
- 0 Zwischen meiner Stimmung und der Tageszeit gab es keinen klaren Zusammenhang.
- 1 Meine Stimmung hing oft von Ereignissen und Umständen zu bestimmten Tageszeiten ab (z. B. Alleinsein, Arbeit).
- 2 Im Allgemeinen war meine Stimmung mehr von der Tageszeit als von Ereignissen abhängig.
- 3 Meine Stimmung war zu bestimmten Tageszeiten eindeutig und vorhersagbar besser oder schlechter.

(9A) Wann war Ihre Stimmung normalerweise schlechter?
- 0 morgens
- 1 nachmittags
- 2 abends

(9B) War Ihre Stimmungsschwankung von der Umgebung abhängig?
- 0 ja
- 1 nein

(10) Qualität Ihrer Stimmung
- 0 Die Stimmung die ich empfand, entsprach weitgehend meiner normalen Stimmung.
- 1 Meine Stimmung war traurig im Sinne von Traurigkeit, die ich nach dem Tod oder Verlust einer nahestehenden Person empfinden würde.
- 2 Meine Stimmung war traurig. Diese Traurigkeit hatte eine andere Qualität als die Traurigkeit nach dem Tod oder dem Verlust einer nahestehenden Person.
- 3 Meine Stimmung war traurig und unterschied sich von der, die man mit Verlust oder Trauer in Verbindung setzt.

Bitte entweder Frage 11 oder 12 beantworten (nicht beide!)

(11) Verminderter Appetit
- 0 Mein Appetit war normal und unverändert.
- 1 Ich habe weniger oft oder geringere Mengen als gewöhnlich gegessen.
- 2 Ich habe deutlich weniger als gewöhnlich gegessen und musste mich dazu auch noch überwinden.
- 3 Ich habe im Laufe von 24 Stunden kaum etwas gegessen und nur mit äußerster Anstrengung oder wenn mich andere überredet haben zu essen.

(12) Gesteigerter Appetit
- 0 Mein Appetit war normal und unverändert.
- 1 Ich verspürte ein Bedürfnis häufiger als üblich zu essen.
- 2 Ich habe regelmäßig häufiger und größere Mengen als üblich gegessen.
- 3 Ich verspürte einen Drang mehr zu essen, sowohl bei den Mahlzeiten als auch dazwischen.

Summe der Punkte auf dieser Seite ......

Gegenwärtige Schwere der depressiven Symptomatik: das Inventory of Depressive Symptomatology (IDS-SR)

Bitte entweder Frage 13 oder 14 beantworten (nicht beide!)

(13) Gewichtsabnahme: Während der letzten 2 Wochen
- [0] hat sich mein Gewicht nicht geändert.
- [1] habe ich wahrscheinlich etwas abgenommen.
- [2] habe ich 1 – 2,5 kg abgenommen.
- [3] habe ich mehr als 2,5 kg abgenommen.

(14) Gewichtszunahme: Während der letzten 2 Wochen
- [0] hat sich mein Gewicht nicht geändert.
- [1] habe ich wahrscheinlich etwas zugenommen.
- [2] habe ich 1 – 2,5 kg zugenommen.
- [3] habe ich mehr als 2,5 kg zugenommen.

(15) Konzentration und Entscheidungsvermögen
- [0] Mein Konzentrations- und Entscheidungsvermögen war unverändert.
- [1] Ich fühlte mich gelegentlich unentschlossen und unaufmerksam.
- [2] Meistens hatte ich sehr große Schwierigkeiten, mich zu konzentrieren oder mich zu entscheiden.
- [3] Ich konnte mich auf das Lesen nicht ausreichend konzentrieren oder selbst weniger wichtige Entscheidungen nicht treffen.

(16) Selbstbild
- [0] Ich betrachtete mich als genauso wertvoll und verdienstvoll wie andere Menschen.
- [1] Ich klagte mich öfter als gewöhnlich selbst an.
- [2] Ich glaubte meistens, dass ich für andere nur Probleme verursachte.
- [3] Ich grübelte fast die gesamte Zeit über größere und kleinere Fehler meiner Person.

(17) Sicht meiner Zukunft
- [0] Bezüglich meiner Zukunft war ich optimistisch.
- [1] Ich war gelegentlich pessimistisch bezüglich meiner Zukunft; aber meistens glaubte ich, dass sich die Dinge zum Besseren entwickeln.
- [2] Ich war mir ziemlich sicher, dass meine nächste Zukunft (1 – 2 Monate) nicht viel Gutes bringen wird.
- [3] Ich sah keine Hoffnung, dass mir in der Zukunft jemals etwas Positives passieren wird.

(18) Gedanken an Tod oder Suizid
- [0] Ich hatte keinerlei Gedanken an Suizid oder Tod.
- [1] Ich empfand das Leben als leer bzw. fragte mich, ob es lebenswert ist.
- [2] Ich dachte mehrfach in der Woche während mehrerer Minuten an Suizid oder den Tod.
- [3] Ich dachte jeden Tag wiederholt und im Detail an Suizid oder Tod bzw. machte ernsthaft Suizidpläne oder versuchte tatsächlich, mich zu suizidieren.

(19) Allgemeine Interessen
- [0] Meine Interessen an anderen Menschen oder Aktivitäten waren unverändert.
- [1] Ich bemerkte eine Verminderung meines Interesses an Leuten oder Aktivitäten.
- [2] Ich merkte, dass ich mich nur noch für eine oder zwei meiner früheren Aktivitäten interessierte.
- [3] Ich hatte überhaupt kein Interesse mehr an irgendwelchen früheren Aktivitäten.

Summe der Punkte auf dieser Seite ......

Gegenwärtige Schwere der depressiven Symptomatik: das Inventory of Depressive Symptomatology (IDS-SR)

(20) Energieniveau
- [0] Meine Energie war unverändert.
- [1] Ich ermüdete leichter als gewöhnlich.
- [2] Ich musste mich sehr anstrengen, um mit meinen alltäglichen Aktivitäten (z. B. Einkaufen, Haushaltsarbeit, zur Arbeit gehen, Kochen usw.) zu beginnen und sie abzuschließen.
- [3] Ich war aufgrund meiner Energielosigkeit nicht in der Lage, alltägliche Dinge zu erledigen.

(21) Fähigkeit zu Freude und Vergnügen (außer sexuelle Aktivität)
- [0] Ich genoss in gewohnter Weise angenehme Aktivitäten.
- [1] Ich empfand nicht wie sonst Vergnügen an angenehmen Aktivitäten.
- [2] Ich empfand selten Vergnügen an irgendwelchen Aktivitäten.
- [3] Ich war wirklich unfähig, Freude oder Vergnügen an irgendeiner Aktivität zu empfinden.

(22) Sexuelles Interesse (bitte Interesse und nicht Aktivität angeben)
- [0] Ich hatte ein unverändertes Interesse an Sex.
- [1] Mein Interesse an Sex war etwas geringer als üblich bzw. ich hatte nicht das gleiche Vergnügen wie früher.
- [2] Ich hatte wenig Interesse an Sex bzw. hatte dabei selten Freude.
- [3] Ich hatte gar kein Interesse an Sex bzw. hatte keine Freude dabei.

(23) Verlangsamung
- [0] Die Geschwindigkeit meines Denkens, Sprechens und meiner Gesten war unverändert.
- [1] Ich empfand mein Denken als langsamer bzw. meine Stimme als stumpf und matt.
- [2] Auf die meisten Fragen konnte ich erst nach einigen Sekunden antworten, und ich bin sicher, dass mein Denken verlangsamt war.
- [3] Oft fiel es mir ausgesprochen schwer, auf Fragen zu antworten.

(24) Ruhelosigkeit
- [0] Ich fühlte mich nicht ruhelos.
- [1] Ich war oft zappelig, knetete meine Hände und rutschte beim Sitzen hin und her.
- [2] Ich fühlte mich gezwungen herumzugehen und war ziemlich rastlos.
- [3] Manchmal konnte ich nicht stillsitzen und musste ständig herumlaufen.

(25) Schmerzen
- [0] Ich hatte keinerlei Schweregefühl in Armen oder Beinen und keine Schmerzen.
- [1] Manchmal bekam ich Kopf-, Bauch-, Rücken- oder Gelenkschmerzen, die mich jedoch nicht von meinen üblichen Aktivitäten abhielten.
- [2] Ich hatte die oben genannten Schmerzen die meiste Zeit.
- [3] Die genannten Schmerzen waren so stark, dass ich gezwungen war, meine jeweilige Aktivität abzubrechen.

(26) Weitere körperliche Beschwerden
- [0] Ich hatte keines der folgenden Symptome: Herzrasen, verschwommenes Sehen, Schwitzen, Hitzewallungen oder Kältegefühl, Ohrensausen, Brustschmerzen oder Zittern.
- [1] Ich hatte einige dieser Symptome; sie waren jedoch nur leicht ausgeprägt und nur zeitweilig vorhanden.
- [2] Ich hatte mehrere dieser Symptome, die mich ziemlich störten.
- [3] Ich hatte mehrere dieser Symptome, und wenn sie auftraten, musste ich jegliche Aktivität abbrechen.

Summe der Punkte auf dieser Seite ....

Gegenwärtige Schwere der depressiven Symptomatik: das Inventory of Depressive Symptomatology (IDS-SR)

(27) Panik und Angst

- [0] Ich hatte keine zeitweise auftretende panische Angst oder Angst vor etwas Bestimmtem (Phobien), wie z. B. vor Tieren oder Höhe.
- [1] Ich hatte Zustände von nicht sehr ausgeprägter panischer Angst oder Phobien, die normalerweise mein Verhalten nicht änderten bzw. mich nicht vom normalen Leben abhielten.
- [2] Ich hatte Zustände von ausgeprägter panischer Angst oder Phobien, die mich dazu zwangen mein Verhalten zu ändern, mich aber nicht von meinem normalen Leben abhielten.
- [3] Ich hatte mindestens einmal pro Woche Panikanfälle oder ausgeprägte Phobien, die mich an der Ausführung meiner täglichen Aktivitäten hinderten.

(28) Verdauungsbeschwerden

- [0] Mein Stuhlgang war unverändert.
- [1] Ich hatte gelegentlich Verstopfung oder leichten Durchfall.
- [2] Ich litt die meiste Zeit unter Verstopfung oder Durchfall, was jedoch meine tägliche Funktionsfähigkeit nicht beeinträchtigte.
- [3] Ich litt an Verstopfung oder Durchfall. Dies erforderte eine medizinische Behandlung bzw. beeinträchtigte meine täglichen Aktivitäten.

(29) Zwischenmenschliche Empfindsamkeit

- [0] Ich habe mich durch andere weder abgewiesen, noch beleidigt, kritisiert oder gekränkt gefühlt.
- [1] Ich habe mich durch andere gelegentlich abgewiesen, beleidigt, kritisiert oder gekränkt gefühlt.
- [2] Ich habe mich durch andere häufig abgewiesen, beleidigt, kritisiert oder gekränkt gefühlt, was aber nur leichte Auswirkungen auf meine Beziehungen zu anderen Personen oder Arbeit hatte.
- [3] Ich habe mich durch andere häufig abgewiesen, beleidigt, kritisiert oder gekränkt gefühlt, was zu einer spürbaren Beeinträchtigung meiner Beziehungen zu anderen Personen und zu meiner Arbeit führte.

(30) Schweregefühl / körperliche Energie

- [0] Ein Gefühl von bleierner Körperschwere oder mangelnder Energie habe ich in der letzten Woche nicht erlebt.
- [1] Ich hatte gelegentlich ein Gefühl von bleierner Körperschwere und mangelnder Energie, jedoch ohne Beeinträchtigung meiner Arbeitsfähigkeit, Schule, Leistung oder Aktivitätsniveau.
- [2] Ich hatte mehr als die Hälfte der letzten Woche ein Gefühl von bleierner Körperschwere (Mangel an körperlicher Energie).
- [3] Ich hatte die meiste Zeit ein Gefühl von bleierner Schwere (Mangel an körperlicher Energie), d.h. mehrere Stunden am Tag und mehrere Tage pro Woche.

Vielen Dank!

Summe der Punkte auf dieser Seite ....

Summe der Seite 1: ....

Summe der Seite 2: ....

Summe der Seite 3: ....

Summe der Seite 4: ....

Summe der Seite 5: ....

Gesamtsumme: ....

INFO 2.3 /

P

Einschätzung des Schweregrades der Depression anhand des Inventory of Depressive Symptomatology (IDS-SR)

Schweregrad der Depression	Gesamtwert IDS-SR
Keine Depression	0 – 13
Leichte Depression	14 – 25
Mittelgradige Depression	26 – 38
Schwere Depression	39 – 48
Sehr schwere Depression	49 – 84

Nach Rush et al. (1996), Rush et al. (2003)

Fragebogen zur biographischen Anamnese

Beschreiben Sie Ihre aktuelle Beziehungssituation: Leben Sie alleine, in einer Paarbeziehung, mit Kindern?	
Beschreiben Sie Ihre aktuelle berufliche, Arbeits-, Studien- oder Schulsituation	
Beschreiben Sie Ihre aktuelle Wohnsituation	
Beschreiben Sie, wie Sie aktuell Ihren Lebensunterhalt bestreiten	
Welche Informationen haben Sie zu Ihrem Vater? Ethnische Herkunft, Geburtsjahr, Beruf, körperliche oder seelische Erkrankungen. Wie ist bzw. war Ihre Beziehung? Wie hat er Sie geprägt?	

Fragebogen zur biographischen Anamnese

Welche Informationen haben Sie zu Ihrer Mutter? Ethnische Herkunft, Geburtsjahr, Beruf, körperliche oder seelische Erkrankungen. Wie ist bzw. war Ihre Beziehung? Wie hat sie Sie geprägt?	
Welche Informationen gibt es zu Geschwistern oder Halbgeschwistern. Geburtsjahre, Berufe, körperliche oder seelische Erkrankungen. Wie ist bzw. war Ihre Beziehung? Wie haben sie Sie geprägt?	
Welche Informationen haben Sie zu eigenen Kindern? Geburtsjahr, Beruf, körperliche oder seelische Erkrankungen. Wie ist bzw. war Ihre Beziehung?	
Welche Informationen haben Sie zu Ihrem gegenwärtigen Partner? Geburtsjahr, ethnische Herkunft, Beruf, körperliche oder seelische Erkrankungen. Wie ist bzw. war Ihre Beziehung? Welchen Einfluss hat Ihr Partner auf Sie?	
Zu welchen Menschen außerhalb Ihrer Familie haben Sie eine enge Beziehung? Welche wichtigen Freunde und Bekannte gibt es? Welchen Einfluss haben sie auf Ihr Leben?	
Schwangerschaft, Geburt: Welche Informationen haben Sie über Ihre Geburt: Dauer der Schwangerschaft, Art der Geburt, Gewicht, Komplikationen von Schwangerschaft und Geburt. Waren Sie ein erwünschtes Kind?	

▶

Fragebogen zur biographischen Anamnese

Frühe Kindheit (0 – 3): Welche Informationen haben Sie über Ernährungsverhalten, motorische Entwicklung, Sprachentwicklung, Temperament	
Mittlere Kindheit (4 – 11): Erfahrungen mit Kindergarten, Grundschule, Freundschaften	
Adoleszenz (11 – 18): Beziehungen zu Gleichaltrigen, Pubertät und sexuelle Entwicklung, intellektuelle Entwicklung	
Erwachsenenalter: Bildung, Beruf, Arbeitsverhältnisse, Partnerschaften, sexuelles Verhalten, Militärdienst, politische Aktivitäten, religiöse Aktivitäten	
Können Sie Informationen zu wichtigen prägenden Lebensereignissen geben?	

AB 2.13 / P

Medikamentenanamnese

Welche Medikamente nehmen Sie gegenwärtig?

Name (Wirkstoff)	Dosierung (mg)	Seit wann?	Wirkung?	Nebenwirkung?

Welche Medikamente haben Sie in der Vergangenheit genommen?

Name (Wirkstoff)	Dosierung (mg) Bitte nennen Sie hier die höchste Dosierung, die Sie bekommen haben.	Wie lange eingenommen?	Warum abgesetzt?	Nebenwirkung?

INFO 2.4 / A T

Medizinische Diagnostik bei depressiven Störungen

Wichtige Prinzipien

- Die Diagnose einer depressiven Störung (Major Depression, Persistierende Depressive Störung) sollte positiv aufgrund der durch DSM und ICD definierten Merkmale getroffen werden. Eine depressive Störung ist keine Ausschlussdiagnose: »Beeinträchtigte Stimmung bei Fehlen einer medizinischen Erkrankung«.
- Häufig ist Komorbidität, d.h. das gleichzeitige Bestehen einer depressiven Störung und einer medizinischen Erkrankung. Bei Komorbidität besteht typischerweise eine bidirektionale Beziehung, beispielsweise erhöht ein Typ-2-Diabetes das Risiko einer neu auftretenden Major Depression, gleichzeitig erhöht Major Depression das Risiko eines neu auftretenden Typ-2-Diabetes. Ähnliche Zusammenhänge gelten für eine Vielzahl von Erkrankungen.
- Seltener ist ein medizinischer oder pharmakologischer Faktor unmittelbar auslösend für die depressive Störung, beispielsweise kann ein Schlaganfall oder die Neueinnahme eines Betablockers eine schwere depressive Episode auslösen.
- Hieraus ergibt sich die Notwendigkeit einer medizinischen Abklärung bei Patienten mit Depression. Diese Abklärung ist im Allgemeinen ähnlich wie eine Routineuntersuchung bei einem Allgemeinarzt. Die Untersuchung umfasst Anamnese, körperliche Untersuchung und technische Untersuchung.

AB 2.14 / **A** **P**

Anamnesebogen

Gegenwärtige durch einen Arzt festgestellte Erkrankungen medizinisch chirurgisch orthopädisch gynäkologisch urologisch Psychische Störungen
Gegenwärtig eingenommene Medikamente mit Dosis
Frühere Erkrankungen, die ärztliche Behandlung erforderlich gemacht haben medizinisch chirurgisch orthopädisch gynäkologisch urologisch Psychische Störungen
Wichtige Erkrankungen, die bei Angehörigen aufgetreten sind medizinisch chirurgisch orthopädisch gynäkologisch urologisch Psychische Störungen

AB 2.15 /

A **P** **T**

Liste medizinischer Symptome

Bitte geben Sie an, ob Sie an folgenden Symptomen leiden. Wenn zutreffend, bitte auch genauere Beschreibungen (Anmerkung: Therapeut entscheidet, ob dieser Bogen als Selbstrating ausgefüllt werden kann, oder die körperliche Symptomatik durch einen Arzt erhoben werden soll.)

Symptom	**Erläuterung**
Gewichtsverlust Gewichtszunahme	
Fieber	
Schwäche Energielosigkeit	
Haut (z. B. Hautausschlag, Juckreiz, Trockenheit, Farbveränderung, Haarausfall)	
Symptome am Kopf (z. B. Schmerzen, Sehstörungen, Hörminderung, Ohrgeräusche, verstopfte Nase, Nasenbluten, Zahnprobleme, Entzündungen)	
Hals (z. B. geschwollene Lymphknoten, Schmerzen)	
Brust (z. B. Knoten, Entzündungen, Sekret)	
Lunge (z. B. Husten, Auswurf, Blut, Atemnot, Asthma)	
Herz-Kreislauf (z. B. hoher Blutdruck, Herzrhythmusstörungen, Schmerzen im Brustkorb, Wassereinlagerungen)	
Magen-Darm (z. B. Schluckbeschwerden, Sodbrennen, verminderter Appetit, Nahrungsmittelunverträglichkeiten, Übelkeit, Schmerzen oder Schwellungen im Bauch, Verstopfung, Durchfall, Blut im Stuhl, Hämorrhoiden, Gallensteine, Gelbsucht)	
Harnwege (z. B. Schmerzen beim Wasserlassen, Veränderungen des Urins)	
Geschlechtsorgane (z. B. Schmerzen, sexuelle Probleme, sexuell übertragbare Erkrankungen, Störungen der Regelblutung)	
Gefäße (z. B. Schmerzen nach einer bestimmten Gehstrecke, Wadenkrämpfe, Krampfadern)	
Bewegungsapparat (z. B. Schmerzen in Muskulatur oder Gelenken, Steifigkeit, Schwäche, Lähmungen, Unfallfolgen)	
Nervensystem (z. B. Schwierigkeiten beim Gehen oder Hüpfen, Schwindel, Ohnmachtsanfälle, Krampfanfälle, Lähmungen, Gefühlsstörungen wie Taubheit, pelziges Gefühl oder Brennen, Zittern, ungewollte Bewegungen, Schwierigkeiten beim Sprechen, Gedächtnisprobleme)	
Blut (z. B. Blässe, Hautblutungen)	
Hormonsystem und vegetatives Nervensystem (z. B. Kälteempfindlichkeit, Hitzeempfindlichkeit, Schweißausbrüche, vermehrter Durst, vermehrter Hunger, vergrößerte Urinmenge, Veränderung der benötigten Schuhgröße oder Handschuhgröße)	

Checkliste Körperliche Untersuchung

Anthropometrie, Inspektion, Palpation, Auskultation

Funktion	Untersuchung	Messwerte, Befunde
Gewicht	wiegen	
Größe	messen	
Blutdruck, Puls	Blutdruckmessung, Pulsmessung	
Haut, Haare, Nägel	Inspektion der Hautoberfläche	
Stand und Gang	Seiltänzergang, Blindgang, Einbeinstand, Hüpfen	
Schädel und Wirbelsäule	Überprüfung auf Klopfschmerz, Kernig-Versuch, Lasègue-Versuch	
Mundhöhle	Inspektion mit Spatel und Taschenlampe	
Thorax	Auskultation des Herzens und der Lunge	
Abdomen	Palpation und Auskultation des Abdomens	
Lymphknoten	Palpation der Lymphknoten an Leiste, Achselhöhle und Hals	

Hirnnerven

Funktion	Untersuchung	Befunde
N. Olfaktorius	Frage nach Geruchs und Geschmacksveränderungen	
N. Optikus	Frage nach Sehbehinderungen, Fingerperimetrische Überprüfung des Gesichtsfeldes bds.	
N. Okulomotorius, N. Trochlearis, N. Abducens	Überprüfung der Augenfolgebewegungen, Lichtreagibilität der Pupille	
N. Trigeminus	Überprüfung von Berührungs- und Schmerzempfinden im Gesicht	
N. Facialis	Überprüfung von Augenschluss, Lächeln und Stirnrunzeln	
N. Acusticus	Flüstern, Fingerreiben, Weber-Versuch, Rinne-Versuch	
N. Glossopharyngeus, N. Vagus	Heben des Gaumensegels	
N. Accessorius	Überprüfung von Kopfdrehung und Schulterhebung	
N. Hypoglossus	Herausstrecken der Zunge	

▶

Motorik

Funktion	Untersuchung	Befunde links	Befunde rechts
Muskelprofil	Inspektion von Muskelkonturen und Spontanbewegungen wie Faszikulationen oder Myoklonien		
Muskeltonus	Überprüfung der passiven Beweglichkeit im Ellenbogengelenk und Handgelenk bds.		
Tonische Innervation	Vorhalteversuch Arme Beine		
Feinbewegungen und Koordination	Fingertapping Diadochokinese Finger-Nase-Versuch Knie-Hacken-Versuch		

Kraftprüfung	Untersuchung	Kraftgrad links (1–5)	Kraftgrad rechts (1–5)
C5/6	Flexion im Ellenbogen		
C6-8	Extension im Ellenbogen		
C6-8, Radialis	Extension im Handgelenk		
C8, Th1, Ulnaris	Abduktion der Finger		
C8, Th1, Medianus	Opposition des Daumens		
L2-4	Flexion in der Hüfte		
L2-4	Abduktion in der Hüfte		
L4,5, S1	Adduktion in der Hüfte		
L2-4	Extension im Knie		
L4,5, S1	Flexion im Knie		
L4,5, Peroneus	Dorsiflexion im Sprunggelenk		
S1	Plantarflexion im Sprunggelenk		

INFO 2.5 /

Checkliste Körperliche Untersuchung

Schmerz-, Berührungs- und Vibrationsempfinden

Funktion	Untersuchung	Befunde links	Befunde rechts
C3	Hals		
C6, Medianus	Palmarseite Daumen		
Radialis	Handrücken		
C8, Ulnaris	kleiner Finger		
Th4	Brustwarzen		
Th4	Nabel		
L1	Leistenband		
L3	Knie		
L5, Peroneus	Schienbein, Großzehe		
S1	Ferse		
Vibrationsempfinden	Handgelenk Sprunggelenk Großzehengrundgelenk		

Muskeleigenreflexe und Oberflächenreflexe

Funktion	Untersuchung	Befunde links	Befunde rechts
C5 / 6	Biceps-Reflex		
C6 / 7	Triceps-Reflex		
C5 / 6	Brachioradialis-Reflex		
Th8 / 9/10	Bauchhaut-Reflex oberhalb des Nabels		
Th10 / 11 / 12	Bauchhaut-Reflex unterhalb des Nabels		
L2 / 3/4	Quadriceps-Reflex		
S1	Triceps-surae-Reflex		
L5, S1, Pyramidenbahn	Plantar-Reflex bzw. Babinski		

INFO 2.6 / A T

Checkliste Technische Untersuchungen

Es handelt sich hier um Vorschläge für den Umfang von Untersuchungen.

(1) Routine (bei Patienten ohne spezifische Verdachtsmomente aus Anamnese und Untersuchung)	Kleines Blutbild, Natrium, Kalium, Calcium, Creatinin, GGT, Streifentest Spontanurin, TSH, CRP
(2) Geplante Medikation mit Antidepressivum	Großes Blutbild, Natrium, Kalium, Calcium, Creatinin, GGT, Streifentest Spontanurin, TSH, CRP, Schwangerschaftstest bei Frauen im fertilen Alter, EKG
(3) Schwere akute psychische Störung unklarer Ätiologie	MRT oder CCT, EEG, großes Blutbild, Natrium, Kalium, Calcium, Creatinin, CRP, Streifentest Spontanurin, TSH, TPHA, HIV-Test, Schwangerschaftstest bei Frauen im fertilen Alter, EKG

Erläuterung zu den Parametern

Parameter	**Rational der Untersuchung. Screening auf:**
Blutbild	Anämie und andere Bluterkrankungen, Entzündungen
Natrium, Kalium, Calcium	Elektrolytstörungen. Antidepressiva können z. B. Hyponatriämie auslösen
Creatinin	Nierenfunktionsstörungen
GGT; Gamma-Glutamyl-Transferase	Leber- und Gallenerkrankungen
Urinstreifentest (Erythrozyten, Leukozyten, Protein, pH-Wert, Nitrit, Urobilinogen, Bilirubin, Glucose, Ketonkörper)	Harnwegsinfektion, Nierenerkrankung, Lebererkrankung, Diabetes mellitus
TSH; Thyreoidea-stimulierendes Hormon	Schilddrüsenerkrankung
Schwangerschaftstest (humanes Choriongonadotropin)	Frühschwangerschaft
CRP; C-reaktives Protein	Systemische Entzündungen
HIV-Test	HIV-Infektionen bei Risikopopulationen
TPHA-Test	Lues-Infektionen bei Risikopopulationen
EKG	Herzerkrankungen
Magnetresonanztomographie, Computertomographie	Traumatische, entzündliche, neoplastische oder vaskuläre Erkrankungen des Gehirns

Weitere Untersuchung bei spezifischen Verdachtsmomenten, nach Empfehlung der jeweiligen Fachärzte.

INFO 2.7 /

A P T

Medikamente und Depression

Depressive Episoden sind eine mögliche Nebenwirkung der folgenden Medikamentengruppen, insbesondere bei längerfristiger Einnahme. Die Beobachtungen stützen sich auf Fallserien und Einzelfallberichte, nicht auf systematische Studien:

- Antihypertensiva (z. B. Betablocker)
- Kalziumantagonisten
- Antiepileptika
- Antimalariamittel
- Lipidsenker (vor allem Statine)
- Neuroleptika
- Benzodiazepine
- Interferone
- Immunsuppressive Medikamente
- Steroide
- Zytostatika
- Antibiotika und Virustatika (z. B. Ciprofloxazin)
- Medikamente zur Schmerzlinderung wie Opiate
- Medikamente zur Behandlung rheumatischer Erkrankungen

Im Einzelfall ist eine Güterabwägung zwischen der medizinischen Behandlung und der Belastung durch psychische Symptome zu treffen, oder der Wechsel auf eine weniger belastende Behandlungsstrategie zu diskutieren.

INFO 2.8 /

A P T

Interaktion von Depression und Schwangerschaft

Depressive Störungen und Schwangerschaft

Etwa 50 % der Frauen mit einer Lebenszeitdiagnose einer unipolaren depressiven Störung sind während der Schwangerschaft oder der postpartalen Periode symptomatisch.

Psychopharmakotherapie während Schwangerschaft muss bezüglich des Nutzen-Risiko-Verhältnisses gut abgewogen werden. Die meisten Daten liegen für Serotoninwiederaufnahmehemmer und trizyklische Antidepressiva vor. Hier scheint das Risiko teratogener Effekte im niedrigen Bereich zu liegen, eine Ausnahme ist möglicherweise Paroxetin, das für die Anwendung in der Schwangerschaft nicht empfohlen ist. Viele der betroffenen Frauen ziehen eine psychotherapeutische Behandlung in der Schwangerschaft gegenüber einer pharmakologischen Behandlung vor. Wenn vorher aber eine psychopharmakologische Behandlung bestand, müssen mögliche Absetzeffekte und ihre Auswirkungen ausführlich diskutiert werden.

INFO 2.9 / A T

Depression und medizinische Erkrankungen

Depression und endokrine Erkrankungen. Hyperthyreose oder Hypothyreose (z. B. im Rahmen von Hashimoto Thyreoiditis, Morbus Basedow), Über- und Unterfunktion des Hypothalamus-Hypophysen-Nebennieren-Systems (Morbus Addison, Morbus Cushing), Wachstumshormonmangel oder Exzess (Akromegalie) erhöhen das Risiko inzidenter schwerer depressiver Episoden erheblich. Die erhöhte Vulnerabilität gegenüber Depression hält häufig auch nach erfolgreicher Korrektur der endokrinen Dysregulation an. Depression kann ein determinierender Faktor des Langzeitverlaufs endokriner Erkrankungen sein.

Depression und kardiovaskuläre Erkrankungen. Prospektive Studien zeigen, dass Depression ein unabhängiger Risikofaktor für die Entwicklung von neuen kardiovaskuläre Ereignissen ist. Nach einem Myokardinfarkt oder einem Schlaganfall ist das Mortalitätsrisiko für Patienten mit einer komorbiden Depression erheblich höher.

Depression und metabolische Erkrankungen. Patienten mit der Lebenszeitdiagnose einer Depression haben ein etwa 60 % erhöhtes Risiko, neu an einem Diabetes mellitus Typ 2 zu erkranken. Im Querschnitt ist die Häufigkeit depressiver Störungen bei Patienten mit Diabetes mellitus Typ 2 und Typ 1 etwa verdoppelt.

Depression und pulmonale Erkrankungen. Asthma und chronisch obstruktive Lungenerkrankung sind im Querschnitt mit einem 2- bis 3fach erhöhtem Risiko einer Depression assoziiert. Eine wichtige Rolle spielt auch das Schlaf-Apnoe-Syndrom, das vor allem bei Patienten mit Adipositas mit einem zusätzlichen Depressionsrisiko verbunden ist.

Depression und onkologische Erkrankungen. Etwa 10 % Patienten mit einer onkologischen Erkrankung erkranken in den zwei Jahren nach der Diagnosestellung neu an einer schweren depressiven Erkrankung. Auch die Partner der Patienten haben ein erheblich erhöhtes Risiko. Depression hat einen Einfluss auf die Mortalität, nicht aber die Tumorprogression.

Depression und chronisch entzündliche Erkrankungen. Etwa 40 % der Patienten mit einem Lupus Erythematodes oder einer Multiplen Sklerose und etwa 20 % der Patienten mit einer rheumatischen Erkrankung leiden im Krankheitsverlauf unter einer Major Depression.

Depression und Nierenerkrankung. Etwa 25 % der Patienten mit einer dialysepflichten Nierenerkrankung erfüllen die Kriterien einer Major Depression. In dieser Gruppe ist die Mortalität deutlich erhöht.

Depression und neurodegenerative Erkrankungen. Etwa 40 bis 50 % der Patienten mit einer neurodegenerativen Erkrankung (M. Parkinson, M. Huntington, Amyotrophe Lateralsklerose) leiden im Krankheitsverlauf unter einer Major Depression.

Depression und Infektionskrankheiten. Akute (Epstein-Barr, Influenza, Corona, Varizella-Zoster, Herpes-Simplex) und chronische (HIV, Tuberkulose, Malaria, Lues, Hepatitis) Infektionen erhöhen das Risiko für depressive Episoden. Genaue Zahlen hierzu sind nicht bekannt. Der vermittelnde Mechanismus ist vermutlich eine Meningoenzephalitis.

KAPITEL 3 /

Psychoedukation zur Lebensführung bei Depression

3.1 Einführung

Menschen mit einer depressiven Störung profitieren von einer ausführlichen Psychoedukation zu ihrer Erkrankung, die auch die Angehörigen mit einbeziehen sollte. Dasselbe gilt für Veränderungen oder Anpassungen in der Lebensführung. »Life Style«-Veränderungen spielen eine zunehmend große Rolle in der modernen Depressionsbehandlung (Übersicht s. Sarris et al., 2014).

Für welche Patientengruppen sind die Tools aus diesem Kapitel besonders geeignet?

Die Tools aus diesem Kapitel sind für alle Patientengruppen geeignet. Unter der Prämisse »wenige Dinge richtig machen« sollten Sie aber jeweils einzelne Informations- und Arbeitsblätter, die für den Patienten besonders wichtig sind, auswählen, besprechen und mitgeben.

Mit welchen Tools können die Tools aus diesem Kapitel gut kombiniert werden?

Die Tools aus diesem Kapitel sind mit allen anderen Tools gut kombinierbar.

Mit welchen Tools sollten die Tools dieses Kapitels nicht kombiniert werden?

Die Tools aus diesem Kapitel können prinzipiell mit allen anderen Tools dieses Buches kombiniert werden. Sie sind neutral bezüglich der verschiedenen in diesem Buch vorgestellten Störungstheorien. Einzelne Informationsblätter sind für bestimmte Zielgruppen nicht relevant, z. B. sollte das *Infoblatt 3.8 / Arbeit und Depression* nicht an dauerhaft berentete Patienten ausgegeben werden

3.2 Erklärung der Arbeitsmaterialien dieses Kapitels

- **INFO 3.1 / Informationen zur Depression für Patienten und Angehörige**
  Bietet allgemeine Hinweise zu Definition, Erkennung, Häufigkeit, Behandelbarkeit und Verlauf von depressiven Störungen. Es gibt Hinweise auf angemessenes Verhalten im Erkrankungsfall für den Betroffenen und sein soziales Umfeld. Spezifische Information zu Störungsmodellen der Verhaltenstherapie findet sich dagegen in Kapitel 4.
- **INFO 3.2 / Informationen für depressive Menschen mit Kindern**
  In diesem Informationsblatt finden depressive Eltern Hinweise für den Umgang mit ihren Kindern.
- **INFO 3.3 / Informationen zur medikamentösen Behandlung**
  Vermittelt allgemeine Prinzipien zum Umgang mit Medikation. Ein Literaturhinweis auf ein Buch mit ausführlichen Informationen wird gegeben.
- **AB 3.1 / Schlafhygiene: Regeln für einen gesunden Schlaf**
  Vermittelt die Grundlagen der Schlafhygiene. Diese sind hochrelevant, da die Mehrheit der Betroffenen Schlafprobleme hat.
- **INFO 3.4 / Depression und Bewegung**
  Körperliche Aktivität ist eine wichtige Komponente in der Depressionsbehandlung mit nachgewiesener eigenständiger Wirkung in Therapie und Prophylaxe depressiver Störungen (Josefsson et al., 2014; Rethorst & Trivedi, 2013). Das Infoblatt vermittelt die wichtigsten Prinzipien.
- **INFO 3.5 / Depression und gesunde Ernährung**
  Depression hat eine komplexe bidirektionale Beziehung mit gestörtem Essverhalten und Übergewicht. Gesundes Essverhalten hat möglicherweise einen günstigen Effekt auf das Risiko, an einer depressiven Episode zu erkranken (Lai et al., 2014). Das Infoblatt vermittelt die wichtigsten Prinzipien.

- **INFO 3.6 / Sexualität und Depression**
  Depression ist häufig mit sexuellen Funktionsstörungen verbunden. Das Infoblatt gibt zu dem häufig tabuisierten Thema wichtige Hinweise.
- **INFO 3.7 / Depression, Partnerwahl und Partnerschaft**
  Depression beeinflusst Partnerwahl und Partnerschaft. Das Infoblatt gibt hierzu Hinweise.
- **INFO 3.8 / Arbeit und Depression**
  Depression hat komplexe Wechselwirkungen mit dem Lebensfeld Arbeit. Sich hiermit auseinanderzusetzen kann die Lebensqualität der Patienten erheblich verbessern (Nieuwenhuijsen et al., 2014). Das Infoblatt gibt wichtige Hinweise.
- **INFO 3.9 / Gewalt und Depression**
  Gewalt in Form von emotionalem Missbrauch, körperlicher und sexueller Gewalt ist ein wesentlicher ursächlicher oder aufrechterhaltender Faktor von depressiven Störungen. Das Infoblatt gibt wichtige Hinweise zum Management.
- **INFO 3.10 / Angst und Depression**
- **INFO 3.11 / Sucht und Depression**
- **INFO 3.12 / Schmerzen und Depression**
  Diese drei Infoblätter geben Informationen zu wichtigen komorbiden psychischen Störungen, die in der Depressionsbehandlung unbedingt berücksichtigt werden müssen.
- **AB 3.2 / Checkliste Körperliche Gesundheit**
  Dieses Arbeitsblatt hilft Patienten und Therapeuten bei der Erhebung von körperlichen Faktoren, die die Behandlung einer depressiven Störung beeinflussen können.

Informationen zur Depression für Patienten und Angehörige

Was ist eine Depression?

Depression bezeichnet einen Zustand mit Niedergestimmtheit, Niedergeschlagenheit, Verlust von Freude und Interessen, Antriebslosigkeit, sozialem Rückzug und zahlreichen körperlichen Beschwerden. Depression beeinträchtigt das körperliche und psychische Wohlbefinden, die berufliche Leistungsfähigkeit, die familiäre Situation sowie alle anderen Beziehungen und das gesamte Lebensgefühl der Betroffenen und der Menschen, die ihnen nahe stehen. Depression ist eine allgemein menschliche Erfahrung. Von einer depressiven Störung, also einer Erkrankung, spricht man erst, wenn der depressive Zustand einen Zeitraum von mehr als zwei Wochen umfasst und eine Funktionsbeeinträchtigung entsteht.

Depression ist gut behandelbar

Depression hat zunächst einen günstigen Spontanverlauf. Wenn Depression zu Belastung und Einschränkung führt, stehen ein großes Spektrum von psychologischen und medizinischen Behandlungsmethoden zur Verfügung. Ungefähr 80 % der betroffenen Patienten können erfolgreich behandelt werden.

Woran erkennt man Depression?

Folgende Symptome sind typisch für Depression und müssen *über einen Zeitraum von mindestens zwei Wochen* vorhanden sein:

- Niedergestimmtheit, anhaltende Traurigkeit, Verzweiflung oder »Gefühl der Gefühllosigkeit«
- Verlust von Interesse und Freude: Der Interessenverlust kann sich auf alle Lebensbereiche (Familie, Freundeskreis, Beruf, aber auch Hobbys, Sport oder sexuelle Aktivitäten) erstrecken.
- verminderter Antrieb, erhöhte Ermüdbarkeit, Energielosigkeit, Erschöpfung: Jede Aktivität erscheint beschwerlich, die Motivation zur Durchführung selbst einfacher Alltagsaktivitäten wie Essenszubereitung oder Körperpflege nimmt ab.
- verminderte Konzentration und Aufmerksamkeit
- negative Sicht auf sich selbst, vermindertes Selbstwertgefühl und Selbstvertrauen
- Gefühle von Schuld und Wertlosigkeit
- negative Sicht auf die Zukunft (Pessimismus, Hoffnungslosigkeit)
- Grübeln
- häufige Gedanken an den Tod (Suizidgedanken / -handlungen)
- Schlafstörungen oder vermehrter Schlaf
- Appetit- oder Gewichtsveränderungen (Zu- oder Abnahme)
- Störung der sexuellen Funktionen
- Entscheidungsschwierigkeiten
- sozialer Rückzug und Inaktivität

Zusätzlich können Menschen mit Depression unter innerer Unruhe und Angstgefühlen leiden. Häufig sind körperliche Beschwerden: Schmerzen, Übelkeit, Verstopfung, Schwindel, Kloßgefühl im Hals, bleiernes Schweregefühl in Armen und Beinen. Manchmal werden nur die körperlichen Symptome wahrgenommen. Manchmal entwickeln Menschen mit Depression ein ausgeprägtes Misstrauen oder Gedanken, Schuld auf sich geladen zu haben, verarmt zu sein oder körperlich schwer krank zu sein, ohne dass es hierfür Anhaltspunkte gibt.

Informationen zur Depression für Patienten und Angehörige

Wie verläuft Depression?

Eine unbehandelte depressive Episode dauert typischerweise zwischen sechs und zwölf Monaten, unter Behandlung etwa drei Monate. Zusätzlich ist der Ausprägungsgrad der Depression unter Behandlung geringer. Etwa 60 % der Menschen, die einmal depressiv erkranken, erleiden mindestens eine weitere depressive Episode. Man nennt das rezidivierende depressive Störung. Etwa 10 % der betroffenen Menschen haben eine chronische Depression, definiert als eine Depressionsdauer von mehr als 24 Monaten. Eine chronische Depression kann über mehrere Jahre andauern.

Welche anderen Erkrankungen treten häufig zusammen mit Depressionen auf?

Depressive Störungen treten häufig in Verbindung mit anderen psychischen Störungen wie Angststörung, Substanzmissbrauch, Essstörung, Zwangsstörung und Persönlichkeitsstörungen auf. Auch körperliche Erkrankungen wie Diabetes mellitus, Herz-Kreislauf-Erkrankungen oder andere chronische Erkrankungen sind häufig.

Wie häufig ist Depression?

Einer von fünf Menschen in Deutschland leidet irgendwann im Laufe seines Lebens an einer schweren Depression (Lebenszeitprävalenz 20 %). Depression kann in jedem Lebensalter auftreten. 50 % der betroffenen Menschen erkranken erstmals vor dem 28. Lebensjahr. Frauen berichten im Vergleich zu Männern etwa doppelt so häufig von depressiven Episoden.

Wodurch wird eine Depression ausgelöst?

Zum Verständnis der Ursachen von Depression wird häufig das biopsychosoziale Modell herangezogen. Risikofaktoren und mögliche Mechanismen sind psychologische Faktoren (traumatische Ereignisse, Stressbelastung, eingeschränkte kognitive, metakognitive oder interpersonelle Fertigkeiten), epigenetische und genetische sowie biologische Faktoren (Fehlregulation von Neurotransmittern oder Hormonen, Einflüsse von Schlaf, Ernährung, toxischen Substanzen, Entzündungsprozesse, funktionelle Veränderungen der Organisation des Gehirns).

Wie kann man Depressionen behandeln?

Die am häufigsten eingesetzten und von den Leitlinien empfohlenen Behandlungsmethoden sind Psychotherapie und antidepressive Medikamente. Ihr Arzt informiert Sie auch gerne über seltener angewandte Therapiemethoden.

Was kann ich als Betroffener tun?

Das Wichtigste ist, sich professionelle Unterstützung durch einen Arzt oder Psychologen zu holen. Depression alleine für sich zu bewältigen, ist keine gute Idee. Partner und Freunde sind wichtig, haben aber nicht die erforderliche kritische Distanz, die für therapeutische Hilfe erforderlich ist. Sprechen Sie offen mit Ihrem Arzt oder Psychologen, damit er genau versteht, was in Ihnen vorgeht. Lassen Sie sich nicht von Angst oder Scham zurückhalten. Sprechen Sie über alle Zweifel, die Sie bezüglich der Therapie haben.
Werden Sie zum Experten in eigener Sache! Beraten Sie sich mit Ihrem Therapeuten über günstige Informationsquellen und diskutieren Sie die erhaltenen Informationen mit ihm.
Werden Sie aktiv! Die Bewältigung einer depressiven Störung erfordert einen Lern- und Erfahrungsprozess, den Ihnen niemand abnehmen kann. Beraten Sie sich mit Ihrem Therapeuten, welche Aktivitäten und Übungen für Sie günstig sind.

Was können Partner, Angehörige oder Freunde tun?

Bleiben Sie bei Ihrer Rolle als Partner, Familienangehöriger oder Freund. Unterstützen Sie den Betroffenen emotional und praktisch. Behalten Sie gemeinsame Aktivitäten bei. Behandeln Sie ihn nicht wie ein »rohes Ei«, ziehen Sie sich nicht aus Angst zurück, verzichten Sie aber auch darauf, eine therapeutische Rolle einzunehmen oder den Betroffenen behüten zu wollen.

Unterstützen Sie den Betroffenen dabei, einen geeigneten Arzt oder Psychologen oder ein geeignetes Krankenhaus zu finden. Unterstützen Sie ihn, die Barrieren eines ersten Besuches dort zu überwinden. Ermutigen Sie ihn, aktiv an der Therapie teilzunehmen.

Informieren Sie sich selbst über die Erkrankung Depression, sodass Sie ein aktiver Gesprächspartner sein können.

Holen Sie sich Hilfe für sich selbst, wenn Sie durch die Erkrankung Ihres Partners, Familienangehörigen oder Freundes in eine Belastungssituation geraten. Gehen Sie, falls es der Patient wünscht, zu Paar- oder Familiengesprächen.
Erklären Sie betroffenen Kindern, dass es sich um eine behandelbare Erkrankung handelt und beantworten Sie alle Fragen des Kindes.

INFO 3.2 / P

Informationen für depressive Menschen mit Kindern

Wenn Sie Kinder haben, ist es besonders wichtig, dass Sie Ihren Kindern Depression altersgerecht erklären und die Fragen Ihrer Kinder beantworten.

Wenn Sie dies angesichts der aktuellen Situation nicht schaffen, bitten Sie Ihren Therapeuten oder andere vertrauensvolle Personen um Unterstützung.

Hier sind die wichtigsten Punkte für das Gespräch mit Kindern zusammengefasst:

- Erklären Sie dem Kind, dass Depression eine Erkrankung ist, die gut behandelbar ist. Versichern Sie ihm, dass Sie für eine gute Behandlung sorgen werden.
- Erklären Sie, dass Traurigkeit und Rückzug und andere Symptome, die das Kind in Ihrem Verhalten beobachten kann, mit dieser Erkrankung zusammenhängen.
- Machen Sie deutlich, dass Sie Ihr Kind lieb haben und zu Ihrer Rolle als Mutter oder Vater stehen, auch wenn Sie im Moment eingeschränkt sind.
- Beantworten Sie, so gut Sie können, die Fragen des Kindes.
- Sorgen Sie für ein gutes Unterstützungsnetzwerk für Ihr Kind (Familie, Freunde, ggf. Institutionen).

INFO 3.3 /

P

Informationen zur medikamentösen Behandlung

- Fragen Sie Ihren Arzt, aufgrund welcher Überlegungen er Ihnen zu einer medikamentösen Behandlung rät. Lassen Sie sich Hauptwirkung und Nebenwirkungen erklären. Stellen Sie alle Fragen, die bei Ihnen aufkommen.
- Sprechen Sie mit Ihrem Arzt über Schwierigkeiten und Nebenwirkungen, die Sie beobachten. Nehmen Sie Veränderungen in der Medikation nur nach Rücksprache vor.
- Wenn Sie sich ganz genau informieren wollen, lesen Sie »Psychopharmaka: Übersichtlich und verständlich. Für Patienten, Angehörige und Profis in der Pflege« von Gerd Laux und Otto Dietmeier, erschienen 2013 im Springer-Verlag.
- Leichte bis mittelschwere depressive Störungen wird man im Regelfall entweder psychotherapeutisch oder medikamentös behandeln.
- Bei schweren depressiven Störungen wird meistens eine Kombinationsbehandlung vorgeschlagen.
- Besprechen Sie mit Ihrem Arzt die notwendige Zeitdauer der medikamentösen Therapie.
- Achten Sie darauf, wie die Medikation Ihre Fähigkeit, in der Psychotherapie etwas Neues aufzunehmen, beeinflusst. Diese Fähigkeit sollte durch die Behandlung besser werden. Wenn Sie sich gedämpft und nicht aufnahmefähig fühlen, besprechen Sie das mit Ihrem Arzt oder Psychotherapeuten.
- Vermeiden Sie über längere Zeit Beruhigungsmittel, wie beispielsweise Benzodiazepine, einzunehmen. Beruhigungsmittel können die Fähigkeit, in der Psychotherapie Neues zu erlernen und neue Erfahrungen zu machen, einschränken.

AB 3.1 / P

Schlafhygiene: Regeln für einen gesunden Schlaf

Gute Schlafhygiene und ein fester Schlafrhythmus haben einen eigenständigen antidepressiven Effekt:

- **Sorgen Sie in Ihrem Schlafzimmer für eine angenehme Atmosphäre**: Sorgen Sie für gut abgedunkelte Fenster und Türen. Sorgen Sie für Ruhe (ggf. durch Ohrstopfen). Schalten Sie das Licht und alle Elektrogeräte aus.
- **Halten Sie einen regelmäßigen Rhythmus ein**: Gehen Sie jeden Tag (auch am Wochenende) zu einer ähnlichen Zeit ins Bett und stehen Sie zu einer ähnlichen Zeit auf. Bleiben Sie bei der Bettliegezeit in einem vernünftigen Bereich. Liegen Sie nicht weniger als sechs Stunden, aber auch nicht mehr als neun Stunden im Bett. Halten Sie diese Zeit konstant.
- **Verringern Sie abends allmählich Ihre geistige und körperliche Anstrengung und entwickeln Sie ein persönliches Einschlafritual**: Lassen Sie den Tag ruhig ausklingen. Ein persönliches Einschlafritual wie z. B. eine heiße Milch mit Honig fördert den Schlaf, da sich Ihr Körper und Ihr Gehirn auf das Schlafengehen einstellen können.
- **Wenn Sie nicht einschlafen können, stehen Sie auf, und gehen Sie in ein anderes Zimmer.** Machen Sie etwas Beruhigendes wie z. B. Musikhören oder Entspannungsübungen in einem anderen Zimmer, möglichst ebenfalls in dunkler Umgebung. Gehen Sie dann wieder ins Bett. Das Ziel ist, dass Sie Ihr Bett mit Schlaf verbinden und nicht mit quälendem Wachliegen.
- **Vermeiden Sie schwere Mahlzeiten am Abend**: Lassen Sie einen Zeitraum von mehr als zwei Stunden zwischen dem Zubettgehen und der Abendmahlzeit.
- **Verzichten Sie auf Alkohol**: Alkohol kann zwar das Einschlafen fördern, stört aber den Schlafablauf und verursacht Durchschlafstörungen.
- **Trinken Sie keine koffeinhaltigen Getränke nach etwa 16:00 Uhr.**
- **Schlafen Sie nicht tagsüber**: Halten Sie keinen Mittagsschlaf und auch kein Nickerchen (z. B. abends vor dem Fernseher), so erhöht sich Ihr Schlafdruck für die Nacht.
- **Halten Sie sich tagsüber nicht im Bett auf**: Benutzen Sie das Bett ausschließlich zum Schlafen und um darin Sex zu haben, nicht zum Lesen, Fernsehen, Essen, Arbeiten oder Ähnliches.
- **Beraten Sie sich mit Ihrem Arzt, wenn Sie nachts Atemaussetzer haben oder schnarchen.** Unbehandelte Schlafapnoe kann sich ungünstig auf Depression auswirken.

Meine Situation:

INFO 3.4 /

P

Depression und Bewegung

Bewegung hat eine eigenständige antidepressive Wirkung, die mit einer medikamentösen Behandlung vergleichbar ist. Bewegung hilft, eine gute körperliche Gesundheit zu bewahren.

- ▶ Sorgen Sie für ein Basisprogramm an täglicher Bewegung durch Gehen, Fahrradfahren oder Schwimmen. Verbringen Sie mit diesen Aktivitäten mindestens 30 Minuten pro Tag.
- ▶ Kaufen Sie sich einen Schrittzähler, ein Bewegungsarmband oder nutzen Sie die Gesundheits-App Ihres Smartphones. Setzen Sie sich beispielsweise ein Bewegungsziel von 5000 bis 10000 Schritten pro Tag und richten Sie jeden Tag so ein, dass Sie dieses erreichen. Schreiben Sie ein Protokoll Ihrer Aktivitäten.
- ▶ Werden Sie Mitglied in einem Sportverein oder Fitnessclub und gehen Sie mindestens zweimal pro Woche hin.
- ▶ Suchen Sie soziale Unterstützung für Ihr Bewegungsprogramm. Bitten Sie andere, Sie zu begleiten oder anzufeuern. Lassen Sie sich aber auch nicht abhalten, wenn Sie alleine sind.
- ▶ Starten Sie langsam und steigern Sie in kleinen Schritten.
- ▶ Sorgen Sie für gute Schuhe und Bekleidung.
- ▶ Wenn Sie zuhause auf einem Heimtrainer trainieren, dann suchen Sie sich eine günstige Zeit, zu der Sie täglich trainieren können.
- ▶ Besprechen Sie sich mit Ihrem Arzt, wenn Schmerzen oder andere Beschwerden auftreten.

Meine Situation:

Wie und wann fange ich an?

INFO 3.5 /

P

Depression und gesunde Ernährung

Depression kann zu gesteigertem oder abgeschwächtem Appetit führen. Für die Behandlung ist es hilfreich, wenn eine ausreichende, gesunde Ernährung eingehalten wird.

- Essen Sie drei Mahlzeiten am Tag. Halten Sie diese Zeitstruktur ein, selbst wenn Sie keinen Appetit oder Heißhunger haben.
- Essen Sie ausgewogen und vielfältig. Sorgen Sie für Kohlenhydrate, Fette und Eiweiß in einem ausgewogenen Verhältnis (50 : 35 : 15 % der Kalorien). Essen Sie mehrere Portionen Gemüse und Obst pro Tag.
- Essen Sie angemessene Mengen:
  - Fasten Sie nicht (Essen Sie nicht weniger als 1500 Kcal).
  - Überessen Sie sich nicht. Meiden Sie Gelegenheiten zu Essanfällen.
- Verzichten Sie auf Junkfood und Süßgetränke (Essen Sie nur Nahrungsmittel, die auch Ihre Urgroßmutter für essbar gehalten hätte).
- Besprechen Sie sich mit Ihrem Therapeuten, wenn sich im Rahmen der Depression eine ausgeprägte Essproblematik entwickelt (z. B. Essanfälle, Fasten, ausgeprägte Gewichtszunahme oder Gewichtsabnahme).
- Besprechen Sie sich mit Ihrem Arzt, wenn im Rahmen der medikamentösen Therapie eine Veränderung des Essverhaltens mit Gewichtszunahme auftritt.

Meine Situation:

INFO 3.6 /

P

Sexualität und Depression

Viele Menschen mit Depression erleben sexuelle Funktionsstörungen und fühlen sich dadurch in ihrer Lebensqualität beeinträchtigt. Dabei hat sexuelle Aktivität für viele Menschen mit Depression eine wichtige Rolle in der Herstellung von Nähe und zur Emotionsregulation.

- Wenn Sie eine befriedigende sexuelle Beziehung haben, dann gehen Sie sorgsam damit um! Verhindern Sie, dass Pessimismus und sozialer Rückzug diesen Teil Ihres Lebens beschädigen.
- Besprechen Sie sich mit Ihrem Partner, wenn im Rahmen der Depression sexuelle Funktionsstörungen auftreten (z. B. Veränderung von sexuellem Interesse und Erregung, Schmerzen, Orgasmusstörung, Erektionsstörung, verzögerte Ejakulation). Erklären Sie Ihrem Partner den Zusammenhang. Bitten Sie ihn, mit dem Problem fürsorglich und rücksichtsvoll umzugehen.
- Folgen Sie nicht Ihrem Impuls zu vermeiden! Depression oder sexuelle Funktionsstörungen sollten nicht dazu führen, dass Sie intimen Situationen aus dem Weg gehen.
- Sprechen Sie mit Ihrem Arzt, wenn die medikamentöse Behandlung zu sexuellen Funktionsstörungen führt oder diese verschlechtert.
- Sprechen Sie mit Ihrem Arzt (Hausarzt, Internist, Gynäkologe, Urologe) über medizinische Behandlungsmöglichkeiten bei sexuellen Funktionsstörungen.
- Sprechen Sie mit Ihrem Psychotherapeuten über psychologische Interventionen bei sexuellen Funktionsstörungen.

Meine Situation:

INFO 3.7 /

P

Depression, Partnerwahl und Partnerschaft

Eine befriedigende Partnerschaft ist ein wesentlicher Schutzfaktor vor Depression und führt auch zu einem günstigeren Verlauf einer depressiven Störung. Eine depressive Störung kann aber das Gefüge von Partnerwahl und Partnerschaft verändern. Bedenken Sie die folgenden Punkte:

- Depression führt dazu, dass man annimmt, unattraktiv für andere Menschen zu sein. Viele Menschen mit Depression sind deshalb sehr zurückhaltend, mit Menschen Kontakt aufzunehmen, die ihnen gefallen und mit denen sie sich eine Partnerschaft vorstellen können. Bedenken Sie, dass sich dies aus der Perspektive eines möglichen Partners vielleicht völlig anders darstellt.
- Menschen gehen am liebsten Partnerschaften mit Menschen ein, die ihnen ähnlich sind. Bei einer Depression kann das dazu führen, dass man vor allem mögliche Partner in Betracht zieht, die ebenfalls an einer psychischen Störung leiden. Bedenken Sie, dass Ähnlichkeit in einer Erkrankung für sich genommen kein gutes Auswahlkriterium für einen Partner ist.
- Depression kann dazu führen, dass man denkt, ungeeignet für eine Partnerschaft oder die Gründung einer Familie zu sein. Bedenken Sie, dass es hierfür keine objektiven Anhaltspunkte gibt. Wenn Partnerschaft und Familie für Sie wichtige Wertebereiche sind, dann lassen Sie sich nicht abhalten.
- Depression kann dazu führen, dass man denkt, in einer Partnerschaft keine Rechte zu haben oder keine Bedürfnisse äußern zu dürfen. Bedenken Sie, dass es hierfür keine objektiven Anhaltspunkte gibt. Verzicht auf die Wahrnehmung von Rechten und das Äußern von Bedürfnissen begünstigt eine Abwärtsspirale.
- Wenn Sie schwerwiegende Belastungen in Ihrer Partnerschaft wahrnehmen, dann ist es klug, professionelle Hilfe zu suchen. Sprechen Sie hierüber mit Ihrem Psychotherapeuten.
- Bitten Sie Ihren Psychotherapeuten, Ihnen beim Erwerb von Fertigkeiten in den Bereichen Kommunikation und Zusammenleben in einer Partnerschaft zu helfen.

Meine Situation:

INFO 3.8 /

P

Arbeit und Depression

Depression kann zu Funktionsbeeinträchtigungen bei der Arbeit führen. Auswirkungen von psychischen Störungen im Arbeitsleben bestehen nicht nur in Fehlzeiten (Absenteeism). Ebenso bedeutsam ist das Phänomen, das Menschen mit depressiven Störungen weiter zur Arbeit gehen, aber nur eine eingeschränkte Arbeitsleistung erbringen (Presenteeism). Besonders ausgeprägte Wirkung auf die Arbeitsfähigkeit haben schlechte Stimmung, Konzentrationsstörungen, Einschlafstörung, Müdigkeit und Verlangsamung.

- Besprechen Sie mit Ihrem Arzt oder Psychotherapeuten, ob es sinnvoll ist, weiter zur Arbeit zu gehen oder eine Krankschreibung vorzunehmen. Zur Arbeit zu gehen, obwohl man schwerwiegende Einschränkungen hat, ist nicht sinnvoll. Wie bei einer körperlichen Erkrankung kann eine Pause mit reduzierten Aufgaben und Verpflichtungen zu einer sehr viel schnelleren Symptomverbesserung führen. Zur Arbeit zu gehen, obwohl man nur eingeschränkt arbeiten kann, ist auch für die Beziehung zu den Arbeitskollegen häufig ungünstig.
- Arbeit hat häufig zwei Seiten:
  - Sie ist die Quelle von Einkommen, sozialen Kontakten, Anerkennung, dem Gefühl, etwas zu können und wichtig zu sein, und Tagesstruktur.
  - Sie ist die Quelle von Stress, zwischenmenschlichen Konflikten, Frustrationen und Misserfolgserlebnissen.
- Behalten Sie eine dialektische Sicht auf Arbeit. Für die meisten Menschen ist die Vermeidung von Arbeit keine langfristige Lösung für depressive Zustände.
- Wenn Sie krankgeschrieben sind, überlegen Sie nach sechs bis zwölf Wochen, ob, wann und wie Sie wieder arbeiten können. Besprechen Sie dies mit Ihrem Psychotherapeuten.
- Wenn Sie aufgrund von schwerwiegenden Ereignissen am Arbeitsplatz Angst haben, wieder hinzugehen, machen Sie das bei Ihrem Therapeuten zum Thema.
- Wenn Sie wieder in Ihre Arbeitstätigkeit einsteigen, erwägen Sie eine stufenweise Steigerung der Belastung.
- Wenn Perfektionismus ein Thema ist, das Sie bei der Arbeit belastet und behindert, besprechen Sie das in der Psychotherapie.

Meine Situation:

INFO 3.9 /

P

Gewalt und Depression

Menschen mit depressiven Störungen sind häufig gegenwärtig aggressivem Verhalten ausgesetzt oder waren in der Vergangenheit solchem Verhalten ausgesetzt. Dabei kann es sich handeln um

- emotionalen Missbrauch (z. B. Beschimpfung, Bedrohung, Ausgrenzung)
- körperliche Gewalt
- sexuelle Gewalt

Die Gewalt kann vom Partner, Familienmitgliedern, Freunden, Arbeitskollegen oder Fremden ausgehen.
Die Folgen sind posttraumatische Störungen und ausgeprägtes Vermeidungsverhalten. Dies sind Faktoren, die depressive Zustände weiter verschlimmern. Häufig schämen sich die Opfer von Gewalt und halten die Ereignisse im Verborgenen. Es ist aber sehr schwierig, seelisch wieder einen gesunden Zustand zu erreichen, wenn man weiter bedroht wird.
Die wichtigsten Schritte für das Erreichen von Sicherheit sind:

- Weihen Sie Ihren Psychotherapeuten in die Geschehnisse ein.
- Überlegen Sie, ob es sinnvoll ist, Institutionen wie die Polizei einzuschalten.
- Machen Sie einen Plan, wie Sie das Verhalten beenden können oder sich ihm entziehen können.
- Setzen Sie den Plan um.
- Wenn Sie sich einem Täter entziehen wollen, stellen Sie sicher, dass er keinen Kontakt mehr zu Ihnen aufnehmen kann.
- Wenn Sie an einer posttraumatischen Störung leiden, sprechen Sie mit Ihrem Psychotherapeuten über die spezifischen Behandlungsmöglichkeiten.

Meine Situation:

INFO 3.10 /

P

Angst und Depression

Etwa die Hälfte der Patienten mit Depression hat zusätzlich ein Problem mit Angst. Dieses Problem kann bereits vor der Depression bestanden haben oder erst im Laufe der Zeit aufgetreten sein.
Folgende Formen von Angst sind wichtig:

- Panikattacken (plötzlich auftretende starke körperliche Symptome mit Angst zu sterben oder verrückt zu werden)
- Agoraphobie (Angst, sich in Situationen aufzuhalten, aus denen entkommen kurzfristig schwierig ist, z. B. Aufzug, Bus, Eisenbahn, Tunnel)
- Spezifische Phobie (z. B. Angst vor Schlangen, Spinnen, Höhe, Flugzeugen, Spritzen)
- Soziale Phobie (Angst und Scham von anderen bewertet, zurückgewiesen oder ausgeschlossen zu werden)
- Generalisierte Angststörung (andauernde ängstliche Anspannung und ausgeprägte Sorgenprozesse)
- Posttraumatische Störung (sich aufdrängende Erinnerungen)

Damit die Diagnose einer Angststörung gestellt wird, muss sich hieraus ein erhebliches Vermeidungsverhalten und eine Funktionsbeeinträchtigung entwickelt haben.
Es ist sehr schwer, eine depressive Störung zu bewältigen, wenn man gleichzeitig eine unbehandelte Angststörung hat. Deshalb:

- Sprechen Sie mit Ihrem Psychotherapeuten darüber. Manchmal unterschätzt man die Bedeutung einer Angststörung, weil man sehr konsequent ein bestimmtes Vermeidungsverhalten durchführt.
- Lassen Sie eine relevante Angststörung behandeln.

Meine Situation:

INFO 3.11 /

P

Sucht und Depression

Etwa ein Drittel der Patienten mit Depression hat zusätzlich ein Problem mit Substanzmissbrauch. Dieses Problem kann bereits vor der Depression bestanden haben oder erst im Laufe der Zeit aufgetreten sein.
Folgende Substanzen stehen dabei häufig im Vordergrund:

- Alkohol
- Benzodiazepine

Auch folgende Substanzen spielen eine Rolle:

- Nikotin
- Cannabis
- Opiate und andere Schmerzmittel
- Amphetamine und andere Stimulantien

Es ist sehr schwer, eine depressive Störung zu bewältigen, wenn man gleichzeitig einen unbehandelten Substanzmissbrauch hat. Deshalb:

- Sprechen Sie mit Ihrem Psychotherapeuten darüber. Manchmal bagatellisiert man die Bedeutung seines Substanzmissbrauchs.
- Lassen Sie einen relevanten Substanzmissbrauch behandeln, streben Sie nach Abstinenz.

Meine Situation:

INFO 3.12 /

P

Schmerzen und Depression

Etwa die Hälfte der Patienten mit Depression hat zusätzlich ein Problem mit Schmerzen. Dieses Problem kann bereits vor der Depression bestanden haben oder erst im Laufe der Zeit aufgetreten sein.

- Die Schmerzen können auf eine definierte medizinische oder neurologische Erkrankung oder einen Unfall zurückzuführen sein.
- Die Schmerzen können bestehen, ohne dass hierfür eine klar zuordenbare Ursache besteht.

Schmerzwahrnehmung ist ein komplexes Geschehen mit vielfältigen Verschaltungen zwischen den Rezeptoren, die thermische, chemische oder mechanische Noxen in elektrische Signale umwandeln, und der bewussten Wahrnehmung von Schmerz im Gehirn. Depression verändert häufig die Wahrnehmungsschwelle für Schmerz so, dass mehr Schmerz bewusst wahrgenommen wird. Da Schmerz die Stimmung ungünstig beeinflusst und Vermeidungsverhalten begünstigt, kann hierdurch eine Spirale abwärts mit immer mehr Schmerz und Depression entstehen.

- Sprechen Sie mit Ihrem Psychotherapeuten darüber. Lassen Sie sich die Mechanismen genau erklären. Machen Sie sich bewusst, dass Schmerz das Alarmsystem des menschlichen Körpers ist. Dabei ist »Fehlalarm« häufig, d.h. Schmerz ohne schwerwiegende Schädigung.
- Besprechen Sie mit Ihrem Arzt und Psychotherapeuten, was in Ihrer persönlichen Situation angemessene Diagnostik ist und welche Untersuchungsintervalle sinnvoll sind. Vermeiden Sie Überdiagnostik.
- Sprechen Sie mit Ihrem Arzt darüber, welche Medikamente für Sie sinnvoll sind. Vermeiden Sie eine Überbehandlung.
- Achtsamkeit und Akzeptanz sind wichtige Fertigkeiten im Umgang mit Schmerz.

Meine Situation:

AB 3.2 /

Checkliste Körperliche Gesundheit

Waren Sie seit Beginn der Depression bei Ihrem Allgemeinarzt?

☐ Ja ☐ Nein

Gibt es Hinweise für eine körperliche Erkrankung, die noch nicht ausreichend abgeklärt wurden?

☐ Ja ☐ Nein

Wenn ja, welche?

Nehmen Sie Substanzen, die Ihre körperliche Gesundheit aktiv schädigen (z. B. Nikotin, Alkohol, Drogen)?

☐ Ja ☐ Nein

Wenn ja, was?

Wenn Sie eine bekannte körperliche Erkrankung haben: Ist Ihre Erkrankung (z. B. Diabetes, Bluthochdruck, koronare Herzerkrankung) angemessen behandelt?

☐ Ja ☐ Nein

Nehmen Sie Medikamente ein?

☐ Ja ☐ Nein

Wenn ja, welche?

Beachten Sie, ob diese Medikamente als Nebenwirkung depressive Zustände auslösen können?

☐ Ja ☐ Nein ☐ Ich weiß es nicht

KAPITEL 4 /

Psychoedukation zu den Störungsmodellen der Verhaltenstherapie

4.1 Einführung

In diesem Kapitel werden die einzelnen Erklärungsmodelle der Verhaltenstherapie dargestellt. Das Kapitel kann als Wegweiser für den weiteren Gebrauch des Tools-Buchs fungieren: Für jedes Störungsmodell werden Hinweise gegeben, für welche Patienten es geeignet erscheint und in welchen Kapiteln oder anderen Bänden der Reihe Therapie-Tools die entsprechenden Tools für die Arbeit mit diesem Störungsmodell gefunden werden können. Wir empfehlen, dass Therapeuten sich zunächst einen Überblick über die vorgestellten Störungsmodelle verschaffen und entscheiden, mit welchem Modell sie bei welchem Patienten arbeiten möchten. Sinnvoll ist es dann, dem Patienten das jeweilige Modell mit Hilfe des zugehörigen Arbeitsblatts vorzustellen und gemeinsam zu entscheiden, ob mit dem vorgestellten Störungsmodell gearbeitet werden soll.

Für welche Patientengruppen sind die Tools aus diesem Kapitel besonders geeignet?

Die Tools dienen der Vorauswahl von therapeutischen Techniken. Therapeut und Patient haben durch die Information die Möglichkeit, persönliche Akzente zu setzen und auf dieser Grundlage dann geeignete Therapietechniken auszuwählen.

Mit welchen Tools können die Tools aus diesem Kapitel gut kombiniert werden?

Auf jedem Arbeitsblatt findet sich ein Querverweis zu dem spezifischen Kapitel.

Mit welchen Tools sollten die Tools dieses Kapitels nicht kombiniert werden?

Dies ist für jedes Störungsmodell unterschiedlich. Beachten Sie bitte die Empfehlungen in den zugehörigen Kapiteln.

4.2 Erklärung der Arbeitsmaterialien dieses Kapitels

► **INFO 4.1 / Gleichnis von den blinden Männern und dem Elefanten**
Das Gleichnis von den blinden Männern und dem Elefanten macht deutlich, dass es keine »große vereinheitlichte Theorie der Depression« gibt. Infolgedessen müssen wir mit heterogenen Erklärungsmodellen leben und damit arbeiten.

► **Arbeitsblätter zu den wichtigsten Erklärungsmodellen der Depression**
Jedes Arbeitsblatt (AB 4.1 – 4.10) erklärt die Grundzüge eines der gegenwärtig wichtigen Erklärungsmodelle der Depression. Vor dem Einsatz von Therapietechniken, die sich aus einem dieser Modelle ableiten, ist es hilfreich zusammen mit dem Patienten die zugrundeliegenden Annahmen zu erklären und zu diskutieren. Wenn das jeweilige Modell als individuell zutreffend erlebt wird, kann dies die Veränderungsbereitschaft erheblich beeinflussen.

- AB 4.1 / Verstärkerdefizitmodell
- AB 4.2 / Crisis Generation Behavior
- AB 4.3 / Informationsverarbeitungsmodell
- AB 4.4 / Emotionsregulationsmodell
- AB 4.5 / CBASP-Modell
- AB 4.6 / ACT-Modell (Hexaflex)
- AB 4.7 / MCT-Modell
- AB 4.8 / Das schematherapeutische Modus-Modell
- AB 4.9 / Depression und Persönlichkeit
- AB 4.10 / Depression bei medizinischen Erkrankungen

INFO 4.1 /

T

Gleichnis von den blinden Männern und dem Elefanten

In einer alten indischen Metapher betasten sechs blinde Männer einen Elefanten.
Danach sagen sie: Ein Elefant ist …

- eine Säule
- ein Seil
- ein Ast
- ein Fächer
- eine Wand
- eine Röhre

Ein weiser Mann erklärt ihnen: Ihr habt alle Recht. Ihr habt einfach unterschiedliche Körperteile des Elefanten berührt.

In ähnlicher Weise werden Erklärungen über die Natur depressiver Störungen vorgetragen. Sie beruhen in:

- Störungen der Neurochemie
- genetischen oder epigenetischen Veränderungen
- Folgen medizinischer Erkrankungen
- unbewussten Konflikten
- sozialen Belastungen (z. B. Arbeitsstress, Missverhältnis von Anstrengung und Anerkennung)
- familiären Konflikten
- ungünstigen Bedingungen in der Kindheit
- negativen Lebensereignissen, Defizit an Verstärkung
- ungünstigen Einstellungen und Bewertungsprozessen
- fehlenden Fertigkeiten der Emotionsregulation oder Stressbewältigung

Anders als in der indischen Metapher haben wir keinen weisen Mann zur Verfügung, der uns mit einer ganzheitlichen Sicht versorgen könnte. Wir sind alle »blind«. So müssen wir die verschiedenen Erklärungen nebeneinander stehen lassen, auch wenn sich dies verwirrend anfühlt. Für alle aufgezählten Erklärungen gibt es empirische Belege. Es ist allerdings gegenwärtig nicht möglich, die Erklärungen zu gewichten. Auf den Arbeitsblättern 4.1 – 4.10 werden die Erklärungsmodelle dargestellt, aus denen sich ein valider psychotherapeutischer Ansatz ergibt.

AB 4.1 /

Verstärkerdefizitmodell

Das Verstärkerdefizitmodell nach Lewinsohn war das erste lerntheoretisch fundierte Modell zur Erklärung und Behandlung der Depression. Die wesentliche Annahme des Modells ist, dass eine geringe Rate verhaltensbezogener positiver Verstärkung (Belohnung) Depressionen auslöst und aufrechterhält.

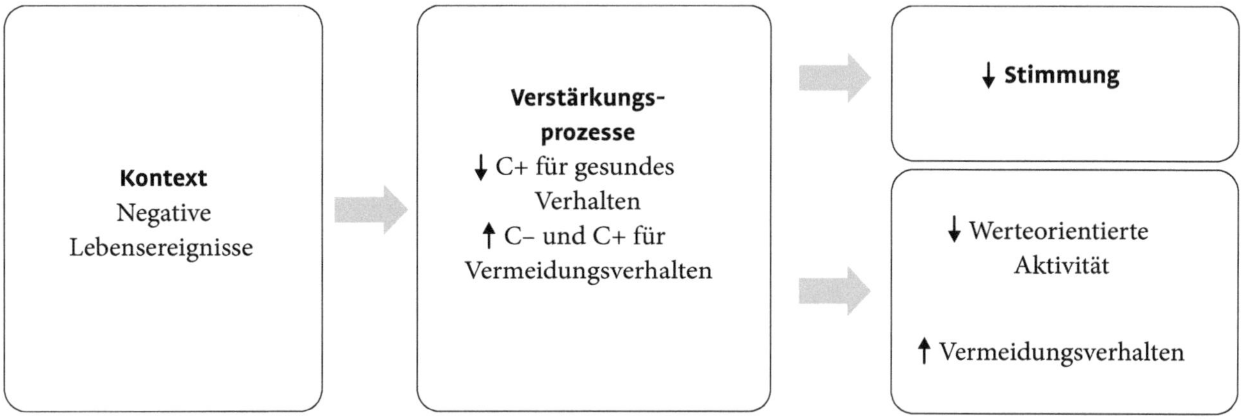

Wenn Verhalten belohnt wird, führt dies zu einer erhöhten Wahrscheinlichkeit der Wiederholung dieses Verhaltens und zu guter Stimmung.

Beispiele zur Verdeutlichung

Beispiel A: Max kocht Mia ihr Lieblingsabendessen. Sie gibt ihm einen Kuss und sagt: »Du bist so ein liebevoller Partner!« In der nächsten Woche nimmt sich Max erneut einen Abend Zeit, um zu kochen. Er ist guter Stimmung und freut sich darauf.

Beispiel B: Max hat seine Arbeitsstelle verloren. Er sitzt mit einer Flasche Bier vor dem Fernseher. Mia kommt nach Hause und fragt: »Hast du etwas für uns zum Abendessen gekocht ?« Max: »Ich hatte keine Lust.« Mia: »Du lässt dich aber ganz schön hängen!« Max: »Du verstehst gar nicht, wie schlecht es mir geht!« Er setzt sich wieder vor den Fernseher. Seine Stimmung ist schlecht. Er kocht auch die nächsten Abende nichts.

Wenn Sie die beiden Situationen vergleichen, ist es logisch, dass Max im Beispiel A bessere Stimmung hat als im Beispiel B. Im Beispiel A erfährt sein Verhalten Belohnung, im Beispiel B Kritik. Im Beispiel B generalisiert das Vermeidungsverhalten von Max. Nach dem Verlust seiner Arbeit versucht er, sich durch Fernsehen abzulenken. Dabei vermeidet er aber auch ein Verhalten, für das er von Mia belohnt werden könnte, nämlich sich um das Abendessen zu kümmern. Auf diese Weise steigt er in einen Teufelskreis negativer Stimmung ein.

Negative Lebensereignisse können dazu führen, dass Verstärkungsprozesse ausbleiben, werteorientiertes Verhalten abnimmt und Vermeidungsverhalten zunimmt.

Der harte Kern des Verstärkerdefizitmodells ist: Es ist unmöglich gute Stimmung zu haben, wenn man kein Verhalten produziert, für das man belohnt werden könnte oder das einem selbst wertvoll, wichtig und sinnvoll erscheint. Eine der wichtigsten Fragen bei einer depressiven Störung ist deshalb: »Tue ich genug, was mir wichtig ist und Chance auf Belohnung hat? Oder tue ich nichts, zu wenig oder erfülle ich ausschließlich lästige Pflichten, die keine Belohnung finden und allenfalls dazu dienen, Bestrafung zu vermeiden?«

Verstärkerdefizitmodell

Meine Gedanken dazu:

Wenn man depressiv ist und sich eingestehen muss, dass man zu wenig tut, um belohnt zu werden bzw. was einem wichtig ist, gibt es grundsätzlich zwei Möglichkeiten:

(1) Wieder mehr wirklich wichtige Dinge tun und zwar ohne Vorbedingungen oder auf Stimmung oder Lust zu Aktivität zu achten. Das ist das Veränderungsmodell von »Außen nach Innen«. Diese Art der Veränderung ist hart, aber wenn man auf die wissenschaftlichen Daten sieht, ziemlich effektiv.

(2) Darauf warten, dass Stimmung und Antrieb besser werden und man wieder richtig Lust bekommt, etwas zu tun. Dieses Modell von »Innen nach Außen« ist weniger hart, funktioniert aber nicht immer. Man muss aufpassen, dass man nicht zu lange wartet.

Das sind meine Erfahrungen mit den beiden Möglichkeiten:

Welche Fragen ergeben sich aus dem Verstärkerdefizit-Modell?

Wenn man das Verstärkerdefizitmodell zur Grundlage einer Depressionsbehandlung macht, ergeben sich folgende Fragen:

Was ist für mich das beste, als Antidepressivum wirkende Verhalten?

Welche Barrieren muss ich überwinden, um wieder das zu tun, was für mich wichtig ist?

Welche Fertigkeiten brauche ich, um Verhalten als Antidepressivum anwenden zu können?

Diese Fragen sind oft sehr schwer zu beantworten. Wenn Sie auch Schwierigkeiten bei der Beantwortung dieser Fragen haben, so sprechen Sie darüber mit Ihrem Therapeuten. Oft ist es auch empfehlenswert, sich diese Fragen zu einem späteren Zeitpunkt in der Therapie erneut anzuschauen.

Barrieren beim Aufbau von Verhalten als Antidepressivum

- **Unsicherheit in Bezug auf Werte**: »Ich weiß nicht, was mir wichtig ist und was ich brauche.«
- **Erworbene Hilflosigkeit**: »Was ich mache, ist sowieso falsch, funktioniert nicht«. Erläuterung: Wenn ein Mensch häufig die Erfahrung macht, bedeutsame Ereignisse nicht beeinflussen zu können (sich also hilflos ausgeliefert fühlt), so zieht er möglicherweise den Rückschluss, dass sein Verhalten und die daraus folgenden Konsequenzen unabhängig voneinander sind. Menschen mit Depression machen häufig solche Erfahrungen und gehen dann davon aus, dass sie diese nicht bewältigen können und fühlen sich somit hilflos ausgeliefert.
- **Überaktivität im Bereich Pflichten oder in einem Verhaltensbereich, der nur selten Belohnung findet**: »Ich mache schon ganz viel und es hilft nicht!« Manche Menschen mit Depression investieren sehr viel Kraft und Zeit in nur einen Lebensbereich (z. B. Beruf) und verlieren andere für sie wichtige, wertvolle Lebensbereiche (z. B. Beziehungen zu anderen) aus den Augen.

Kennen Sie diese Barrieren oder andere Barrieren von sich? Wie sehen die Barrieren bei Ihnen genau aus?

Bei diesen Barrieren muss man zusammen mit dem Therapeuten nachdenken!

Welche Tools sind geeignet, wenn ich mit diesem Modell arbeiten möchte?

Das Verstärkerdefizitmodell ist eine wichtige Grundlage von Verhaltensaktivierung (Kap. 5) und Aufbau von interpersonellen Fertigkeiten (s. Kap. 10 und 11). Dort finden Sie eine Vielzahl von Techniken, die einem Verstärkerdefizit entgegenwirken können.

AB 4.2 /

P T

Crisis Generation Behavior

Negative, belastende Lebensereignisse und Depression gehören zusammen. Die klassische Vorstellung von der Entstehung von Depression ist deshalb, dass ein unglückliches Ereignis auf einen Menschen trifft, der eine Veranlagung zur Depression hat (Stress-Diathese-Modell).
Die Wissenschaft sagt aber, dass das nicht die ganze Wahrheit ist. Viele der schwierigen Ereignisse, die Menschen im Laufe ihres Lebens haben, werden durch eigenes Verhalten begünstigt (Crisis Generation). Das heißt natürlich nicht, dass man das absichtlich macht. Es ist eher so, dass unzureichende Fertigkeiten in der Kommunikation, in der Emotionsregulation oder in der Planung von eigenem Verhalten das Risiko erhöhen, dass im Leben wichtige Dinge schief gehen.

Welche Fragen ergeben sich aus dem Crisis-Generation-Modell?

Wenn man das Crisis-Generation-Modell zur Grundlage einer Depressionstherapie macht, muss man sich folgende Fragen stellen:

Was trage ich selbst zu den Problemen und Krisen, die ich erlebe, bei?

....

....

....

....

Welche Fertigkeiten muss ich lernen und üben, um weniger Krisen zu erleben?

....

....

....

....

Worauf muss ich achten, damit ich das bekomme, was ich brauche?

....

....

....

....

Diese Fragen sind manchmal richtig schwer zu beantworten! Das kann sehr schmerzhaft sein. Gleichzeitig ist die Beantwortung dieser Fragen wichtig, um mehr Lebensqualität und Selbstwirksamkeit zu erreichen. An dieser Stelle unterscheiden sich häufig die eigene Meinung und die Ansichten anderer Menschen. Dann braucht man einen Therapeuten oder eine Therapiegruppe, um herauszufinden, wie es wirklich ist.

Welche Tools sind geeignet, wenn ich mit diesem Modell arbeiten möchte?

Das Crisis Generation Modell ist eine wichtige Grundlage für den Aufbau interpersoneller Fertigkeiten (Kap. 10 und 11). In diesen Kapiteln finden Sie eine Menge Hinweise darauf, was Sie üben können, um die Häufigkeit von Krisen zu reduzieren.

Informationsverarbeitungsmodell

Das Informationsverarbeitungsmodell besagt, dass Depression durch eine bestimmte Art gefördert wird, mit der Menschen Informationen bearbeiten oder allgemeine Aussagen über die eigene Person, die Welt oder die Zukunft machen.

Beispiele zur Verdeutlichung

Beispiel 1: Sie kommen am Morgen in die Küche. Ihr Partner sitzt dort mit grimmigem Gesichtsausdruck vor einer Tasse Kaffee. Sie denken sofort: »Er ist bestimmt wegen mir sauer! Unsere Beziehung steht unter keinem guten Stern.« Sie setzen sich mit trauriger Miene an den Tisch und schweigen ebenfalls.

Beispiel 2: Ihr Chef sagt in der Betriebsversammlung: »Die Lage des Unternehmens ist schwierig! Wir müssen uns alle anstrengen, die Ertragslage des Unternehmens zu verbessern.« Sie denken: »Ich werde bestimmt meinen Job verlieren. Ich werde nie wieder eine Arbeit finden und mir nichts mehr leisten können.«

Was ist das Gemeinsame dieser Beispiele? Bestimmte Stimuli aus der Umwelt lösen Gedanken und Vorstellungen aus, die pessimistisch bezüglich der Zukunft sind und eine negative Sicht der eigenen Person beinhalten. Natürlich hat man mit Pessimismus immer wieder auch Recht. Eindeutig depressionsfördernd ist es aber einseitige Informationsverarbeitung, wenn man also zu Pessimismus greift, bevor man die Fakten überprüft hat und seinen Partner beispielsweise gefragt hat: »Möchtest du mir sagen, was dich im Moment so bedrückt?«, oder sich sagt: »Ich beobachte aufmerksam, was mit meiner Firma passiert, dann treffe ich Entscheidungen über meine berufliche Zukunft.«

Der amerikanische Psychiater Aaron Beck hat eine Klassifikation von einseitiger Informationsverarbeitung entwickelt.

Dichotomes Denken – Schwarz-Weiß-Denken	Man berücksichtigt nur zwei Kategorien und nicht ein Kontinuum von Möglichkeiten.
Katastrophisierung	Man sagt einen schlechten Ausgang voraus, ohne wahrscheinlichere Möglichkeiten zu bedenken.
Wunschdenken	Man sagt einen günstigen Ausgang voraus, ohne Risiken, Probleme und Wahrscheinlichkeiten zu berücksichtigen.
Grandiosität	Man überschätzt eigene Ideen, Eigenschaften und Wichtigkeit.
Abwertung des Positiven	Eigene positive Verhaltensweisen, Erfahrungen und Eigenschaften werden abgewertet oder dem Zufall zugeschrieben.
Emotionale Beweisführung	Hypothesen und Intuitionen werden wie sicheres Wissen behandelt. Alternative Möglichkeiten werden nicht geprüft.
Etikettierung	Eigenes Verhalten, Erfahrungen und Eigenschaften werden als unveränderbar angesehen. Umstände und Veränderungsmöglichkeiten werden nicht berücksichtigt.
Selektive Abstraktion	Details werden herausgegriffen und verallgemeinert.
Abergläubisches Denken	Zeitlich verbundene Ereignisse werden unkritisch als kausal verbundene Ereignisse verstanden.
Gedankenlesen	Man nimmt an, dass man genau weiß, was andere denken, ohne es überprüft zu haben.
Bezugnahme auf die eigene Person	Negative Ereignisse werden eigenen Fehlern und Schwächen zugeschrieben, ohne andere Erklärungsmöglichkeiten zu prüfen.

Unangemessene Imperative	Unflexible Anwendung von Regeln. Überschätzung der Konsequenzen, wenn allgemeine Erwartungen nicht erfüllt werden.
Niedrige Frustrationstoleranz	Die Möglichkeit der Bewältigung von Krisen und Problemen wird unterschätzt. Man verneint die Möglichkeit der Akzeptanz der Unvollkommenheit der eigenen Person und der Welt.

Schematische Informationsverarbeitung

Ein weiterer Aspekt des Informationsverarbeitungsmodells ist die schematische Informationsverarbeitung. Hierbei erfolgt eine ganzheitliche Einordnung von Stimuli aus der Umwelt in ein kognitiv-emotionales Bedeutungsgefüge.

Beispiel zur Verdeutlichung

Sie fragen Ihren Partner: »Sollen wir heute Abend ins Kino gehen?« Er sagt: »Tut mir leid, ich kann nicht, ich muss heute Abend arbeiten«. Sie sagen: »Ok«, und denken: »Ich bin es nicht wert, meine Bedürfnisse werden nie erfüllt.«
Schematische Informationsverarbeitung hat den Vorteil großer Geschwindigkeit. Sie ermöglicht schnelle Einordnung von Information und schnelle Reaktion in typischen Situationen. Sie ist aber anfällig dafür, die Verarbeitung von Information zu begünstigen, die in Übereinstimmung mit den vorhandenen Schemata ist, während nicht übereinstimmende Information verloren geht.
Der amerikanische Psychologe Jeffrey Young, ein Schüler von Aaron Beck, hat eine Systematik problematischer Schemata entwickelt, die Menschen unter ungünstigen Bedingungen in der Kindheit entwickeln und die dann ihr Verhalten im Erwachsenenalter beeinflussen.

Gruppe A: Zurückweisung	Erwartung, dass eigene Bedürfnisse nach Sicherheit, Geborgenheit, Bindung und Schutz nicht erfüllt werden
(1) Verlassen werden / Instabilität	Erwartung, dass wichtige Beziehungen niemals halten werden, ständige Angst verlassen oder im Stich gelassen zu werden, emotionale und praktische Unterstützung zu verlieren
(2) Misstrauen	Erwartung, dass andere Menschen einen verletzen, missbrauchen, belügen oder übervorteilen; Erwartung, zu kurz zu kommen
(3) Emotionale Deprivation	Erwartung, dass ein angemessener Grad an Unterstützung, Empathie und Schutz durch andere Menschen nicht erreichbar ist
(4) Unzulänglichkeit / Scham	Bewertung der eigenen Person als unzulänglich, schlecht, unerwünscht, unterlegen; hohe Sensitivität gegen Kritik
(5) Soziale Isolation / Entfremdung	Bewertung der eigenen Person als andersartig und unzugehörig; Gefühl von Einsamkeit und Isolation

Gruppe B: Beeinträchtigte Autonomie und Leistung	Erwartung, nicht fähig zu sein, selbstständig zu leben und für sich zu sorgen
(6) Abhängigkeit / Inkompetenz	Überzeugung, ohne andere hilflos und unfähig zu sein, Dinge im Alltag kompetent zu bewältigen.
(7) Verletzlichkeit	Übertriebene Erwartung von unkontrollierbaren Katastrophen
(8) Verstrickung, unterentwickelte Individuation	Übertriebene emotionale Nähe und Verwicklung mit Bezugspersonen unter Verzicht auf eigene Entwicklung
(9) Versagen	Überzeugung, ein Versager zu sein oder unausweichlich immer zu versagen
Gruppe C: Beeinträchtigte Grenzen	Defizite an inneren Grenzen, Verantwortungsgefühl und Ausrichtung auf langfristige Ziele
(10) Anspruchshaltung / Großartigkeit	Überzeugung, anderen Menschen überlegen zu sein, spezielle Rechte und Privilegien zu haben; Fehlen von Gegenseitigkeit in sozialen Beziehungen; Streben nach Macht und Einfluss; fehlende Empathie
(11) Ungenügende Selbstdisziplin	Schwierigkeiten in der Selbststeuerung, der Impulskontrolle und im Umgang mit Misserfolgen
Gruppe D: Ausrichtung auf Andere	Exzessive Ausrichtung auf die Wünsche, Gefühle und Verhalten anderer Menschen
(12) Unterwerfung	Abgabe von Macht und Einfluss an andere Menschen, um Ärger oder Einsamkeit zu vermeiden; Unterdrückung eigener Bedürfnisse, Wahrnehmungen und Emotionen
(13) Selbstaufopferung	Exzessiver Fokus auf Aktivitäten, die Bedürfnisse anderer Menschen erfüllen
(14) Streben nach Anerkennung und Aufmerksamkeit	Exzessive Ausrichtung des Verhaltens auf Zustimmung, Anerkennung und Aufmerksamkeit anderer Menschen
Gruppe E: Erhöhte Vigilanz und Inhibition	Exzessive Betonung auf Gefühlskontrolle und Regeleinhaltung
(15) Negativismus	Durchgängiger Fokus auf die negativen Aspekte des Lebens
(16) Emotionale Hemmung	Inhibition von spontanem Verhalten, Emotionen und Kommunikation; übertriebene Betonung von Rationalität
(17) Perfektionismus	Überzeugung, höchsten Standards im Erscheinungsbild, Verhalten und Leistung genügen zu müssen, um anerkannt zu werden. Rigide Regeln
(18) Bestrafungswut	Überzeugung, dass andere Menschen und man selbst hart für Fehler bestraft werden sollten

Informationsverarbeitungsmodell

Welche Fragen ergeben sich aus dem Informationsverarbeitungsmodell?

Wenn man das Informationsverarbeitungsmodell zur Grundlage einer Depressionsbehandlung macht, wird man sich wiederholt folgende Fragen stellen:

Ist die Bewertung, die ich gerade vorgenommen habe, zur Situation passend oder ist sie in irgendeiner Weise verzerrt?

Welche günstigere oder hilfreichere Bewertung wäre möglich?

Verarbeite ich die gegenwärtige Situation in angemessener Weise oder folge ich einem aus der Kindheit mitgebrachten Schema?

Welche Tools sind geeignet, wenn ich mit diesem Modell arbeiten möchte?

Das Informationsverarbeitungsmodell ist die wesentliche Grundlage der klassischen kognitiven Therapie. Im Kapitel 6 »Veränderung von Kognitionen« finden Sie eine Menge Hinweise und Übungen zur Veränderung von problematischen Denkmustern.

Emotionsregulationsmodell

Das Emotionsregulationsmodell der Depression besagt, dass mangelnde Fertigkeiten in der Emotionsregulation zu depressiven Zuständen führen können. Menschen mit Depression fühlen sich häufig ihren Emotionen hilflos ausgeliefert und haben Angst, von ihnen überwältigt oder beschädigt zu werden. Sie versuchen deshalb, Emotion zu unterdrücken oder zu vermeiden (Emotionsvermeidung). Sie vermeiden Situationen, die bestimmte Emotionen auslösen können (Erlebnisvermeidung). Oder sie versuchen emotionale Probleme durch vermehrtes Nachdenken (Grübeln) zu lösen.

Emotionsregulation ist ein komplexer Prozess

Beim Verständnis der Emotionsregulation hilft das Modell von James Gross (2014).

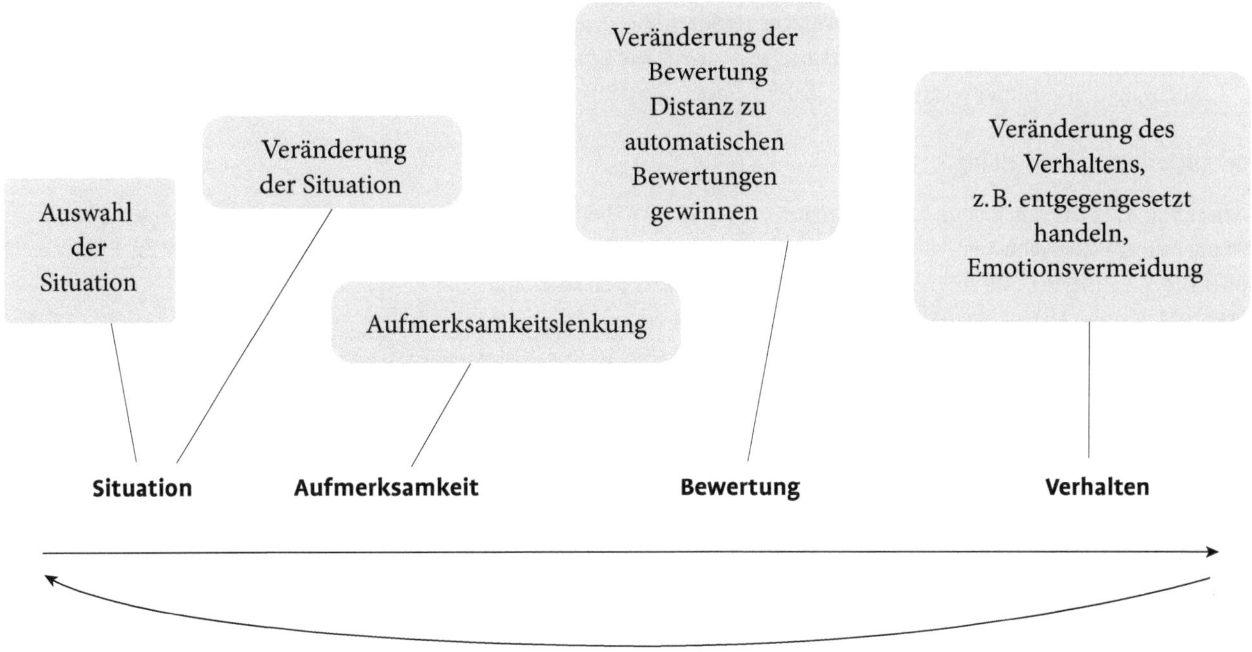

Der erste wichtige Punkt ist: Emotionen lassen sich nicht direkt verändern. Der Versuch der direkten Veränderung hat paradoxe Effekte. Wenn Sie versuchen, Ihre Traurigkeit zu unterdrücken und stattdessen froh zu sein, werden Sie feststellen, dass die Traurigkeit zunimmt.
Emotionsregulation hat deshalb immer einen indirekten Ansatzpunkt:

(1) **Auswahl der Situation.** Sie können Situationen neu aufsuchen oder Situationen verlassen.
(2) **Veränderung der Situation.** Sie können die Situation, in der Sie sind, neu gestalten.
(3) **Aufmerksamkeitslenkung**. Sie können Ihre Aufmerksamkeit innerhalb der Situation auf etwas anderes lenken.
(4) **Bewertung:** Sie können, wenn dies möglich ist, Ihre Bewertung der Situation ändern oder inneren Abstand zu Ihrer automatischen Bewertung gewinnen.
(5) Sie können Ihr Verhalten verändern, z. B. können Sie genau das Gegenteil davon tun, was die Emotion Ihnen vorschlägt. Man nennt das **entgegengesetztes Handeln**. Bei Angst wäre das, genau das zu tun, wovor Sie Angst haben. Dies ist ein wichtiges psychotherapeutisches Prinzip zur Emotionsregulation. Möglich ist auch Verhalten, das Ihren körperlichen Zustand verändert, z. B. Schlaf, Sport, Sexualität, Einnahme von Medikamenten.

Beispiele zur Verdeutlichung

Beispiel A: Max hat sehr ungünstige Bedingungen an seiner Arbeitsstelle. Es wurden viele Mitarbeiter entlassen, die Arbeit ist aber die gleiche geblieben, sodass er die Arbeit kaum schafft und häufig Überstunden machen muss. Er ist sehr traurig über die Veränderung, da er vorher seinen Arbeitsplatz sehr geschätzt hat.
Wenn Max seine Möglichkeiten durchdekliniert, könnte er:

(1) Eine neue Stelle suchen
(2) Seine Arbeitsweise so verändern, dass er keine Überstunden mehr machen muss.
(3) Seine Aufmerksamkeit auf die verbleibenden Dinge lenken, die ihm gut tun, z. B. auf den Kontakt zu seiner Kollegin, zu der er eine freundschaftliche Beziehung hat.
(4) Er könnte kritische Distanz zu seiner Bewertung »Diese Veränderung ist total scheiße« gewinnen und sich sagen »Es ist noch immer ein guter Arbeitsplatz!«.
(5) Er könnte am Abend trotz seiner Erschöpfung ins Fitnessstudio gehen.

Wenn Sie sich in die Situation von Max hineindenken, werden Sie sofort feststellen, dass Ihnen nicht alle Möglichkeiten gleich gut zusagen. Tatsächlich passen nicht immer alle Möglichkeiten. Worauf es aber ankommt, ist es das ganze Repertoire zur Verfügung zu haben und dann auszuwählen.

Beispiel B: Mia ist von ihrem Partner verlassen worden. Sie ist total traurig und hoffnungslos. Sie hat sich zurückgezogen und sitzt nur noch vor dem Fernseher. In ihrer Therapiegruppe hat sie von dem Prinzip des entgegengesetzten Handelns gehört. Entgegengesetzt zu Trauer handeln bedeutet, aktiv werden, obwohl man keine Hoffnung damit verbindet. Mia entschließt sich, wieder Kontakt mit ihrer besten Freundin aufzunehmen und sich zu verabreden.

▶

Emotionsregulationsmodell

Welche Fragen ergeben sich aus dem Emotionsregulationsmodell?

Wenn man das Emotionsregulationsmodell zur Grundlage einer Depressionsbehandlung macht, muss man sich folgende Fragen stellen.

An welcher Stelle kann ich ansetzen, um eine emotionale Veränderung zu bekommen?

Welche Fertigkeiten brauche ich dafür?

Welche Fertigkeiten muss ich lernen und üben?

Welche Tools sind geeignet, wenn ich mit diesem Modell arbeiten möchte?

Das Emotionsregulationsmodell ist die Grundlage für die aus der dialektisch-behavioralen Therapie abgeleiteten Interventionen der Depressionsbehandlung. Im Kapitel »Emotionsregulation« (Kap. 9) finden Sie eine Menge Hinweise und Übungen, mit denen Sie Ihre Emotionsregulation beeinflussen können. Ebenfalls wichtig sind die Kapitel »Interpersonelle Fertigkeiten« (Kap. 10 und 11) und »Achtsamkeit und Akzeptanz« (Kap. 8).

AB 4.5 /

P T

CBASP-Modell

Das CBASP-Modell (Cognitive Behavioral Analysis System of Psychotherapy) der Depression besagt, dass chronische Depression besonders dann entsteht, wenn man eingeschränkte Fertigkeiten hat, sein Verhalten auf eigene erwünschte Ergebnisse auszurichten. Jim McCullough, ein amerikanischer Psychologe, bezeichnet das als Defizite in operatorischem Denken. Die Schwierigkeiten in der Ausrichtung des Verhaltens entstehen häufig dadurch, dass man seine Umwelt nicht genau genug beobachtet und deshalb keine guten Hypothesen dazu hat, was in anderen Menschen vorgeht. Die Ursache dieser Fertigkeitendefizite beruhen häufig auf Schwierigkeiten im Zusammenleben mit wichtigen früheren und gegenwärtigen Bezugspersonen.

Beispiel zur Verdeutlichung

Max hat vor drei Wochen Mia kennengelernt. Max ist total verliebt in Mia. Die beiden wollen am Abend ins Kino gehen. Mia hat Max gebeten, sie um 18:00 Uhr abzuholen. Max ist ungeduldig und steht schon um 17:00 Uhr mit einem großen Blumenstrauß an der Tür. Mia ist sauer. Sie sagt: »Ich konnte mich gar nicht in Ruhe fertigmachen!« Max ist traurig. Er denkt: »Vielleicht erwidert Mia meine Zuneigung gar nicht?«
Von außen betrachtet erschließt sich der Fehler, den Max gemacht hat, viel leichter als von innen. Max muss möglicherweise mühsam lernen, darüber nachzudenken, wie es Mia mit seinem Verhalten geht. So wie er jetzt handelt, ist er »von seiner Umwelt entkoppelt«. Er folgt nur seinen eigenen Vorstellungen, z. B. dem Gedanken »Mia wird von dem Blumenstrauß beeindruckt sein« und versäumt darüber nachzudenken, wie es sich auf Mias Stimmung auswirkt, wenn sie sich nicht in Ruhe anziehen und schminken kann.

Welche Fragen ergeben sich aus dem CBASP-Modell?

Wenn man das CBASP-Modell zur Grundlage einer Depressionsbehandlung macht, wird man eine ganze Serie von Situationsanalysen zu eigenen zwischenmenschlichen Situationen machen und sich folgende Fragen stellen: Habe ich hier bekommen, was ich wollte? Wie müsste ich mich verhalten, was müsste ich tun oder sagen, um eine höhere Wahrscheinlichkeit zu haben, zu bekommen, was ich möchte? Wie sieht die Situation aus der Perspektive des anderen aus? Was sind seine Wünsche und Bedürfnisse? Weiß er, was ich brauche oder denke? Habe ich mich verständlich gemacht?

Für welche Patienten ist das CBASP-Modell geeignet?

Das Vorgehen nach dem CBASP-Modell ist vor allem bei Patienten mit chronischer Depression gut erprobt. Es ist dann besonders geeignet, wenn Schwierigkeiten, sich in zwischenmenschlichen Interaktionen erfolgreich zu verhalten, eine Schlüsselrolle spielen.

Welche Tools sind geeignet, wenn ich mit diesem Modell arbeiten möchte?

Die notwendigen Tools finden Sie im Kapitel 10 »Interpersonelle Fertigkeiten: Handlungsplanung«.

ACT-Modell (Hexaflex)

Die Akzeptanz- und Commitment-Therapie (ACT) geht davon aus, dass psychische Störungen wie beispielsweise Depression durch sechs Faktoren aufrechterhalten werden, die miteinander interagieren.

Das ACT-Modell psychischer Störungen

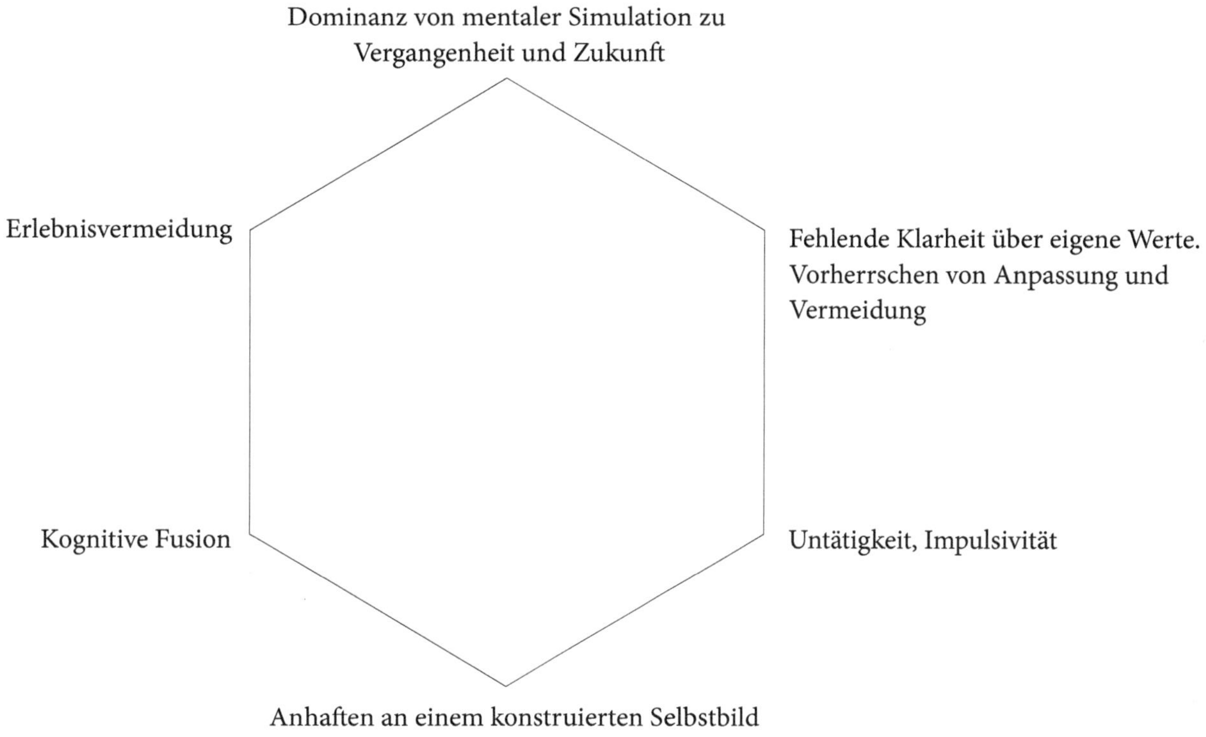

Dominanz von mentaler Simulation zu Vergangenheit und Zukunft (mangelnde Gegenwärtigkeit)

Eine besondere Fertigkeit des Menschen, die sich in ihrem Ausmaß dramatisch von verwandten Wirbeltieren unterscheidet, ist die mentale Simulation. Sie erlaubt eine kritische Auswertung der Vergangenheit. Dabei können alternative Varianten eigenen Verhaltens durchgespielt werden (kontrafaktisches Denken). Sie erlaubt planerisches Handeln, bei dem verschiedene Varianten zukünftiger Ereignisse oder eigener Verhaltensweisen durchgespielt werden können. Eine der wesentlichen Nebenwirkungen dieser Fähigkeit ist, dass sie Menschen in konstanten Kontakt mit erlebtem Leid aus der Vergangenheit und möglichem zukünftigem Leid hält, selbst dann, wenn gegenwärtig keine belastende Situation vorhanden ist. Menschen unterscheiden sich darin, in welchem Ausmaß sie im »Hier und Jetzt« (»Gegenwärtigkeit«) leben, beziehungsweise an der Simulation der Vergangenheit oder Zukunft anhaften. ACT geht davon aus, dass eine Dominanz der Beschäftigung mit mentaler Simulation, ein Risiko für depressive Zustände darstellt.

ACT-Modell (Hexaflex)

Erlebnisvermeidung

Erlebnisvermeidung bedeutet, dass Vermeidungsverhalten durch die Vorstellung aufrechterhalten wird, dass bestimmte Situationen zu einer intensiven emotionalen Erregung führen können. Da werteorientiertes Verhalten mit einem erhöhten Risiko von emotionaler Erregung verbunden ist, tritt Erlebnisvermeidung in Gegensatz zur Ausrichtung des eigenen Verhaltens auf Themen von persönlicher Bedeutung. Wenn einem beispielsweise Partnerschaft wichtig ist, man werteorientiertes Verhalten zeigt und eine Beziehung eingeht, dann erhöht dies das Risiko von Konflikt und Trennung. Wenn man Beziehung vermeidet, wird man keine Trennung erleben, aber eben auch nicht die Belohnung, die sich aus einer funktionierenden Beziehung ergeben kann.

Kognitive Fusion

Kognitive Fusion bedeutet, dass die Produkte mentaler Simulation so behandelt werden, wie die Wirklichkeit selbst. Kognitive Fusion ist sehr hilfreich, wenn man beispielsweise ein Kochrezept umsetzt. Man hat ein bestimmtes Rezept und eine zugehörige zeitliche Struktur mental repräsentiert und setzt diese schrittweise um. Dabei behandelt man das Rezept und das, was man unmittelbar sehen, schmecken oder hören kann, auf derselben Ebene. Kognitive Fusion hat die Nebenwirkung, dass man in Gefahr gerät, Gedanken und Vorstellungen mit der Realität zu verwechseln. Gedanke-Ereignis-Fusion beispielsweise beschreibt die Annahme, dass vorgestellte Ereignisse mit höherer Wahrscheinlichkeit Wirklichkeit werden. Wenn ich mir vorstelle, dass ich durch einen Schlaganfall pflegebedürftig werde, dann wird dies sehr viel wahrscheinlicher. Deshalb ist es wichtig, nicht an Schlaganfall zu denken. Gedanke-Handlungs-Fusion beschreibt die Annahme, dass Gedanken das zugehörige Verhalten wahrscheinlicher machen. Wenn ich daran denke, dass ich meine Partnerin wütend anschreien könnte, dann wird dies wahrscheinlich auch passieren. Da ich dies nicht will, gehe ich meiner Partnerin aus dem Weg. Diese Beispiele zeigen, dass das Behandeln von mentaler Simulation als Realität Problemverhalten auslösen kann.

Anhaften an einem konstruierten Selbstbild

Menschen neigen dazu, ein Bild von sich zu konstruieren, das sich aus persönlichen Erfahrungen und von anderen zugeschriebenen Eigenschaften speist. Wenn man beispielsweise von seinem Lehrer wiederholt hört, dass man als Mädchen unfähig ist, Mathematik zu erlernen, besteht ein hohes Risiko, dass man glaubt, dass »Unfähigkeit, Mathematik zu lernen« eine persönliche Eigenschaft ist. Wenn man als Kind emotional missbraucht wird, glaubt man möglicherweise, dass man »ein widerlicher Mensch ist, der keine liebevolle Behandlung verdient.« So werden Erfahrungen und Zuschreibungen zu vermeintlichen Persönlichkeitseigenschaften. Tatsächlich ist das Selbst des Menschen sein Ausgangspunkt, von dem aus er die Welt beobachten kann und sein Verhalten planen kann. Das Selbst wird nicht durch Erlebnisse, Zuschreibungen oder die Inhalte von Gedanken definiert.

Untätigkeit, Impulsivität

Psychische Störungen sind häufig durch Extreme von Aktivität gekennzeichnet, nämlich Untätigkeit oder Impulsivität. Untätigkeit speist sich aus einem breiten Spektrum von Faktoren. Sie kann auf Plänen beruhen, bestimmte unangenehme Erfahrungen nicht zu wiederholen, sie kann auf der mentalen Simulation von möglichen zukünftigen ungünstigen Ereignissen beruhen, sie kann auf emotionalen Zuständen wie Trauer oder Hoffnungslosigkeit beruhen oder sie kann auf Fertigkeitendefiziten beruhen, d.h. man hat bestimmte für das eigene Leben wichtige Dinge nicht oder nicht ausreichend erlernt. Impulsivität beruht häufig ebenfalls auf Hoffnungslosigkeit. Man macht die mentale Simulation, dass man sowieso nicht bekommen wird, was man möchte, und unter diesen Umständen am ehesten mit riskantem Verhalten Erfolg haben wird. Das Gegenteil von Untätigkeit und Impulsivität ist Commitment. Damit ist eine innere Festlegung auf bestimmte Werte, Ziele und Handlungen gemeint. Ein Commitment einzugehen bedeutet, die Wahl zu treffen, Schritte in eine bestimmte Richtung zu gehen und den Kurs zu korrigieren, wenn man feststellt, dass man davon abgewichen ist.

Fehlende Klarheit über eigene Werte; Vorherrschen von Anpassung und Vermeidung

Menschen mit einer Störung, wie Depression, sind meistens in ausgeprägtem Vermeidungsverhalten gefangen. Wenn man beispielsweise in einer Partnerschaft sehr unangenehme Erfahrungen gemacht hat, vom Partner ausgenutzt und betrogen wurde, ist es zunächst logisch, das Thema Partnerschaft zu vermeiden, auch wenn es auf der eigenen Wertehierarchie sehr hoch steht. Dies kann dann zu einer Unsicherheit darüber führen, ob der entsprechende Wert überhaupt so wichtig ist. Man kann sich sagen: »Ich komme doch eigentlich gut ohne Partner zurecht. Partnerschaft ist nur eine Quelle von Leiden. Vielleicht täusche ich mich in der Annahme, dass Partnerschaft für mich wichtig ist.«
Werte sind aus der Sicht von ACT erwünschte, frei gewählte, verbal konstruierte Verhaltenskonsequenzen, an den Menschen ihr Verhalten ausrichten können. Sie beschreiben das, was besonders wichtig ist, für das man mit seinem Leben stehen möchte (z. B. ein / e liebevolle / r Vater oder Mutter zu sein). Wenn man sein Leben aufgrund von Vermeidungsverhalten nicht entsprechend seiner Werte gestaltet, hat man logischerweise wenig Zugang zu positiven Verstärkern (Belohnung). Dies fördert die Entstehung und Aufrechterhaltung der Depression.

Welche Tools sind geeignet, wenn ich mit diesem Modell arbeiten möchte?

ACT ist eine wichtige Grundlage für Verhaltensaktivierung (Kap. 5), Metakognitive Interventionen (Kap. 6), Emotionsregulation (Kap. 9) sowie für Achtsamkeit und Akzeptanz (Kap. 8). Zugehörige Hinweise und Übungen finden Sie in diesen Kapiteln. Für weitere Tools zu ACT verweisen wir auf die Therapie-Tools Akzeptanz- und Commitmenttherapie (Wengenroth, 2012).

AB 4.7 /

P T

MCT-Modell

1/2

Die metakognitive Therapie (MCT) geht davon aus, dass bestimmte metakognitive Prozesse psychische Störungen, insbesondere auch Depression auslösen können. MCT beschäftigt sich deshalb nicht wie im Informationsverarbeitungsmodell mit Inhalten von Gedanken, sondern mit den strukturellen Aspekten von kognitiven Prozessen. Nicht *was* man denkt, sondern *wie* man denkt, ist wichtig für die Entwicklung einer Depression. Besondere Bedeutung für Depression haben dabei sich wiederholende gedankliche Prozesse wie Grübeln und Sorgen und bestimmte Regeln zur Aufmerksamkeitslenkung, die zu einem Bedrohungsmonitoring führen können.

Grübeln

Grübeln ist definiert als zirkuläre Auswertung vergangener eigener Verhaltensweisen und erlebter Ereignisse. Die Intention bei Grübeln ist herauszufinden, was man in der Zukunft besser machen könnte, um keine aversiven emotionalen Zustände mehr zu erleben. Grübeln ist eine Variante von kontrafaktischem Denken. Kontrafaktisches Denken beschreibt die menschliche Fähigkeit sich vorzustellen, wie man sich in der Vergangenheit anders hätte verhalten können (als man es getan hat) oder welche anderen Dinge hätten passieren können (als tatsächlich passiert sind). Kontrafaktisches Denken in der Auswertung eigenen Verhaltens in der Vergangenheit ist prinzipiell nützlich. So kann fehlerhaftes Verhalten identifiziert und durch ein günstigeres Verhalten ersetzt werden. Beim Grübeln aber werden häufig nicht sinnvoll beantwortbare Fragen gestellt (»Warum habe ich gerade diesen Beruf gewählt?«) oder retrograde Logik angewandt (»Ich hätte doch wissen müssen, dass mit diesem Mann eine Partnerschaft nur schwer möglich ist!«). Trotz fehlender Antworten wird beim Grübeln der Prozess des Nachdenkens zirkulär fortgesetzt. Grübeln kann folglich als »sauer gewordenes« kontrafaktisches Denken verstanden werden. Die Forschung zeigt, dass Grübeln langfristig Depression begünstigt.

Sorgen

Sorgen beschreibt Gedankenketten, in denen mögliche, aber unwahrscheinliche Ereignisse in einer Kette aufgereiht werden. Sorgen haben häufig die Form von »Was-wenn-Fragen« (»Was wenn Mia einen Unfall hat? Was wenn ihr dann niemand hilft? Was wenn sie dann stirbt, ohne dass ich bei ihr sein kann?«). Im Prinzip ist die Vorbereitung auf mögliche negative Ereignisse ein sinnvoller Aspekt von planerischem Denken. Bei angemessenem planerischem Denken stehen aber die Abwägung von Vorteilen und Nachteilen (Kosten und Risiken) bestimmter Verhaltensweisen im Vordergrund. Sorgen-Skripte haben nur eine geringe Übereinstimmung mit dem konkreten Ablauf von Ereignissen in der Realität. Sorgen können deshalb als »sauer gewordenes« planerisches Denken verstanden werden. Sorgen begünstigen ängstliches Vermeidungsverhalten.

Bedrohungsmonitoring

Bedrohungsmonitoring ist das Resultat von spezifischen Aufmerksamkeitsregeln. Bedrohungsmonitoring ist angemessen, wenn eine aktuelle, konkrete Gefahr besteht. Wenn der Wetterbericht einen Eisregen vorhersagt, ist es sinnvoll Schuhe mit grobem Profil anzuziehen und sehr vorsichtig zu gehen. Bedrohungsmonitoring außerhalb von konkreten Gefahrensituationen kann paradoxe Effekte haben: Es kann dazu führen, dass tatsächliche Gefahren nicht wahrgenommen werden, und dazu, dass in ungefährlichen Situationen eine Daueraktivation des Angstnetzwerkes stattfindet. Bei Depression erfolgt häufig Bedrohungsmonitoring auf Zeichen von Energielosigkeit, negativen Gedanken oder Emotionen. Wenn man beispielsweise morgens nach dem Aufwachen in sich hineinhört und sich fragt: »Habe ich genug Energie für den Tag. Habe ich genug Hoffnung und optimistische Gedanken, um die Herausforderungen bewältigen zu können?«, dann ist es in paradoxer Weise wahrscheinlich, dass man feststellt, müde und traurig zu sein und sich dann entschließt, lieber im Bett zu bleiben und sich krank zu melden.

MCT-Modell

Problematische Bewältigungsstrategien

MCT geht davon aus, dass Patienten mit Depression einerseits zirkuläre gedankliche Prozesse wie Grübeln oder Sich-Sorgen aktiv betreiben, weil sie sich hierdurch Problemlösungen und Sicherheit versprechen (positive Metakognitionen), andererseits durch diese Prozesse belastet sind und befürchten dadurch körperlich krank oder verrückt zu werden (negative Metakognitionen). Patienten mit Depression zeigen deshalb vielfältige Verhaltensweisen, die darauf ausgerichtet sind, bestimmte Gedanken zu vermeiden:

- Vermeidung von Informationen (Vermeidung von Fernsehen, Internet, Filmen, Zeitungen)
- Vermeidung von Situationen und Personen
- Problematische Formen von Ablenkung
- Substanzeinnahme

Für welche Patienten ist das MCT-Modell besonders geeignet?

MCT eignet sich besonders, wenn Grübeln, Sich-Sorgen und Bedrohungsmonitoring im Vordergrund stehen.

Welche Tools sind geeignet, wenn ich mit diesem Modell arbeiten möchte?

Tools zu diesem Störungsmodell finden Sie im Kapitel 7 »Metakognitive Fertigkeiten«.

Das schematherapeutische Modus-Modell

Was sind Schemata und wie entstehen sie?

Jeder Mensch entwickelt in seiner Kindheit aufgrund seiner Erfahrungen Konzepte (Schemata) von sich selbst, von anderen und von der Welt als Ganzes. Diese sogenannten Schemata sind die Grundlage dafür, wie man später mit verschiedenen Situationen im Erwachsenenleben umgeht. Wenn die Grundbedürfnisse von Kindern wie z. B. Sicherheit, Geborgenheit, Liebe, Lob, Anerkennung, adäquate Grenzen oder Spaß und Spiel erfüllt werden, entwickeln Kinder positive Bilder von sich selbst, anderen und der Welt (gesunde Schemata) und finden sich im Erwachsenenleben auch meist gut zurecht. Viele Menschen mit Depression haben in ihrer Kindheit jedoch wenig Unterstützung und Sicherheit erfahren, sondern wurden emotional vernachlässigt. Oft war der Erziehungsstil der Eltern wenig liebevoll, sehr kritisch, abwertend oder es herrschte eine leistungsbezogene, kalte Atmosphäre. In einer solchen Atmosphäre ist es nicht möglich, gesunde Konzepte über sich selbst und die Umwelt zu lernen. In Wechselwirkung mit biologischen Faktoren entstehen so problematische Schemata und Modi, die einen auch im Erwachsenenleben beeinträchtigen und erheblich zur Entstehung und Aufrechterhaltung von Depressionen beitragen.

Was ist ein Modus?

Ein Modus bezeichnet den emotionalen Zustand im Hier und Jetzt. Alle Menschen kennen unterschiedliche emotionale Zustände, die sich unter Umständen auch schnell abwechseln können. Man spricht auch davon, dass Menschen unterschiedliche Seiten oder Anteile haben. In der Schematherapie werden diese unterschiedlichen Seiten als Modi bezeichnet.

Die verschiedenen Modi

Es gibt 4 Gruppen von Modi, die in Abbildung 1 in der Übersicht dargestellt werden: kindliche Modi, Eltern-Modi, Bewältigungsmodi und gesunde Modi:

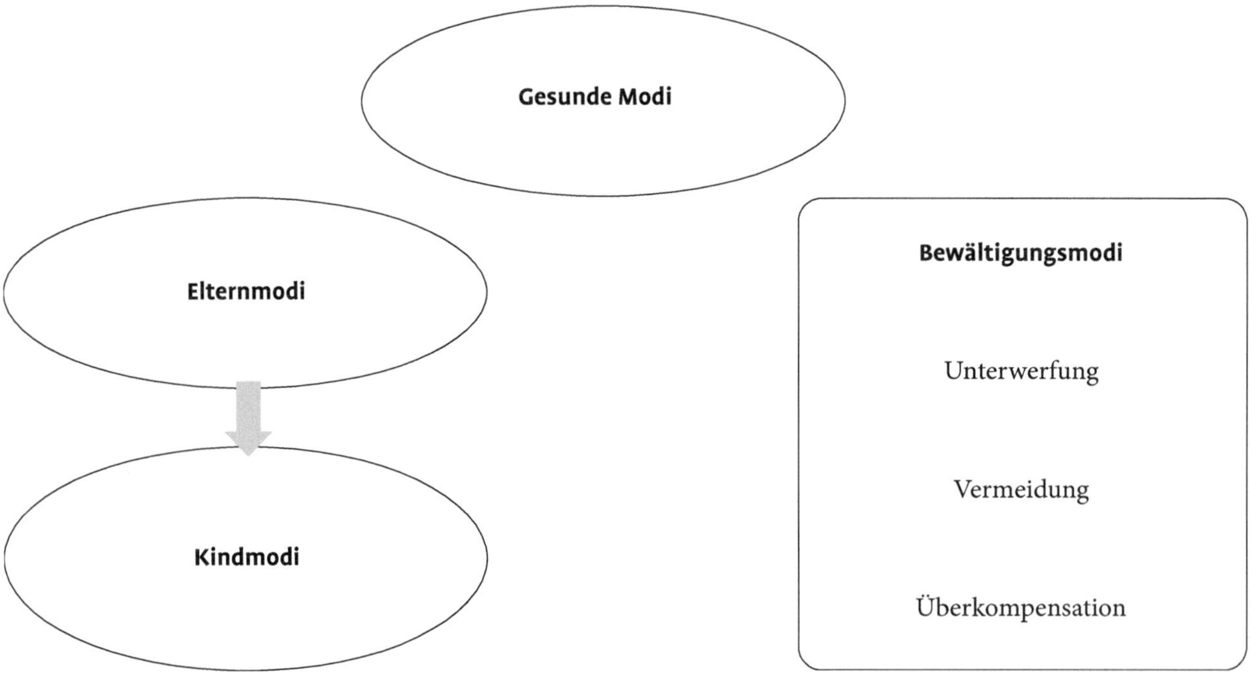

Abbildung 1 Modusmodell – Grundstruktur

Das schematherapeutische Modus-Modell

(1) **Problematische Kindmodi** entwickeln sich, wenn in der Kindheit wichtige Grundbedürfnisse nicht angemessen erfüllt wurden. Menschen erleben in diesen Modi intensive unangenehme Gefühle und fühlen sich diesen ausgeliefert. Sie fühlen sich z. B. verletzlich, traurig, verlassen, ängstlich, ungeliebt, einsam oder hilflos (verletzliche Kindmodi) oder auch ärgerlich und wütend (wütende Kindmodi).

(2) **Dysfunktionale Elternmodi** sind durch starke Selbstabwertung, Selbstkritik, Selbsthass, Scham oder extremen Druck auf sich selbst gekennzeichnet. Menschen gehen in diesen Modi sehr hart mit sich ins Gericht, fordern hohe Leistungen und bestrafen sich für kleinste Fehler. In diesem Modus haben Menschen oft selbstabwertende Botschaften im Kopf (z. B. »Du Versager«, »Stell dich nicht so an!«, »Du bist fett, dumm, faul«, »Dich kann man gar nicht lieben«). Die Elternmodi richten sich gegen die Kindmodi und führen dann natürlich zu einer weiteren großen Verzweiflung.

(3) **Dysfunktionale Bewältigungsmodi** dienen der Abschwächung der emotionalen Schmerzen, die in den Kind- und Elternmodi empfunden werden, und beschreiben einen übermäßigen Einsatz von Bewältigungsstrategien wie Unterwerfung, Vermeidung und Überkompensation. Beispielsweise kann es sein, dass jemand der als Kind viele schmerzliche Verlassenheitserfahrungen erleben musste, im Erwachsenenalter enge Beziehungen vermeidet, um nicht erneut das Gefühl der Verlassenheit zu spüren. Diese Modi wurden meist schon früh in der Kindheit erlernt und waren dazu da, das Kind vor erneuten Verletzungen, Abwertungen zu schützen bzw. die Verletzung erträglicher zu machen. Man kann sie deshalb als »Überlebensstrategien« verstehen.

(4) **Gesunde Modi:** Zu den gesunden Modi gehören der Modus des gesunden Erwachsenen und der Modus des fröhlichen Kindes. Im Modus des gesunden Erwachsenen können Menschen mit intensiven Emotionen umgehen, Probleme lösen und gesunde Beziehungen zu anderen Menschen gestalten. Sie sind sich ihrer Bedürfnisse, Möglichkeiten und Grenzen bewusst und handeln entsprechend ihrer Werte und Ziele. Der Modus des fröhlichen Kindes geht einher mit Freude, Spaß, Ungezwungenheit und Spontaneität und hilft Stress und Belastungen zu regulieren.

Das Modusmodell bei Menschen mit Depression

Menschen mit Depression haben aufgrund ihrer Erfahrungen häufig stark ausgeprägte verletzliche Kindmodi und Elternmodi. Auch die Bewältigungsmodi, die gerade bei Menschen mit chronischer Depression meist schon sehr früh erlernt wurden, sind stark ausgeprägt, um sich vor weiteren Verletzung zu schützen. Die gesunden Modi sind dagegen zu Beginn der Therapie oft nur schwach vorhanden.

Das schematherapeutische Modus-Modell

Ein Beispiel zur Verdeutlichung

Frank hat eine chronische Depression und ausgeprägte soziale Ängste. Die folgende Abbildung zeigt sein Modusmodell.

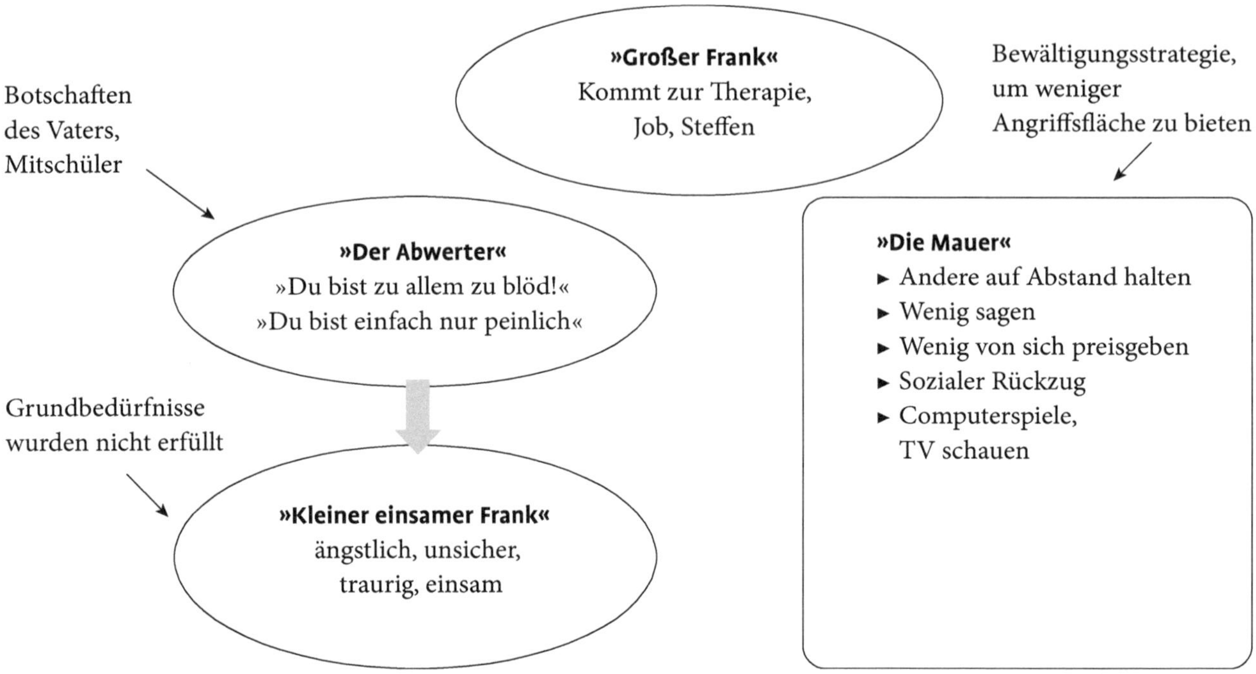

Abbildung 2 Franks Modusmodell

Frank hat einen starken **strafenden Elternmodus**, den er selbst den »Abwerter« nennt. Frank wurde von seinen Vater in der Kindheit häufig schikaniert und beschimpft. Auch wenn er nur einen kleinen Fehler gemacht hat, machte der Vater sich häufig auch vor anderen über ihn lustig. Frank war das immer sehr peinlich. Oft wertete der Vater Frank auch massiv ab. Ähnlich wie früher erlebt Frank auch heute noch häufig intensive Schamgefühle und selbstabwertende Gedanken wie »Du bist zu allem zu blöd« oder »Du bist einfach nur peinlich!«, die dem strafenden Modus zugeordnet werden.

Logischerweise hatte Frank immer Angst, etwas Falsches zu machen, und fühlte sich unsicher, traurig und einsam. Weder Vater noch Mutter hörten Frank zu, wenn er Probleme hatte oder traurig war. Er erhielt kaum Anerkennung, Lob und Akzeptanz. Das bedeutet, dass wichtige Grundbedürfnisse nicht erfüllt wurden. Auch heute erlebt Frank noch häufig diese Gefühle von Angst, Traurigkeit, und Einsamkeit, die dem **Modus des verletzlichen Kindes** zugeordnet werden (»kleiner einsamer Frank«).

Schon früh hat Frank versucht weiteren Angriffen auszuweichen, indem er andere auf Abstand hielt, schweigsam war und wenig von sich preisgab. Auch heute ist Frank z. B. in der Therapie noch sehr schweigsam. Es fällt ihm schwer, sich anderen gegenüber zu öffnen und neue Beziehungen aufzubauen. In der Folge fühlt er sich häufig traurig und einsam. Wenn er alleine zuhause ist, versucht er sich von seiner Traurigkeit abzulenken, indem er Computer spielt oder fernsieht. Dieses vermeidende Verhalten wird dem **Bewältigungsmodus** der Vermeidung zugeordnet. Frank selbst bezeichnet diesen Modus als seine »Mauer«, weil sie ihn vor Angriffen schützt. Frank hat auch ein **Modus des gesunden Erwachsenen** (»großer Frank«), schließlich hat er es geschafft, zur Therapie zu kommen und sich um Hilfe bemüht. Er hat einen Job und einen Freund namens Steffen, der ihm gut tut.

Die Ziele der Schematherapie

Aus dem Modusmodell heraus leiten sich die Ziele der Schematherapie ab (s. Abb. 3): Kindliche Modi sollen versorgt und getröstet werden, sodass die frustrierten Bedürfnisse erfüllt werden und neue gesündere Schemata erlernt werden können. Dysfunktionale Eltern-Modi werden bekämpft und reduziert. Die Bewältigungsmodi sollen beruhigt und hinterfragt werden und dann ggf. durch gesündere Strategien ersetzt werden. Das allerwichtigste Ziel ist es, den Modus des gesunden Erwachsenen so zu stärken.

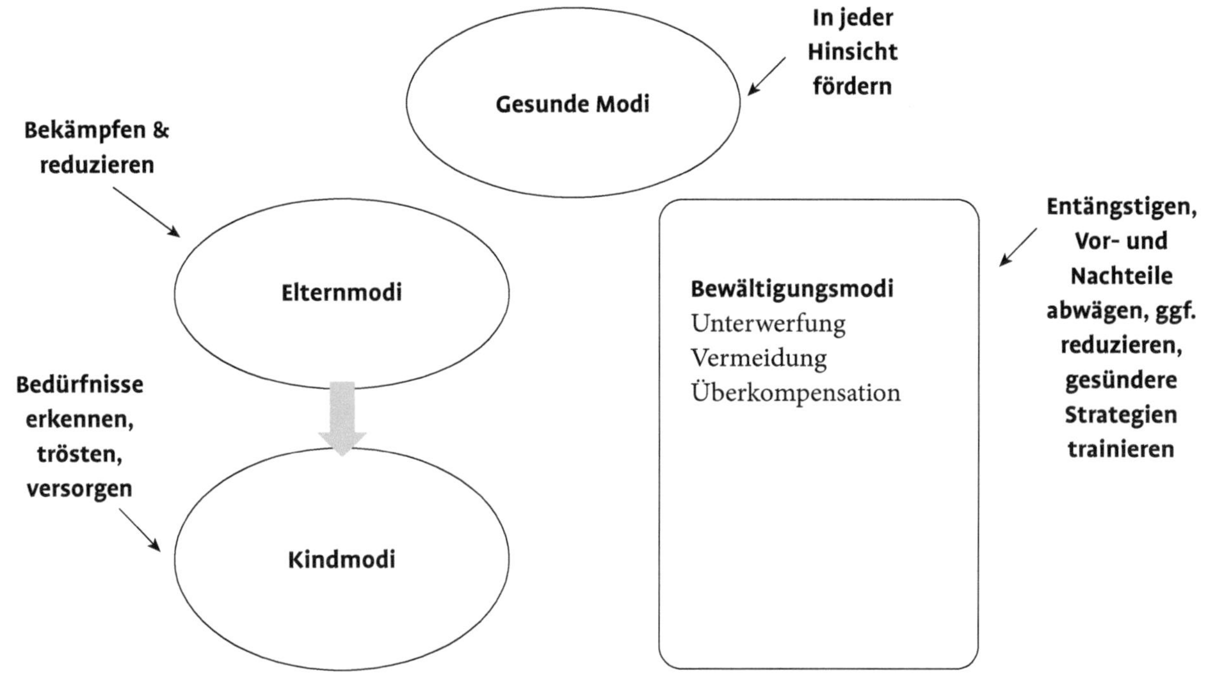

Abbildung 3 Therapeutische Ziele

Woraus besteht die Therapie?

Die Therapie nutzt verschiedene Methoden und Übungen, um diese Ziele zu erreichen. Dabei ist die therapeutische Beziehung von essentieller Bedeutung. Die therapeutischen Techniken setzen über drei Zugangswege an:

- über das Denken **(kognitive Techniken)**,
- über das Fühlen **(emotionsorientierte Techniken)** und
- über das Handeln **(verhaltensbezogene Techniken)**.

Für welche Patienten ist die Arbeit mit dem Modusmodell besonders geeignet?

Schematherapie ist vor allem Dingen dann geeignet, wenn chronische Probleme und überdauernde Bewältigungsmuster zur Aufrechterhaltung der Depression führen, die mit großer Wahrscheinlichkeit ihren Ursprung in der Biografie haben. Insbesondere ist Schematherapie geeignet, wenn komorbide Persönlichkeitsstörungen vorliegen.

Welche Tools sind geeignet, wenn ich mit diesem Modell arbeiten möchte?

Für Tools zur Arbeit mit dem Modusmodell verweisen wir auf den Band »Therapie-Tools Schematherapie« von Faßbinder et al. (2011).

AB 4.9 /

Depression und Persönlichkeit

Depressive Störungen und Persönlichkeitsstörungen sind häufig assoziiert. Gerade bei Patienten mit chronischer Depression oder hoher Häufigkeit von Episoden besteht eine ausgeprägte Komorbidität. Ein wesentlicher Faktor bei Persönlichkeitsstörungen sind Fertigkeitendefizite im Bereich der Selbstorganisation, der Emotionsregulation und der Interaktion mit anderen Menschen. Persönlichkeitsstörungen beschreiben gewissermaßen zehn verschiedene prototypische Möglichkeiten, die langfristig dazu führen, dass man nicht das bekommt, was man sich wünscht oder in konflikthafte Auseinandersetzung mit anderen Menschen kommt.

Persönlichkeitsstörung	**Verhaltensproblem**	**Verstärkerdefizit entsteht durch:**
Paranoide PS	Misstrauisches Verhalten	Selbsterfüllende Prophezeiung, soziale Ausgrenzung
Schizoide PS	Geringes Interesse an interpersonellen Aktivitäten	Wenig Belohnung durch andere
Schizotype PS	Ausrichtung des Verhaltens auf eigene Ansichten, die von anderen aber nicht geteilt werden	Soziale Ausgrenzung
Antisoziale Persönlichkeitsstörung	Verletzung von Spielregeln	Bestrafung durch andere
Borderline-PS	Impulsives, instabiles Verhalten	Wenig Belohnung durch andere, Beziehungen bleiben instabil
Histrionische PS	Dramatisches Verhalten	Wenig Belohnung durch andere, da man nicht ernst genommen wird
Narzisstische PS	Überhebliches Verhalten	Wenig Belohnung durch andere, da man gefürchtet wird
Vermeidende PS	Rückzügiges Verhalten	Wenig Belohnung durch andere, da man nicht wahrgenommen wird und Wünsche gar nicht geäußert werden
Dependente PS	Unterwerfung unter den Willen anderer	Wenig Belohnung durch andere, da Wünsche gar nicht geäußert werden, hoher Aufwand für geringe Belohnung
Zwanghafte PS	Perfektionistisches Verhalten	Hoher Aufwand für geringe Belohnung durch andere

Persönlichkeitsstörungen führen also regelmäßig zu einem Verstärkerdefizit. Hieraus ist die enge Assoziation von Persönlichkeitsstörungen mit Depression naheliegend.
Die für die Therapie wichtige Frage ist:
Welche Fertigkeit muss ich lernen oder üben, um meine Chance zu vergrößern, für mein Verhalten verstärkt zu werden?

Meine Überlegungen dazu:

....

....

Welche Tools sind geeignet, wenn ich mit diesem Modell arbeiten möchte?

Hilfreiche Tools zu diesem Störungsmodell finden Sie in den Kapiteln »Interpersonelle Fertigkeiten« (Kap. 10 und 11) und »Emotionsregulation« (Kap. 9). Für Tools zur Schematherapie, einer effektiven Behandlungsmethode für Patienten mit Depression und komorbider Persönlichkeitsstörung, verweisen wir auf die Therapie-Tools Schematherapie (Faßbinder et al., 2011).

AB 4.10 /

P **T**

Depression bei medizinischen Erkrankungen

Depression ist häufig mit körperlichen Erkrankungen verbunden. Die Wissenschaft sagt, dass die Beziehung bidirektional ist. Beispielsweise begünstigt Depression die Entwicklung einer koronaren Herzerkrankung. Umgekehrt führt ein Herzinfarkt zu einer höheren Wahrscheinlichkeit einer Depression. Mechanismen wie Entzündung, Stimulation des Stresshormonsystems, Störung der Schilddrüsenfunktion, Störungen der Durchblutung des Gehirns oder die Einnahme bestimmter Medikamente können depressive Zustände bei vorher psychisch gesunden Menschen auslösen.

In der Diagnostik und Therapie müssen deshalb folgende Möglichkeiten in Betracht gezogen werden
(1) Gibt es eine nicht erkannte oder nicht ausreichend behandelte Erkrankung, die die Depression begünstigt? Sollte zusätzliche Diagnostik durchgeführt werden oder die Behandlung optimiert werden?
(2) Begünstigt die Depression die Entstehung einer körperlichen Erkrankung? Braucht der Patient zusätzliche Prophylaxemaßnahmen, um der Entstehung einer medizinischen Erkrankung vorzubeugen?
(3) Besteht eine ausreichende Gesundheitsfürsorge? Braucht der Patient beispielsweise regelmäßige Termine bei einem Diabetologen?
(4) Werden unangemessene diagnostische oder therapeutische Maßnahmen durchgeführt, da die Symptome der Depression beispielsweise irrtümlich als unerkannte medizinische Erkrankung konzeptualisiert werden oder Diagnostik aufgrund von Gesundheitsängsten zur Selbstberuhigung eingesetzt wird? Wäre weniger mehr?

Aus diesem Grund ist Selbstfürsorge im Bereich der allgemeinen körperlichen Gesundheit ein wichtiger Bestandteil jeder Form von Depressionsbehandlung. Stellen Sie sich die folgenden Fragen:

- War ich seit Beginn der Depression bei meinem Allgemeinarzt? Habe ich sinnvolle Untersuchungsintervalle eingehalten?
- Gibt es Hinweise für eine körperliche Erkrankung, die noch nicht ausreichend abgeklärt wurden?
- Tue ich etwas, was meine körperliche Gesundheit schädigt (Nikotin, Alkohol, Drogen)?
- Wenn Sie eine bekannte körperliche Erkrankung haben: Ist mein Diabetes, Bluthochdruck, koronare Herzerkrankung angemessen behandelt?
- Nehme ich Medikamente, bei denen als Nebenwirkung depressive Zustände bekannt sind?
- Sorge ich für genug Bewegung und Sport?
- Ernähre ich mich in einer gesunden Weise? Folge ich den Ernährungsempfehlungen meines Arztes?
- Sorge ich für ausreichenden Schlaf?

Wenn Sie unsicher sind, besprechen Sie sich mit Ihrem Arzt und Psychotherapeuten. Die Kunst besteht bei der gesundheitlichen Selbstfürsorge darin, weder zu untertreiben noch zu übertreiben

KAPITEL 5 /

Verhaltensaktivierung

5.1 Einführung

Der Aufbau von Aktivitäten zählt zu den am häufigsten angewandten und am besten wissenschaftlich untersuchten Strategien zur Bewältigung einer Depression. Das Kapitel beginnt mit einer Einführung zum Zusammenhang zwischen Aktivitäten und der Entstehung und Aufrechterhaltung von Depressionen. Dann werden zahlreiche allgemeine Strategien zum Aufbau von antidepressiven Aktivitäten vermittelt. Anschließend folgen zwei unterschiedliche Schwerpunkte im Aufbau von Aktivitäten: die Fokussierung auf allgemeine Aktivitäten einerseits und die Fokussierung auf werteorientierte Aktivitäten andererseits. Der Aufbau allgemeiner Aktivitäten wird häufig auch als Aufbau »angenehmer« Aktivitäten bezeichnet. Wir haben uns gegen eine breite Verwendung dieses Begriffes entscheiden, weil depressive Patienten diese Aktivitäten oft zunächst nicht als angenehm empfinden. Durch die Fokussierung auf den Aufbau »angenehmer« Aktivitäten fühlen sie sich dann leicht missverstanden.

Das Kapitel endet mit verschiedenen Modellen für Verhaltensanalysen: (1) Analysen von depressiven Verhaltensmustern und antidepressivem Bewältigungsverhalten, (2) Analysen des Aufbaus von antidepressiven Routinen, (3) klassische SORK-Analyse in der Anwendung bei depressiven Patienten. Zum Schluss findet sich noch ein Arbeitsblatt zum Problemlösen. Die vorgestellten Prinzipien und Techniken stammen vor allem aus der Akzeptanz- und Commitment-Therapie (ACT; Hayes et al., 1999) und dem Behavioral Activation Manual von Martell et al. (2010). Darüber hinaus gingen zahlreiche weitere Ideen in dieses Kapitel ein (Meinlschmidt & Hellhammer, 2008; Kanfer & Saslow, 1969; Hautzinger, 2009).

Für welche Patientengruppen sind die Tools aus diesem Kapitel besonders geeignet?

Der Aufbau von Aktivitäten gehört zu den grundlegenden Therapieelementen für Patienten mit Depressionen und sollten bei allen Patienten in die Psychotherapie integriert werden.

Mit welchen Tools können die Tools aus diesem Kapitel gut kombiniert werden?

Die Tools aus diesem Kapitel sind mit allen anderen Tools gut kombinierbar, insbesondere bietet sich eine Kombination an mit den Tools aus Kapitel 8 zum Aufbau von Fertigkeiten zu Achtsamkeit und Akzeptanz, Kapitel 9 zum Aufbau von Fertigkeiten zur Emotionsregulation (hier ist v. a. die Vermittlung des Prinzips zum entgegengesetzten Handeln hilfreich für die Verhaltensaktivierung) und Kapitel 10 und 11 »Interpersonelle Fertigkeiten«. Weit verbreitet ist traditionell auch eine Kombination mit kognitiven Techniken (Kap. 6).

Mit welchen Tools sollten die Tools dieses Kapitels nicht kombiniert werden?

Es gibt wenige Einschränkungen für die Kombination dieser Techniken. Bedenken Sie allerdings immer die Regel: »Wenige Dinge richtig tun!«, und wählen Sie trotz der guten Kombinierbarkeit sorgfältig aus.

5.2 Erklärung der Arbeitsmaterialien dieses Kapitels

- **INFO 5.1 / Die Depressionsspirale: Aktivitäten und ihr Einfluss auf Entstehung und Aufrechterhaltung einer Depression**
  Vermittelt anhand des weit verbreiteten Modells der Depressionsspirale erste Informationen zum Zusammenhang zwischen Aktivitäten und Stimmung.
- **INFO 5.2 / Der Schlüssel zur Veränderung depressiver Stimmung ist die Veränderung des Verhaltens**
  Erläutert wichtige Begriffe der Lerntheorie, bringt sie in Zusammenhang mit der Entstehung und Aufrechterhaltung von Depression und betont die Notwendigkeit, mehr belohnende Aktivitäten aufzubauen.
- **AB 5.1 / Einfluss von Aktivitäten auf die depressive Symptomatik**
  Mit diesem Tool können die Patienten die in dem vorangegangenen Infoblatt 5.2 vermittelten Informationen auf ihre eigene Situation anwenden.

- **INFO 5.3 / Bewältigung von Depressionen durch Aufbau von Aktivitäten**
  Vermittelt allgemeine Informationen zum Aufbau von Aktivitäten.
- **INFO 5.4 / Fünf Tipps für die erfolgreiche Planung und Durchführung von Aktivitäten**
  Präzisiert diese Information anhand einiger konkreter Tipps.
- **INFO 5.5 / Anleitung zum Wochenplan zur Erhebung des Einflusses von Aktivitäten auf die Stimmung**
  Erklärt die Nutzung des Wochenplans *(AB 5.2 / Wochenplan)* zur Verdeutlichung des Zusammenhangs von Aktivitäten und Stimmung für Patienten.
- **INFO 5.6 / Anleitung zum Wochenplan zur Planung von Aktivitäten**
  Erklärt den Einsatz des Wochenplans *(AB 5.2 / Wochenplan)* zur Planung von Aktivitäten für Patienten.
- **AB 5.2 / Wochenplan**
  Wochenpläne können sowohl zur Verdeutlichung des Zusammenhangs zwischen Aktivitäten und Stimmung (INFO 5.5) als auch zur Planung von Aktivitäten (INFO 5.6) verwendet werden.
- **AB 5.3 / Planung und Durchführung antidepressiver Aktivitäten**
  Hilft Patienten, eigene antidepressive Aktivitäten konkret zu planen und sich auf eventuell auftretende Probleme auf der Ebene der inneren Haltung und der äußeren Umstände vorzubereiten.
- **AB 5.4 / Liste von Aktivitäten**
  Bietet Patienten zahlreiche Anregungen für die Planung von Aktivitäten. Diese Liste wird oft auch als »Liste angenehmer Aktivitäten« bezeichnet. Aus den in Abschnitt 5.1 genannten Gründen haben wir sie nur »Liste von Aktivitäten« genannt.
- **AB 5.5 / Etwas tun, was Sinn gibt: Was sind meine Werte und Ziele?**
  Leitet in die werteorientierte Verhaltensaktivierung ein und erklärt Ziele und Werte. Der Patient wird durch Fragen angehalten, über seine Werte nachzudenken und seine gegenwärtige Situation zu überprüfen.
- **AB 5.6 / Wie gut sind Dinge, die mir wichtig sind, in meinem gegenwärtigen Leben verankert?**
  Hilft dem Patienten, bezogen auf verschiedene Wertebereiche, herauszufinden, was seine Werte sind und wie diese im gegenwärtigen Alltag gelebt werden.
- **AB 5.7 / Werte im Alltag verankern**
  Unterstützt dabei, einen bestimmten Wert mit Hilfe von konkreter Verhaltensplanung besser im Alltag zu verankern.
- **INFO 5.7 / Ablauf der Erhebung von Zielen und Werten**
- **AB 5.8 / Erhebung von Zielen und Werten**
  Mit dem Informationsblatt bekommen Therapeuten eine Hilfestellung dabei, Werte und Ziele hierarchisch einander zuzuordnen. Das ist dann besonders wertvoll, wenn die Verfolgung bestimmter Ziele aufgrund der Lebensumstände deutlich erschwert ist oder der Patient zu stark auf seine gegenwärtigen Beschwerden fokussiert ist. Das hierarchische Vorgehen eröffnet hier die Möglichkeit auf der Ebene der Werte Dinge zu finden, die gegenwärtig nicht durch Lebensumstände (z. B. habe keine Arbeit) oder starke Symptombelastung (z. B. habe nicht die Kraft zur Arbeit zu gehen) gefährdet sind (z. B. Wert: »Es ist mir wichtig, etwas Sinnvolles zu tun«). Ein Beispiel verdeutlicht das Vorgehen. Im AB können dann die individuellen Werte und Ziele des Patienten zusammengetragen werden.
- **INFO 5.8 / Verhaltensfallen und Kurs aufnehmen in Richtung Veränderung: Ablauf der Analysen von Verhaltensmustern und Erarbeitung von Bewältigungsmustern**
  Anleitung für Therapeuten für die *AB 5.9 / Die Falle* und *AB 5.10 / Wieder auf Kurs kommen.*
- **AB 5.9 / Die Falle: Analyse von Vermeidungsmustern**
  (nach Martell et al., 2014); eignet sich zur Analyse von Auslösern und Konsequenzen von Vermeidungsmustern.
- **AB 5.10 / Wieder auf Kurs kommen: Reduktion von Vermeidungsverhalten durch Erarbeitung von Bewältigungsmustern**
  (nach Martell et al., 2014); kann anschließend zur Modifikation von Vermeidungsverhalten eingesetzt werden und dient dem Aufbau von Alternativverhalten.
- **AB 5.11 / Aufbau von antidepressiven Routinen**
  (nach Martell et al., 2014); hilft dem Patienten dabei, Vermeidungsmuster durch antidepressive Routinen zu ersetzen.

- **INFO 5.9 / Verhaltensanalysen (SORK-Modell)**
  Erklärt die Verhaltensanalyse nach dem SORK-Modell und gibt wichtige Hinweise zum Einsatz des SORK bei depressiven Patienten. Zwei Beispiele sind zur Verdeutlichung gegeben.
- **AB 5.12 / Verhaltensanalyse nach dem SORK-Modell**
  Mit diesem AB können Patienten eigenständig Verhaltensanalysen durchführen. Therapeuten sollten die Technik selbstverständlich zunächst in der Sitzung einführen.
- **AB 5.13 / Problemlösemodell**
  Entspricht dem klassischen Vorgehen beim Problemlösen und bietet Patienten die Möglichkeit, ihre Fertigkeiten diesbezüglich zu trainieren. Therapeuten sollten diese Technik ebenfalls in der Sitzung einführen.

INFO 5.1 /

P

Die Depressionsspirale: Aktivitäten und ihr Einfluss auf Entstehung und Aufrechterhaltung einer Depression

Wenn jemand unter einer Depression leidet, so fühlt er sich häufig niedergeschlagen und lustlos, der Antrieb fehlt und er kann sich zu nichts mehr aufraffen. In der Folge ziehen Menschen mit Depression sich oft immer mehr von Aktivitäten und Personen zurück, die ihnen bisher wichtig waren und ihr Leben wertvoll gemacht haben. Dies führt leider dazu, dass Belohnung und angenehme Gefühle (positive Verstärkung) weniger werden. Wenn ein Leben wenig Belohnung bereithält, ist es ganz natürlich, dass Gefühle von Traurigkeit, Müdigkeit und Hoffnungslosigkeit vermehrt auftreten und zu einer weiteren Verschlechterung der Stimmung und der anderen depressiven Symptome führen. In diesem Zusammenhang wird häufig von einer Depressionsspirale abwärts gesprochen.

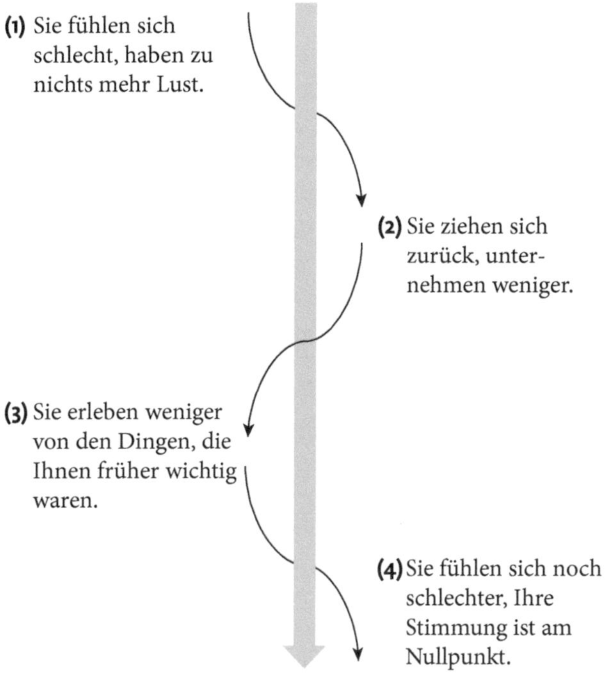

Abbildung 1 Depressionsspirale abwärts

Die Depressionsspirale aufwärts: der erste Schritt ist eine Veränderung des Verhaltens

Die Depressionsspirale verdeutlicht, wie jemand in eine Depression hineingeraten kann und was sie aufrechterhält. Sie funktioniert aber auch in umgekehrter Richtung als »Aufwärtsspirale« und kann helfen eine Depression zu überwinden. Der wichtigste Punkt ist dabei, (wieder) Aktivitäten aufzunehmen, die mehr Belohnung im eigenen Leben schaffen. Das können Aktivitäten sein, die einem Freude machen (z. B. ins Kino gehen). Das können aber auch Aktivitäten sein, die einem wichtig sind, ohne dass sie unmittelbar Spaß machen (z. B. Zeit in der Natur verbringen). Die Bereiche, in denen Aktivitäten aufgebaut bzw. verändert werden sollten, um die eigene Stimmungslage zu verbessern, sind individuell sehr unterschiedlich und davon abhängig, was der jeweiligen Person wichtig ist. In der Therapie geht es zunächst darum herauszufinden, welche Muster die Depression ausgelöst haben und aufrechterhalten und in welchen Bereichen Veränderungen zu einer Verbesserung der Stimmungslage führen können.

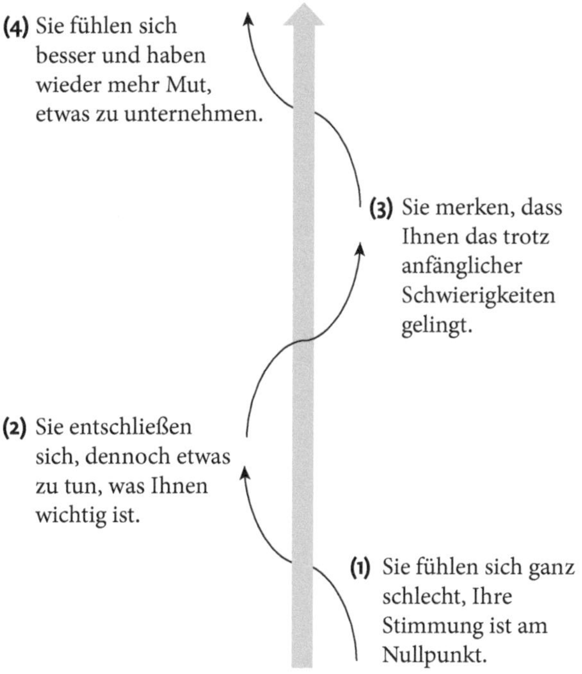

Abbildung 2 Depressionsspirale aufwärts

Der Schlüssel zur Veränderung depressiver Stimmung ist die Veränderung des Verhaltens

Wie entscheiden sich Menschen für bestimmte Aktivitäten?

Wenn Menschen gerade nicht äußeren Zwängen unterworfen sind, lassen sie sich im Alltag bei der Entscheidung für Aktivitäten oft davon leiten, ob sie gerade »Lust haben«, etwas zu tun. Dabei gibt ihre innere Motivation den Ausschlag dafür, ob sie tatsächlich etwas nach außen Sichtbares tun. Menschen planen ihre Aktivitäten also »von innen nach außen«. Das gilt beispielsweise für die Gestaltung von Wochenenden. An Wochenende entscheidet man häufig spontan, was man unternehmen möchte, und orientiert sich dabei an seiner aktuellen Stimmungslage. Viele tägliche Routinen erledigen Menschen aber auch unabhängig davon, ob sie »Lust haben«, diesen Routinen nachzugehen. Dazu zählt das tägliche Waschen, Anziehen, Essen, aber häufig auch die Erledigung von Pflichten wie das Heraustragen des Mülleimers.

Lerntheorie zur Steuerung von Verhalten

Die Lerntheorie, die man sich in der Verhaltenstherapie zu Nutze macht, gibt ein Erklärungsmodell dafür, warum bestimmte Verhaltensweisen häufiger auftreten und andere seltener. Kenntnisse über die Lerntheorie können daher helfen, zu verstehen, wie Depression entsteht und sich aufrechterhält. Des Weiteren können die mit der Lerntheorie verbundenen Strategien und Prinzipien angewendet werden, um Verhaltensweisen, die Depression begünstigen, zu reduzieren und erwünschtes Verhalten, das Depression entgegenwirkt, zu fördern. Im Folgenden sind die wichtigsten Prinzipien der Lerntheorie erklärt:

- **Verstärker** sind Ereignisse, die dazu führen, dass ein Verhalten häufiger auftritt.
- **Positive Verstärkung** wird auch Belohnung genannt und bedeutet, dass ein Verhalten häufiger gezeigt wird, wenn auf das Verhalten eine positive Konsequenz folgt. Wenn jemand beispielsweise ins Kino geht und dabei Spaß hat, dann steigt die Wahrscheinlichkeit, dass er wieder hingeht. Aktivitäten, auf die unmittelbar eine angenehme Konsequenz erfolgt, werden auch »angenehme Aktivitäten« genannt. Dieser Begriff ist allerdings verwirrend, da Menschen mit Depression diese Aktivitäten oft zunächst nicht als angenehm empfinden. Im weiteren Verlauf wird daher der Begriff »allgemeine Aktivitäten« verwendet. Auch Aktivitäten, die unmittelbar vielleicht keine besondere Freude bereiten, können als belohnend erlebt werden, wenn man sich sehr mit ihnen identifiziert (z. B. ein wichtiges Projekt bei der Arbeit oder die Sorge für die Kinder). Diese Aktivitäten erleben Menschen als belohnend, weil sie mit der großen Richtung übereinstimmen, welche sie ihrem Leben geben wollen. Aktivitäten, die der Verfolgung dieser großen Richtung dienen, werden auch *werteorientierte Aktivitäten* genannt. Und schließlich kann es ganz allgemein als belohnend empfunden werden, wenn man es geschafft hat, etwas zu tun, was man sich vorgenommen hat, z. B. mal wieder Joggen zu gehen (Selbstwirksamkeit). Dazu muss die Aktivität nicht unbedingt Spaß machen oder auf einen Wert ausgerichtet sein.
- **Negative Verstärkung** steigert die Häufigkeit eines Verhaltens, wenn als Folge auf das Verhalten ein unangenehmer Reiz wegfällt. Dies ist beispielsweise der Fall, wenn man aus Angst eine Situation verlässt und die Angst danach sofort abfällt – so wird beispielsweise Vermeidungsverhalten aufrechterhalten.
- **Löschung** vermindert die Auftretenswahrscheinlichkeit eines Verhaltens dadurch, dass dem Verhalten keine Beachtung geschenkt wird und dadurch keine Belohnung erfolgt.
- **Bestrafung** vermindert die Auftretenswahrscheinlichkeit eines Verhaltens durch unangenehme Konsequenzen, z. B. führt das Liegenlassen von Rechnungen dazu, dass man Mahnungen bekommt, oder den Müll nicht runterzubringen dazu, dass es in der Wohnung unangenehm riecht.

Der Schlüssel zur Veränderung depressiver Stimmung ist die Veränderung des Verhaltens

Entstehung und Aufrechterhaltung von Depression

Kritische Lebensereignisse können dazu führen, dass Verstärkungsprozesse ausbleiben, und das Verfolgen von belohnenden Aktivitäten (allgemeinen und werteorientierten) empfindlich stören. So kann mit dem Verlust des Arbeitsplatzes beispielsweise eine wichtige werteorientierte Aktivität verloren gehen. Auch Trennungen führen häufig zu einem Verlust an Belohnungen, weil mit der Trennung beispielsweise auch Kontakte zu Freunden zerbrechen können, mit denen man früher viele belohnende Aktivitäten verfolgt hat. Das Problem dabei: Dieser Verlust an belohnenden Erlebnissen führt zu einer gedrückten Stimmung und diese wirkt sich wiederum auf die Motivation oder den Antrieb aus, Dinge zu unternehmen. Ein Teufelskreis, wie in der folgenden Abbildung deutlich wird:

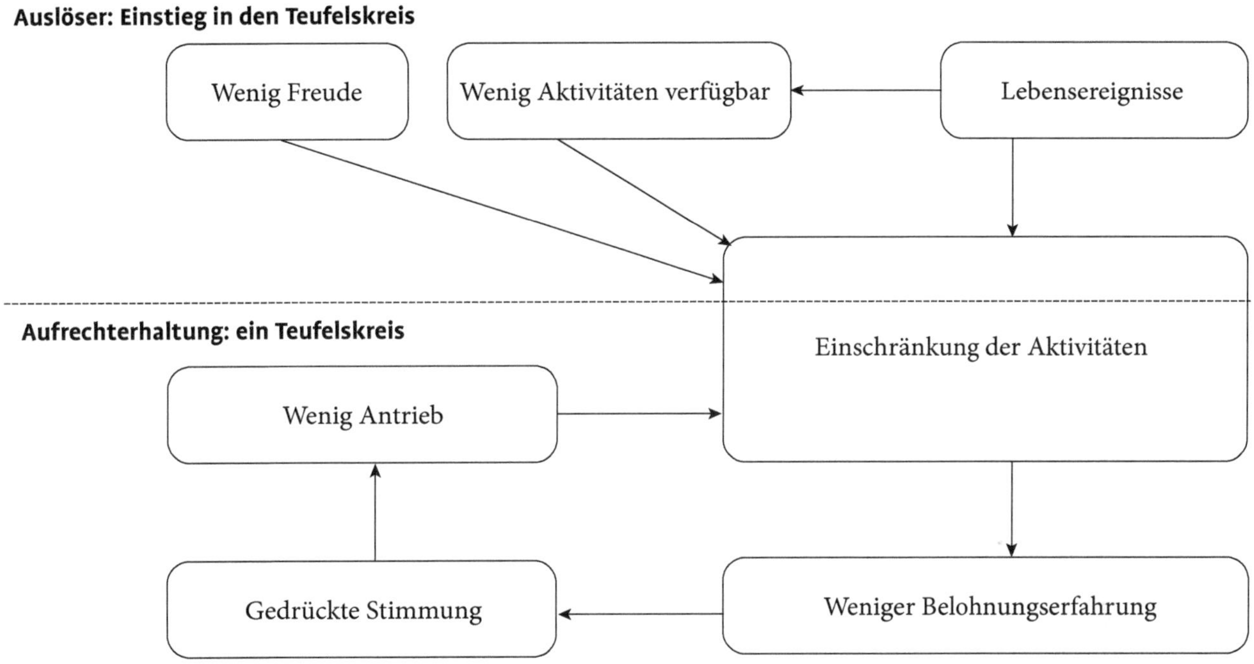

In einer Depression wird die Planung von alltäglichen Aktivitäten durch zwei Dinge geprägt: zum einen werden früher als belohnend empfundene Aktivitäten aufgegeben (Wegfall von positiver Verstärkung); zum anderen steht bei der Planung von Aktivitäten die unmittelbare Reduktion von unangenehmen Zuständen im Vordergrund (negative Verstärkung und Vermeidung von Bestrafung), selbst wenn dabei wichtige Ziele aus dem Auge geraten. So ist es beispielsweise manchmal anstrengend, sich um die Kinder zu kümmern. In einer Depression fühlt man sich unter Umständen von dieser Aufgabe überwältigt und zieht sich lieber in sein Bett zurück als mit den Kindern zu spielen. Dadurch ist zwar kurzfristig das Gefühl der Überforderung weg. Langfristig führt dieses Verhalten jedoch häufig zu Konflikten in der Familie, Selbstvorwürfen, Scham- und Insuffizienzgefühlen. Die Depression bleibt aufrechterhalten, weil es unmöglich ist, gute Stimmung zu bekommen, wenn man kein Verhalten produziert, für das man belohnt werden könnte oder das einem selbst wertvoll, wichtig und sinnvoll erscheint.

Wie kann ich aus dem Teufelskreis ausbrechen?

Der Schlüssel zur Veränderung depressiver Stimmung ist die Veränderung des Verhaltens mit dem Aufbau von belohnenden Aktivitäten. Eine der wichtigsten Fragen bei einer depressiven Störung ist deshalb: »Tue ich genug, was mir wichtig ist und Chance auf Belohnung hat? Oder tue ich nichts, zu wenig oder erfülle ich ausschließlich lästige Pflichten, die keine Belohnung finden und allenfalls dazu dienen, Bestrafung zu vermeiden?«

AB 5.1 /

P

Einfluss von Aktivitäten auf die depressive Symptomatik

(1) Hängt der Beginn der depressiven Symptomatik bei mir mit einem Lebensereignis zusammen? Wenn ja: Welches war das?

(2) Habe ich im Zusammenhang mit der depressiven Symptomatik angenehme Aktivitäten aufgegeben? Wenn ja: welche?

(3) Habe ich im Zusammenhang mit der depressiven Symptomatik allgemeine Aktivitäten aufgegeben? Oder Pflichten vernachlässigt? Wenn ja: welche?

(4) Habe ich im Zusammenhang mit der depressiven Symptomatik Aktivitäten aufgegeben, welche vielleicht keinen unmittelbaren Spaß machen, die mir aber dennoch langfristig sehr wichtig sind? Wenn ja: welche?

(5) Habe ich seit Beginn der depressiven Symptomatik angefangen, Dinge zu machen, nur damit es mir schnell besser geht? Wenn ja: welche? Und: Was waren die langfristigen Konsequenzen davon?

Wenn Sie diese Fragen beantwortet haben, überlegen Sie: Gibt es etwas, was Sie vielleicht tun könnten, das Ihnen hilft, die depressive Symptomatik besser zu bewältigen?

INFO 5.3 /

P

Bewältigung von Depressionen durch Aufbau von Aktivitäten

Für die Bewältigung einer Depression kann es hilfreich sein, herauszufinden, was Aktivitäten sein könnten, die der Depression entgegen wirken. Diese Aktivitäten werden auch »antidepressive Aktivitäten« genannt. Zunächst ist es wichtig, mögliche *antidepressive Aktivitäten zu identifizieren*. Zu diesem Zweck können Sie überlegen, welche Aktivitäten Ihnen vor Beginn der Depression wichtig gewesen sind oder früher einmal Freude gemacht haben. Eine andere Möglichkeit ist, einen Wochenplan zu führen und zu beobachten, ob es bestimmte Aktivitäten im Verlauf der Woche gibt, die zu einer Stimmungsaufhellung führen.

Planung von Aktivitäten

Bei der Planung der Aktivitäten ist es wichtig, darauf zu achten, dass eine Balance erreicht wird aus Pflichten, allgemeinen Aktivitäten, werteorientierte Aktivitäten und Ruhepausen. Ganz grob kann man dabei zunächst einer Viertelregel folgen: ein Viertel der Zeit für Pflichten, ein Viertel für allgemeine Aktivitäten, ein Viertel für werteorientierte Aktivitäten und ein Viertel für Ruhe. Allerdings ist das tatsächlich nur eine Daumenregel, da dies sehr individuell ist. Wichtig ist, dass Sie die für sich richtige Mischung herausfinden und keinen der Bereiche ganz ausschließen. Außerdem verlaufen die Grenzen zwischen diesen vier Kategorien fließend: eine Pflicht (z. B. Erledigung bestimmter Aufgaben bei der Arbeit) oder eine Ruhepause (z. B. ein ruhiger Spaziergang im Wald) kann auch eine werteorientierte Aktivität sein. Denn die Erledigung der Arbeit beispielsweise kann einen auch mit Zufriedenheit erfüllen.

Aufbau von Aktivitäten

Beim Aufbau von Aktivitäten ist es wichtig darauf zu achten, dass man dem gemachten Plan und nicht der Stimmung folgt. Nach der Stimmung zu handeln, wird als Handeln »von innen nach außen« bezeichnet. Wenn sich jemand gerade nicht in einer depressiven Phase befindet, funktioniert das Handeln von innen nach außen meist gut. In einer depressiven Phase ist es jedoch keine sinnvolle Strategie, da man bei einer Depression selten gute Stimmung hat und nicht voller Tatendrang ist. Eine Alternative ist, sich bei der Durchführung der Aktivität an seinen Zielen oder Werten zu orientieren (»Ich mache das jetzt, weil ich mir das vorgenommen habe und weil es mir wichtig ist«) und dabei nicht auf die Stimmung zu hören, die einem wahrscheinlich das Gegenteil sagt (»Bleib doch lieber zu Hause, dann hast du deine Ruhe«). Wenn man das Gegenteil von dem tut, was einem das Gefühl sagt, spricht man von *entgegengesetztem Handeln*. Entgegengesetztes Handeln ist eines der wichtigsten Prinzipien zur Überwindung einer Depression.

INFO 5.4 /

P

Fünf Tipps für die erfolgreiche Planung und Durchführung von Aktivitäten 1/2

(1) Fangen Sie klein an und steigern Sie sich schrittweise!

Die Planung und Durchführung von antidepressiven Aktivitäten wird Ihnen leichter fallen, wenn Sie klein anfangen und sich schrittweise steigern. Es hilft wenig, große und besondere Aktivitäten zu planen, deren Durchführung dann scheitert. Die Gefahr dabei ist, dass man in ein »Alles-oder nichts«-Handeln rutscht: »Wenn mir das hier nicht gelungen ist, dann wird mir nichts gelingen«. Überlegen Sie sich deshalb, gemeinsam mit Ihrem Therapeuten, welche Schritte für Sie sinnvoll und erreichbar sind. Dies ist individuell unterschiedlich.

(2) Planen Sie die Aktivität möglichst konkret!

Wenn Sie eine Aktivität gefunden haben, ist es wichtig, diese konkret zu planen. Dazu kann es hilfreich sein, die Aktivität in kleinere Schritte zu zerlegen. Wenn Sie sich beispielsweise als antidepressive Aktivität vorgenommen haben, nach Jahren einmal wieder schwimmen zu gehen, beginnen Sie mit den Vorbereitungen für das Schwimmen: Erkundigen Sie sich nach den Öffnungszeiten des Schwimmbades; überprüfen Sie, ob Ihre Badebekleidung noch passt und kaufen Sie gegebenenfalls neue; überlegen Sie, wann eine gute Zeit ist, das Schwimmbad zu besuchen (wählen Sie beispielsweise eine Zeit, in der Schwimmbad nicht so voll ist, wenn Sie Sorge haben, durch die anderen gestört zu werden), und überlegen Sie, ob Sie Unterstützung durch andere nutzen wollen (fragen Sie zum Beispiel einen Freund, ob er Sie zum Schwimmen begleitet). Sie können die einzelnen Schritte in einen Wochenplan eintragen und sich dafür loben, wenn Sie die einzelnen Schritte geschafft haben.

(3) Schaffen Sie positive Verstärker (Belohnung)!

Menschen lernen vor allem aus kurzfristigen Konsequenzen und richten ihr Verhalten danach aus. Problematische Verhaltensweisen haben oft starke, zuverlässige kurzfristige Konsequenzen, z. B. führt Vermeidung von Aktivitäten kurzfristig zu einer Reduktion von unangenehmen Gefühlen und Anspannung. Ein Beispiel: Eine Frau mit Depression liegt auf dem Sofa, sie hat sich vorgenommen, heute mal wieder etwas für sich zu kochen. Doch bereits bei dem Gedanken daran fühlt sie sich überfordert und entschließt, doch auf dem Sofa liegen zu bleiben. Dadurch wird das Gefühl der Überforderung zunächst einmal weniger. Man nennt das auch »negative Verstärkung«, weil durch den Wegfall der unangenehmen Konsequenz, die Auftretenswahrscheinlichkeit des Vermeidungsverhaltens erhöht wird.
Der Aufbau von Aktivitäten ist hingegen erstmal anstrengend und für Menschen mit einer Depression wenig angenehm. Schon deshalb ist es wichtig, diesen kurzfristigen Vorteilen des »alten« Vermeidungsverhaltens durch Belohnung ein Gegengewicht entgegenzusetzen. Wenn ein »neues« Verhalten positive Konsequenzen, wie zum Beispiel eine Belohnung nach sich zieht, nennt man das in der Psychologie »positive Verstärkung«. Dies führt dazu, dass sich die Wahrscheinlichkeit erhöht, dass man die Aktivität wieder macht, für die man sich belohnt hat. Es ist daher wichtig, positive Verstärker beim Aufbau von Aktivitäten zu nutzen.

  ►

Fünf Tipps für die erfolgreiche Planung und Durchführung von Aktivitäten

(4) Nutzen Sie wenn möglich natürliche Belohnungen!

Es gibt Aktivitäten, deren Durchführung von alleine zu belohnenden Erlebnissen führt (*natürliche Belohnung*). Eine natürlich auftretende Belohnung ist zum Beispiel, wenn Sie einen alten Freund anrufen, bei dem Sie sich ziemlich sicher sein können, dass er sich über Ihren Anruf freut. Wenn Sie ihn erreichen, wird er wahrscheinlich sagen »Schön, dass du wieder anrufst, ich freue mich, von dir zu hören«. Diese Erfahrung ist für sich alleine genommen schon eine Belohnung. Ein anderes Beispiel für eine natürliche Belohnung ist das zufriedene Gefühl, eine wichtige Sache erledigt zu haben. Der Vorteil von natürlichen Belohnungen ist, dass diese Belohnung von alleine auftritt und man sie nicht zusätzlich herbeiführen muss. Damit wird es wahrscheinlicher, dass diese Aktivität auch in die tägliche Routine integriert wird.
Andere Verhaltensweisen werden nicht automatisch belohnt. Wenn man beispielsweise eine Aufgabe angeht, die zwar wichtig ist, aber keinen Spaß macht (z. B. die Reifen am Auto wechseln, um auch im Winter sicher zur Arbeit zu kommen), kann es hilfreich sein, sich hinterher dafür bewusst zu belohnen (z. B. eine warme Tasse Tee trinken). Da diese Form der Belohnung nicht von alleine auf die Aktivität folgt und sie bewusst geplant werden muss, nennt man sie auch *»willkürliche Belohnung«*. Diese Art von Belohnung kann man einsetzen, wenn Aktivitäten wichtig sind, aber kurzfristig keine positive Verstärkung mit sich bringen.

(5) Lassen Sie sich bei Misserfolg nicht entmutigen

Wenn Sie angefangen haben, Aktivitäten zu planen und durchzuführen, werden Sie nicht immer sofort Erfolg haben. Wichtig ist auch, dass Sie wissen, dass nicht sofort eine Stimmungsaufhellung zu erwarten ist. Führen Sie die Aktivitäten weiter, und belohnen Sie sich für Ihre Ausdauer. Misserfolge gehören leider auch dazu und Sie sollten sich davon nicht entmutigen lassen. Vielmehr sollten Sie überlegen: Was hat in der konkreten Situation gut geklappt? Und was hat nicht geklappt? Was kann ich beim nächsten Mal anders machen, damit mir die Aktivität besser gelingt? Betrachten Sie die Durchführung jeder Aktivität als eine Art Experiment, aus dem Sie lernen können.

INFO 5.5 / P

Anleitung zum Wochenplan zur Erhebung des Einflusses von Aktivitäten auf die Stimmung

- Nehmen Sie den Wochenplan (AB 5.2) mindestens einmal am Tag zur Hand. Planen Sie dafür einen festen Zeitpunkt ein, zum Beispiel abends.
- Tragen Sie für jeden Zeitraum in den Plan ein, welchen Aktivitäten Sie am zurückliegenden Tag nachgegangen sind.
- Überlegen Sie wiederum für jeden Zeitraum: Wie war Ihre Stimmung in dieser Zeit? Beschreiben Sie die Stimmung auf einer Skala von 0 bis 10. Der Wert 0 bedeutet »ganz schlechte Stimmung«, der Wert 5 »in Ordnung, könnte aber besser sein« und der Wert 10 »ausgezeichnete Stimmung«.

INFO 5.6 /

P

Anleitung zum Wochenplan zur Planung von Aktivitäten

- Nehmen Sie den Wochenplan (AB 5.2) mindestens einmal am Tag in die Hand. Bitte bedenken Sie dabei: Manchmal ist es hilfreich, Aktivitäten einige Tage im Voraus zu planen.
- Überlegen Sie: Was könnte eine antidepressive Aktivität sein? Wann könnte ich diese Aktivität durchführen? Tragen Sie die Aktivität in den Wochenplan ein.
- Nach der Durchführung der Aktivität notieren Sie bitte, ob Ihnen die Durchführung der Aktivität gelungen ist. Machen Sie dann einen Haken hinter die Aktivität.
- Überlegen Sie für jeden Zeitraum: Wie war Ihre Stimmung in dieser Zeit? Beschreiben Sie die Stimmung auf einer Skala von 0 bis 10. Der Wert 0 bedeutet »ganz schlechte Stimmung«, der Wert 5 »in Ordnung, könnte aber besser sein« und der Wert 10 »ausgezeichnete Stimmung«. Verwenden Sie dafür nach Möglichkeit einen Stift in einer anderen Farbe.

AB 5.2 /

Wochenplan

Wochentag	Montag	Dienstag	Mittwoch	Donnerstag	Freitag	Samstag	Sonntag
8:00 – 9:00							
9:00 – 10:00							
10:00 – 11:00							
11:00 – 12:00							
12:00 – 13:00							
13:00 – 14:00							
14:00 – 15:00							
15:00 – 16:00							
16:00 – 17:00							
17:00 – 18:00							
18:00 – 19:00							
19:00 – 20:00							
20:00 – 21:00							
21:00 – 22:00							

AB 5.3 /

Planung und Durchführung antidepressiver Aktivitäten

Schritt 1: Was nehme ich mir vor?

....

....

....

....

....

Schritt 2: Welche Schwierigkeiten könnten auftreten?

Innere Schwierigkeiten: z. B. meine Haltung (»Das klappt sowieso nicht«) oder Befürchtungen (»Ich könnte mich blamieren«)

....

....

....

....

....

Äußere Schwierigkeiten: z. B. ich muss die Öffnungszeiten des Schwimmbades kennen, wenn ich schwimmen gehen will

....

....

....

....

....

Schritt 3: Was könnte mir bei der Durchführung helfen?

Innere Schwierigkeiten: z. B. ein Satz, der mir Mut macht (»Versuche es doch einmal«)

....

....

....

....

....

Äußere Schwierigkeiten: gute Vorbereitung, um die Wahrscheinlichkeit eines Erfolges zu steigern

....

....

....

....

....

AB 5.4 /

P

Liste von Aktivitäten

Die Aufstellung soll Sie anregen, über die für Sie geeigneten Aktivitäten nachzudenken, sie zu erproben und sie in Ihren Tagesplan einzufügen.
Wenn Sie sich dazu entscheiden eine Aktivität durchzuführen, dann kreuzen Sie diese an. Notieren Sie auch, wann Sie dieser Aktivität zum letzten Mal nachgegangen sind.

1	Spazieren gehen	24	Auto oder Rad fahren
2	Einen Einkaufsbummel machen	25	Eine schwierige Aufgabe lösen
3	Witze, Cartoons, Comics lesen	26	Zu einem Vereinstreffen gehen
4	Museum oder Ausstellung besuchen	27	Freunde anrufen oder besuchen
5	Einen Ausflug machen oder Reisen	28	Mit Kindern spielen
6	Einfach mal ausspannen und ausschlafen	29	Jemandem ein Komplient machen
7	Sport treiben	30	Jemandem eine Freude bereiten
8	Ballspiele mit anderen	31	Fernsehen oder Radio hören
9	Sportveranstaltung besuchen	32	Schwimmen, Baden oder Saunieren
10	Ins Kino, Theater oder Konzert gehen	33	Tanzen
11	Ein Gespräch führen oder diskutieren	34	Sketche oder Theater spielen
12	Karten oder Gesellschaftsspiele spielen	35	Jemand anderem einen Streich spielen
13	Segeln, Boot oder Kanu fahren	36	Geschichten erzählen
14	Besuch von Vorträgen oder Kursen	37	Flirten
15	Gegenstände reparieren	38	Zärtlichkeiten austauschen
16	Basteln oder Handarbeiten machen	39	Süßigkeiten essen
17	Bilder malen oder eine Skulptur formen	40	Zimmer aufräumen
18	Computerspiele, im Internet surfen	41	Die Natur beobachten
19	In der Sonne liegen	42	Ein gutes Buch lesen
20	Ein Picknick machen	43	Zeitschriften lesen
21	Ein Restaurant besuchen	44	Musik hören
22	Kochen, Backen oder Grillen	45	Musikinstrumente spielen
23	Sich pflegen, sich schön machen	46	In den Zoo oder Zirkus gehen

▶

Liste von Aktivitäten

Hier können Sie eigene Ideen für Aktivitäten hinzufügen:	
47	52 ....
48	53 ....
49	54 ....
50	55 ....
51	56 ....

Welche Aktivität möchte ich als Nächstes ausprobieren?

....

....

....

....

Wann werde ich diese Aktivität durchführen?

....

....

Etwas tun, was Sinn gibt: Was sind meine Werte und Ziele?

Was sind Werte?

Werte sind frei gewählte (nicht von außen vorgegebene), anhaltende, wertgeschätzte Verhaltensmuster, die dem Leben einen Sinn geben. Sie zeigen Menschen, was in ihrem Leben wichtig ist und geben dem Leben so eine Richtung. Werte sind wie ein Leuchtturm, der den Weg weist und hilft Kurs zu halten, auch wenn die See rau und stürmisch ist (übertragen gesehen wie z. B. bei einer Depression).
Eine andere Metapher ist, das Leben mit einer Wanderung zu vergleichen: Werte geben die Richtung vor, die man einschlagen möchte (z. B. Süden). Unterwegs gibt es Punkte, die man erreichen möchte (Etappen). Dazu müssen bestimmte Schritte gegangen werden. Was auf der Wanderung die Richtung ist, sind im Leben die Werte, die Etappen sind die Ziele. Werte erfüllen die Funktion eines Kompasses, der hilft, eine Richtung zu wählen. An einem Kompass kann man sich orientieren, wo Süden ist, aber man kann den Süden nie erreichen.

Ein Beispiel

Genauso ist es mit den Werten: Ein Mann hat sich beispielsweise den Wert gesetzt, »ein liebender Ehemann zu sein«. Das Beispiel zeigt: Werte werden in Verben (»eine liebevolle, enge Beziehung mit meinen Kindern führen«) oder Adverben (»im Kontakt mit der Natur sein«) ausgedrückt. Ausgehend von dem Wert »ein liebender Ehemann zu sein« kann man sich konkrete Ziele setzen, die mit diesem Wert übereinstimmen und die erreichbar sind (z. B. »meine Frau zum Abendessen einladen«). Es ergeben sich auch nach dieser Zielerreichung weitere Ziele, die mit diesem Wert im Zusammenhang stehen. Ein Ziel kann man erreichen, einen Wert nicht.

Wie kann ich meine eigenen Werte herausfinden?

Zur Klärung der eigenen Werte kann man sich folgende Fragen stellen:
- Wofür möchte ich in meinem Leben stehen?
- Worum soll es in meinem Leben gehen?
- Was ist mir wichtig? Welche Richtung möchte ich einschlagen?

Es kann in einer Depression sehr schmerzlich sein, sich diese Fragen zu stellen. Denn in einer Depression entfernen sich Menschen manchmal deutlich von ihren Werten und richten ihr Verhalten stärker am Gefühl der Überforderung und weniger an ihren Werten aus. Dennoch ist es ausgesprochen wichtig, sich die Werte bewusst zu machen, um eine Depression zu überwinden. Nur wenn man sich bewusst ist, was einem im Leben wichtig ist, kann man sein Leben entsprechend gestalten und erhält langfristig Zugang zu ausreichend Belohnung. Verhaltensweisen, die im Dienste eines Wertes stehen, werden selbst zu Verstärkern. Das ist für die Motivation hilfreich, besonders wenn angestrebte Veränderungen in weiter Zukunft liegen oder ungewiss sind.

Meine Gedanken zu diesen Fragen:

Etwas tun, was Sinn gibt: Was sind meine Werte und Ziele?

Stellen Sie sich zum Abschluss bitte noch folgende Fragen:

Was hindert mich daran, mein Leben nach meinen Werten auszurichten?

Was würde ich gerne verändern?

AB 5.6 /

P

Wie gut sind Dinge, die mir wichtig sind, in meinem gegenwärtigen Leben verankert?

Dieses Arbeitsblatt soll Ihnen helfen, sich Ihrer Werte bewusst zu werden und zu überprüfen, wie gut Ihre Werte in Ihrem aktuellen Leben verankert sind. Nehmen Sie sich dazu bitte, die zweite Seite dieses Arbeitsblattes und gehen Sie nach der folgenden Anleitung vor:

(1) Schauen Sie sich zunächst die verschiedenen Wertebereiche an und überlegen Sie sich für jeden Bereich, wie Sie als Mensch in diesem Bereich sein möchten? Ein Beispiel für den Bereich »Freundschaft / Soziale Kontakte« wäre beispielsweise »ein offenes Ohr für andere haben« oder »meinen Freunden helfen«, ein Beispiel für den Bereich »Körperliches Wohlbefinden« beispielsweise »für meine körperliche Fitness sorgen« oder »auf gute Ernährung achten«.

(2) Schätzen Sie dann von 1 (= unbedeutend) bis 10 (= maximal wichtig) ein, wie wichtig Ihnen dieser Wert für Ihr Leben ist.

(3) Überlegen Sie anschließend, welche konkreten Verhaltensweisen Sie in den letzten Wochen durchgeführt haben, um diesen Wert in Ihrem Leben zu verankern. Wenn Ihr Wert beispielsweise »für körperliche Fitness sorgen« ist, so wären dazu passende Verhaltensweisen z. B. Joggen gegangen oder mit dem Fahrrad zur Arbeit gefahren.

(4) Überprüfen Sie anhand dieser Überlegungen, inwieweit dieser Wert aktuell mit Ihrer Lebensführung übereinstimmt (von 0 = überhaupt nicht bis 10 = vollkommen).

(5) Bei welchen Werten gibt es eine Diskrepanz zwischen Wichtigkeit und Übereinstimmung in der Lebensführung?

....

....

....

....

....

....

Woran liegt das? Schauen Sie sich diese Werte gemeinsam mit Ihrem Therapeuten an.

AB 5.6 / Wie gut sind Dinge, die mir wichtig sind, in meinem gegenwärtigen Leben verankert?

Wertebereich	Was sind meine Werte in diesem Bereich? Das bedeutet: Wie möchte ich in diesem Bereich sein?	Wichtigkeit 10 – sehr wichtig, 0 – nicht wichtig	Füllen Sie diese Spalten bitte jeweils bezogen auf den letzten Monat aus!	
			Wie ist dieser Wert gegenwärtig in meinem Leben verankert? Was tue ich im Moment in diesem Lebensbereich	Übereinstimmung mit Lebensführung 10 – vollkommen 0 – überhaupt nicht
Partnerschaft, Intime Beziehung				
Familie				
Freundschaft / Soziale Kontakte				
Arbeit				
Ausbildung / Schule				
Freizeit				
Spiritualität				
Politik / Engagement				
Körperliches Wohlbefinden				

AB 5.7 / P

Werte im Alltag verankern

Mit diesem Arbeitsblatt können Sie sich Werte anschauen, die Ihnen besonders wichtig sind, die Sie aber in Ihrem Alltag aktuell nicht zufriedenstellend umsetzen. Das Ziel ist Verhaltensweisen herauszuarbeiten und zu planen, die eine bessere Verankerung des Ihnen wichtigen Wertes in Ihrem Leben ermöglichen.

Welchen Wert möchten Sie sich anschauen?

Welche Verhaltensweisen führen Sie aktuell schon durch, die gut mit diesem Wert übereinstimmen?

Welche weiteren Verhaltensweisen würden dazu führen, diesen Wert besser in Ihrem Leben zu verankern?

Welche konkreten Verhaltensweisen, die diesen Wert besser in Ihrem Leben verankern, können Sie in der nächsten Woche umsetzen?

Wann genau werden Sie diese konkreten Verhaltensweisen durchführen?

Was kann Ihnen dabei helfen, diese Schritte umzusetzen?

Ablauf der Erhebung von Zielen und Werten

Man kann sich den Zusammenhang zwischen der Werteorientierung und der Verfolgung von Werten durch Verhaltensweisen auch hierarchisch vorstellen. Dabei kann es beispielsweise in scheinbar ausweglosen Lebenssituationen hilfreich sein, sich zu fragen: Welche Werte habe ich eigentlich mit den Zielen verbunden, die ich angesichts einer veränderten Lebenssituation nicht mehr verfolgen kann? Als Beispiel soll die Situation eines 57-jährigen Mannes dienen, der nach langjähriger Berufstätigkeit arbeitslos geworden ist und den diese Arbeitslosigkeit sehr verzweifelt macht, weil die Arbeit der Mittelpunkt seines Lebens war. Angesichts seines Alters kann es schwierig sein, eine neue Arbeitsstelle zu finden.

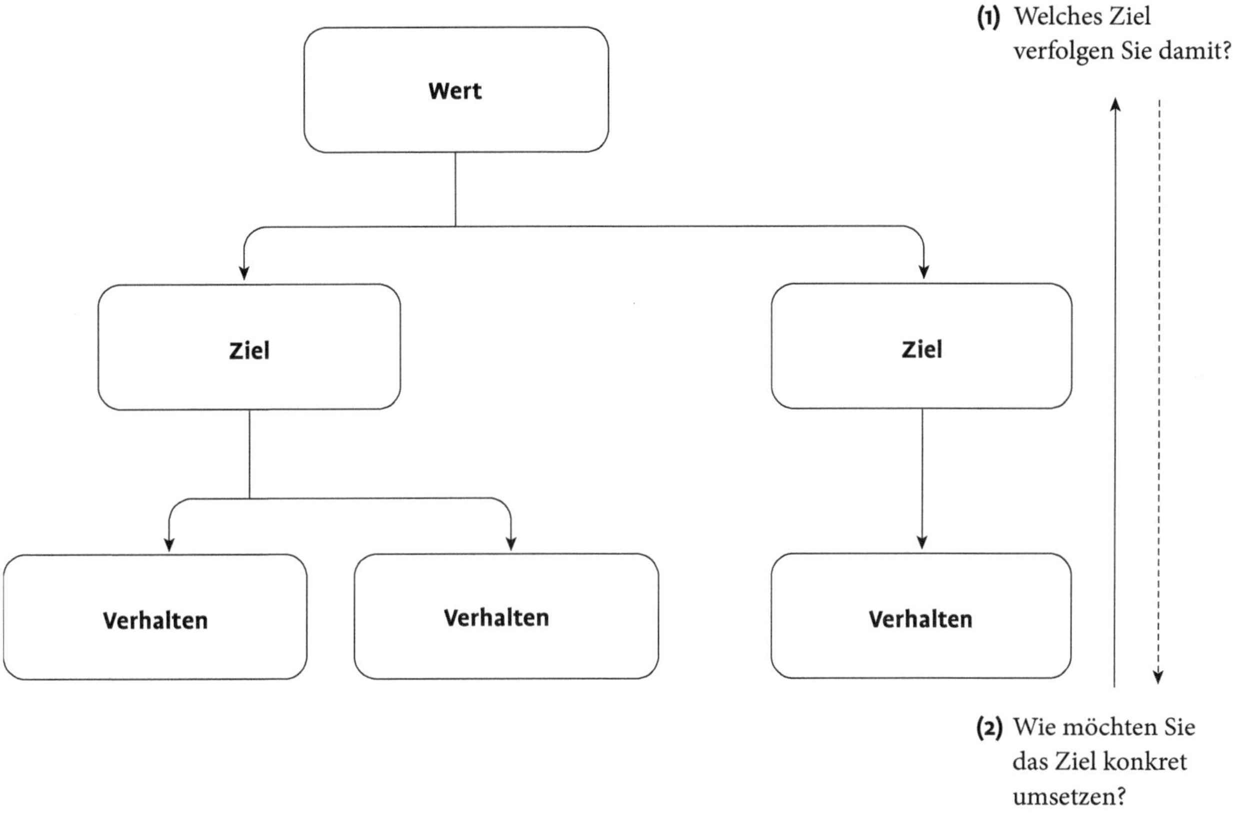

(1) Was würden Sie gerne verändern?

Erarbeiten Sie mit diesem Patienten zunächst die oberste Stufe der Hierarchie (Werte).
Beginnen Sie mit einer einfachen Frage nach den Zielen des Patienten und erheben Sie dann, welche Werte dahinterstehen. Die Leitfrage dabei lautet: Welchem Wert dient dieses Verhalten?
Beispielsweise: Ohne meine Arbeit ist das Leben sinnlos. – Was genau war Ihnen so wichtig bei Ihrer Arbeit? – Ich habe mit anderen Menschen zusammen etwas Sinnvolles gemacht. – Es klingt so, als seien das zwei wichtige Werte in Ihrem Leben: »mit anderen zusammen sein« und »etwas Sinnvolles tun«.
Sie merken, dass Sie die Ebene der Werte erreicht haben, wenn Sie bei einer Aussage sind, die letztlich nie abschließend erreicht werden kann: Man kann immer noch etwas Sinnvolleres tun, egal, wie sehr man sich gerade bemüht.
Die Ebene der Werte ist wichtig, weil sie den Blick freimacht auf unterschiedliche Ziele, die alle mit diesen Werten in Verbindung stehen. Das erleichtert den Wechsel von einem Ziel auf ein anderes, wenn die Zielerreichung in einem bestimmten Bereich sich als schwierig herausstellen sollte.

Außerdem erleben Menschen die Verfolgung von Zielen eher als belohnend, wenn diese im Einklang mit ihren Werten stehen. Das Verhalten wird also auch dann beibehalten, wenn es nicht unmittelbar zum Erfolg führt.
Als Beispiel sei wiederum der arbeitslos gewordene Mann genannt. Die Werte »mit anderen zusammen zu sein« und »etwas Sinnvolles tun« haben ihm geholfen, seine Arbeit auch dann gut zu bewältigen, wenn dabei Schwierigkeiten aufgetreten sind.

(2) Was könnten Sie konkret tun, um die Veränderung zu erreichen?

Erarbeiten Sie die Ziele, unter Umständen hilft dabei folgende Instruktion: An welche Aktivitäten würden Sie sich an Ihrem 85. Geburtstag gerne erinnern?
Beispielsweise: Ich möchte mich daran erinnern, wie ich mit meinen Freunden zusammen saß und wir gelacht haben. Ich möchte an die Urlaube mit meinen Kindern denken und unsere Wochenendausflüge. Ich möchte auch viel Zeit mit meinen Enkelkindern am Strand verbracht haben. *Ich sollte meinen Sohn dringend anrufen, damit wir alle zusammen einen Ausflug machen können.* Auch wenn ich jetzt meinen Job verloren habe, möchte ich später sehen, dass ich weiter etwas Sinnvolles getan habe. *Vielleicht schaue ich mal in der Zeitung oder gehe zum Jobcenter … ich könnte auch ein Ehrenamt übernehmen.*
Auf dieser Ebene ist es das Ziel, verschiedene denkbare Ziele zu finden, die in Übereinstimmung mit den Werten stehen. Es geht noch nicht um die Planung von konkretem Verhalten, sondern vielmehr um die Entdeckung verschiedener Verhaltensmöglichkeiten.
Stellen Sie sich das Ganze wie ein Fotoalbum vor. Sie wissen, dass Sie die Ebene der Ziele erreicht haben, wenn Sie ein klares Bild vor Augen haben, was der Patient gerne konkret machen möchte.

AB 5.8 /

T

Erhebung von Zielen und Werten

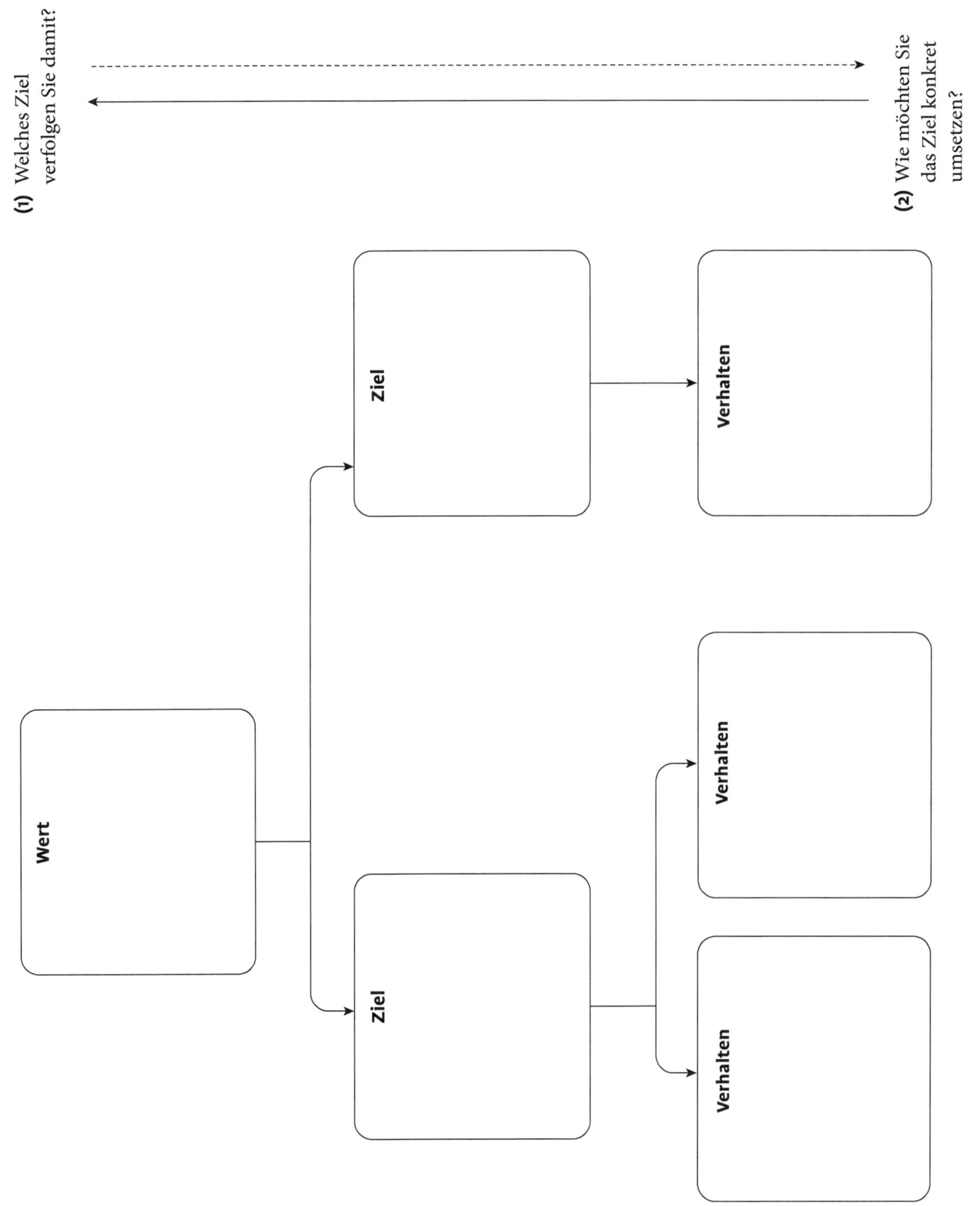

INFO 5.8 / T

Verhaltensfallen und Kurs aufnehmen in Richtung Veränderung: Ablauf der Analysen von Verhaltensmustern und Erarbeitung von Bewältigungsmustern

Das Ziel dieser Analyse ist es, mit dem Patienten Verhaltensmuster aufzudecken, die die Depression aufrechterhalten. Das Charakteristikum dieser Verhaltensmuster ist, dass sie durch eine unmittelbare Reduktion von aversiven Emotionen kurzfristig sinnvoll erscheinen. Langfristig stehen diese Vermeidungsmuster jedoch einem werteorientierten Verhalten im Wege und halten auf diese Weise die Depression aufrecht. Diese Vermeidungsmuster werden daher auch als »Fallen« bezeichnet. Es werden für das Verhalten die auslösende Situation, die Reaktion (Gedanken und Gefühle) sowie kurz- und langfristige Konsequenzen herausgearbeitet. Anschließend werden mit den Patienten adaptive Verhaltensmuster für die schwierigen Situationen erarbeitet.

(1) **»Die Falle«:** Was vermeiden Sie? Was sind die Auslöser dafür? Welche Konsequenzen hat dieses Verhalten?
Erarbeiten Sie mit dem Patienten ein Beispiel für ein die Depression aufrechterhaltendes Verhaltensmuster (»Falle«). Denken Sie daran, dass Sie sowohl die aufrechterhaltenden Bedingungen des Vermeidungsverhaltens als auch die negativen Konsequenzen besprechen.
Beispiel: Auslösende Situation – Ich komme abends von der Arbeit nach Hause. Reaktion – Ich habe Angst, dass meine Frau mich überfordert, wenn sie mich gleich in die Sorge um die Kinder eingespannt und mir gleichzeitig davon erzählt, was sie im Haushalt heute alles nicht geschafft hat. Vermeidungsmuster – Ich lege mich ins Bett, um mich auszuruhen. Ich stehe erst wieder auf, wenn die Kinder im Bett sind. Ich gehe so der Diskussion mit meiner Frau um die Aufteilung der Hausarbeit aus dem Weg. Das gleiche Verhalten zeige ich in anderen Situationen auch. Kurzfristige Konsequenz – Ich entziehe mich der Diskussion um die Hausarbeit erstmal und reduziere damit meine Angst. Langfristige Konsequenz – Hausarbeit bleibt immer noch bei meiner Frau. Sie wird noch ärgerlicher. Ich sehe meine Kinder weniger.

(2) **»Wieder auf Kurs kommen«:** Wie könnte eine Bewältigung dieses Auslösers aussehen?
Nachdem Sie die Verhaltensfalle identifiziert haben, besprechen Sie mit dem Patienten, wie er wieder »auf Kurs« kommen kann. Sammeln Sie im ersten Schritt Lösungen ohne diese gleich zu bewerten (Brainstorming-Phase). Untersuchen Sie im zweiten Schritt die Vor- und die Nachteile jeder Lösung. Lassen Sie den Patienten entscheiden, welche Lösung er umsetzen will.
Beispiel: (1) Ich könnte mich der Diskussion stellen. (2) Ich könnte meine Frau in einer ruhigen Minute bitten, die Verteilung der Hausarbeit erst zu besprechen, wenn die Kinder bereits im Bett sind. (3) Ich könnte aufstehen, wenn die Kinder ins Bett gehen und ihnen eine Gute-Nacht-Geschichte vorlesen. Der Patient aus dem Beispiel entschied sich am Ende für die Möglichkeit (2), weil ihm auf der Ebene der Werte nicht nur wichtig war, ein guter Vater zu sein, sondern er auch ein zuverlässiger Ehemann sein wollte.

AB 5.9 / P

Die Falle: Analyse von Vermeidungsmustern

Auslösende Situation

Reaktion: Gedanken und Gefühle

Das konkrete Vermeidungsmuster: Wie gehe ich mit der Situation bislang um?

Kurzfristige Konsequenzen meines Verhaltens

Langfristige Konsequenzen meines Verhaltens

AB 5.10 /

Wieder auf Kurs kommen: Reduktion von Vermeidungsverhalten durch Erarbeitung von Bewältigungsmustern

Auslösende Situation	
Reaktion: Gedanken und Gefühle	
Bewältigungsverhalten: Wie kann ich diese Situation bewältigen? Wie kann ich meine Werte dabei berücksichtigen? Welche Fertigkeiten brauche ich dazu?	
Kurzfristige Konsequenzen meines Verhaltens	
Langfristige Konsequenzen meines Verhaltens	

AB 5.11 /

P

Aufbau von antidepressiven Routinen

In diesem Arbeitsblatt liegt der Fokus auf der Etablierung neuer antidepressiver Routinen. Denn eine antidepressive Aktivität wirkt am besten, wenn sie in den Alltag integriert wird. Zu diesem AB können Sie im Rahmen der Planung einer antidepressiven Routine immer wieder zurückkehren. Bewahren Sie es daher gut an einem Ort auf, an dem Sie immer wieder darauf zugreifen können. Beginnen Sie bitte mit der Beschreibung des Verhaltens, das Ihre Depression aufrechterhält. Häufig sind das Vermeidungsmuster (z. B. auf der Couch sitzen bleiben statt wie vereinbart zum Tennis mit einem Freund zu fahren). Welches Verhalten möchten Sie untersuchen?

Diagnostik: Beurteilen Sie die Funktion des Verhaltens. Wozu dient Ihnen dieses Verhalten? Was sind die Konsequenzen? Macht Sie das Verhalten depressiv? Steht es langfristigen Werten und Zielen entgegen? Wirkt das Verhalten antidepressiv? Stimmt es mit langfristigen Werten und Zielen überein?

Auswählen einer Handlung: Welche Handlung haben Sie ausgewählt? Finden Sie eine Alternative zu dem oben beschriebenen Vermeidungsmuster? Was könnte eine antidepressive Aktivität sein?

Das gewählte Verhalten ausprobieren: Notieren Sie die Einzelheiten Ihres Vorhabens, um die neuen Verhaltensweisen umzusetzen.

Einbauen des Verhaltens in eine neue Gewohnheit: Wenn Sie etwas Neues ausprobieren oder entgegengesetzt handeln, ist es wichtig, mehr als einen Versuch damit zu machen. Um zu sehen, ob es hilfreich ist oder nicht, muss das neue Verhalten in eine neue Gewohnheit eingebaut werden. Wie kann das gehen?

Beobachten der Ergebnisse: Wie sieht das Ergebnis aus? Fühlen Sie sich besser oder schlechter, nachdem Sie die gewählte Handlung ausgeführt haben? Hat die Handlung Sie Ihren Zielen näher gebracht? Haben Sie eine neue Gewohnheit entwickelt? Welche Veränderungen haben Sie festgestellt?

Niemals aufgeben: Wiederholen Sie die oben beschriebenen Schritte. Neue Gewohnheiten bei Aktivität und Engagement erfordern wiederholte Anstrengungen. Mit der Zeit automatisieren sich diese antidepressiven Verhaltensweisen sogar dann, wenn Sie sich niedergeschlagen fühlen.

INFO 5.9 /

T

Verhaltensanalysen (SORK-Modell)

Verhaltensanalysen dienen dazu zu erkennen, durch welche Bedingungen ein Verhalten aufrechterhalten wird. So wird ein funktionales Modell des eigenen Verhaltens entwickelt, das später als Grundlage einer Lösungsanalyse dienen kann. Verhaltensanalysen stellen typischerweise ein Problemverhalten in den Mittelpunkt. Das ursprünglich von Fred Kanfer vorgeschlagene SORK-Modell integriert ein umfassendes lerntheoretisches, kontextuelles Verständnis von Verhalten. Verhalten wird dabei als Funktion von vorangehenden und nachgeschalteten Bedingungen verstanden.
Das SORK hat vier Elemente und drei Ebenen:

Elemente

- **S: Situation.** Erhoben werden alle spezifischen Bedingungen, die den unmittelbaren Kontext des Problemverhaltens betreffen. Beispielsweise das verbale oder nonverbale Verhalten anderer beteiligter Personen bei interpersonellem Verhalten oder bei privatem Verhalten die auslösenden äußeren oder inneren Merkmale der Situation.
- **O: Organismus.** Hierunter fallen alle übergreifenden vorangegangenen Bedingungen wie z. B. Verhaltensregeln, Pläne, kognitiv-emotionale Schemata sowie physiologische Reaktionsmuster und Dauerzustände und körperliche Bedingungen (Schlafmangel, Hunger, eingenommene Medikamente).
- **R: Reaktion = Verhalten.** Hier wird das Problemverhalten, das vorher definiert wurde, genau beschrieben werden (Was und wie wurde genau gemacht? Was wurde dabei gedacht? Welche Emotionen / Körperreaktionen haben das Problemverhalten begleitet?)
- **K: Konsequenz und Kontingenz.** Hier werden alle kurzfristigen und langfristigen Konsequenzen, die das Verhalten hat, aufgenommen. Kontingenz beschreibt den Verstärkerplan (z. B. kontinuierliche Verstärkung, Quotenverstärkung, Intervallverstärkung, Ratenverstärkung) und das Kontingenzschema (positive Verstärkung, negative Verstärkung, Bestrafung).

Ebenen

- **Alpha**: Beobachtbare Ebene des Verhaltens und externer Faktoren
- **Beta**: Kognitiv-emotionale Prozesse und Inhalte
- **Gamma**: Biologisch-physiologische Ebene

Verhaltensanalyse				
S	**O**	**R**	**K**	
Stimulus	**Selbstregulation des Organismus**	**Verhalten**	**Konsequenzen**	
			Kurzfristig	**Langfristig**
Situationsbezogen	*Verhaltensregeln*	*Handlungen*	*Äußere Welt (beobachtbar)*	*Äußere Welt (beobachtbar)*
Kognitiv-emotional	*Kognitiv-emotionale Schemata*	*Begleitende Gedanken und Emotionen*	*Kognitiv-emotional*	*Kognitiv-emotional*
Physiologisch	*Physiologische Reaktionsmuster*	*Begleitende Körperreaktionen*	*Physiologisch*	*Physiologisch*

▶

Verhaltensanalysen (SORK-Modell)

Ablauf

Zu Beginn der SORK-Analyse wird üblicherweise das »Problemverhalten« definiert, dieses wird bei »R« eingetragen. Anschließend erhoben werden die Verhaltenskonsequenzen (»K«), dann die auslösende Situation (»S«) und zuletzt die Organismusvariable (»O«). Es ist wichtig, dass erkannt wird, dass nicht »S« in erster Linie das Verhalten aufrecht erhält, sondern viel häufiger »K« und »O«. Dabei sollte der Patient erkennen, dass negative Verstärkung (»K«) bzw. Lerngeschichte (»O«) eine wichtige Rolle spielen. Die Frage ist also: Welche aversiven emotionalen Zustände kontrolliert der Patient durch sein Verhalten bzw. wie ist das Verhalten in der Situation vor dem Hintergrund der Lerngeschichte zu verstehen?

Wichtig: Die Anwendung der Verhaltensanalyse lebt davon, dass man sich auf nur ein Verhalten beschränkt und hierzu eine sehr detaillierte Analyse macht! SORK kann auf alle Formen von Verhalten angewandt werden, beobachtbares und privates Verhalten. Besondere Stärken sind eine detaillierte Analyse des Typus der Verstärkung und der dem Verhalten zugrundeliegenden Regeln und Pläne.

Beispiel 1 einer Verhaltensanalyse (SORK-Modell)

Bei der folgenden SORK-Analyse war das Ziel, das bei dem Patienten immer wieder auftretende perfektionistische Verhalten anhand einer konkreten Situation in Bezug auf die aufrechterhaltenden Bedingungen besser zu verstehen.

	S	O	R	K
α	Situativer Kontext: Mein Chef hatte mich gebeten, die Präsentation möglichst rasch fertigzustellen. Das letzte Mal hatte er zwei Fehler gefunden und mich darauf angesprochen.	Verhaltensregel: Ich sollte Dinge fehlerlos machen. Ich sollte alles geben, um Fehler zu vermeiden.	Verhalten: Überarbeite 20 Stunden die Präsentation, suche Fehler, überdenke jeden Satz mehrfach, schlage immer wieder in der Fachliteratur nach, um alles vollständig zu haben.	Kurzfristig: Mein Chef hat gesagt: »Vielen Dank, das ist prima, dass das pünktlich fertig ist.« Langfristig: Mein Chef gibt mir noch mehr Aufgaben, ich habe keine Zeit für meine Freundin.
β	Emotionaler Kontext: Ich habe mich geschämt, dass meine vorherige Arbeit nicht fehlerlos war.	Schema: Ich bin anderen unterlegen.	Ich habe mir gesagt: »Diesmal muss das wirklich fehlerlos sein!«	Emotionale Konsequenz: Kurzfristig: Ich habe mich wenigstens nicht geschämt, Unsicherheit über mögliche Fehler reduziert. Langfristig: Angst vor Fehlern bleibt unverändert.
γ	Physiologischer Zustand: Hohe Anspannung	Reaktionsmuster: In Stresssituationen mit muskulärer Anspannung reagiert	Physiologischer Zustand: Kopfschmerzen während der Arbeit vor dem Computer	Langfristige Konsequenz: Ich habe die Arbeitswoche total erschöpft begonnen. Habe mehrere Aspirin wegen der Kopfschmerzen genommen

Kommentar: Diese Verhaltensanalyse macht nachvollziehbar, warum der Patient deprimiert ist. Er tut zwar etwas, was bei seinem Chef Anerkennung findet, der Verstärkerplan ist aber mager (lean schedule), d.h. der Patient macht eine sehr große Anstrengung und bekommt dann eine unverhältnismäßig kleine Anerkennung. Dies begründet ein Verstärkerdefizit. Bemerkenswert sind weiterhin: die perfektionistischen Regeln und Pläne, das Unterlegenheitsschema, die Neigung zu muskulärer Anspannung mit daraus resultierenden Schmerzen und die negative Verstärkung des Verhaltens durch die Vermeidung von Scham.

Beispiel 2: Analyse eines problematischen Vermeidungsverhaltens

Bei der folgenden SORK-Analyse war das Ziel, das bei dem Patienten immer wieder auftretende Rückzugserhalten anhand einer konkreten Situation in Bezug auf die aufrechterhaltenden Bedingungen besser zu verstehen.

	S	O	R	K
α	Situativer Kontext: Ich hatte mich Freitagabend mit meiner Freundin gestritten. Sie hatte zu mir gesagt: »Wie kannst du nur so bescheuert sein und dieses Auto kaufen! Du hast doch nicht genügend Geld dafür.« Danach haben wir uns gegenseitig alle möglichen Dinge aus der Vergangenheit an den Kopf geworfen und sind dann auseinander gegangen.	Verhaltensregeln: »Wer mit einem Streit anfängt, muss sich zuerst entschuldigen.«	Ich saß das ganze Wochenende zuhause vor dem Fernseher. Ich habe gewartet, dass meine Freundin anruft. Ich habe mehrere Tüten Chips gegessen.	Kurzfristige Konsequenz positiv: Wochenende ist mit minimaler Aktivität abgelaufen. Kurzfristige Konsequenz negativ: Der Konflikt mit meiner Freundin ist nach wie vor nicht geklärt. Langfristige Konsequenz negativ: weitere Beziehungsprobleme
β	Emotionaler Kontext: Ich war total wütend und gekränkt, dass sie mich so angegriffen und meine Entscheidung so abgewertet hat.	Schema: Ich bin nicht liebenswert.	Ich war traurig und gekränkt	Emotionale Konsequenz: Ich habe meinen Stolz gewahrt. Meine Wut hat sich gelegt, da ich keinen Kontakt mit meiner Freundin hatte. Traurigkeit, weil sie sich nicht gemeldet hat
γ	Physiologischer Zustand: hohe Anspannung	Reaktionsmuster bei partnerschaftlichen Stresssituationen: zuerst Wut und Kränkung, dann Rückzug	Lasches Gefühl im ganzen Körper	Langfristige Konsequenz: Problematisches Essverhalten

Kommentar: Diese Verhaltensanalyse macht nachvollziehbar, warum der Patient deprimiert ist. Vermeidungsverhalten dominiert. Er handelt in diesem Fall nicht nach seinem Wert »für den Erhalt der Beziehung sorgen« und erhält keine positive Verstärkung in diesem Wertebereich. Dies begründet ein Verstärkerdefizit. Das Verhalten wird allerdings durch negative Verstärkung aufrechterhalten, da der Patient (mental simulierte) weitere Kränkung vermeidet. Bemerkenswert sind weiterhin die leichte Kränkbarkeit, das Schema nicht liebenswert zu sein, der fehlende mittlere Weg bei Wechsel zwischen Wut und Rückzug.

AB 5.12

Verhaltensanalyse nach dem SORK-Modell

Vorangehende Bedingungen		Reaktion	Nachfolgende Bedingungen
Auslösende Situation, Stimulus	Regeln, Einstellungen, körperlicher Zustand	Verhalten, Gedanken, Gefühle, Körperreaktionen	Kurzfristige und langfristige Konsequenzen
S	**O**	**R**	**K**

α Externe Variablen, sichtbares Verhalten; **β** Psychologisches Verhalten; **γ** Biologisch-psychologisches Verhalten

AB 5.13 /

P

Problemlösemodell

Die folgenden Fragen helfen Ihnen ein strukturiertes Vorgehen bei der Lösung von Problemen zu entwickeln.

(1) Was ist mein Problem? *(Beschreiben Sie das Problem möglichst sachlich)*

---

(2) Was will ich erreichen? Was ist mein Ziel?

---

(3) Welche Lösungen fallen mir für das Problem ein? Welche Vor- und Nachteile haben diese Lösungen?

Lösung	Vorteile	Nachteile

(4) Welche Lösungsmöglichkeit ist voraussichtlich die beste für mich? Was sind nun die notwendigen Schritte? Habe ich die notwendigen Fertigkeiten, um diese Schritte durchzuführen? Wer könnte mich unterstützen, falls mir die Fertigkeiten fehlen?

---

(5) War meine Problemlösung erfolgreich? Habe ich mein Ziel erreicht?

KAPITEL 6 /

Veränderung von Kognitionen

6.1 Einführung

Die Identifikation und Modifikation von dysfunktionalen Kognitionen zählt zu den wichtigsten und verbreitetsten Techniken der zweiten Welle der Verhaltenstherapie in der Behandlung von Depression. Zahlreiche Studien belegen die Wirksamkeit der Kognitiven Verhaltenstherapie (Beck & Dozois, 2011), allerdings ist die Bedeutung des Einsatzes der kognitiven Umstrukturierung auch kritisch diskutiert worden (Longmore & Worrell, 2007). Dieses Kapitel befasst sich mit der kognitiven Therapie der Depression nach Beck (Beck, 1979/2011, 2013; Beck et al., 1979). Dabei werden die kognitiven Vorgänge in *automatische Gedanken* (»automatic thoughts«), *bedingte Annahmen* (»intermediate beliefs«) und *Grundannahmen* (»core beliefs«) unterteilt. *Automatische Gedanken* sind schnell ablaufende Bewertungen, Interpretationen, Überzeugungen oder innere Bilder, die in einer konkreten Situation ausgelöst werden (z. B. »Das ist ja mal wieder schief gegangen«). *Grundannahmen* beschreiben tiefgreifende, überdauernde, situationsübergreifende Überzeugungen, die eine Person im Laufe ihres Lebens über sich selbst, die Umwelt und die Zukunft erlernt hat und die als »absolute Wahrheiten« gesehen werden (z. B. »Ich bin ein Versager«). Grundannahmen führen zur Entwicklung von *bedingten Annahmen,* die aus bestimmten (häufig unausgesprochenen) Einstellungen, Regeln, Prinzipien oder Schlussfolgerungen bestehen (z. B. »Wenn ich eine schwierige Aufgabe übernehmen muss, dann werde ich versagen. Es ist also besser, schwierige Aufgaben zu vermeiden«). Auf der Basis ihrer Grundannahmen und bedingten Annahmen ordnet, beurteilt und strukturiert eine Person die Welt. Grundannahmen und bedingte Annahmen steuern Verhalten und Erleben in jeder Situation. Sie sind für den Betroffenen meist nicht erkennbar und können oft erst durch die Analyse und Bearbeitung automatischer Gedanken erfasst werden. Annahmen werden durch eine verzerrte Art der Informationsverarbeitung aufrechterhalten, indem der Aufmerksamkeitsfokus gezielt auf Informationen gerichtet wird, die die Annahme bestätigen (z. B. Fehler in einem getippten Brief → »War ja klar, ich bin halt ein Versager!«). Widersprüchliche Informationen entziehen sich meist der Aufmerksamkeit (z. B. vorher fünf Briefe ohne Tippfehler geschrieben) oder werden abgewertet (z. B. Lob vom Chef → »Das sagt er nur, damit ich endlich etwas besser arbeite«). Abbildung 6.1 verdeutlicht das kognitive Modell.

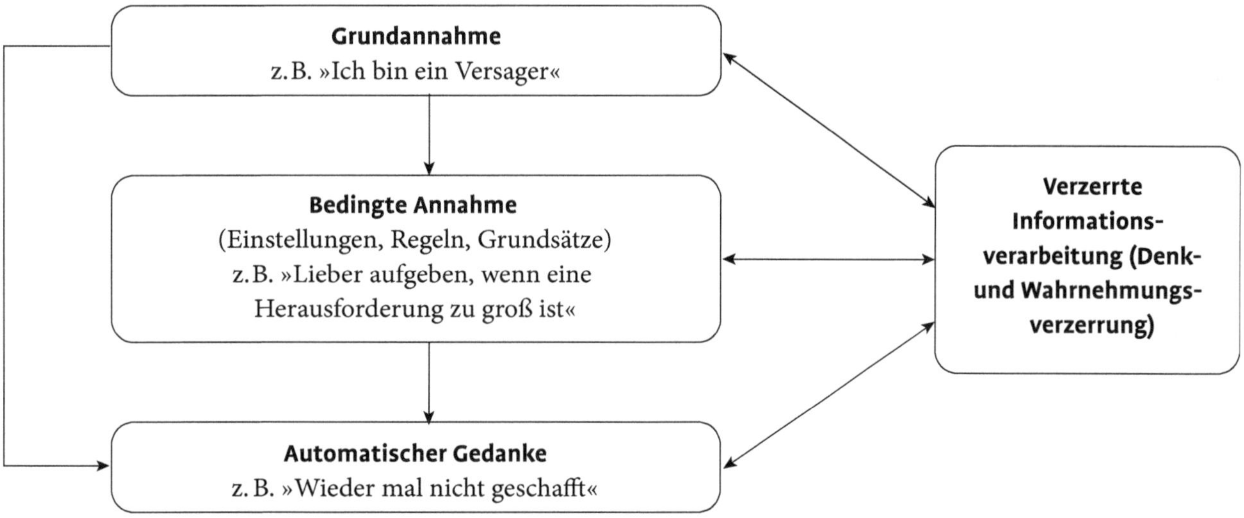

Abbildung 6.1 Das kognitive Modell

Im Therapieverlauf werden zunächst automatische Gedanken bearbeitet und verändert, bevor – wenn überhaupt notwendig – zur Identifikation und Veränderung von depressionsfördernden bedingten Annahmen oder Grundannahmen übergegangen wird. Es gibt bislang keine überzeugenden wissenschaftlichen Belege, die zeigen, dass die Bearbeitung von Annahmen zwingend erforderlich ist. Wenn ausschließlich mit automatischen Gedanken gearbeitet wird, kann aus Gründen der Übersichtlichkeit und Effizienz darauf verzichtet werden, Patienten in das vollständige kognitive Modell einzuführen und das Prinzip von bedingten Annahmen und Grundannahmen zu erklären. Die Arbeitsmaterialien in diesem Kapitel sind daher so aufgebaut, dass in den meisten Tools ausschließlich mit (automatischen) Gedanken gearbeitet wird, ohne dass auf die Annahmen eingegangen wird. Im zweiten Teil dieses Kapitels finden Sie dann Tools zur Psychoedukation, Identifizierung, Hinterfragung und Veränderung von bedingten Annahmen und Grundannahmen. Für weitere Techniken verweisen wir auf Beck (2013) und Hautzinger (2013).

Für welche Patientengruppen sind die Tools aus diesem Kapitel besonders geeignet?

Am ehesten eignen sich diese Tools für den Einsatz bei rezidivierenden Depressionen. Studien haben gezeigt, dass kognitive Verhaltenstherapie das Wiedererkrankungsrisiko deutlich senkt (Dobson et al., 2008).

Mit welchen Tools können die Tools aus diesem Kapitel gut kombiniert werden?

Üblicherweise werden die Tools aus diesem Kapitel kombiniert mit Tools aus Kapitel 5 »Verhaltensaktivierung« und Kapitel 11 »Interpersonelle Fertigkeiten: Verhaltenstraining«.

Mit welchen Tools sollten die Tools dieses Kapitels nicht kombiniert werden?

Die Haltung zum Umgang mit Gedanken, welche in diesem Kapitel vermittelt wird, stellt die Modifikation der Inhalte von Gedanken in den Mittelpunkt. Es geht hier also um die Betrachtung der »Richtigkeit« von Gedanken und Annahmen (»Stimmt es, dass ich nichts wert bin?«) und der Veränderung der Inhalte zu positiveren Gedanken. Diese Haltung unterscheidet sich deutlich von der Haltung in anderen Kapiteln in diesem Buch. So liegt der Schwerpunkt der Tools aus Kapitel 7 »Metakognitive Fertigkeiten« und aus Kapitel 8 »Achtsamkeit und Akzeptanz« darauf, Gedanken generell weniger Bedeutung zu geben und aus gedanklichen Prozessen wie Grübeln oder Sich-Sorgen auszusteigen (»Hilft mir Grübeln wirklich, Probleme zu lösen?«) bzw. darauf, zu erkennen, dass Gedanken letztendlich mentale, vorübergehende Ereignisse sind, die losgelöst vom Selbst zu betrachten sind. In den Tools aus Kapitel 10 »Interpersonelle Fertigkeiten: Handlungsplanung« liegt der Schwerpunkt auf der »Nützlichkeit« der Gedanken für das gewünschte Ergebnis (»Hilft mir der Gedanke, mein erwünschtes Ergebnis zu erreichen?«). Tools aus den genannten Kapiteln sollten daher nicht mit den Tools aus diesem Kapitel kombiniert werden.

6.2 Erklärung der Arbeitsmaterialien dieses Kapitels

► **INFO 6.1 / Zusammenhang zwischen Denken, Fühlen und Handeln**
Erklärt den Einfluss von Gedanken auf Emotionen und Verhalten. Der Begriff »automatischer Gedanke« wird eingeführt, die typischen Inhalte von automatischen Gedanken bei Depression sowie ihre Folgen erklärt. Abschließend werden die Ziele der Behandlung verdeutlicht. Es ist selbstverständlich empfehlenswert, den Patienten zusätzlich mit Beispielen aus seinem eigenen Erleben in das kognitive Modell einzuführen. Hierzu kann *AB 6.3 / Automatische Gedanken beeinflussen die Reaktion in einer bestimmten Situation I* verwendet und nach der Sitzung als Hausaufgabe aufgegeben werden.

► **AB 6.1 / Problematische automatische Gedanken wahrnehmen**
Hilft Patienten, eigene automatische Gedanken sowie Auslöser für problematische Gedanken zu erkennen.

► **AB 6.2 / Automatische Gedanken beeinflussen die Reaktion in einer bestimmten Situation I**
(auch als »ABC-Schema« oder »Drei-Spalten-Protokoll« bekannt); ermöglicht Patienten, den Zusammenhang zwischen einer bestimmten Situation, den in der Situation auftretenden automatischen Gedanken und der Reaktion (in Bezug auf Emotion, Stimmung, Körperreaktion und Verhalten) auf die Situation zu erkennen. Prinzipiell kann mit dem Ausfüllen in jeder Spalte begonnen werden, oft empfiehlt es sich aber mit der letzten Spalte (Reaktion: Emotionen, Stimmung, Körperreaktion, Verhalten) oder der ersten Spalte (auslösende Situation) zu beginnen und zum Schluss die

automatischen Gedanken (Spalte 2), die für die Stimmungsverschlechterung auslösend sind, zu erarbeiten. Die Systematik sollte zunächst gemeinsam mit dem Patienten eingeführt und wiederholt geübt werden. Der Patient sollte das AB zunehmend eigenständig beispielsweise als Hausaufgabe zwischen den Sitzungen ausfüllen, um automatische Gedanken und ihre Auswirkungen auch im Alltag zu erkennen.

- **AB 6.3 / Automatische Gedanken beeinflussen die Reaktion in einer bestimmten Situation II: Der Einfluss von alternativen Bewertungen**
  Zielt darauf ab, problematische automatische Gedanken zu hinterfragen und alternative Sichtweisen sowie deren Einfluss auf Emotion, Stimmung, Körperreaktionen und Verhalten zu erarbeiten.
- **AB 6.4 / Denkverzerrungen erkennen**
  Stellt die für Depression typischen Denkverzerrungen leicht modifiziert nach Beck (2011) mit Beispielen vor. Der Patient kann darüber hinaus ein eigenes Beispiel für jede Denkfalle auf dem Arbeitsblatt notieren. Auch die Gedanken aus *AB 6.3 / Automatische Gedanken beeinflussen die Reaktion in einer bestimmten Situation I* können als Übung auf Denkverzerrungen überprüft werden. Bei Patienten, die von der Fülle dieser Denkverzerrungen überfordert sind, sollte der Therapeut den Patienten nur die für ihn wichtigen Denkverzerrungen vorstellen und darauf hinweisen, wenn er typische Muster entdeckt.
- **AB 6.5 / Denkverzerrungen erkennen, hinterfragen und Alternativen erarbeiten**
  Dient ebenfalls dem Erkennen von Denkverzerrungen. Patienten üben außerdem, alternative Sichtweisen zu finden und »nicht-depressive« Erklärungen in Erwägung zu ziehen.
- **AB 6.6 / Einseitige Bewertungsprozesse aufheben – Kreisdiagramm**
  Hilft Patienten die möglichen Ursachen eines bestimmten Ereignisses bildlich vor sich zu sehen und die einseitige Zuschreibung von Misserfolgen, Missgeschicken oder Fehlern auf sich selbst und umgekehrt von Erfolgen und positiven Ereignissen auf den Zufall oder andere zu relativieren.
- **AB 6.7 / Problematische Gedanken überprüfen**
  Hilft Patienten, problematische Gedanken mithilfe von sokratischen Fragen zu überprüfen. Dieses AB kann sowohl für die Überprüfung von automatischen Gedanken, bedingten Annahmen als auch von Grundannahmen eingesetzt werden. Der Therapeut sollte den Patienten zunächst in den Prozess der Gedankenüberprüfung einführen und ihn anschließend ermutigen, auch zwischen den Sitzungen eigenständig mithilfe des Arbeitsblatts eigene Gedanken zu überprüfen. Der Gedanke soll hierbei nicht direkt infrage gestellt werden, sondern anhand eines logischen empirischen Vorgehens überprüft werden. Problematische Gedanken müssen nicht immer verzerrt sein. Sie können natürlich auch der Realität entsprechen oder zumindest teilweise zutreffen. Die Überprüfung soll deshalb »unparteiisch« durchgeführt werden. Der Patient sollte darauf hingewiesen werden, dass nicht alle Fragen auf alle Gedanken anzuwenden sind. Wenn die Beantwortung einer Frage unlogisch oder zu zeitaufwändig ist, so kann sie einfach übersprungen werden. Auch kann es notwendig sein, andere Fragen, die sich nicht im Fragenkatalog befinden, zu ergänzen, um den Gedanken zu überprüfen. Hierfür wurde ein freies Feld gelassen.
- **AB 6.8 / Alternative Sichtweisen entwickeln, Vor- und Nachteile abwägen**
  Kann sowohl für automatische Gedanken als auch für bedingte Annahmen und Grundannahmen eingesetzt werden und dient der Entwicklung von alternativen Sichtweisen sowie der Überprüfung von Vor- und Nachteilen von altem Gedanken und neuer Sichtweise. Insbesondere bei der Veränderung von Grundannahmen und bedingten Annahmen ist es wichtig, dass der Therapeut sich für die zentralen Annahmen des Patienten frühzeitig in der Therapie funktionalere, passendere Vorstellungen überlegt, auf die er hinarbeiten möchte.
- **INFO 6.2 / Grundannahmen, bedingte Annahmen und die Aufrechterhaltung einer Depression**
  Erklärt das kognitive Modell der Depression und führt erstmals die Begriffe »Grundannahmen« und »bedingte Annahmen« für Patienten ein. Die Entstehung und Aufrechterhaltung von Grundannahmen und bedingten Annahmen und die damit in Zusammenhang stehende verzerrte Informationsverarbeitung werden verdeutlicht.
- **INFO 6.3 / Fakten zu Grundannahmen und bedingten Annahmen**
  Fasst die wichtigsten Fakten zu Annahmen zusammen.
- **AB 6.9 / Typische Grundannahmen und bedingte Annahmen im Rahmen einer Depression**
  Stellt Beispiele für häufige Grundannahmen und bedingte Annahmen bei Menschen mit Depression vor und hilft Pa-

tienten beim Formulieren und Erkennen eigener Grundannahmen und bedingter Annahmen. Zur Identifizierung von dysfunktionalen Einstellungen können auch Fragebögen wie beispielsweise die Kurzskala der funktionalen Einstellungen (DAS; s. Hautzinger et al., 2005) verwendet werden. Der Vorteil ist sicherlich, dass in kurzer Zeit und umfassend Annahmen erfasst werden können. Ein Nachteil ist das Patienten zu Beginn der Behandlung oft nicht ausreichend Achtsamkeit für ihre Annahmen haben und durch diese Fragebögen oder auch dieses Arbeitsblatt beeinflusst werden können. Zudem sind Grundannahmen individuell und es kann immer sein, dass eine wichtige Grundannahme im Fragebogen nicht auftaucht und dann übersehen wird.

- **AB 6.10 / Kognitives Fallkonzept für Therapeuten**
  (angelehnt an Beck, 2013); hilft Therapeuten bei der Formulierung eines individuellen kognitiven Fallkonzepts seines Patienten, dass die automatischen Gedanken in einen logischen Zusammenhang mit den tieferliegenden Annahmen, biografischen Erfahrungen und Bewältigungsstrategien bringt. Grundsätzlich kann der Therapeut mit dem Ausfüllen dieses Diagramms schon nach der ersten Sitzung beginnen. Wenn zu bestimmten Feldern Informationen fehlen, werden die Felder zunächst freigelassen. Hypothesen sollen mit einem Fragezeichen gekennzeichnet werden und im weiteren Verlauf gemeinsam mit dem Patienten überprüft werden. Es empfiehlt sich, mit dem Ausfüllen in der unteren Hälfte des Diagramms zu beginnen (Beispielanalysen). Der Therapeut wählt drei für den Patienten typische Situationen aus, die er gemeinsam mit ihm in der Sitzung bearbeitet hat und trägt die Ergebnisse in die entsprechenden Felder ein (Situation → automatischer Gedanke → Reaktion mit Emotion und Verhalten). Anschließend überlegt er, welche Bedeutung der automatische Gedanke für den Patienten hat. Wenn noch nicht geschehen, kann er den Patienten auch in der nächsten Sitzung beispielsweise mithilfe der Pfeil-Abwärts-Technik (s. INFO 6.4) direkt danach fragen. Über die Bedeutung, die der Patient dem automatischen Gedanken beimisst, gelangt der Therapeut in der Regel zu den bedingten Annahmen und Grundannahmen. Um das oberste Feld des Diagramms auszufüllen, fragt er sich (und gegebenenfalls den Patienten): Welche Lebensereignisse des Patienten können mit der Entwicklung und Aufrechterhaltung der Annahme zusammenhängen? Zum Schluss überlegt er sich für das Feld Bewältigungsstrategien, welche Verhaltensweisen dem Patienten bisher geholfen haben, mit seinen Annahmen umzugehen. Dieses Arbeitsblatt ist in der Regel nicht für Patienten gedacht, da es die meisten Patienten zunächst eher überfordern würde. Der Therapeut teilt dem Patienten deshalb nur die für ihn hilfreichen und notwendigen Informationen mit bzw. führt ihn schrittweise in das Modell ein.
- **INFO 6.4 / Pfeil-Abwärts-Technik**
  Gibt eine Anleitung für Therapeuten zur Durchführung der Pfeil-Abwärts-Technik (Downward-arrow-Technique; Beck, 1979; Burns, 1980) zum Erkennen von Grundannahmen und bedingten Annahmen.
- **AB 6.11 / Die verzerrte Informationsverarbeitung verändern**
  Erklärt die Aufrechterhaltung von Grundannahmen aufgrund der verzerrten Informationsverarbeitung anhand eines Beispiels und leitet den Patienten an, seine eigene Informationsverarbeitung zu überprüfen.
- **AB 6.12 / Annahmen verändern**
  (angelehnt an Beck, 2013); kann eingesetzt werden, wenn alte Annahmen aufgedeckt wurden und alternative Sichtweisen erarbeitet wurden, um die alten Annahmen zu entkräften und die neuen zu verstärken.

INFO 6.1 / P T

Zusammenhang zwischen Denken, Fühlen und Handeln

Gedanken haben einen wichtigen Einfluss darauf, wie sich Menschen in einer bestimmten Situation fühlen und verhalten, nicht alleine die Situation selbst bestimmt die ausgelöste Emotion, Körperreaktion und das Verhalten. Dabei können unterschiedliche Menschen dieselbe Situation durchaus sehr unterschiedlich bewerten. Denken Sie beispielsweise an drei unterschiedliche Fluggäste auf einem Flug nach Rom: einen Geschäftsmann, der sehr häufig fliegt und geschäftlich nach Rom muss, jemanden, der sich auf den bevorstehenden Urlaub in Italien freut, und jemanden, der Flugangst hat. Welche Gedanken werden diesen drei Personen wohl während des Fluges durch den Kopf gehen? Wie werden sie kurze Turbulenzen bewerten? Und welche unterschiedlichen Emotionen, Körperreaktionen und welches Verhalten werden dadurch wohl ausgelöst?

Gedanken haben einen großen Einfluss auf Emotionen und Verhalten

Insbesondere in komplexen interpersonellen Situationen, Situationen, zu denen nur unvollständige Informationen vorhanden sind, oder Situationen, die mit Unsicherheit oder Risiko assoziiert sind, haben unterschiedliche Bewertungen einen großen Einfluss darauf, wie Menschen sich fühlen und verhalten. Ein Beispiel soll das verdeutlichen: Steffen trifft einen Freund und merkt plötzlich, dass er ängstlich und angespannt wird. Irgendwie fühlt er sich in Gegenwart des Freundes unwohl. Dabei hat er bisher nur gute Erfahrungen mit ihm gemacht. Steffen gibt jedoch der Angst nach und beendet das Treffen nach einem kurzen ausweichenden Gespräch. Hinterher ist er traurig. Woran könnte das liegen? Der Freund war bisher immer sehr zugewandt, warum sollte Steffen ein Treffen mit ihm traurig machen? Wenn man jetzt analysiert, was Steffen in der Situation durch den Kopf gegangen ist, wird das Ganze nachvollziehbarer. Er hat nämlich gedacht: »Der interessiert sich nicht für mich«. Dieser Gedanke hat dazu geführt, dass Steffen sich ängstlich und traurig fühlte, sein Körper unangenehm angespannt war und er versuchte, das Gespräch so schnell wie möglich zu beenden. Seine Gedanken hatten also einen entscheidenden Einfluss darauf, wie Steffen sich in der Situation gefühlt und verhalten hat.

Situation:
Treffen mit Bekannten

→

Automatische Gedanken:
Der interessiert sich nicht für mich!

→

Reaktion:
- Körperlich: Anspannung
- Verhalten: Gespräch möglichst schnell beendet
- Emotional: ängstlich, traurig

Was sind automatische Gedanken?

Solche schnellen, bewertenden Gedanken werden auch als »*automatische Gedanken*« bezeichnet. Sie sind nicht das Ergebnis eines langen Nachdenkens, sondern erfolgen automatisch. Manchmal sind einem diese automatischen Gedanken gar nicht bewusst und man bemerkt zunächst nur die emotionale Reaktion und die Veränderung des Verhaltens. Den automatischen Gedanken auf die Spur zu kommen, erfordert eine gezielte Aufmerksamkeit auf diesen Prozess. Selbst wenn Menschen die automatischen Gedanken bewusst sind, neigen sie dazu, spontan nach ihnen zu handeln, ohne die Gedanken zu hinterfragen.

Eigenschaften automatischer Gedanken:

- manchmal zunächst gar nicht bewusst
- prägen die Reaktion auf Situationen
- werden oft unkritisch auf der Handlungsebene befolgt

Zusammenhang zwischen Denken, Fühlen und Handeln

Automatische Gedanken wahrnehmen

Der erste Schritt im Umgang mit automatischen Gedanken ist, sie zu erkennen. Sie können bei einer Veränderung der Stimmung oder des Verhaltens innehalten und sich fragen: Was ging mir gerade durch den Kopf? Versuchen Sie diese Gedanken zunächst einmal zu sammeln. Dabei werden Sie merken, dass bestimmte Gedanken immer wieder auftreten und dazu führen, dass sich Ihre Emotion und Ihr Verhalten verändern. Steffen in dem oben genannten Beispiel hat zunächst bemerkt, dass er dem Treffen mit dem Freund am liebsten aus dem Weg gehen würde. Die auslösenden automatischen Gedanken hat er erst später erkannt.

Inhalte automatischer Gedanken bei Depression

In einer Depression drehen sich die automatischen Gedanken häufig mit negativer Ausrichtung um drei Themen:

- die eigene Person,
- die Umwelt oder
- die Zukunft.

Das oben genannte Beispiel zeigt, dass eine negative Sicht der Umwelt (»Er interessiert sich nicht für mich«) eng mit einer negativen Sicht auf sich selbst zusammenhängen kann (»Mich kann man nicht gern haben«).

Ziele in der Behandlung

Im Weiteren geht es dann darum, diese problematischen Gedanken zu hinterfragen und eine alternative Sichtweise zu erarbeiten. Steffen könnte sich beispielsweise sagen: »Ich habe bisher nur gute Erfahrungen mit diesem Freund gemacht. Es gibt keinen Anhalt dafür, dass er nicht mit mir reden möchte. Es wäre schön, ein paar Worte miteinander zu wechseln, mal sehen, ob er darauf eingeht.« Dieser Gedanke führt möglicherweise dazu, dass Steffens Angst nachlässt und er ein Gespräch beginnt, anstatt die Situation zu verlassen. Es bestehen dann größere Chancen, dass auch der Freund auf das Gespräch eingeht. Dadurch verbessert sich wiederum Steffens Stimmung. Das Erkennen und Hinterfragen der automatischen Gedanken braucht Übung, deshalb kann es sein, dass es Ihnen zu Beginn der Behandlung schwerfällt. Mit Übung wird es aber besser klappen. Bleiben Sie daher dran und holen Sie sich Unterstützung bei Ihrem Therapeuten.

AB 6.1

Problematische automatische Gedanken wahrnehmen

Achten Sie in Ihrem Alltag auf Folgendes:

- Veränderung der Emotion oder der Stimmung (Sie fühlen sich beispielsweise plötzlich traurig, niedergeschlagen oder hilflos)
- Veränderung des Verhaltens (Sie machen etwas, was Ihnen nicht gut tut, oder vermeiden etwas, was gut oder wichtig für Sie wäre)
- Veränderung des Körpers (Sie sind plötzlich angespannt, verspüren Herzklopfen oder ein flaues Gefühl im Magen)

Wenn Sie eine dieser Veränderungen bemerken, dann fragen Sie sich:
Was ging mir gerade durch den Kopf?
Sammeln Sie diese Gedanken in den folgenden Zeilen:

Eine Möglichkeit, problematische automatische Gedanken zu erkennen ist, auf bestimmte Signalwörter zu achten:

- muss, müsste, hätte, könnte, sollte …
- furchtbar, schrecklich, das Schlimmste …
- nie, niemals, nie mehr, immer, völlig …
- keiner, niemand, alle, jeder …

Schauen Sie sich die Gedanken an, die Sie gerade aufgeschrieben haben und unterstreichen Sie die Signalwörter.

Auslöser für problematische automatische Gedanken

Auslöser für problematische automatische Gedanken können bestimmte äußere Ereignisse wie das Treffen mit einem Freund sein oder ein Missgeschick bei der Arbeit oder im Haushalt. Auch innere Ereignisse wie eine plötzlich einschießende Erinnerung oder Schmerzen können Anlass für die Entstehung von problematischen automatischen Gedanken sein. In welchen Situationen sind die problematischen automatischen Gedanken bei Ihnen aufgetreten?

Sie werden merken, dass bestimmte Gedanken in bestimmten Situationen immer wieder auftauchen. Was sind bei Ihnen typische problematische Gedanken, die immer wieder auftreten?

AB 6.2 /

Automatische Gedanken beeinflussen die Reaktion in einer bestimmten Situation I

Auslöser (äußeres oder inneres Ereignis): Was war die auslösende Situation?	**Automatische Gedanken:** Was ging mir in der Situation durch den Kopf?	**Reaktion:** Was habe ich in der Situation bemerkt? Wie haben sich meine Emotion, meine Stimmung, mein Körper und mein Verhalten verändert? Beschreiben Sie die Stimmung auf einer Skala von 0 bis 100. Dabei bedeutet »0« ganz schlecht und »100« ausgeglichen, alles in Ordnung.
		Emotionen: **Stimmung (von 0–100 %):** **Körperreaktion:** **Verhalten:**

AB 6.3

P

Automatische Gedanken beeinflussen die Reaktion in einer bestimmten Situation II: Der Einfluss von alternativen Bewertungen

Problematische automatische Gedanken führen häufig zu unangenehmen Emotionen, Körperreaktionen, Stimmungsverschlechterungen und depressionsförderndem Verhalten. Oft sind diese Bewertungen aber nicht die einzig möglichen und auch nicht wirklich realistisch. Dieses Arbeitsblatt soll Ihnen helfen, alternative Bewertungen zu entwickeln und deren Einfluss zu überprüfen. Hierbei geht es nicht einfach um »positives Denken«, sondern vielmehr darum, pauschale negative Bewertungen zu hinterfragen und zu einer realistischen, hilfreicheren Einschätzung zu gelangen.

Auslöser (äußeres oder inneres Ereignis): Was war die auslösende Situation?	**Automatische Gedanken:** Was genau ging mir in der Situation durch den Kopf?	**Reaktion:** Was habe ich in der Situation bemerkt? Wie haben sich meine Emotion, meine Stimmung, mein Verhalten oder mein Körper verändert? Beschreiben Sie die Stimmung auf einer Skala von 0 bis 100. Dabei bedeutet »0« ganz schlecht und »100« ausgeglichen, alles in Ordnung.
		Emotionen: **Stimmung (von 0–100 %)** **Körperreaktion:** **Verhalten:**
	Alternative Bewertung: Wie könnte eine alternative Bewertung aussehen?	**Welche Auswirkungen hätte diese alternative Bewertung?** Emotionen: Stimmung (von 0–100 %) Körperreaktion: Verhalten:

Denkverzerrungen erkennen

Depressionsfördernde automatische Gedanken beruhen häufig auf Schlussfolgerungen, die von systematischen Denkfehlern geprägt sind. Man spricht dabei auch von *Denkverzerrungen.* Alle Menschen haben solche Denkverzerrungen von Zeit zu Zeit. Sie führen dazu, dass Informationen einseitig und undifferenziert bearbeitet werden, sodass bei Menschen mit Depression die negativen Vorstellungen in Bezug auf die eigene Person, die Umwelt und pessimistische Sichtweisen auf die Zukunft wieder und wieder bestätigt werden. In der folgenden Tabelle finden Sie eine systematische Auflistung und Erklärung der für Depression typischen Denkverzerrungen sowie Beispiele. Überlegen Sie beim Lesen, welche davon Sie von sich kennen, und führen Sie eigene Beispiele von Denkverzerrungen auf, die häufig bei Ihnen auftreten. Wenn Sie möchten, markieren Sie die für Sie wichtigen Denkverzerrungen farbig.

Denkverzerrung mit Erklärung	Beispiel	Eigenes Beispiel
Dichotomes Denken (auch Schwarz-Weiß-Denken oder Alles-oder-Nichts-Denken): Man berücksichtigt nur zwei Kategorien und nicht ein Kontinuum von Möglichkeiten.	»Wenn ich die Arbeit nicht fehlerlos abliefere, dann ist sie nichts wert!«	
Katastrophisierung: Man sagt einen schlechten Ausgang voraus, ohne wahrscheinlichere Möglichkeiten zu bedenken.	»Ich werde die Prüfung garantiert nicht schaffen, mein Kopf wird ganz leer sein.« »Ich werde so niedergeschlagen sein, dass ich gar nichts mehr machen kann.«	
Abwertung des Positiven: Eigene positive Verhaltensweisen, Erfahrungen und Eigenschaften werden abgewertet oder dem Zufall zugeschrieben. Auf diese Weise werden problematische Überzeugungen aufrechterhalten, auch wenn sie im Gegensatz zu alltäglichen positiven Erfahrungen stehen.	»Schön, dass das Essen euch schmeckt, das liegt aber nicht an mir, sondern am Rezept meiner Mutter!« »Der will mir nur schmeicheln!« »Stefan trifft sich nur aus Höflichkeit mit mir!«	
Emotionale Beweisführung: Hypothesen und Intuitionen werden wie sicheres Wissen behandelt. Alternative Möglichkeiten werden nicht geprüft.	»Ich spüre einfach, dass Conny mich nicht mögen kann.«	
Etikettierung: Eigenes Verhalten, Erfahrungen und Eigenschaften werden als unveränderbar angesehen. Umstände und Veränderungsmöglichkeiten werden nicht berücksichtigt.	»Ich bin ein Versager!« »Ich war schon immer ein schüchterner Mensch und werde es bleiben.«	
Selektive Wahrnehmung (auch geistiger Filter genannt): Details werden herausgegriffen und verallgemeinert. Oft wird ein negativer Aspekt überbewertet und andere positive Seiten nicht beachtet.	»Ich habe eine schlechte Bewertung bekommen, das bedeutet, dass ich meinen Job echt schlecht mache.«	

Denkverzerrungen erkennen

Denkverzerrung mit Erklärung	Beispiel	Eigenes Beispiel
Gedankenlesen: Man nimmt an, dass man genau weiß, was andere denken, ohne es überprüft zu haben oder andere Möglichkeiten in Betracht zu ziehen.	»Der denkt bestimmt, ich habe überhaupt gar keine Ahnung.« »Sie wird sich nicht mit mir treffen wollen!«	
Bezugnahme auf die eigene Person (auch Personalisieren): Negative Ereignisse werden eigenen Fehlern und Schwächen zugeschrieben, ohne andere Erklärungsmöglichkeiten zu prüfen.	»Stefan hat vorhin ärgerlich ausgesehen. Was habe ich nur falsch gemacht?«	
Unangemessene Imperative (auch »Sollte«- oder »Müsste«-Sätze): Unflexible Anwendung von Regeln. Überschätzung der Konsequenzen, wenn allgemeine Erwartungen nicht erfüllt werden.	»Ich darf keine Fehler machen!« »Ich sollte immer für andere da sein!« »Ich muss immer pünktlich sein!«	
Über- und Untertreibung: Ausmaß und Folgenschwere der eigenen Fehler und Probleme oder der Leistung anderer werden übertrieben, gleichzeitig werden eigene Fähigkeiten übersehen oder bagatellisiert.	»Ich habe in Mathe eine Drei geschrieben, dass ist der eindeutige Beweis, dass ich dumm bin. In Bio habe ich zwar eine Eins, aber die Arbeit war auch leicht!«	
Übertriebene Verallgemeinerung (auch Übergeneralisierung): Ein negativer Aspekt einer Situation oder ein negatives Erlebnis wird pauschal auf die ganze Person oder das ganze Leben bezogen.	»Ich habe das nicht geschafft, also wird mir das nie gelingen.«	
Voreilige Schlussfolgerungen: Aufgrund einer oder weniger Informationen wird eine komplexe Situation interpretiert.	»Sie lächelt mich nicht an, also muss sie mich total abscheulich finden.«	

Achten Sie nun im Alltag bei Stimmungsverschlechterungen oder Veränderungen Ihres Verhaltens darauf: Was ging mir gerade durch den Kopf? War dieser Gedanke vielleicht eine Denkverzerrung?

AB 6.5 /

P

Denkverzerrungen erkennen, hinterfragen und Alternativen erarbeiten

Sammeln Sie in der Tabelle problematische automatische Gedanken. Versuchen Sie die vorliegenden Denkverzerrungen zu erkennen und hinterfragen Sie den Gedanken kritisch (z. B. Was spricht dafür / dagegen, dass mein Gedanke wirklich zutrifft? Ist meine Schlussfolgerung wirklich logisch? Gibt es andere Erklärungen? Wie groß ist die Wahrscheinlichkeit, dass meine Befürchtung wirklich zutrifft? Was würde eine andere Person denken? Was würde ich einer lieben Freundin / Freund in der Situation sagen?). Erarbeiten Sie anschließend eine konstruktivere, der Realität angemessenere Sichtweise.

Problematischer automatischer Gedanke	**Denkverzerrung**	**Alternative Sichtweise**
»Peter hat unser Treffen abgesagt. Er findet mich schrecklich. Ich werde nie einen Partner finden.«	Übertriebene Verallgemeinerung Katastrophisierung Voreilige Schlussfolgerung	Peter hat eine Grippe und mir eine liebe SMS geschrieben, in der er abgesagt hat. Selbst wenn Peter sich nicht mit mir treffen wollte (was hochwahrscheinlich nicht der Fall ist), bedeutet das nicht, dass ich niemals einen Partner finden werde. Es gibt ja auch noch andere Männer.
»Meine Therapeutin hat gegähnt. Ich langweile sie!«	Bezugnahme auf die eigene Person, Gedankenlesen	Wohlmöglich hat Frau S. schlecht geschlafen oder war gestern aus. Das Gähnen hat wahrscheinlich nichts mit mir zu tun. Wenn ich mir weiterhin unsicher bin, dann kann ich sie fragen.

AB 6.6 /

Einseitige Bewertungsprozesse aufheben – Kreisdiagramm

Menschen mit Depression neigen dazu, komplexe Ereignisse einseitig zu bewerten, dabei werden Missgeschicke, Misserfolge und Fehler häufig hauptsächlich der eigenen Person zugeschrieben. Erfolge und positive Ereignisse werden dahingegen eher auf den Zufall / günstige Umstände oder andere Menschen zurückgeführt oder nicht gewürdigt. Diese Art der Bewertung ist meist weit von der Realität entfernt, denn komplexe Ereignisse haben selten nur eine Ursache. Dieses Arbeitsblatt hilft Ihnen eine ausgewogenere Sichtweise einzunehmen.

Welches Ereignis möchten Sie überprüfen?

Aufgabe: Tragen Sie in das folgende Kreisdiagramm alle möglichen Einflüsse ein, die zu dem Ereignis geführt haben. Treten Sie zunächst einen Schritt zurück und überlegen Sie, welche Personen und Aspekte einen Einfluss auf das Ereignis hatten. Danach weisen Sie bitte jeder Person und jedem Aspekt einen prozentualen Anteil zu und zeichnen Sie den Anteil in Form eines Kuchenstückes in das Kreisdiagramm ein. Tipp: Wenn es bei dem Ereignis um Missgeschicke, Fehler oder Misserfolg geht, setzen Sie zuletzt Ihr eigenes »Kuchenstück« ein.

P

Problematische Gedanken überprüfen

Beantworten Sie die folgenden Fragen, um Ihren Gedanken zu überprüfen. Falls eine Frage nicht passend ist, lassen Sie das Feld einfach frei.

Welchen Gedanken möchte ich überprüfen?

Wie stark bin ich von 0 – 100 % davon überzeugt, dass dieser Gedanke zutreffend ist? .... %

Was spricht dafür, dass mein Gedanke zutrifft?

Was spricht dagegen, dass mein Gedanke zutrifft bzw. nicht vollständig zutrifft?

Würden andere Menschen (in dieser Situation) genauso denken? Oder: Kann man das auch anders sehen? Oder: Gibt es alternative Sichtweisen oder Erklärungen? Wenn ja, wie sehen die aus?

Was ist das Schlimmste, was passieren könnte? Wie könnte ich damit umgehen?

Was ist das Beste, was passieren könnte?

Was ist das Wahrscheinlichste, was passieren könnte?

►

Problematische Gedanken überprüfen

Was würde ich einem Freund / einer Freundin zu diesem Gedanken sagen (wenn er / sie in derselben Situation wäre)?

Gibt es weitere Fragen, die ich mir stellen müsste, um meinen Gedanken zu überprüfen? Wenn ja, welche? (bitte auch beantworten)

Was wären die Konsequenzen, wenn ich meinen Gedanken beibehalte?

Was wären die Konsequenzen, wenn ich eine alternative Sichtweise einnehmen würde?

Wie stark bin ich jetzt von 0 – 100 % davon überzeugt, dass mein Gedanke zutreffend ist? .... %

Wie möchte ich mich jetzt verhalten?

AB 6.8 /

P

Alternative Sichtweisen entwickeln, Vor- und Nachteile abwägen

Schreiben Sie in die folgende Tabelle Ihren alten Gedanken und eine alternative Sichtweise. Überlegen Sie anschließend, welche Vor- und Nachteile beide Gedanken haben.

	Alter Gedanke: ------------------ ------------------	**Alternative Sichtweise:** ------------------ ------------------
Vorteile		
Nachteile		

INFO 6.2 /

P T

Grundannahmen, bedingte Annahmen und die Aufrechterhaltung einer Depression

Was sind automatische Gedanken, bedingte Annahmen und Grundannahmen?

In der kognitiven Therapie werden die kognitiven Vorgänge in *automatischen Gedanken, bedingte Annahmen* und *Grundannahmen* unterteilt. *Automatische Gedanken* sind schnell ablaufende Bewertungen, Interpretationen, Überzeugungen oder innere Bilder, die in einer konkreten Situation ausgelöst werden (Beispiel A: »Es ist zu schwierig«, oder Beispiel B: »Oje, er schaut genervt«). *Grundannahmen* beschreiben dahingegen tiefgreifende, überdauernde, situationsübergreifende Überzeugungen, die eine Person im Laufe ihres Lebens über sich selbst, die Umwelt und die Zukunft erlernt hat und die als »absolute Wahrheiten« gesehen werden (Beispiel A: »Ich bin peinlich und ein Versager«, oder Beispiel B »Andere Menschen werden mich immer verlassen«). Grundannahmen führen zur Entwicklung von *bedingten Annahmen,* die aus bestimmten Einstellungen, Regeln oder Grundsätzen bestehen (Beispiele für Beispiel A: »Es ist peinlich, einen Fehler zu machen!«, »Hör auf, wenn eine Aufgabe kompliziert ist«, »Wenn ich eine schwierige Aufgabe übernehmen muss, dann werde ich versagen und mich lächerlich machen. Es ist also besser, schwierige Aufgaben zu vermeiden«; Beispiele für Beispiel B: »Damit andere mich nicht verlassen, muss ich ihnen alles recht machen«; »Stell' deine eigenen Bedürfnisse zurück«, »Ich sollte meinen Ärger besser nicht zeigen, sonst wird man mich verlassen!«). Auf der Basis dieser Annahmen ordnet, beurteilt und strukturiert eine Person die Welt. Grundannahmen und bedingte Annahmen steuern Verhalten und Erleben in jeder Situation. Sie werden subjektiv als »wahr erlebt«, sind für den Betroffenen meist nicht erkennbar und werden oft nur indirekt zum Ausdruck gebracht. Sie machen sich jedoch z. B. durch die automatischen Gedanken bemerkbar und können über sie auch identifiziert werden.

Wie entstehen Grundannahmen und bedingte Annahmen?

Grundannahmen und bedingte Annahmen werden über die Lebensspanne eines Menschen durch dessen Erfahrungen geprägt. Meist wurden sie bereits in der Kindheit erlernt aufgrund der Erfahrungen, die mit wichtigen Bezugspersonen gemacht wurden. Die Person aus Beispiel A wurde als Kind beispielsweise, wenn sie einen kleinen Fehler gemacht hat, dafür häufig beschämt und vor anderen lächerlich gemacht. Die Grundannahme »Ich bin peinlich und ein Versager« ist also eine logische Folge aus ihren Erfahrungen. Die bedingten Annahmen (z. B. »Ich darf keine Fehler machen, sonst werden andere über mich lachen« oder »Vermeide schwierige Aufgaben, bei denen du dich blamieren könntest!«) bilden sich dann sozusagen als »Lebensregeln«, um die eigene Umwelt und sich selbst besser einordnen zu können, und besser zurecht zu kommen.

Auswirkungen und Aufrechterhaltung von bedingten Annahmen und Grundannahmen

Einmal aktiviert, prägen diese Annahmen die Sicht auf das Selbst, die Welt und die Zukunft. Die Informationsverarbeitung ist so ausgerichtet, dass Menschen ihre Aufmerksamkeit vor allem auf Informationen richten, die Grundannahmen und bedingte Annahmen bestätigen, und Informationen unberücksichtigt lassen oder entkräften, die ihnen entgegenstehen. Die Person aus Beispiel A mit der Grundannahme »Ich bin ein Versager« achtet in jeder Situation darauf, was sie alles falsch macht und wann und wie sie sich peinlich verhält. Zusätzlich wird sie auch in ihrer Umgebung auf Zeichen achten, die bestätigen, dass andere sie peinlich finden oder ablehnen. Gleichzeitig wird ihr kaum auffallen, wenn sie etwas gut gemacht hat oder andere sie loben oder sie wird positive Ereignisse dem Zufall oder anderen äußeren Bedingungen zuschreiben. Alle Informationen werden also so bearbeitet, dass die Grundannahme » Ich bin ein Versager« aufrechterhalten bleibt.

Solche problematischen Annahmen haben natürlich nicht nur Auswirkung auf die Wahrnehmung, sondern sie beeinflussen auch, wie man sich fühlt, wie man sich selbst und seine Beziehung zu anderen sieht, und haben Einfluss auf das Verhalten: Um schmerzhafte Gedanken und Gefühle zu vermeiden, tut die Person aus Beispiel A auch im Erwachsenenalter alles dafür, um Fehler zu vermeiden (z. B. Herausforderung und neue Aufgaben vermeiden, auch wenn sie eigentlich Spaß machen, keine Fragen stellen aus Angst, es könnte sich lächerlich anhören). Wenn ihr dann doch ein kleines Missgeschick passiert oder ein Fehler auftritt, aktiviert sich sofort wieder die Überzeugung »Ich bin peinlich«, sie geht mit einem tiefen Gefühl von Scham einher und bestätigt die bedingten Annahmen und Grundannahmen.

INFO 6.2 /

Grundannahmen, bedingte Annahmen und die Aufrechterhaltung einer Depression

Die Abbildung verdeutlicht für Beispiel A, den Zusammenhang zwischen Grundannahme, bedingter Annahme und den in einer bestimmten Situation ausgelösten automatischen Gedanken und der daraus folgenden Situation:

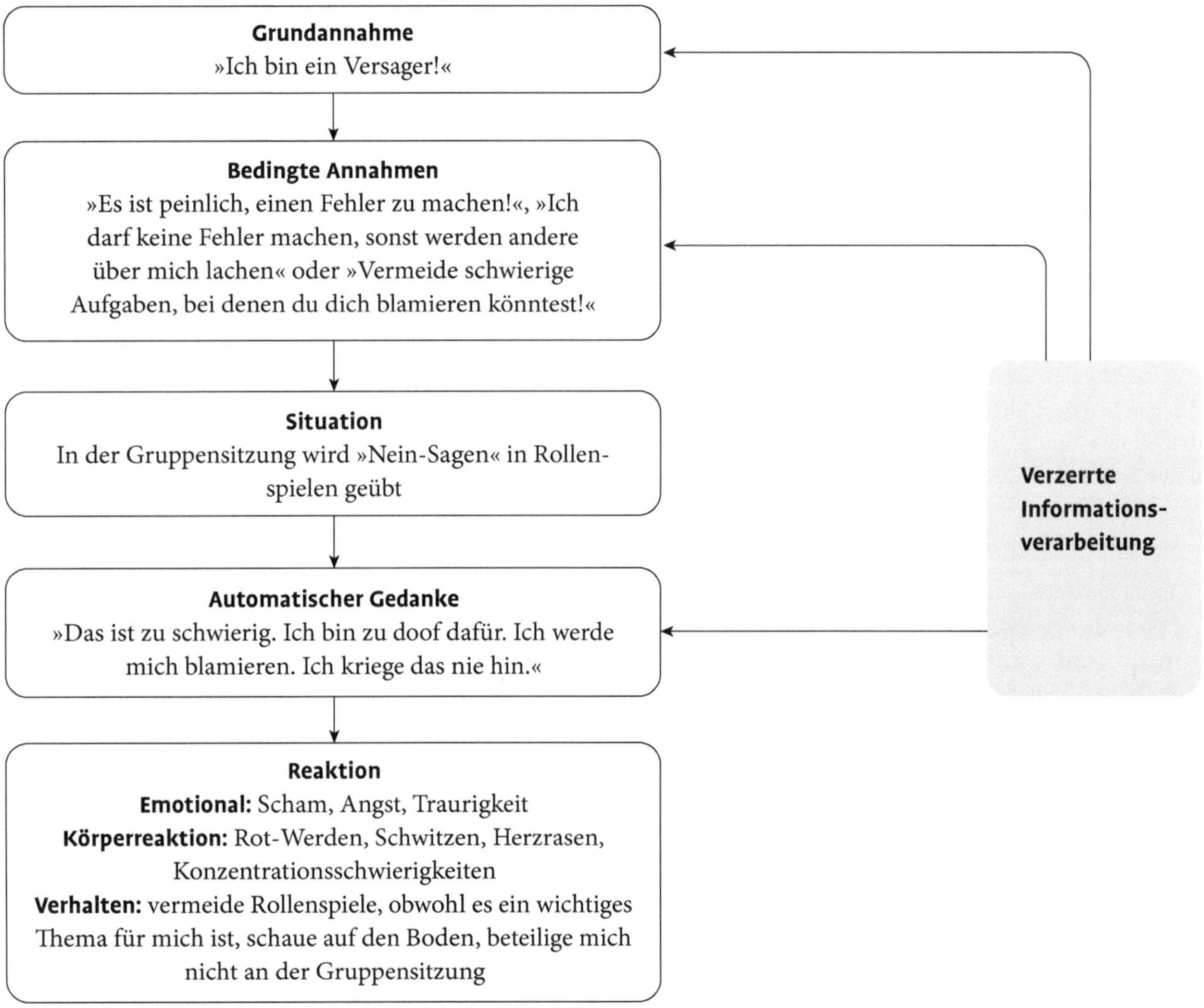

Annahmen sind erlernt, man kann sie auch wieder »verlernen«

Es gibt also Hoffnung: genau wie diese Grundannahmen im Laufe der Zeit aufgrund von Erfahrungen gelernt wurden, können Sie sie auch wieder »verlernen«. Zunächst ist es dazu wichtig, Ihre problematischen Grundannahmen und bedingten Annahmen zu erkennen, anschließend sollen sie überprüft und ggf. durch eine hilfreichere, flexiblere und realitätsnähere Einschätzung ersetzt werden. Zu Beginn der Behandlung kann es jedoch schwer sein, diese Grundannahmen zu hinterfragen. Immerhin erleben Menschen ihre Grundannahmen ja als »absolute Wahrheiten« und die lässt man nicht so schnell hinter sich. Seien Sie deshalb bitte geduldig mit sich, wenn es Ihnen zu Beginn der Behandlung nicht gelingt, Ihre Grundannahmen in Frage zu stellen. Wenn Sie merken, dass Sie die Arbeit an den Grundannahmen überfordert, kehren Sie noch einmal zu den situationsgebundenen automatischen Gedanken zurück und hinterfragen Sie zunächst diese.

INFO 6.3 /

P

Fakten zu Grundannahmen und bedingten Annahmen

- Grundannahmen und bedingte Annahmen sind Vorstellungen und Gedanken, das bedeutet, sie müssen nicht unbedingt wahr sein.
- Grundannahmen und bedingte Annahmen können ganz oder weitgehend falsch sein, obwohl Sie davon sehr überzeugt sind und »Ihr Gefühl Ihnen sagt«, dass die Annahmen stimmen.
- Da es sich um Vorstellungen handelt, kann man Grundannahmen und bedingte Annahmen überprüfen.
- Grundannahmen und bedingte Annahmen haben ihre Wurzeln oft in der Kindheit. Es kann also sein, dass Ihre Annahmen früher wichtig waren, aber heute nicht mehr zutreffen.
- Grundannahmen und bedingte Annahmen werden durch eine verzerrte Informationsverarbeitung aufrechterhalten: Informationen, die die Annahmen stützen, werden bevorzugt wahrgenommen und akzeptiert, während widersprüchliche Informationen ignoriert oder abgewertet werden.
- Grundannahmen und bedingte Annahmen sind erlernt, man kann sie auch wieder »verlernen«.

AB 6.9 / **P** **T**

Typische Grundannahmen und bedingte Annahmen im Rahmen einer Depression

Typische Grundannahmen bei Depression

Bei Menschen mit Depression tauchen häufig Grundannahmen auf, die stark abwertend in Bezug auf die eigene Person sind, mit mangelnder Wertlosigkeit und Liebenswürdigkeit, Andersartigkeit, Nicht-Dazugehören oder Hilf- und Hoffnungslosigkeit einhergehen. Hier sind einige Beispiele:

- Ich bin nicht liebenswert
- Ich gehöre einfach nicht dazu
- Ich bin ein Versager
- Ich bin anders als alle anderen
- Ich bin wertlos
- Ich bin nicht gut genug
- Andere werden mich immer verlassen
- Ich bin böse
- Ich verdiene nichts Gutes
- Ich werde andere nur verletzen
- Ich bin hässlich
- Ich bin eine Last für andere
- Andere werden mich immer verletzen

Kennen Sie solche Grundannahmen von sich? Welche Grundannahmen (in Ihren Worten) spielen in Ihrem Leben eine wichtige Rolle?

Typische bedingte Annahmen bei Depression

Aus den Grundannahmen werden oft bestimmte Einstellungen, Regeln oder Grundsätze (bedingte Annahmen) gebildet, um die schmerzlichen Emotionen, die mit den Grundannahmen verbunden sind, möglichst zu vermeiden bzw. besser im Leben zurechtzukommen. Typische bedingte Annahmen bei Depression sind zum Beispiel:

- Damit andere mich nicht ablehnen, muss ich auf eigene Bedürfnisse verzichten.
- Wenn ich keine Leistung zeige, bin ich ein Versager!
- Wenn ich anderen zeige, wie ich wirklich bin, dann werden sie mich verlassen!
- Um Hilfe zu bitten, bedeutet, dass man schwach ist.
- Fragen zu stellen, ist ein Zeichen von Unterlegenheit.
- Wenn ich andere Menschen zu viel über mich wissen lasse, dann werden sie mir weh tun.
- Ärger sollte man nicht zeigen.
- Nur wenn ich Erfolg habe, werden andere mich achten!
- Wenn man anderen gegenüber Gefühle zeigt, dann machen sie einen lächerlich!
- Wenn jemand nicht meiner Meinung ist, dann heißt das, dass er mich nicht mag.
- Ich muss mich anpassen, damit andere mich nicht ausschließen.
- Man muss unabhängig sein!

Kennen Sie solche bedingten Annahmen von sich? Wenn ja, welche?

AB 6.10 /

T

Kognitives Fallkonzept für Therapeuten

Biographische Erfahrungen: Welche Erfahrungen haben zur Entwicklung und Aufrechterhaltung der Grundannahme(n) geführt?

↓

Grundannahme(n): Was sind die zentralen Grundannahmen des Patienten?

↓

Bedingte Annahme(n): Welche Einstellungen, Grundsätze oder Schlussfolgerungen hat der Patient in Zusammenhang mit seinen Grundannahmen entwickelt?

↓

Bewältigungsstrategien: Welches Verhalten setzt er ein, um mit seinen Annahmen umzugehen?

↓

Beispielanalysen

Situation 1:	**Situation 2:**	**Situation 3:**
Automatischer Gedanke:	**Automatischer Gedanke:**	**Automatischer Gedanke:**
Reaktion: **Emotion:** **Verhalten:**	**Reaktion:** **Emotion:** **Verhalten:**	**Reaktion:** **Emotion:** **Verhalten:**

INFO 6.4 /

Pfeil-Abwärts-Technik

Die Pfeil-Abwärts-Technik (Downward-Arrow-Technique) bieten einen guten Weg, um ausgehend von automatischen Gedanken auf zugrunde liegende bedingte Annahmen und Grundannahmen zu schließen. Die folgende Anleitung erklärt das Vorgehen:

(1) Starten Sie die Pfeil-Abwärts-Technik, wenn Sie einen entscheidenden automatischen Gedanken aufgedeckt haben, von dem Sie vermuten, dass er direkt mit einer dysfunktionalen Annahme in Verbindung steht.

(2) Fragen Sie den Patienten nun nach der Bedeutung dieses Gedankens. Wiederholen Sie die Frage nach der Bedeutung (möglichst mit unterschiedlichen Formulierungen; s. u. Formulierungshilfen), bis Sie eine oder mehrere wichtige Annahmen aufgedeckt haben. Dabei führt die Frage, was der Gedanke *für den Patienten bedeutet,* oft zur Aufdeckung einer *bedingten Annahme.* Die Frage, was dieser automatische Gedanke *über den Patienten aussagt,* hilft beim Erkennen von Grundannahmen. Sie erkennen, dass Sie die wichtigen bedingten Annahmen und Grundannahmen aufgedeckt haben, wenn die emotionale Belastung des Patienten zunimmt und / oder er anfängt, die Annahmen in gleichen oder ähnlichen Worten zu wiederholen.

Formulierungshilfen:

- Was bedeutet das für Sie?
- Wenn wir annehmen, dass Ihr Gedanke / Ihre Befürchtung zutrifft und Sie (z. B. … einen Fehler in dem Brief gemacht haben), was würde das für Sie bedeuten?
- Was wäre so schlimm daran, wenn Ihr Gedanke zutreffen würde?
- Was belastet Sie daran am meisten?
- Was würde passieren, wenn …?
- Wenn das stimmt, was dann?
- Was sagt das über Sie aus?

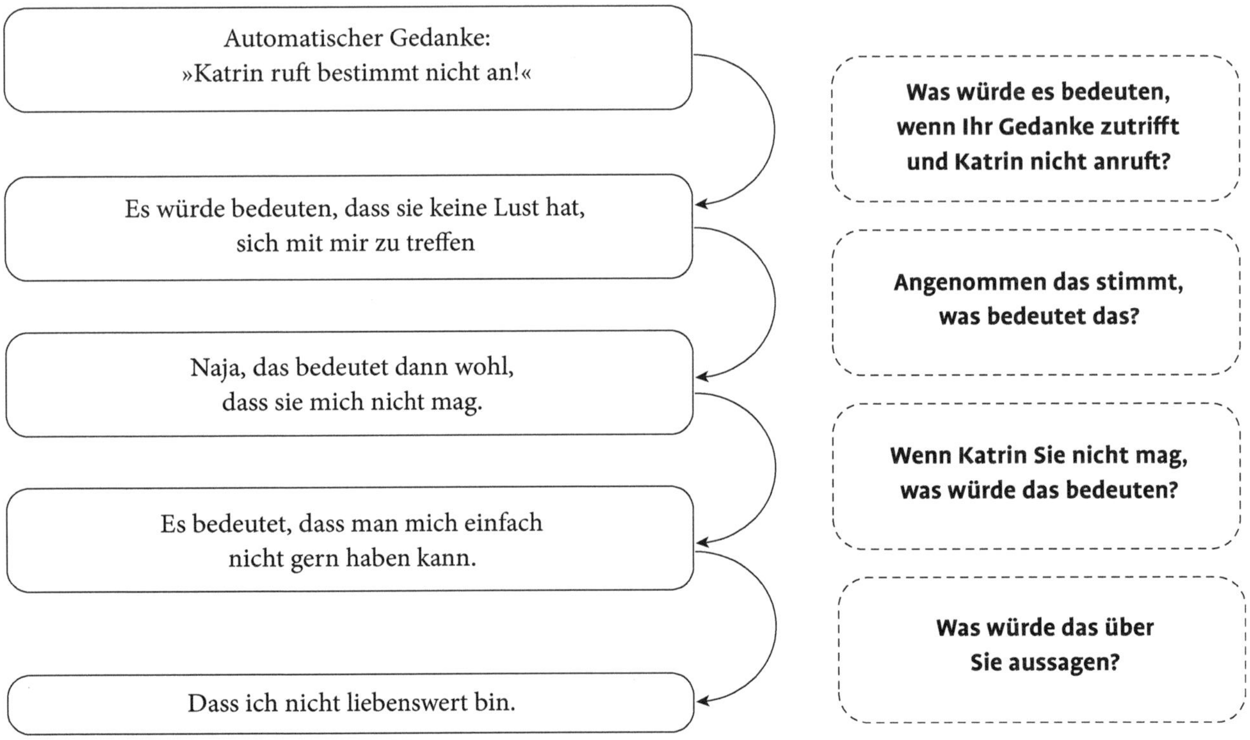

Abbildung Beispiel für die Pfeil-Abwärts-Technik

Die verzerrte Informationsverarbeitung verändern

Grundannahmen und bedingte Annahmen werden durch eine verzerrte Informationsverarbeitung aufrechterhalten: Informationen, die die Annahmen stützen, werden bevorzugt wahrgenommen und sofort akzeptiert, während widersprüchliche Informationen ignoriert oder abgewertet werden. Es ist sozusagen wie ein Filter im Kopf.

Ein Beispiel: Petra hat die Grundannahme: »Ich bin unfähig«. Als ihr Therapeut sie fragt, welche Dinge ihr in der letzten Woche aufgefallen sind, die ihre Annahme bestätigen, kann Petra mehrere Dinge aufzählen: Sie hat vergessen, die Blumen bei einer Freundin zu gießen, sie hatte Schwierigkeiten mit den Mathe-Hausaufgaben, die Kaffeemaschine war kaputt und sie hat es nicht geschafft, sie zu reparieren usw. Als er sie fragt, ob ihr auch Dinge aufgefallen sind, die gegen die Grundannahme sprechen, fällt ihr nichts ein. Gemeinsam mit ihrem Therapeuten findet sie heraus, dass es sogar mehrere Dinge gab, die dagegen sprechen, die ihr aber nicht aufgefallen waren oder die sie abgewertet hatte: Sie war regelmäßig und pünktlich in der Therapie und hat ihre Hausaufgaben immer erledigt, eine Freundin hat sich sehr über das von ihr gebastelte Geburtstagsgeschenk gefreut, in Bio hat sie eine 1 geschrieben (Abwertung: »Das war ja leicht«) und sie hat sich um einen Studienplatz bemüht (Abwertung: »Wurde ja auch Zeit«). Ihre Informationsverarbeitung ist in der folgenden Abbildung dargestellt: Informationen, die mit der Grundannahme in Einklang stehen (Rechtecke mit Minus-Zeichen darin), fallen Petra sofort auf und stärken die Grundannahme »Ich bin unfähig« (die Pfeile gehen in den Kreis der Grundannahme hinein). Informationen, die im Widerspruch zu dieser Annahme stehen (Dreiecke mit dem Plus darin) werden entweder gar nicht wahrgenommen (Pfeile prallen am Kreis der Grundannahme ab) oder abgewertet und dem Zufall oder anderen äußeren Bedingungen zugeschrieben (und damit zu einem Rechteck mit einem Minus-Zeichen). So bleibt die Grundannahme natürlich aufrechterhalten.

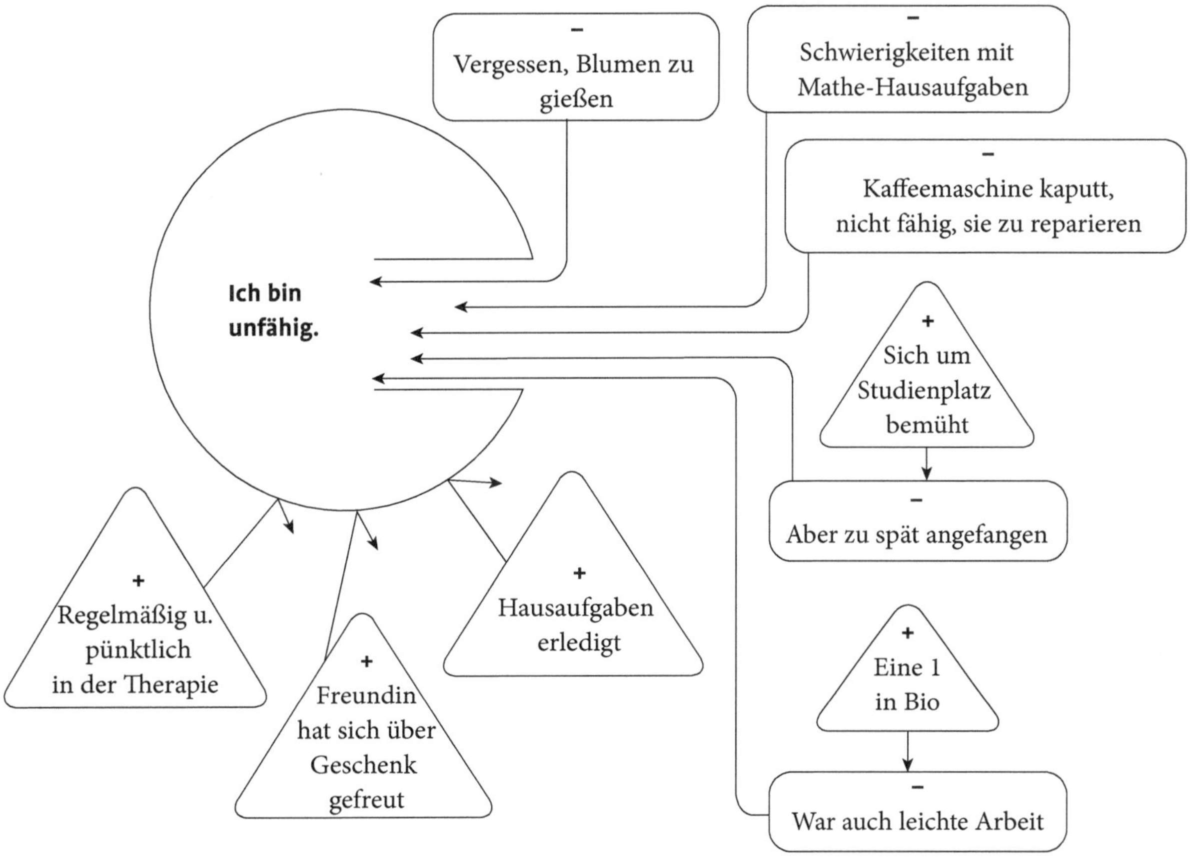

AB 6.11 /

P

Die verzerrte Informationsverarbeitung verändern

2/2

Wie sieht es mit Ihrer Informationsverarbeitung aus?

Tragen Sie in die folgende Abbildung Ihre Grundannahme ein und überlegen Sie, wie die Informationsverarbeitung bei Ihnen funktioniert. Verwenden Sie dazu auch Rechtecke mit Minuszeichen für Informationen, die der Grundannahme entsprechen, und Dreiecke mit einem Pluszeichen für Informationen, die mit Ihrer Grundannahme nicht übereinstimmen. Überlegen Sie auch, ob Sie diese Informationen eventuell ebenfalls nicht beachten oder abwerten.

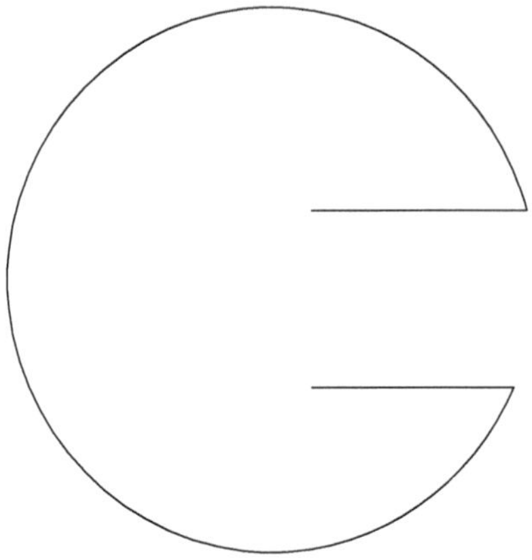

Aufgabe: Achten Sie in der nächsten Woche darauf, wie Ihr geistiger Filter funktioniert, und notieren Sie unten Informationen, die dafür sprechen, dass Ihre Grundannahme zutrifft (Rechtecke mit Minuszeichen). Achten Sie aber auch auf Informationen, die dagegen sprechen könnten (Dreiecke mit Pluszeichen) und notieren Sie diese ebenfalls. Das ist sicherlich der schwierigere Teil der Aufgabe. Wenn es für Sie leichter ist, können Sie sich vorstellen, wie eine andere Person (z. B. Ihr/e beste/r Freund/Freundin), die Informationen beurteilen würde.

□ -	△ +

AB 6.12 /

P

Annahmen verändern

Dieses Arbeitsblatt gibt Ihnen die Möglichkeit, systematisch an der Veränderung Ihrer Annahmen zu arbeiten. Tragen Sie zunächst die alte Annahme auf der rechten Seite und die neue Annahme auf der linken Seite ein. Suchen Sie nun Anhaltspunkte, die die alte Grundannahme unterstützen, und tragen Sie sie in die rechte Spalte ein. Schreiben Sie hinter jeden Anhaltspunkt direkt ein großes »ABER« und überlegen Sie, ob es auch andere Erklärungen als Ihre Annahme geben könnte. Das ist die sogenannte »Neuinterpretation«. Tragen Sie auf der linken Seite Anhaltspunkte ein, die Ihre neue Annahme unterstützen. Ein Beispiel für die Annahme »Ich bin nicht liebenswert« ist zur Verdeutlichung vorgegeben.

Neue Annahme: Anhaltspunkte, die die neue Annahme unterstützen	**Alte Annahme:** Anhaltspunkte, die die alte Grundannahme unterstützen **Mit Neuinterpretation (ABER …)**
Sandra hat mich angelächelt und mir gesagt, dass sie mich gerne mag.	Conny hat vergessen, mich anzurufen, ABER sonst hat sie jeden Tag angerufen und sie hat mir erzählt, dass sie nächste Woche viel Stress auf der Arbeit hat. Wahrscheinlich hat es nichts mit mir zu tun.

KAPITEL 7 /

Metakognitive Fertigkeiten

7.1 Einführung

In diesem Kapitel werden Tools aus der Metakognitiven Therapie (MCT), die von Adrian Wells entwickelt wurde (Wells, 2011), vorgestellt. MCT geht davon aus, dass für die Behandlung von psychischen Störungen nicht die Inhalte von Kognitionen von Bedeutung sind. Stattdessen spielen aus einer metakognitiven Perspektive perserverierende und unflexible Muster des Denkens (Grübeln und Sich-Sorgen), der Aufmerksamkeitslenkung (Bedrohungsmonitoring) und damit assoziiert dysfunktionale Bewältigungsstrategien eine bedeutende Rolle (s. auch *INFO 7.2/Psychoedukation zum metakognitiven Störungsmodell bei Depression*). MCT zielt auf eine Steigerung der metakognitiven Fertigkeiten des Patienten ab, die mit einer Wiedererlangung der flexiblen Steuerung über kognitive Prozesse und Prozesse der Aufmerksamkeitslenkung einhergeht. Die Tools in diesem Kapitel unterstützen diese Ziele, sie können jedoch nicht Bücher oder Workshops zur MCT ersetzen. Die vorgestellten Tools können entsprechend der an Wells (2011) angelehnten Struktur (s. *INFO 7.3/Struktur der Behandlung bei Metakognitiver Therapie*) eingesetzt werden, wenn Therapeut und Patient eine gesamte MCT-Behandlung durchführen möchten. Es können aber auch einzelne Tools herausgegriffen werden, die losgelöst von einer MCT-Gesamtbehandlung angewendet werden können. Dies ist beispielsweise für das Aufmerksamkeitstraining, die Techniken zur Detached Mindfulness oder den Umgang mit Grübeln und Bedrohungsmonitoring möglich. In der Erklärung zu den Arbeitsmaterialien finden Sie Hinweise dazu, welche Tools im Einzelnen losgelöst von einer MCT-Behandlung eingesetzt werden können.

Für welche Patientengruppen sind die Tools aus diesem Kapitel besonders geeignet?

Die Tools aus diesem Kapitel sind vor allem für Patienten geeignet, die unter Grübeln, Sich-Sorgen und Bedrohungsmonitoring leiden.

Mit welchen Tools können die Tools aus diesem Kapitel gut kombiniert werden?

Die Tools zum Aufbau von metakognitiven Fertigkeiten lassen sich gut mit den Tools aus Kapitel 5 »Verhaltensaktivierung« und Kapitel 8 »Achtsamkeit und Akzeptanz« kombinieren.

Mit welchen Tools sollten die Tools dieses Kapitels nicht kombiniert werden?

Die Tools aus diesem Kapitel sollten nicht mit den kognitiven Techniken aus Kapitel 6 kombiniert werden. Bei der MCT ist das Ziel, Gedanken weniger Bedeutung zu geben und aus gedanklichen Prozessen auszusteigen, daher ist eine Beschäftigung mit den Inhalten der Gedanken kontraproduktiv.

7.2 Erklärung der Arbeitsmaterialien dieses Kapitels

- **INFO 7.1/Wichtige Begriffe aus der Metakognitiven Therapie (MCT)**
  Erklärt wichtige Begriffe aus der MCT für Patienten und Therapeuten.
- **INFO 7.2/Psychoedukation zum metakognitiven Störungsmodell der Depression**
  Erklärt die einzelnen Komponenten des kognitiven Aufmerksamkeitssyndroms (CAS) sowie positive und negative Metakognitionen für Patienten und Therapeuten. Das metakognitive Modell der Depression wird mithilfe eines Fallbeispiels erklärt.
- **INFO 7.3/Struktur der Behandlung bei Metakognitiver Therapie**
  Gibt einen an Wells (2011) angelehnten »Fahrplan« zur Durchführung einer Behandlung mit MCT bei Depression.

- **AB 7.1 / Skala zur schweren depressiven Störung**
  (Aus Wells, 2011); sollte bei einer Behandlung mit MCT zu jeder Sitzung vom Patienten ausgefüllt werden, um negative und positive Metakognitionen sowie Bewältigungsstrategien zu erfassen und den Verlauf zu beobachten.
- **INFO 7.4 / Interview zur Erstellung eines individuellen metakognitiven Fallkonzepts**
  (Leicht modifiziert nach Wells, 2011); bietet eine Handlungsanweisung für Therapeuten zur Durchführung eines Interviews zur Erstellung eines individuellen metakognitiven Fallkonzepts. Die Antworten des Patienten können direkt in *AB 7.2 / Metakognitives Fallkonzept* eingetragen werden.
- **AB 7.2 / Metakognitives Fallkonzept**
  (Leicht modifiziert nach Wells, 2011); bietet eine Vorlage zur Erarbeitung eines individuellen Fallkonzepts.
- **AB 7.3 / Grübel-Episoden identifizieren**
  Hilft Patienten dabei, Achtsamkeit für Grübeln zu entwickeln. Dieses Arbeitsblatt kann auch losgelöst von einer MCT-Gesamtbehandlung eingesetzt werden.
- **AB 7.4 / Die Sinnhaftigkeit von Grübeln überprüfen**
  Hinterfragt positive Metakognitionen zur Sinnhaftigkeit von Grübeln. Dieses Arbeitsblatt kann losgelöst von einer MCT-Gesamtbehandlung eingesetzt werden und analog auch auf Sich-Sorgen übertragen werden. Therapeuten können die Fragen dieses Arbeitsblatts auch als Unterstützung für einen sokratischen Dialog zur Hinterfragung von positiven Metakognitionen losgelöst vom AB nutzen. Empfehlenswert ist es in jedem Fall, den Patienten, den Grad der Überzeugung in Bezug auf die Metakognitionen von 0 – 100 % zu Beginn und am Ende der Intervention einzuschätzen zu lassen.
- **INFO 7.5 / Rational Aufmerksamkeitstraining für Therapeuten**
  Erklärt das Rational und Vorgehen beim Aufmerksamkeitstraining (Attention Training Technique, ATT) für Therapeuten. ATT kann auch losgelöst von einer MCT-Gesamtbehandlung als einzelne Technik eingesetzt werden.
- **INFO 7.6 / Instruktionen für Aufmerksamkeitstraining**
  (Leicht modifiziert nach Wells, 2011); gibt dem Therapeuten eine Anleitung zur Durchführung des ATT, die er ablesen kann.
- **INFO 7.7 / Erklärung zum Aufmerksamkeitstraining für Patienten**
  Erklärt das Rational für Patienten.
- **AB 7.5 / Aufmerksamkeitstraining**
  (Nach Wells, 2011); unterstützt die eigenständige Durchführung des ATT zuhause und hilft die regelmäßige Durchführung zu überwachen. Legen Sie gemeinsam mit dem Patienten fest, wie häufig er üben soll und welche Geräusche er dafür einsetzen kann.
- **INFO 7.8 / Detached Mindfulness: Erläuterungen für Therapeuten**
  Erklärt das Rational von Detached Mindfulness (losgelöste Achtsamkeit) und gibt Anleitungen für zehn Basistechniken zur Vermittlung von Detached Mindfulness nach Wells (2011).
- **AB 7.6 / Grübeln / Sich-Sorgen aufschieben**
  Erläutert die Technik des Aufschiebens von Grübeln / Sich-Sorgen für Patienten. Es ermöglicht zusätzlich eine Auswertung dieses Experiments, die durchgeführt werden kann, nachdem der Patient mindestens fünf Tage das Aufschieben von Grübel- oder Sorgengedanken geübt hat. Diese Technik kann auch losgelöst von einer MCT-Gesamtbehandlung eingesetzt werden.
- **AB 7.7 / Positive und negative Metakognitionen erkennen**
  Erklärt den Unterschied zwischen metakognitivem Wissen und metakognitiven Fertigkeiten. Es werden typische Beispiele für positive und negative Metakognitionen bei Depression vorgestellt, um die individuellen Metakognitionen zu erkennen.
- **AB 7.8 / Die Beeinflussbarkeit von Grübeln überprüfen**
  Hilft dabei die negative Metakognition zur Unkontrollierbarkeit von Grübelprozessen zu hinterfragen. Nach Möglichkeit sollte der Therapeut, die vorgeschlagenen Fragen und Experimente direkt mit dem Patienten in der Sitzung besprechen bzw. durchführen. Der Grad der Überzeugung in Bezug auf die negative Metakognition sollte vor und nach der Intervention eingeschätzt werden.

- **AB 7.9 / Vor- und Nachteile des Grübelns**
  Stellt eine Liste mit Vor- und Nachteilen von Grübeln vor. Der Patient kann die Argumente, die für ihn zutreffend sind, ankreuzen. Es ist empfehlenswert, im Vorfeld den Patienten losgelöst von der Liste überlegen zu lassen, welche Vor- und Nachteile das Grübeln für ihn hat. Diese Technik kann selbstverständlich auch mit Sich-Sorgen durchgeführt werden und ist auch losgelöst von einer MCT-Gesamtbehandlung einsetzbar.
- **AB 7.10 / Experiment zur Überprüfung der Nützlichkeit von Grübeln**
  Bietet eine Anleitung zur Durchführung und Auswertung eines Experiments, bei dem ein Tag, an dem intensiv gegrübelt wird, mit einem Tag, an dem nicht gegrübelt wird, verglichen wird. Dieses Experiment ist sehr wertvoll, um die Folgen von Grübeln auf Emotionen, körperliches Befinden, den Blick auf sich selbst, Beziehung zu anderen, die Zukunftsperspektive und die Auswirkungen auf eigene Bedürfnisse, Werte und Ziele zu verdeutlichen. Diese Technik kann auch losgelöst von einer MCT-Gesamtbehandlung eingesetzt werden.
- **AB 7.11 / Worauf ist mein Aufmerksamkeitsfokus gerichtet? – Bedrohungsmonitoring erkennen**
  Gibt Psychoedukation zur Steuerung des Aufmerksamkeitsfokus und Auswirkungen von Bedrohungsmonitoring bei Depression und hilft den Patienten zu erkennen, auf was sie ihre Aufmerksamkeit richten. Dieses Arbeitsblatt kann auch losgelöst von einer MCT-Gesamtbehandlung eingesetzt werden.
- **AB 7.12 / Maladaptive Bewältigungsstrategien und ihre Auswirkungen erkennen**
  Gibt Psychoedukation zu den problematischen Bewältigungsstrategien des CAS und hinterfragt deren Auswirkungen.
- **AB 7.13 / Neue Pläne für die metakognitive Verarbeitung**
  (Nach Wells, 2011); Verfestigt die neuen metakognitiven Pläne und trägt so zur Rückfallprophylaxe bei. Damit sich die neuen Pläne festigen, müssen die neuen Verarbeitungsstrategien konsequent geübt werden.

Wichtige Begriffe aus der Metakognitiven Therapie (MCT)

Metakognition

Der Begriff Metakognition bedeutet »Denken über Denken« oder »Wissen über Wissen«.
Man unterscheidet metakognitives Wissen und metakognitive Fertigkeiten
Metakognitives Wissen = Wissen über das eigene Wissen und eigene innere Prozesse (»Ich weiß, dass ich in englischer Sprache flüssig kommunizieren kann, während meine Kenntnisse des Ungarischen dürftig sind.«; »Ich weiß, dass meine Fähigkeit, Gesichter mit Geschichten in Verbindung zu bringen, gut ist, während mein Namensgedächtnis häufig streikt.«; »Ich kann die PIN meines Bankkontos auswendig, während ich die PIN meiner Freundin nicht weiß.«; »Ich weiß, dass die Panikattacken, die ich erlebe, ein inneres Ereignis sind, und auch dann auftreten, wenn ich mich in einer sicheren Umgebung befinde.«).
Metakognitive Fertigkeiten = Fertigkeiten in der Organisation des eigenen Wissens (»Ich weiß, dass wenn mir der Name eines Bekannten nicht einfällt, es besser ist, meine Aufmerksamkeit auf etwas anderes zu lenken, als weiter zu suchen. Meistens kommt der Name dann automatisch.«). Metakognitive Fertigkeiten sind in ihren einzelnen Schritten schwer zu beschreiben, so ähnlich wie es schwer ist, genau zu erklären, wie man Fahrrad fährt.
Metakognitives Wissen und metakognitive Fertigkeiten spielen eine wichtige und kritische Rolle in der menschlichen Selbstregulation in wichtigen Verhaltensbereichen wie Wissenserwerb, planerisches Handeln oder Steuerung von interpersonellen Fertigkeiten.

Positive und negative Metakognitionen

Metakognitives Wissen und metakognitive Fertigkeiten spielen auch bei depressiven Störungen eine Rolle. Menschen mit Depression haben häufig bestimmte Überzeugungen oder Einstellungen in Bezug auf ihre Denkprozesse, die sich als problematisch erweisen können. Der Begriff **positive Metakognition** benennt innerhalb der MCT Überzeugungen, die sich auf die Nützlichkeit von Grübeln, Sorgen, Bedrohungsmonitoring (Wachsamkeit für spezifische Gefahren) und weitere ähnliche Strategien beziehen. **Negative Metakognition** benennt dagegen Überzeugungen, die sich auf ungünstige Auswirkungen von Grübeln und Sorgen beziehen.

Bedrohungsmonitoring

Der Begriff Bedrohungsmonitoring benennt eine selektive Ausrichtung der Aufmerksamkeit auf eine spezifische Gefahr. Bedrohungsmonitoring und zugehöriges Sicherheitsverhalten sind dann sinnvoll, wenn diese Gefahr tatsächlich gegenwärtig präsent ist und beeinflusst werden kann (z. B. der Wetterbericht warnt vor Eisregen, man zieht rutschfeste Schuhe an und geht langsam). Ohne spezifische Gefahr führt Bedrohungsmonitoring zu einer Aktivation des Angstnetzwerks ohne ein adaptives Verhalten hervorzurufen (z. B. man achtet während eines Linienfluges kontinuierlich auf das Motorgeräusch, um rechtzeitig auf eine drohende Katastrophe aufmerksam zu werden, oder man achtet in der U-Bahn darauf, ob andere Fahrgäste ein verdecktes Messer bei sich führen). Problematische Formen von Bedrohungsmonitoring spielen eine wichtige Rolle bei psychischen Störungen.

Kognitive Fusion

Kognitive Fusion bedeutet, dass Denkprozesse, emotionale Prozesse und ihre Ergebnisse (mentale Simulation) so wie Wahrnehmungen aus der wirklichen Welt bewertet und behandelt werden.
Gedanke-Ereignis-Fusion: Es wird angenommen, dass Gedanken die Wahrscheinlichkeit eines Ereignisses beeinflussen können.
Beispiel: Ich denke: »Mein Freund könnte einen Unfall haben«. Ich nehme in einem Zustand kognitiver Fusion an, dass dieses Ereignis dadurch wahrscheinlicher wird, und verbiete mir diesen Gedanken oder rufe meinen Freund an, um ihn zu warnen.

Wichtige Begriffe aus der Metakognitiven Therapie (MCT)

Gedanke-Handlungs-Fusion: Es wird angenommen, dass Gedanken und Emotionen die Wahrscheinlichkeit eines eigenen Verhaltens beeinflussen können und zwar selbst dann, wenn man dieses Verhalten aus guten Gründen nicht durchführen möchte.
Beispiel: Ich empfinde Ärger über meinen Partner, weil er ein mir wichtiges Buch verloren hat. In einem Zustand kognitiver Fusion vermeide ich, mich mit ihm zu treffen, weil ich Angst habe, laut zu werden und ihn zu beschimpfen. Dies geschieht, obwohl ich nie laut werde und schimpfe. Trotzdem warte ich mit dem nächsten Treffen, bis mein Ärger vergangen ist.

INFO 7.2 /

P T

Psychoedukation zum metakognitiven Störungsmodell der Depression

Das kognitive Aufmerksamkeitssyndrom (CAS) bei Depression

Menschen mit Depression leiden oft unter sich wiederholenden Gedankenschleifen, wie Grübeln oder Sorgen. Zudem ist ihre Aufmerksamkeit häufig auf bestimmte Aspekte ausgerichtet, die mit Depression in Zusammenhang stehen (Bedrohungsmonitoring). Dieses charakteristische Muster von Denkprozessen und Aufmerksamkeitslenkung bezeichnet man als **kognitives Aufmerksamkeitssyndrom** (Cognitive Attention Syndrome, CAS).

Zum **kognitiven Aufmerksamkeitssyndrom (CAS)** gehören:
- Grübeln
- Sich-Sorgen-Machen
- Bedrohungsmonitoring
- problematische Bewältigungsstrategien

Grübeln ist bei Depression meist der vorherrschende Prozess des CAS. Beim Grübeln sind die Gedanken in die Vergangenheit gerichtet. Häufig handelt es sich dabei um »Warum-Fragen« (z. B. »Warum fühle ich mich nur so schlecht?«). Menschen mit Depression grübeln meist, weil sie bestimmte Situationen verstehen, analysieren oder deren Bedeutung richtig einschätzen wollen. Grübeln ist mit Emotionen wie Traurigkeit, Hoffnungslosigkeit und Hilflosigkeit verbunden.

Grübeln = in die Vergangenheit gerichtete Gedankenketten, Analysieren, Warum-Fragen

Sich-Sorgen ist dagegen eher zukunftsorientiert und bezieht sich auf die Vermeidung und Verhütung von Gefahren. Hierbei stehen eher »Was wäre, wenn …?«-Fragen im Vordergrund. Sorgen vermitteln einerseits den Eindruck vorbereitet zu sein, andererseits lösen sie auch Gefühle von Angst und Unsicherheit aus.

Sich-Sorgen = bezieht sich auf die Zukunft, negative Zukunftsvorhersagen, »Was wäre, wenn …?«-Fragen,

Bedrohungsmonitoring bedeutet, dass der Aufmerksamkeitsfokus auf Zeichen von Gefahr ausgerichtet ist. Menschen mit Depression achten hierbei auf das Auftreten von möglichen Symptomen, die mit der Depression in Zusammenhang stehen, wie beispielsweise Zeichen von Erschöpfung oder Energielosigkeit, auf Zeichen von eigenem Versagen oder Ablehnung durch andere. Die Lenkung der Aufmerksamkeit auf diese Zeichen erhöht die Wahrscheinlichkeit der Wahrnehmung dieser Zeichen, die ebenfalls zu Verunsicherung und Angst beitragen.

Grübeln, Sich-Sorgen und Bedrohungsmonitoring werden oft als nicht steuerbar erlebt. Dies führt zum Einsatz von **problematischen Bewältigungsstrategien**. Hierzu zählen z. B. Versuche, Gedanken zu vermeiden, Vermeidung von Situationen, Reduktion von Aktivitäten, sozialer Rückzug, Konsum von Substanzen, Schlafen oder Ablenkung.

Was sind problematische Metakognitionen?

Das CAS wird durch bestimmte Überzeugungen über das Denken, sog. Metakognitionen, ausgelöst und aufrechterhalten. Diese problematischen Metakognitionen werden unterteilt in »positive Metakognitionen« und »negative Metakognitionen«. **Positive Metakognitionen** beschreiben Überzeugungen, die sich auf die Nützlichkeit von Grübeln, Sich-Sorgen-Machen, Bedrohungsmonitoring und weitere ähnliche Strategien beziehen. Beispiele für positive Metakognitionen bei Depression sind:

- »Grübeln hilft mir, eine Lösung für meine Probleme zu finden!«
- »Wenn ich über die Gründe meiner Traurigkeit nachdenke, kann ich Traurigkeit in Zukunft vermeiden.«
- »Wenn ich meine früheren Fehlleistungen analysiere, werde ich ein besserer Mensch werden!«
- »Wenn ich auf Zeichen einer Depression achte, dann kann ich einen Rückfall früher erkennen und schneller darauf reagieren.«

Diese positiven Metakognitionen führen dazu, dass Menschen wiederholt auf die Strategien des CAS zurückgreifen. Bei Menschen mit Depression führen positive Metakognitionen zu anhaltendem Grübeln über die Bedeutung und Ursachen der Symptome.

Negative Metakognitionen beschreiben hingegen Überzeugungen, die sich auf ungünstige Auswirkungen von Gedanken und gedanklichen Prozessen wie z. B. Grübeln und Sorgen beziehen. Hierbei steht vor allem Überzeugungen von fehlender Steuerungsfähigkeit gegenüber kognitiven Prozessen und deren Schädlichkeit im Vordergrund (z. B. »Ich kann mit dem Grübeln nicht aufhören! Ich werde noch verrückt davon!«).

Das metakognitive Modell der Depression

Das metakognitive Modell (s. Abb. 1) fasst das Genannte zusammen und erklärt die Entstehung und Aufrechterhaltung von Depression.

Typische Auslöser (»Trigger«) sind negative Gedanken über die eigene Person, die Beziehung zu anderen, die Zukunft oder die Symptome der Depression. Im Fallbeispiel in Abbildung 2 löste beispielsweise eine Absage aus einer Internet-Partnerbörse den negativen Gedanken aus: »Ich bin unattraktiv«. Durch diesen Trigger werden positive Metakognitionen wie »Grübeln hilft mir rauszufinden, was ich falsch gemacht habe« aktiviert. Dies führt dazu, dass Grübeln als Instrument zur Lösung des Problems gewählt wird (Strategiewahl). Das anhaltende Grübeln löst die typische depressive Symptomatik aus bzw. verstärkt diese und führt im Fallbeispiel zu den Emotionen Einsamkeit, Traurigkeit und Scham, zu Gedanken wie »Es ist hoffnungslos« und körperlichen Symptomen wie Müdigkeit und Energiemangel. Dadurch werden negative Metakognitionen aktiviert wie »Ich kann gar nicht mehr aufhören« oder »Der Stress macht mich krank«. Grübeln und die anderen Strategien des CAS sind hochgradig automatisiert, was es zusätzlich erschwert, diese kognitiven Prozesse zu unterbrechen. Es folgen problematische Bewältigungsstrategien wie sozialer Rückzug, Inaktivität oder Alkoholkonsum. Diese Strategien verstärken das Gefühl der fehlenden Steuerungsfähigkeit, führen dazu, dass mehr Zeit zum Grübeln vorhanden ist und bringen meist neue Probleme mit sich, die ihrerseits wieder neue Trigger zur Folge haben.

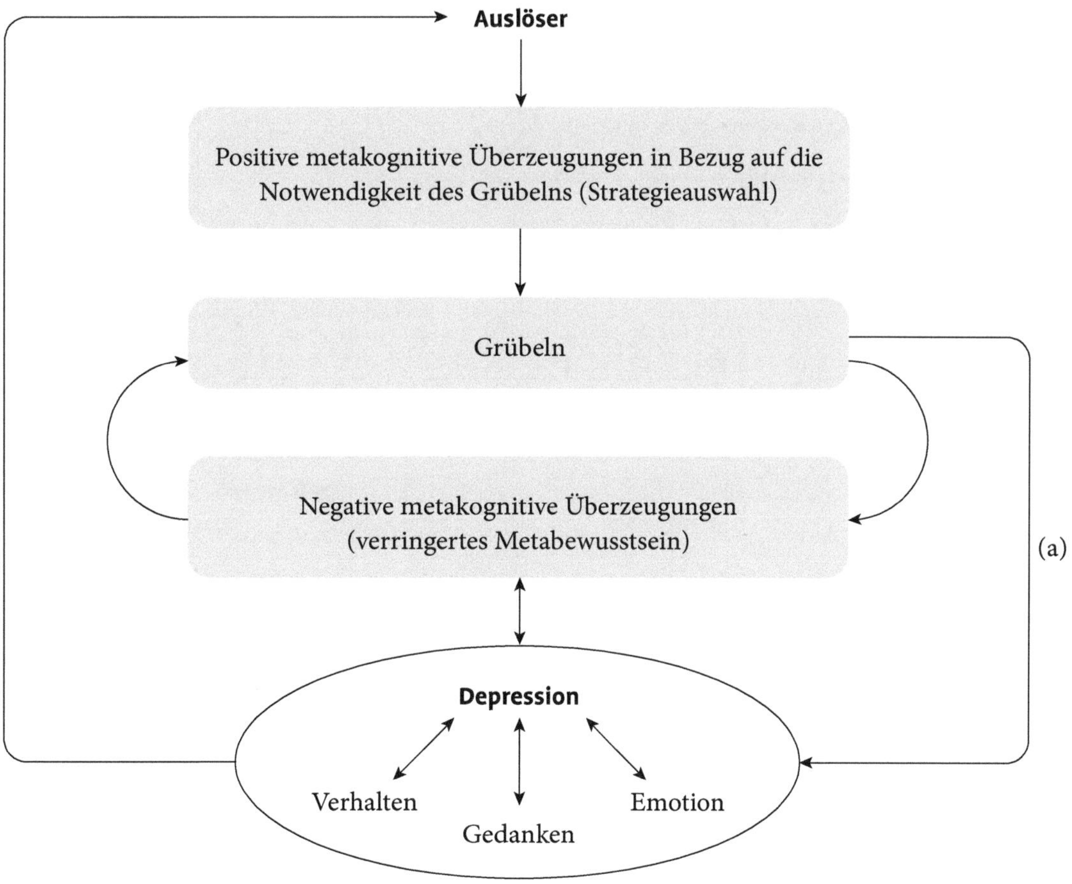

Abbildung 1 Das metakognitive Modell der Depression

Aus Wells (2011)

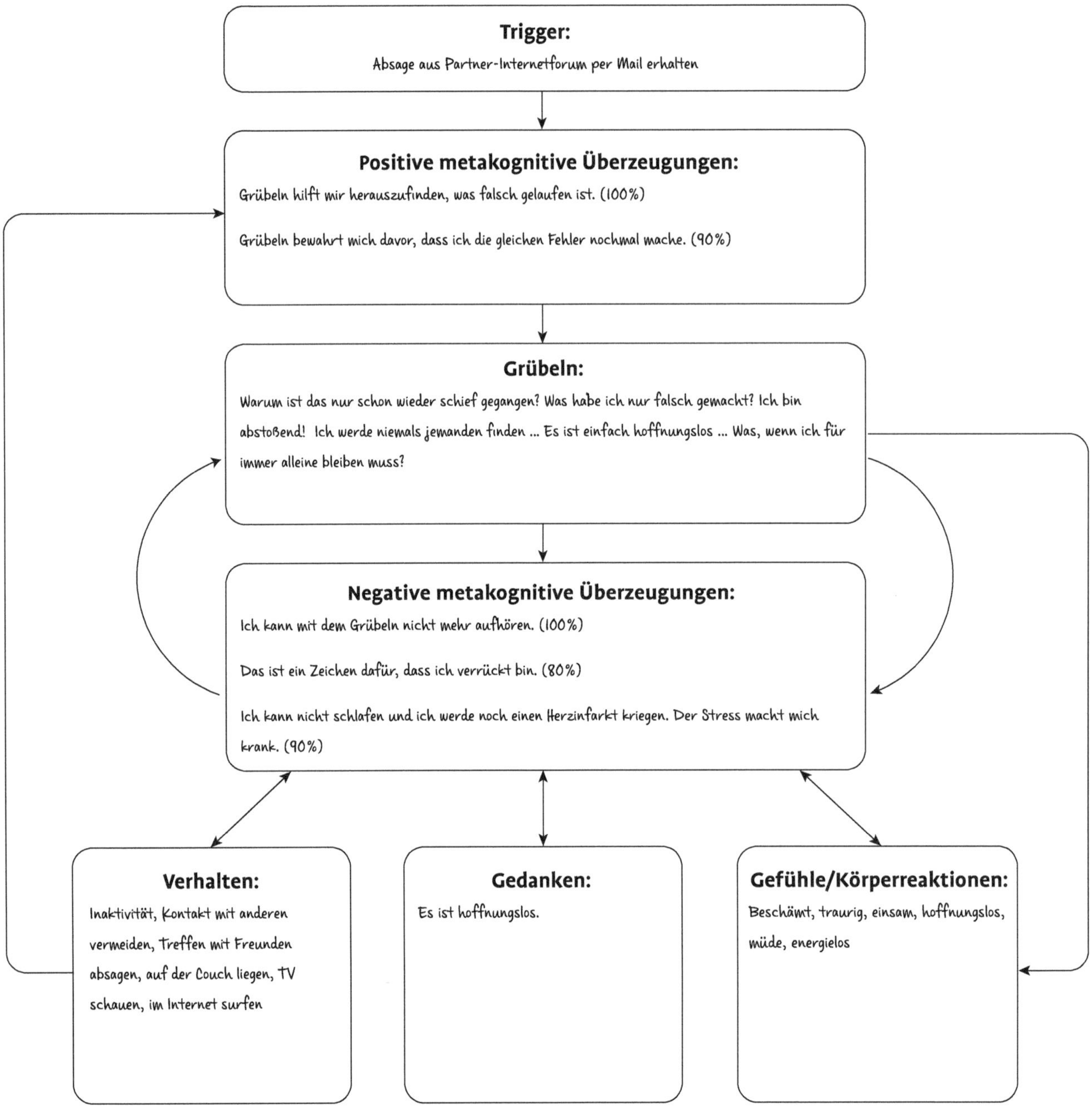

Abbildung 2 Fallbeispiel Metakognitives Fallkonzept

Leicht modifiziert nach Wells (2011)

INFO 7.3 /

T

Struktur der Behandlung bei Metakognitiver Therapie

Bei der Behandlung der Depression mit Metakognitiver Therapie (MCT) empfiehlt Wells (2011) die folgenden Elemente (in Klammern finden Sie die dazugehörigen Arbeitsblätter und weitere Informationen).

(1) Ausfüllen der Skala zur schweren depressiven Störung (MDD-S, s. AB 7.1) in jeder Sitzung, um negative und positive metakognitive Überzeugungen sowie Bewältigungsstrategien zu erfassen und zu beobachten.
(2) Erstellung eines individuellen Fallkonzepts. (Nutzen Sie hierfür INFO 7.4 und AB 7.2)
(3) Einführung des Patienten in das metakognitive Modell der Depression. (Lesen Sie sich hierzu zunächst INFO 7.2 selbst durch und führen Sie den Patienten anhand seines individuellen Fallkonzepts in das metakognitive Modell ein. Geben Sie dem Patienten das Infoblatt 7.2 als Hausaufgabe zum Lesen zur Vertiefung mit.)
(4) Grübel-Episoden identifizieren und die Sinnhaftigkeit von Grübeln hinterfragen. (AB 7.3 und AB 7.4)
(5) Üben des Aufmerksamkeitstrainings (ATT) (Lesen Sie hierzu zunächst INFO 7.5 und erklären Sie Ihrem Patienten, warum ATT sinnvoll ist. Hierzu können Sie ergänzend INFO 7.7 einsetzen. Lassen Sie den Patienten vor und nach dem ATT jeweils die Selbstaufmerksamkeitsskala ausfüllen. Führen Sie anschließend das ATT gemeinsam mit dem Patienten durch. Hierzu können Sie INFO 7.6 verwenden. Motivieren Sie Ihren Patienten dann, dass ATT täglich zuhause zu üben. Hierfür ist AB 7.5 hilfreich.)
(6) Üben von Detached Mindfulness (losgelöste Achtsamkeit), Grübel-Auslöser identifizieren und DM üben. Lesen Sie sich hierzu zunächst INFO 7.8 durch und führen Sie den Patienten anhand einer der beschriebenen Basistechniken in DM ein.
(7) Verhaltensexperimente zum Aufschieben von Grübeln, um die Überzeugung in Bezug auf die fehlende Steuerbarkeit von Gedanken zu modifizieren. (Nutzen Sie hierfür gerne AB 7.6)
(8) Metakognitionen erkennen (AB 7.7)
(9) Kritische Überprüfung negativer metakognitive Überzeugungen (fehlende Kontrollierbarkeit, Krankheitsmodell). (Nutzen Sie hierfür gerne AB 7.8, überprüfen Sie weitere negative metakognitive Überzeugungen, evtl. hilft AB 7.7)
(10) Kritische Überprüfung positiver metakognitive Überzeugungen in Bezug auf Grübeln. (Nutzen Sie hierfür gerne AB 7.9 und führen Sie Experimente zur Nützlichkeit durch z. B. mit AB 7.10)
(11) Aufgeben von Bedrohungsmonitoring und anderen maladaptiven Bewältigungsstrategien. (Nutzen Sie hierfür gerne AB 7.11)
(12) Aktivitätsniveau und Bewältigung durch Vermeidungsverhalten explorieren. (Nutzen Sie hierfür gerne AB 7.12)
(13) Negative Überzeugungen in Bezug auf Emotion, insbesondere Depression, explorieren und kritisch überprüfen.
(14) Erarbeiten neuer Pläne zur kognitiven Verarbeitung. (Nutzen Sie hierfür gerne AB 7.13)
(15) Angst vor Rückfall explorieren und modifizieren, Rückfallprophylaxe. (Hierzu hilft ebenfalls AB 7.13)
(16) Arbeit an residualen metakognitiven Überzeugungen.

Skala zur schweren depressiven Störung

1. Wie schwer und behindernd war Ihre Depression in der letzten Woche? (Kreuzen Sie unten eine Zahl an.)

0	1	2	3	4	5	6	7	8
Überhaupt nicht				Mittelgradig ausgeprägt				Extrem ausgeprägt, so schlimm wie nie zuvor

2. Wie viel Zeit haben Sie in der letzten Woche damit verbracht, über Ihre Gedanken und Gefühle nachzudenken, sie zu analysieren und zu verstehen, warum sie so sind? (Kreuzen Sie unten eine Zahl an.)

0	1	2	3	4	5	6	7	8
Gar nicht				Die Hälfte der Zeit				Die ganze Zeit

3. Wie oft haben Sie in der letzten Woche eines oder mehrere der folgenden Dinge getan, um Ihrer Depression zurechtzukommen? (Schreiben Sie eine Zahl neben das entsprechende Item.)

0	1	2	3	4	5	6	7	8
Nie				Die Hälfte der Zeit				Die ganze Zeit

Versucht, mich mehr auszuruhen	☐
Mich selbst bestraft	☐
Versucht, mir Dinge klar zu machen	☐
Analysiert, warum ich mich so gefühlt habe	☐
Alkohol konsumiert	☐
Mich über mich selbst geärgert	☐
Meine Aktivitäten verringert	☐
Mehr geschlafen	☐
Versucht, nicht über die Dinge nachzudenken	☐

Skala zur schweren depressiven Störung

4. Wie oft haben Sie in der letzten Woche die folgenden Dinge vermieden? (Schreiben Sie eine Zahl neben das entsprechende Item.)

0	1	2	3	4	5	6	7	8
Nie				Die Hälfte der Zeit				Die ganze Zeit

Interessengebiete und Hobbys ☐

Entscheidungen zu treffen ☐

Zwischenmenschliche Situationen ☐

Probleme zu lösen ☐

Mit der Arbeit voranzukommen ☐

Im Voraus zu planen ☐

5. Unten finden Sie eine Reihe von Überzeugungen, die Menschen über Grübeln und andere depressive Denkweisen haben. Bitte geben Sie an, wie sehr Sie an diese glauben. Wählen Sie eine Zahl aus der Skala aus und schreiben Sie sie neben die jeweilige Überzeugung.

Ich glaube überhaupt nicht an diese Überzeugung — Ich bin absolut davon überzeugt, dass diese Überzeugung stimmt

☐	☐	☐	☐	☐	☐	☐	☐	☐	☐	☐
0	**10**	**20**	**30**	**40**	**50**	**60**	**70**	**80**	**90**	**100**

Ich kann mein Grübeln und depressive Gedanken nicht steuern ☐

Grübeln hilft mir, zurechtzukommen ☐

Meine depressiven Gedanken sind ein Zeichen, dass ich meinen Verstand verliere ☐

Wenn ich analysiere, warum ich mich so fühle, werde ich Antworten finden ☐

Ich werde von depressiven Gedanken stark beeinflusst ☐

Grübeln hilft mir, meine Depression zu verstehen ☐

Es ist nicht normal, auf diese Art und Weise zu denken ☐

Grübeln hilft mir, Probleme zu lösen ☐

Aus Wells (2011)

INFO 7.4 /

T

Interview zur Erstellung eines individuellen metakognitiven Fallkonzepts

Das folgende Interview dient der Erstellung eines individuellen metakognitiven Fallkonzepts. Sie können die Fragen direkt Ihrem Patienten vorlesen. Die Antworten auf die Fragen können Sie dann unmittelbar in das AB 7.2 / Mein metakognitives Fallkonzept *eintragen. Nach jeder Frage ist in kursiv geschrieben, in welchen Teil des Fallkonzeptes Sie die Antwort in der Regel eintragen sollten. Anschließend können Sie das Fallkonzept mit dem Patienten besprechen.*

Einführung: Ich möchte Sie nun zu einer möglichst kurz zurückliegenden Situation befragen, in der Sie sich niedergeschlagen gefühlt haben oder darüber nachgedacht haben, wie schlecht Sie sich fühlen. Können Sie sich an eine solche Situation erinnern?

(1) Was war der erste Gedanke, der die intensive Beschäftigung mit dem Problem ausgelöst hat? Was hat das Grübeln bzw. Sich-Sorgen ausgelöst? *(Antworten in das Feld Trigger / Erster Gedanke eintragen)*

(2) Was haben Sie dann als Nächstes gedacht? … Was war der nächste Gedanke … Was haben Sie dann gedacht? … Solche Ketten negativer in die Vergangenheit gerichteter Gedanken werden Grübeln genannt (bzw. diese in die Zukunft gerichteten unangenehmen Gedanken nennt man Sorgen) … Wie lange haben Sie auf diese Weise gegrübelt / sich gesorgt? *(Grübel- / Sorgenkette herausarbeiten und in das Feld Grübeln und Sorgen eintragen)*

(3) Als Sie diese Gedanken hatten, wie haben Sie sich da gefühlt? … Was passierte mit Ihrer Niedergeschlagenheit / Depression? … Wie fühlten Sie sich körperlich? … Zu welchem Ergebnis kamen Sie beim Grübeln? … Wo führte Sie das hin? … Wie beeinflusste es Ihr Verhalten? *(In die Felder Gefühle / Körperreaktion, Gedanken und Verhalten eintragen)*

(4) Es scheint, das Grübeln (und Sorgen) hat Ihre Symptome verschlimmert. Können Sie denn damit aufhören? Wieviel Kontrolle haben Sie über den Prozess des Grübelns / Sich-Sorgens? *(Negative metakognitive Überzeugungen zu Steuerbarkeit herausarbeiten und in das zugehörige Feld eintragen)* Zu wieviel Prozent sind Sie davon überzeugt, dass … *negative metakognitive Überzeugung zutrifft z. B. Sie keine Kontrolle über Ihre Gedanken haben?* Glauben Sie, dass Sie Ihre Symptome irgendwie beeinflussen können? Gibt es aus Ihrer Sicht weitere Nachteile vom Grübeln / Sich-Sorgen? … Glauben Sie beispielsweise, dass es Ihrem Körper schaden könnte? … Oder dass es etwas über Ihren Geisteszustand aussagt? *(Weitere mögliche negative metakognitive Überzeugungen in das zugehörige Feld eintragen)* Zu wieviel Prozent sind Sie davon überzeugt, dass … *negative metakognitive Überzeugung zutrifft, z. B. dass Grübeln Ihrem Körper schadet?*

(5) Hat Grübeln irgendwelche Vorteile? Hilft es Ihnen in irgendeiner Weise sich so ausführlich mit Ihren Gedanken und Gefühlen auseinanderzusetzen? Was ist Ihr Ziel beim Grübeln? *(Positive metakognitive Überzeugungen herausarbeiten und in das zugehörige Feld eintragen)* Zu wieviel Prozent sind Sie davon überzeugt, dass … *positive metakognitive Überzeugung zutrifft, z. B. dass Sie keine Kontrolle über Ihre Gedanken haben?*

Modifiziert nach Wells (2011)

AB 7.2 /

P T

Metakognitives Fallkonzept

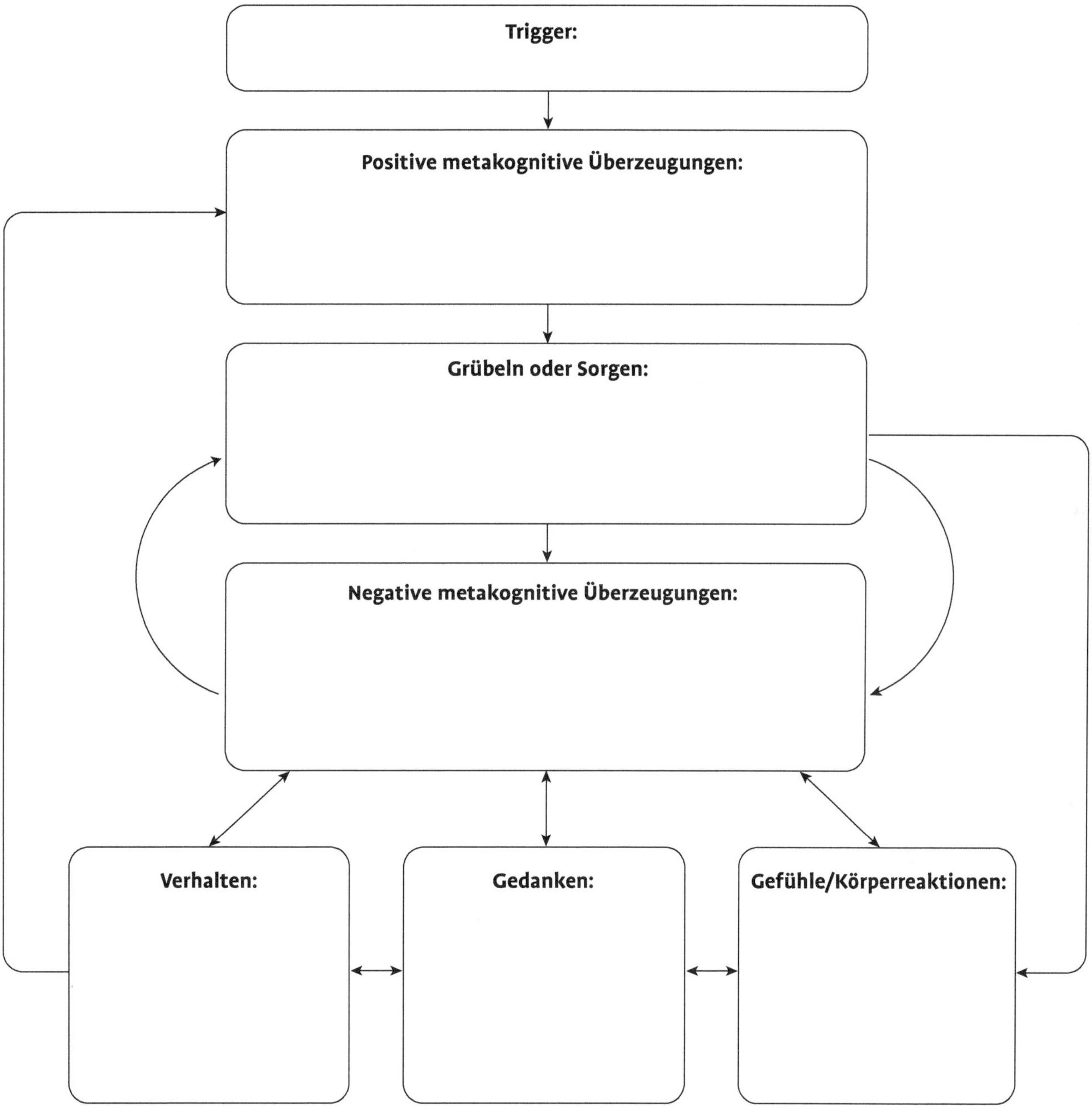

Modifiziert nach Wells (2011)

AB 7.3 /

Grübel-Episoden identifizieren

Woran kann ich Grübel-Episoden erkennen?

Wichtige Merkmale von problematischem Grübeln sind in der folgenden Liste aufgeführt. Bitte überprüfen Sie, was auf Sie zutrifft.

- Wiederholtes Nachdenken über die gleichen Themen und Ereignisse, ohne zu einer Lösung zu gelangen (Gedankenkreisen)
- Beschäftigung mit Fragen wie »Warum bin ich nicht fünf Minuten früher losgefahren?«, »Warum bin gerade ich krank geworden?«, »Warum habe ich nicht einen anderen Beruf ergriffen?«, auf die es keine oder nur unbefriedigende Antworten gibt (»Warum-Fragen«)
- Hoher Zeitaufwand für Grübeln, zu Lasten von anderen Tätigkeiten
- Das wiederholte Nachdenken ist mit der Hoffnung verbunden, doch noch eine Antwort oder Lösung zu finden.
- Das wiederholte Nachdenken ist belastend. Es wird als Bedrohung der seelischen und körperlichen Gesundheit wahrgenommen.

Welches sind meine typischen Erkennungsmerkmale für Grübel-Episoden?

Erarbeiten Sie nun für sich ganz individuell Ihre typischen Erkennungsmerkmale für Grübel-Episoden.

Was sind meine typischen Grübel-Gedanken?

Was sind bei mir typische Auslöser für Grübel-Episoden?

Wie fühle ich mich typischerweise körperlich, wenn ich in einer Grübel-Episode bin?

Welche Emotionen lösen Grübel-Episoden typischerweise bei mir aus?

Welches Verhalten zeige ich typischerweise, wenn ich mich in einer Grübel-Episode befinde?

AB 7.4 / P

Die Sinnhaftigkeit von Grübeln überprüfen

Viele Menschen mit Depression sind davon überzeugt, dass es notwendig ist zu grübeln, um Probleme zu analysieren und möglicherweise einen Ausweg aus der Depression zu finden.
Welche positiven Überzeugungen haben Sie in Bezug auf Grübeln?
Wie stark sind Sie davon überzeugt auf einer Skala von 0 – 100 %?

Um diese Überzeugung zu überprüfen, möchten wir Sie bitten, die folgenden Fragen für sich zu beantworten.

- Wie lange grübeln Sie schon über Ihre Probleme? (Wie alt sind die Probleme? Wie viele Stunden am Tag grübeln Sie über Ihre Probleme?) Wie oft sind Sie beim Grübeln zu einem zufriedenstellenden Ergebnis gekommen? Haben Sie auf diese Weise schon Probleme gelöst? Was erwarten Sie, wie lange werden Sie grübeln müssen, bis Sie zu einer Lösung kommen?
- Sie glauben, dass Grübeln Ihnen hilft, Ihre Depression zu überwinden. Das klingt viel versprechend. Bedeutet es, dass Sie einfach noch mehr grübeln müssen, um sich besser zu fühlen?
- Welche Auswirkungen hat Grübeln auf Ihre Emotionen und Ihre Stimmung? Bekommen Sie durch Grübeln mehr Energie und Antrieb? Wie oft hat das Grübeln dazu geführt, dass Sie sich besser fühlten?
- Hilft Grübeln Ihnen, Ihre Situation in ausgewogener Weise zu bewerten? Hat das Grübeln Ihnen bisher geholfen, mit anderen Menschen in Kontakt zu treten?
- Hat das Grübeln Ihnen bisher geholfen, aus Ihrer Depression herauszukommen?

Rational Aufmerksamkeitstraining für Therapeuten

Das Aufmerksamkeitstraining (Attention Training Technique, ATT) hilft Menschen mit Depression, größere Flexibilität in der Steuerung der Aufmerksamkeit zu entwickeln. Das ATT dient dem Training dieser Fertigkeit und nicht als Ablenkung von inneren Ereignissen oder zur Vermeidung von Emotionen.
Das ATT arbeitet mit der auditiven Wahrnehmung und erfordert eine räumliche Verteilung der Aufmerksamkeit. Die Durchführung sieht so aus, dass der Patient seine Aufmerksamkeit auf sechs bis neun verschiedene akustische Reize unterschiedlicher räumlicher Lokalisation richten soll (z. B. das Ticken einer Uhr und das Rauschen des PCs im Therapiezimmer, Geräusche im Flur vor dem Therapiezimmer, Verkehrsgeräusche draußen). Ein wichtiger Aspekt bei der Einführung ist, dass innere Ereignisse wie beispielsweise Gedanken oder Gefühle, die während des ATT ins Bewusstsein dringen, wie zusätzliche Geräusche (innerer Lärm) behandelt werden sollen. Ziel ist es, sich dieser Intrusionen bewusst zu sein, ohne zu versuchen, sie wegzudrücken oder sie zu bekämpfen, und dann die Aufmerksamkeit wieder auf die Instruktion zu richten (z. B. wieder auf das Ticken der Uhr achten).

Vorbereitung für das Aufmerksamkeitstraining

Für die Durchführung des ATT benötigen Sie mindestens drei Geräuschquellen im Raum, die abgrenzbare, gleichbleibende Geräusche hervorbringen. Hierfür empfiehlt sich beispielsweise eine tickende Uhr, ein Küchenwecker, ein rauschender Ventilator oder PC. Wenn Sie oder Ihr Patient ein Smartphone besitzen, können Sie auch verschiedene Apps für Hintergrundgeräusche nutzen. Sie können auch gleichmäßig mit Ihrem Finger oder einem Stift auf den Tisch klopfen oder mit Ihrem Fuß auf dem Boden stampfen. Zusätzlich werden Sie Ihren Patienten dazu anleiten, auf Geräusche aus unterschiedlichen Richtungen, in und außerhalb des Therapieraums zu achten. Das Training soll mit offenen Augen durchgeführt werden, der Patient wird deshalb gebeten, einen fixen Punkt an der Wand zu betrachten.
Das ATT besteht aus 3 Komponenten:
(a) selektive Aufmerksamkeit (5 Minuten),
(b) schnelle Verlagerung der Aufmerksamkeit (5 Minuten) und
(c) geteilte Aufmerksamkeit (2 Minuten).
Jede Komponente wird in einer einzigen Übung praktiziert. Wells empfiehlt, dass ATT während jeder Therapiesitzung mit dem Patienten zu üben. Der Patient sollte darüber hinaus das ATT unabhängig von seiner Stimmung täglich ein- bis zweimal zu Hause üben. Zum Monitoring des ATT kann Patient *AB 7.5/Aufmerksamkeitstraining* verwendet werden. (Eine deutschsprachige Audiodatei des ATT ist erhältlich unter www.metakognitive-therapie.de.)
Eine logische und nachvollziehbare Begründung erhöht die Compliance beim ATT und fördert das Üben zuhause. Erklären Sie Ihrem Patienten deshalb das Rational und nutzen Sie dabei Ihr Wissen über den Patienten. Hierzu können Sie zusätzlich *INFO 7.7/Erklärung zum Aufmerksamkeitstraining für Patienten* benutzen. Überprüfen Sie anschließend, ob der Patient ATT verstanden hat und für plausibel hält. Falls nötig, unternehmen Sie weitere Schritte, um den Patienten mit den Grundlagen des ATT noch besser vertraut zu machen

Modifiziert nach Wells (2011)

Die Selbstaufmerksamkeitsskala

Vor und nach jedem Aufmerksamkeitstraining sollten die Patienten einschätzen, wie stark ihre Aufmerksamkeit auf sich selbst oder ihre äußere Umgebung gerichtet ist. Damit wird die Effektivität des ATT evaluiert und der Patienten unterstützt, seine Aufmerksamkeit mehr nach außen zu richten. Hierzu bietet sich der Einsatz der folgenden Selbstaufmerksamkeitsskala an (s. auch *AB 7.5 / Aufmerksamkeitstraining*).

Selbstaufmerksamkeitsskala

Wie stark ist in diesem Augenblick Ihre Aufmerksamkeit auf Sie selbst oder Ihre äußere Umgebung gerichtet? Bitte geben Sie dies auf der untenstehenden Skala an.

−3	−2	−1	0	+1	+2	+3
völlig nach außen			gleichmäßig verteilt			völlig auf mich selbst

Modifiziert nach Wells (2011)

Instruktionen für das Aufmerksamkeitstraining

Diese Instruktionen können Sie Ihrem Patienten wörtlich vorlesen. Denken Sie daran, vor und nach dem ATT den Patienten, die Intensität seiner Selbstaufmerksamkeit auf der Selbstaufmerksamkeitsskala einschätzen zu lassen (s. AB 7.5 / Aufmerksamkeitstraining*). Die verschiedenen Geräuschquellen sind mit G1, G2, G3 usw. benannt. Für dieses Beispiel wird die Stimme des Therapeuten (G1), das gleichmäßige Klopfen mit dem Finger des Therapeuten auf den Tisch (G2) und das Ticken einer Uhr (G3) verwendet.*

Anleitung zur selektiven Aufmerksamkeit (für 5 Minuten)

»Bitte fokussieren Sie den an der Wand angebrachten Punkt. Versuchen Sie während der gesamten Übung, Ihren Blick auf diesem Punkt zu belassen. Ich werde Sie jetzt bitten, Ihre Aufmerksamkeit auf verschiedene Geräusche innerhalb und außerhalb dieses Raumes zu richten und dies auf verschiedene Weisen zu tun. Es stört nicht, wenn Ihnen Gedanken durch den Kopf gehen oder Gefühle entstehen. Das Ziel ist es zu üben, Ihre Aufmerksamkeit zu fokussieren, unabhängig davon, was sonst in Ihr Bewusstsein tritt.
Richten Sie zu Beginn der Übung die Aufmerksamkeit auf meine Stimme (G1). Achten Sie genau auf dieses Geräusch. Alle anderen Geräusche sind nicht von Bedeutung. Versuchen Sie, Ihre gesamte Aufmerksamkeit auf den Klang meiner Stimme zu richten. Ignorieren Sie alle anderen Geräusche um Sie herum. Es kann sein, dass Sie sie hören, aber versuchen Sie, Ihre gesamte Aufmerksamkeit auf den Klang meiner Stimme zu richten. Fokussieren Sie nur den Klang meiner Stimme. Die anderen Geräusche sind nicht wichtig. Fokussieren Sie nur meine Stimme.
Richten Sie jetzt Ihre Aufmerksamkeit auf das Geräusch, das entsteht, wenn ich mit dem Finger auf den Tisch klopfe (G2). Achten Sie genau auf dieses Geräusch, kein anderes Geräusch ist von Bedeutung. (*Pause*). Versuchen Sie, Ihre gesamte Aufmerksamkeit auf das Klopfen zu richten. (*Pause*). Hören Sie genau auf das Geräusch des Klopfens. (*Pause*). Wenn Ihre Aufmerksamkeit abschweift oder von einem anderen Geräusch eingenommen wird, dann bringen Sie Ihre Aufmerksamkeit auf das Geräusch des Klopfens zurück. (*Pause*). Kein anderes Geräusch ist von Bedeutung. Richten Sie Ihre gesamte Aufmerksamkeit auf dieses eine Geräusch. (*Pause*). Achten Sie weiter auf dieses Geräusch und wenn Sie abgelenkt werden, dann kommen Sie mit Ihrer Aufmerksamkeit zu dem Geräusch zurück. (*Pause*).
Jetzt richten Sie Ihre Aufmerksamkeit auf das Ticken der Uhr an der Wand (G3). (*Pause*). Achten Sie genau auf dieses Geräusch, andere Geräusche sind nicht von Bedeutung. (*Pause*). Versuchen Sie, Ihre gesamte Aufmerksamkeit auf das Ticken der Uhr zu richten. (*Pause*). Achten Sie genau darauf, was für ein Geräusch die Uhr macht. (*Pause*). Wenn Ihre Aufmerksamkeit abschweift oder von einem anderen Geräusch oder einem Gedanken eingenommen wird, dann bringen Sie Ihre Aufmerksamkeit auf das Ticken der Uhr zurück. (*Pause*). Kein anderes Geräusch ist von Bedeutung. Richten Sie Ihre gesamte Aufmerksamkeit auf dieses eine Geräusch. (*Pause*). Achten Sie weiter auf dieses Geräusch und wenn Sie abgelenkt werden, dann kommen Sie mit Ihrer Aufmerksamkeit zu ihm zurück. (*Pause*).
Richten Sie jetzt Ihre Aufmerksamkeit auf Geräusche außerhalb dieses Raumes, aber noch in der Nähe. Konzentrieren Sie sich auf den Raum außerhalb dieses Zimmers (G4). Achten Sie genau auf diesen Raum und versuchen Sie, die Geräusche zu entdecken, die dort vorkommen *(wenn dort spezifisch Geräusche vorhanden sind, lenkt der Therapeut die Aufmerksamkeit auf diese Geräusche*). Auch wenn dort keine Geräusche vorhanden sind, bleiben Sie mit Ihrer Aufmerksamkeit bei diesem Raum. Versuchen Sie, Ihre gesamte Aufmerksamkeit auf diesen Raum zu richten. (*Pause*). Achten Sie genau auf Geräusche, die dort zu hören sind. (*Pause*). Wenn Ihre Aufmerksamkeit abzuschweifen beginnt oder von einem anderen Geräusch an einem anderen Ort eingenommen wird, dann bringen Sie Ihre Aufmerksamkeit auf diesen Raum zurück. Kein anderes Geräusch ist von Bedeutung. Richten Sie all Ihre Aufmerksamkeit auf diesen Raum und das, was Sie dort hören. Achten Sie weiter darauf und wenn Sie abgelenkt werden, dann kommen Sie mit Ihrer Aufmerksamkeit zu dem Raum zurück. (*Pause*).«
In gleicher Weise werden Instruktion für zusätzliche Geräusche (G5 – G7) und Räume formuliert (zum Beispiel auf der linken Seite, auf der rechten Seite, in weiterer Entfernung).

▶

Instruktionen für das Aufmerksamkeitstraining

Anleitung zur schnellen Verlagerung der Aufmerksamkeit (für 5 Minuten)

»Sie haben jetzt einzelne Geräusche und Orte identifiziert und Ihre Aufmerksamkeit auf sie gerichtet. Ich möchte Sie nun bitten, entsprechend meiner Anweisung mit Ihrer Aufmerksamkeit schnell zwischen den Geräuschen hin und her zu wechseln. (*Pause*). Richten Sie als Erstes Ihre Aufmerksamkeit auf das Klopfen (G2), kein anderes Geräusch ist von Bedeutung. (*Pause*). Verlagern Sie nun Ihre Aufmerksamkeit und konzentrieren Sie sich auf das, was Sie hinter sich außerhalb des Zimmers hören können (G4). (*Pause*). Achten Sie genau auf (G4), kein anderes Geräusch ist von Bedeutung. Jetzt richten Sie Ihre Aufmerksamkeit auf (G7), kein anderes Geräusch ist von Bedeutung. (*Pause*). Verlagern Sie Ihre Aufmerksamkeit erneut, dieses Mal auf das Ticken der Uhr (G3). (*Pause*). Jetzt achten Sie auf das Klopfen (G2). (*Pause*). Fokussieren Sie jetzt … (G6) (*Pause*), jetzt das Geräusch … (G5). (*Pause*) … (G4) … (G2) … (G3) … usw.«

Anleitung zur Geteilten Aufmerksamkeit (für 2 Minuten)

»Zuletzt möchte ich, dass Sie Ihre Aufmerksamkeit erweitern. Machen Sie Ihre Aufmerksamkeit so weit und so tief wie möglich. Versuchen Sie, alle Geräusche und alle Orte, die Sie identifiziert haben, gleichzeitig aufzunehmen. Versuchen Sie, Ihre Aufmerksamkeit gleichzeitig auf alle Geräusche zu richten, sowohl in diesem Zimmer als auch außerhalb davon. (*Pause*). Zählen Sie in Gedanken die Anzahl der Geräusche, die Sie gleichzeitig hören können. (*Pause*). Versuchen Sie, alle Geräusche gleichzeitig zu hören. Zählen Sie die Anzahl der Geräusche, die Sie auf diese Weise hören können. Damit endet die Übung. Wie viele Geräusche konnten Sie gleichzeitig hören?«
Besprechen Sie nach dem Training mit Ihrem Patienten, welche Erfahrungen er gemacht hat und welche Schwierigkeiten es gab. Erstellen Sie dann zusammen mit dem Patienten einen Trainingsplan und besprechen Sie, wie er zuhause üben kann. Hierzu können Sie das AB 7.5 / Aufmerksamkeitstraining *verwenden.*

Modifiziert nach Wells (2011)

INFO 7.7 /

Erklärung zum Aufmerksamkeitstraining (ATT) für Patienten

Menschen mit Depression neigen dazu, ihre Aufmerksamkeit ausschließlich nach innen, auf die eigenen Gedanken und Gefühle zu richten und in der Auseinandersetzung mit eigenen Gedanken und Emotionen haften zu bleiben. Dies begünstigt Grübelprozesse und intensiviert depressive Zustände. Diese Vorgänge sind automatisiert und werden deshalb oft für nicht steuerbar gehalten.

Tatsächlich ist es weniger wichtig, welche Gedanken oder welche Gefühle vorhanden sind. Entscheidend ist, wieviel Bedeutung man bestimmten Gedanken und Gefühlen gibt und wie man seine Aufmerksamkeit ausrichtet. Diese Fertigkeit der flexiblen Aufmerksamkeitslenkung kann trainiert werden.

Ihr Therapeut wird dazu eine Technik mit Ihnen trainieren, die Aufmerksamkeits-Training (ATT) heißt. Beim ATT werden Sie dazu angeleitet, Ihre Aufmerksamkeit auf verschiedene Geräusche innerhalb und außerhalb des Raumes zu richten, in dem Sie sich befinden. Ziel des ATT ist nicht, sich abzulenken. Tatsächlich ist es sogar wahrscheinlich, dass beim Üben störende Gedanken oder Gefühle auftreten. Versuchen Sie nicht, diese zu stoppen oder zu unterdrücken. Üben Sie sich darin, sich diese inneren Ereignisse als innere Geräusche vorzustellen, die kommen und gehen, und richten Sie Ihren Aufmerksamkeitsfokus auf die im ATT dargebotenen Geräusche. Das ATT wird Ihnen helfen, Ihre Aufmerksamkeit flexibel zu steuern. Dazu ist es eine Voraussetzung, dass Sie diese Technik regelmäßig üben. Das ATT ist eine Art geistiges Fitnesstraining und soll über mehrere Wochen täglich ein- bis zweimal unabhängig vom Ihrem Befinden geübt werden. Besprechen Sie Ihre Erfahrungen mit ATT mit Ihrem Therapeuten und werten Sie diese aus!

Modifiziert nach Wells (2011)

AB 7.5 / P

Aufmerksamkeitstraining

Sie haben das Aufmerksamkeitstraining (ATT) mit Ihrem Therapeuten geübt. Damit die Technik die gewünschte Wirkung zeigt, müssen Sie sie als Hausaufgabe üben. Dieses Arbeitsblatt soll dabei eine Hilfe sein und Ihnen die Möglichkeit bieten, das Üben zu überwachen.

(1) Zum Üben benötigen Sie einen Ort, an dem Sie eine Reihe von Geräuschen erzeugen oder identifizieren können (mindestens drei, aber je mehr, desto besser). Besprechen Sie dieses mit Ihrem Therapeuten. Mögliche Geräusche, die Sie erzeugen oder identifizieren können, sind:

(a) ....

(b) ....

(c) ....

(d) ....

(e) Geräusche, die außerhalb des Übungsraumes in naher Entfernung (im Haus) auftreten können

(f) Geräusche, die in großer Entfernung (außerhalb des Hauses) auftreten können

(g) Geräusche, die links von Ihnen zu hören sind

(h) Geräusche, die rechts von Ihnen zu hören sind

(1) Üben Sie für 10 - 12 Minuten wie folgt: konzentrieren Sie sich ca. 5 Minuten auf die unterschiedlichen einzelnen Geräusche; wechseln Sie anschließend 5 Minuten schnell zwischen ihnen bzw. ihren Entstehungsorten hin und her; den Abschluss bildet 2 Minuten geteilte Aufmerksamkeit.

(2) Bitte markieren Sie die Tage, an denen Sie geübt haben, indem Sie ein Kreuz an die entsprechende Stelle in der untenstehenden Übersicht machen.

	Mo.	Di.	Mi.	Do.	Fr.	Sa.	So.
Woche 1							
Woche 2							
Woche 3							
Woche 4							

Selbstaufmerksamkeitsskala

Wie stark ist in diesem Augenblick Ihre Aufmerksamkeit auf Sie selbst oder Ihre äußere Umgebung gerichtet? Bitte schätzen Sie dies auf der untenstehenden Skala ein.

-3	-2	-1	0	+1	+2	+3
völlig nach außen gerichtet			gleichmäßig verteilt			völlig auf mich selbst

Nach Wells (2011)

Detached Mindfulness: Erläuterungen für Therapeuten

Detached Mindfulness (DM), losgelöste Achtsamkeit, beschreibt eine bestimmte Art und Weise, sich auf Gedanken und innere Bilder zu beziehen.
»Achtsamkeit« bedeutet, dass innere Ereignisse wie Gedanken oder Bilder achtsam mit der Distanz eines inneren Beobachters wahrgenommen werden. Dem inneren Beobachter ist dabei bewusst, dass es sich bei dem, was er beobachtet, nämlich Gedanken, innere Bilder, Emotionen, um innere Ereignisse handelt, die etwas anderes sind als Tatsachen und Fakten.
»**Losgelöst**« bedeutet zum einen, dass diese inneren Ereignisse als *getrennt* einerseits vom Selbst und andererseits der äußeren Welt zu verstehen sind. Im Zustand der Detached Mindfulness entwickelt man ein Bewusstsein dafür, dass man Gedanken wahrnehmen kann, aber gleichzeitig getrennt von diesem Gedanken sein kann. Losgelöst bedeutet zum anderen, auf jegliche Reaktion auf die beobachteten Inhalte zu verzichten. Diese »Tu-nichts-Strategie« bezieht sich auf die Ebenen des Denkens, der Aufmerksamkeitslenkung und des Verhaltens. Im Zustand der DM wird also auf konzeptuelle Verarbeitung, Bewertung, Kontrollversuche, Unterdrückung oder Intensivierung von Gedanken oder Emotionen oder Bewältigungsversuche auf der Ebene des Verhaltens verzichtet. DM ermöglicht eine neue Beziehung zu Gedanken oder inneren Bildern und eine neue Art des Erlebens von inneren Ereignissen.

Basistechniken zur Verdeutlichung von Detached Mindfulness

Folgende Metaphern und Übungen aus Wells (2011) helfen dabei, DM für den Patienten erfahrbar zu machen. Diese Übungen dauern lediglich wenige Minuten und dienen dazu, den Zustand von DM zu illustrieren. Alle Techniken sind in wörtlicher Rede dargestellt, sodass Sie sie direkt mit Ihren Patienten ausprobieren können. Es ist nicht notwendig, alle diese Übungen mit einem Patienten durchzuführen. Es geht lediglich darum, dem Patienten zu erklären, wie DM gegenüber Stimuli, die Grübelprozesse auslösen, angewendet wird. Die Übung besteht letztlich darin, DM im Alltag als Reaktion auf Gedanken oder innere Bilder korrekt durchzuführen.

Freie Assoziation

»Um mit dem Einsatz von DM vertraut zu werden, hilft es, mit spontan auftretenden mentalen Ereignissen zu üben. Dadurch erwerben Sie eine neue Beziehung zu diesen Ereignissen. Ich werde gleich eine Reihe von Wörtern sagen. Ich möchte Sie bitten, sich zurückzulehnen und Ihren Gedanken und Vorstellungen als Reaktion auf die einzelnen Wörter freien Lauf zu lassen. Versuchen Sie, den Inhalt Ihrer Gedanken nicht zu beeinflussen, beobachten Sie passiv, was passiert. Vielleicht haben Sie eine Reihe von Gedanken, vielleicht gar keine. Möglicherweise lösen diese Begriffe Bilder, Erinnerungen oder Emotionen in Ihnen aus. Es ist nicht wichtig, was ausgelöst wird – betrachten Sie das, was passiert, ohne es zu beeinflussen. Probieren Sie dies mit geschlossenen Augen. Ich werde nun einige Worte sagen: Apfel – Geburtstag – Küste – Baum – Fahrrad – Sommer – Rosen.
Was haben Sie bemerkt, als Sie Ihre seelischen Vorgänge beobachtet haben?
Die grundlegende Idee ist, dass Sie diese Strategie auf Ihre Gedanken und Emotionen, die sonst Grübeln oder Sorgen auslösen, anwenden. Erlauben Sie diesen Gedanken, da zu sein, ohne sich in sie zu verstricken.«

Tiger-Übung

»Um ein Gefühl dafür zu bekommen, was DM ist und was Sie brauchen, um sie zu erleben, möchte ich Ihnen eine Übung vorstellen. Wir nennen sie die Tiger-Übung. Schließen Sie dazu bitte Ihre Augen und stellen Sie sich einen Tiger vor. Versuchen Sie nicht, das Bild zu beeinflussen oder in irgendeiner Weise zu verändern. Beobachten Sie lediglich das Bild und das Verhalten des Tigers. Der Tiger kann sich bewegen, aber tun Sie nichts, damit er sich bewegt. Der Tiger kann blinzeln, aber tun Sie nichts, damit er blinzelt. Der Tiger kann mit seinem Schwanz wedeln, aber tun Sie nichts, damit er das tut. Beobachten Sie, wie der Tiger sein eigenes Verhalten hat. Tun Sie nichts, beobachten Sie nur das Bild. Sehen Sie, wie der Tiger lediglich eine Vorstellung in Ihrem Kopf ist. Diese Vorstellung ist unabhängig von Ihnen und hat ein eigenes Verhalten.
Welche Bewegungen hat der Tiger gemacht? Haben Sie den Tiger sich bewegen lassen oder geschah das spontan?«

Der rosarote Elefant

»Es ist wichtig, dass Sie zwischen DM und dem Versuch, Gedanken zu steuern oder zu vermeiden, unterscheiden. Der Versuch, Gedanken zu stoppen oder wegzudrücken, ist ein aktiver Umgang mit ihnen. Etwas wegzuschieben ist etwas völlig anderes, als etwas in Ruhe zu lassen. Deshalb geht dieser Schuss gerne nach hinten los und die Gedanken, die Sie wegdrücken wollten, werden sogar mehr. Lassen Sie uns diesen Effekt in der Praxis ansehen. Für die nächsten drei Minuten möchte ich Sie bitten, sich zunächst einen rosaroten Elefanten bildlich vorzustellen. Dann wechseln Sie die Strategie und verbieten sich, an einen rosaroten Elefanten zu denken. Erlauben Sie sich nicht, auch nur einen einzigen Gedanken daran zu haben, versuchen Sie den rosaroten Elefanten wegzuschieben. Los geht's. Denken Sie auf keinen Fall an den rosaroten Elefanten und stellen Sie sich auch nicht vor, dass er einen gestreiften Pyjama trägt.
Was haben Sie bemerkt? Hatten Sie ein Bild von dem rosaroten Elefanten?
Lassen Sie uns nun DM versuchen und sehen, was geschieht. Für die nächsten 3 Minuten lassen Sie Ihren Gedanken freien Lauf. Wenn Sie Gedanken an einen rosaroten Elefanten haben, dann beobachten Sie diesen Gedanken als Teil einer Landschaft von Gedanken. Versuchen Sie nun das.
Was ist Ihnen aufgefallen? Wie wichtig war der Gedanke an den rosaroten Elefanten bei diesem zweiten Durchgang?
Das Unterdrücken von Gedanken verleiht gerade diesen Gedanken besondere Wichtigkeit und/oder es erfordert sehr viel Anstrengung. DM dagegen erlaubt Gedanken, sich frei zu bewegen. Es betrachtet sie als mentale Ereignisse, die keine aktive Reaktion erfordern.

Wolken-Metapher

»Eine Art, DM zu verstehen, ist, sich Gedanken wie vorbeiziehende Wolken am Himmel vorzustellen. Wolken sind Teil der Selbstregulation der Atmosphäre. Es ist unmöglich und unnötig, sie zu beeinflussen. Versuchen Sie, Ihre Gedanken und Emotionen so zu behandeln, wie vorbeiziehende Wolken. Erlauben Sie ihnen, ihren eigenen Raum und ihre eigene Zeit einzunehmen in dem Wissen, dass sie letztendlich vorbeiziehen werden.«

Metapher vom bockigen Kind

»DM hat Ähnlichkeiten mit einem guten Umgang von Eltern mit ihrem bockigen Kind. Wie gehen Sie mit einem Kind um, das sich im Supermarkt schlecht benimmt und schreit, weil es Süßigkeiten will? Sie können ihm große Aufmerksamkeit schenken und versuchen, sein Verhalten zu beeinflussen. Wenn sich das Kind aber Aufmerksamkeit wünscht, wird dieses Verhalten die Situation nur verschlimmern. Es ist besser, sich nicht aktiv mit dem Kind zu beschäftigen, sondern es passiv zu beobachten, ohne etwas zu tun. Problematische Gedanken und Überzeugungen verhalten sich wie ein Kind. Wenn Sie ihnen große Aufmerksamkeit schenken, dann benehmen sie sich sogar noch schlechter. Es ist besser, nicht zu reagieren und sich nicht aktiv mit ihnen zu beschäftigen, eben eine beobachtende Haltung einzunehmen. Nehmen Sie bewusst wahr, dass Sie sich in der Beobachterrolle befinden.«

Zug-Metapher

»Stellen Sie sich vor, Sie wären ein Reisender in einem Bahnhof, der auf seinen Zug wartet. Ihre Psyche ist wie ein belebter Bahnhof und Ihre Gedanken und Emotionen sind die Züge, die durch ihn hindurchfahren. Es ergibt keinen Sinn zu versuchen, einen vorbeifahrenden Zug anzuhalten oder in ihn einzusteigen. Es ergibt keinen Sinn, in einen Zug zu steigen, der an einen Ort fährt, an den Sie nicht möchten. DM bedeutet, dass Sie die vorbeifahrenden Züge/Gedanken beobachten, aber nur dann einsteigen, wenn Sie an einen bestimmten Ort wollen.«

Detached Mindfulness: Erläuterungen für Therapeuten

Verbale Schleife

Die wiederholte Präsentation von Gedanken, entweder mithilfe von Tonaufnahmen oder durch wiederholtes Aussprechen, hat den Effekt, dass sich die inhaltliche Bedeutung von Worten oder Gedanken reduziert. Zudem werden sie durch dieses Vorgehen mehr als Geräusche denn als Überbringer von Informationen erlebt. Bitten Sie den Patienten beispielsweise einen Grübelgedanken 50-mal zu wiederholen und ermutigen sie ihn, seine Gedanken als Geräusche in der äußeren Welt wahrzunehmen.

Selbst als Beobachter

Im Zustand der DM ist die Person Beobachter des Gedankens und gleichzeitig unabhängig von jedem Gedanken. Diese Erlebnisebene (Selbst als Beobachter) und die Erfahrung von DM können durch folgende Fragen gefördert werden:
»Sind Sie der Gedanke oder sind Sie die Person, die den Gedanken beobachtet? Versuchen Sie sich Ihres Standortes und Ihrer Rolle als Beobachter bewusst zu sein. Sie existieren vollkommen unabhängig von Ihren Gedanken.« Oder: »Sind Sie die Überzeugung oder sind Sie die Person, die die Überzeugung beobachtet? Versuchen Sie, bewusst wahrzunehmen, wie Ihre Position als Beobachter unabhängig von Ihrer Überzeugung ist.«
Diese Technik kann auch mit einer Stuhlübung verdeutlicht werden. Hierbei werden Gedanken wie beispielsweise »Ich bin ein Versager« und »Ich bin großartig« jeweils auf einen Stuhl gesetzt und der Patient zunächst gebeten, sich in auf den jeweiligen Stuhl zu setzen und sich ausführlich mit dem Gedanken auseinanderzusetzen. Dann wird der Patient gebeten, aufzustehen und so die Gedanken aus der Distanz, von sich losgelöst, zu beobachten. Der Therapeut hilft dem Patienten, sich bewusst zu werden, dass er eigenständig von diesen Gedanken existiert und Beobachter dieses Gedankens ist. Seine überdauernde Identität als Person ist völlig unabhängig von der Ausgestaltung der Gedanken. Der Therapeut kann den Patienten mehrfach hin und her wechseln lassen, um die flexible Kontrolle zu verdeutlichen.

Hausaufgaben nach der Einführung von Detached Mindfulness

Die Anwendung von DM eignet sich gut für Hausaufgaben. Der Patient wird gebeten, Auslöser für Grübelprozesse und problematische Bewältigungsstrategien wie Vermeidung oder Gedankenunterdrückung zur Kenntnis zu nehmen und DM auf die jeweiligen Auslöser anzuwenden. Der Therapeut erfragt in der nächsten Sitzung, auf wie viele Auslöser der Patient DM angewandt hat. Als Daumenregel gilt, dass während der laufenden Therapie DM auf 75 % der Auslöser eingesetzt werden sollte.

Kombination mit dem Aufschieben von Grübeln

Es ist empfehlenswert, DM in Verbindung mit dem Aufschieben von Grübeln einzusetzen (s. AB 7.6). Dies kann wie folgt eingeführt werden:
»Ich würde mit Ihnen gerne eine neue Möglichkeit der Reaktion auf Gedanken und Gefühle üben, die bei Ihnen Auslöser für Grübeln sind. Wenn Sie einen problematischen Gedanken oder ein Gefühl bemerken, wie z. B. (Beispiel des Patienten), würde ich Sie bitten, das Vorhandensein dieses Gedankens anzuerkennen, aber sich nicht mit ihm auseinanderzusetzen. Vielleicht können Sie sich sagen: ›Das ist ein Gedanke, ich werde mich jetzt nicht mit ihm beschäftigen und anfangen zu grübeln! Ich verschiebe das auf heute Abend‹. Sie stoßen den Gedanken also nicht weg, aber setzen Sie sich auch nicht mit ihm auseinander, sondern verschieben stattdessen das Grübeln auf einen Moment am Abend, der speziell für diese Gedanken reserviert ist. Erlauben Sie sich abends zehn Minuten, in denen Sie über Ihre Probleme grübeln können, z. B. zwischen 19:00 Uhr und 19:10 Uhr. Sie müssen diese Möglichkeit dann nicht zwangsläufig nutzen, aber Sie können, wenn Sie es dann möchten!«

Modifiziert nach Wells (2011)

AB 7.6 /

P

Grübeln / Sich-Sorgen aufschieben

Eine wirksame Strategie im Umgang mit Grübel- oder Sorgenprozessen besteht darin, sie aufzuschieben. Das bedeutet, dass Sie sich später am Tag eine umschriebene Zeit freihalten, in der Sie grübeln bzw. sich sorgen können und alle Grübel- / Sorgengedanken auf diese Zeit verschieben. Wenn Sie einen negativen Gedanken oder ein Gefühl bemerken, der sonst Grübeln oder Sich-Sorgen auslöst, können Sie sich sagen: »Das ist ein negativer Gedanke, ich werde mich jetzt nicht damit beschäftigen! Ich verschiebe das auf heute Abend«. Die festgelegte Zeitspanne sollte etwa zehn Minuten betragen und nicht direkt vor dem Schlafengehen sein. Sie sind nicht verpflichtet, sich während dieser Zeit tatsächlich mit diesen Gedanken zu beschäftigen, aber Sie können es tun, wenn Sie es dann möchten.

Beim Aufschieben von Grübeln geht es nicht darum, die Gedanken zu unterdrücken oder gegen sie anzukämpfen, sondern lediglich darum sie aufzuschieben. Das ist ein wichtiger Unterschied. Die Gedanken dürfen gerne weiter in Ihrem Kopf sein. Sie entscheiden sich aber, sie nicht weiter zu vertiefen, sondern verschieben das Grübeln auf später.
Welche Zeitspanne möchten Sie zum Grübeln einplanen?

Auswertung

Bearbeiten Sie diesen Teil des Arbeitsblatts erst, wenn Sie mindestens fünf Tage das Aufschieben von Grübeln geübt haben. Welche Erfahrungen haben Sie mit dem Aufschieben von Grübeln gemacht?

Was sagen Ihnen Ihre Erfahrungen über die Unkontrollierbarkeit von Grübel- / Sorgenprozessen?

Positive und negative Metakognitionen erkennen

Auf diesem Arbeitsblatt geht es darum, herauszufinden, welche positiven und negativen Metakognitionen Sie haben. Dazu sind unten Beispiele aufgeführt. Bitte überlegen Sie, für jede dieser Metakognitionen, wie stark Sie von ihrer Richtigkeit überzeugt sind. Schätzen Sie dies auf einer Skala von 0 – 100 % ein, wobei 100 % bedeutet, dass Sie absolut davon überzeugt sind, dass diese Überzeugung stimmt. Tragen Sie Ihre Prozentzahl in das Kästchen hinter der Metakognition ein

Beispiele für typische positive Metakognitionen bei Depression

- Grübeln hilft mir zurechtzukommen ☐
- Grübeln hilft mir, eine Lösung für meine Probleme zu finden! ☐
- Wenn ich analysiere, warum ich mich so fühle, werde ich Antworten finden. ☐
- Grübeln hilft mir, meine Depression zu verstehen. ☐
- Wenn ich über die Gründe meiner Traurigkeit nachdenke, kann ich Traurigkeit in Zukunft vermeiden. ☐
- Wenn ich meine früheren Fehlleistungen analysiere, werde ich Fehler nicht wiederholen! ☐
- Wenn ich auf Zeichen einer Depression achte, dann kann ich einen Rückfall früher erkennen und schneller darauf reagieren. ☐

Sind Ihnen noch weitere positive Metakognitionen eingefallen, die auf Sie zutreffen? Dann tragen Sie sie bitte hier ein und schätzen Sie ein, wie stark Sie davon überzeugt sind:

-- ☐

-- ☐

-- ☐

Positive und negative Metakognitionen erkennen

Beispiele für typische negative Metakognitionen bei Depression

- Ich kann mit Grübeln und Sorgen nicht aufhören. ☐
- Meine depressiven Gedanken sind ein Zeichen, dass ich den Verstand verliere. ☐
- Es nicht normal, auf diese Art und Weise zu denken. ☐
- Wenn ich weiter so viel grüble, wird mich das körperlich krank machen. ☐
- Wenn ich so häufig solche negativen Gedanken habe, dann muss das auch etwas bedeuten. ☐
- Meine beunruhigenden Gedanken bleiben bestehen, egal wie sehr ich versuche, sie zu stoppen. ☐
- Es ist schlecht, bestimmte Gedanken zu haben. Das bedeutet, dass ich krank bin. ☐

Sind Ihnen noch weitere negative Metakognitionen eingefallen, die auf Sie zutreffen? Dann tragen Sie sie bitte hier ein und schätzen Sie, wie stark Sie davon überzeugt sind:

.... ☐

.... ☐

.... ☐

AB 7.8 /

P T

Die Beeinflussbarkeit von Grübeln überprüfen

Viele Menschen mit Depression leiden unter Grübeln, sind aber davon überzeugt, das Grübeln nicht steuerbar ist. Dieses Arbeitsblatt hilft dabei, diese Überzeugung zu überprüfen.
Schätzen Sie bitte zunächst ein, wie stark von 0 % (gar nicht) – 100 % (sehr stark) Sie von der folgenden Aussage überzeugt sind:

Ich kann meine Grübelprozesse nicht steuern. .... %

Welche Beweise sprechen dafür, dass Sie das Grübeln nicht steuern können?

Was spricht dafür, dass Sie Einfluss auf Grübelprozesse haben?
Beantworten Sie hierzu bitte die folgenden Fragen.

(1) Haben Sie das Experiment zum Verschieben von Grübelgedanken durchgeführt? Wenn nein, bitte tun Sie das in den nächsten Tagen.
Wenn ja, was war Ihre Beobachtung?

----

(2) Was passiert mit Ihren Grübelgedanken, wenn Sie gerade grübeln und das Telefon klingelt? Oder wenn irgendein Notfall passiert?

----

(3) Wenn Grübeln nicht steuerbar ist, wieso hört es dann manchmal auf?

----

(4) Bitte führen Sie das folgende Experiment zur Veränderung des Grübelns durch: Stellen Sie sich bitte eine Küchenuhr auf zwei Minuten und denken Sie bitte an einen Auslöser, der Grübeln bei Ihnen auslöst. Wenn Sie den Auslöser präsent haben, grübeln Sie bitte darüber nach. Stellen Sie sich alle Fragen, die Sie sich in diesem Zusammenhang stellen möchten und suchen Sie die Antworten darauf. Wenn der Wecker klingelt, stoppen Sie bitte und fragen Sie die aktuellen Nachrichten auf einer Internetseite ab. Stellen Sie den Wecker wieder auf zwei Minuten und grübeln Sie erneut über alles nach. Erhöhen Sie jetzt die Intensität des Grübelns und versuchen Sie, die Kontrolle zu verlieren. Wenn der Wecker klingelt, stoppen Sie und machen das, was Sie eigentlich machen wollen.

Was waren Ihre Erfahrungen mit diesem Experiment?

Schätzen Sie bitte erneut ein, wie stark von 0 – 100 % Sie von der folgenden Aussage überzeugt sind:

Ich kann meine Grübelprozesse nicht steuern. .... %

AB 7.9 /

P

Vor- und Nachteile des Grübelns

Bitte kreuzen Sie in der folgenden Tabelle alle Vor- und Nachteile in Bezug auf Grübeln an, die auf Sie zutreffen.

Vorteile		**Nachteile**	
Grübeln hilft mir Lösung zu finden.	☐	Grübeln führt dazu, dass meine Stimmung schlechter wird, ich tiefer in depressive Stimmungen reinrutsche.	☐
Das Analysieren der Vergangenheit hilft mir zu verstehen, warum ich depressiv bin.	☐	Grübeln ist zeitraubend.	☐
Grübeln hilft mir, meine Depression zu überwinden.	☐	Grübeln macht mir kein positives Gefühl in Bezug auf mich und andere.	☐
Grübeln hilft mir zurechtzukommen.	☐	Grübeln führt dazu, dass ich Aktivitäten absage.	☐
Wenn ich meine Fehler analysiere, werde ich ein besserer Mensch werden!	☐	Grübeln führt dazu, dass ich mich immer mehr zurückziehe.	☐
Wenn ich über die Gründe meiner Traurigkeit nachdenke, kann ich Traurigkeit in Zukunft vermeiden.	☐	Grübeln macht müde und körperlich schlapp.	☐
		Ich komme eigentlich durch Grübeln nie zu guten Lösungen.	☐
		Meine Fehler kann ich auch so erkennen, ohne darüber nachzudenken.	☐
		Grübeln hat mir eigentlich bisher nicht geholfen, meine Depression zu überwinden oder mich besser zu fühlen.	☐
		Wenn Grübeln wirklich wirksam wäre, dann müsste es doch auch mal irgendwann genug sein mit dem Grübeln.	☐

Sehen Sie weitere Vor- oder Nachteile?

Experiment zur Überprüfung der Nützlichkeit von Grübeln

Wenn Grübeln positive Einflüsse auf Ihre Depression, Ihr Befinden, Ihre Beziehungen, Ihre Fertigkeiten, Probleme zu lösen und Ihr Leben im Allgemeinen hätte, dann müsste eine Intensivierung Ihres Grübelns positive Effekte haben.
Um die Nützlichkeit von Grübeln zu überprüfen, bietet sich deshalb ein Vergleichs-Experiment an, bei dem Sie einen Tag, an dem Sie sehr intensiv grübeln (*Grübel-Tag*), mit einem anderen Tag vergleichen, an dem Sie sich entscheiden, nicht in die Grübelprozesse einzutreten (*Nicht-Grübel-Tag*). An diesem Tag dürfen Sie alle Aktivitäten machen, die Sie für diesen Tag vorgesehen haben. Sollten Trigger für Grübelprozesse auftreten, verschieben Sie das Grübeln bitte auf den nächsten Tag.

Wann möchten Sie Ihren Grübel-Tag durchführen?

Datum: ....

Wann möchten Sie Ihren Nicht-Grübel-Tag durchführen?

Datum: ....

Vergleichen Sie bitte nach der Durchführung des Experiments die beiden Tage miteinander und beantworten Sie dazu die untenstehenden Fragen.
Wie war meine Stimmung an den beiden Tagen? Hat mir das Grübeln geholfen, meine Stimmung zu verbessern?

....

....

....

Welche Gefühle hatte ich? Wie intensiv waren sie? Habe ich durch das Grübeln mehr angenehme und weniger unangenehme Gefühle gehabt?

....

....

....

Wie hat sich mein Körper angefühlt? Wie war es mit meinem Antrieb? Hat das Grübeln dazu geführt, dass ich mich energiereicher, tatkräftiger, aktiver und fitter gefühlt habe?

....

....

....

Wie war es mit dem Lösen von Problemen? Habe ich durch das Grübeln Probleme besser lösen können?

....

....

....

Experiment zur Überprüfung der Nützlichkeit von Grübeln

Wie war es mit meinen Blick auf mich selbst? Ist er wohlwollender geworden durch das Grübeln?

Wie haben sich meine Beziehungen zu anderen gestaltet? Hat das Grübeln mir geholfen, meine Beziehungen zu anderen zu verbessern?

Zukunftsperspektive: Blicke ich durch das Grübeln hoffnungsvoller in die Zukunft?

Wie sah es mit meinen Bedürfnissen, Werten und Zielen aus? Bin ich meinen Bedürfnissen, Werten und Zielen durch Grübeln näher gekommen? Hat mir Grübeln geholfen, mein Leben so zu gestalten, wie ich es gerne möchte?

Weitere Dinge, die mir aufgefallen sind:

Fazit:

Worauf ist mein Aufmerksamkeitsfokus gerichtet? – Bedrohungsmonitoring erkennen

Die flexible Ausrichtung des Aufmerksamkeitsfokus auf bestimmte Reize, die interessant oder gefährlich sind, ist eine sehr wichtige Fertigkeit. So ist es beispielweise beim Pilze-Suchen hilfreich seine Aufmerksamkeit auf Pilze oder Hinweisreize zu richten, die die Wahrscheinlichkeit für das Finden von Pilzen erhöhen, wie zum Beispiel Moos oder bestimmte Bäume. Wenn man beim Wandern einen schmalen Weg an einem steilen Abhang passiert, ist es hilfreich die Aufmerksamkeit zu fokussieren, um nicht abzustürzen. Die Ausrichtung des Aufmerksamkeitsfokus hilft, wichtige Reize schnell zu erkennen und dient dem Schutz vor Gefahren. Ein wichtiges Merkmal des Aufmerksamkeitsfokus ist, dass er flexibel verändert werden kann, je nachdem, was in einer bestimmten Situation wichtig ist.
Bei Menschen mit psychischen Erkrankungen ist der Aufmerksamkeitsfokus jedoch häufig sehr unflexibel und richtet sich monoton auf Zeichen einer spezifischen Gefahr. Man nennt das auch **Bedrohungsmonitoring**.
Menschen mit Depression achten hierbei insbesondere auf das Auftreten von möglichen Symptomen, die mit der Depression in Zusammenhang stehen wie beispielsweise Zeichen von Erschöpfung oder Energielosigkeit oder auf Zeichen von Insuffizienz und eigenem Versagen oder Ablehnung durch andere. Durch die Lenkung der Aufmerksamkeit auf diese Zeichen erhöht sich die Wahrscheinlichkeit der Wahrnehmung dieser Zeichen, die meist ebenfalls zu Verunsicherung und Angst beitragen – was dann oft ein Schonungsverhalten oder Rückzugsverhalten zur Folge hat.
Das Beispiel von Herrn Meier soll diesen Teufelskreis verdeutlichen. In depressiven Phasen überprüfte Herr Meier morgens immer, ob er sich müde und energielos fühlte. Wenn er Zeichen dafür fand, war er davon überzeugt, dass es ein schlechter Tag werden würde, blieb im Bett liegen und grübelte darüber, wie er aus seiner Depression herauskommen könnte.

Auf was ist Ihr Aufmerksamkeitsfokus gerichtet?

Unten finden Sie typische Beispiele für depressive Patienten. Kreuzen Sie an, was davon auf Sie zutrifft:

- Ich achte auf körperliche Zeichen meiner Depression (z. B. Schlappheit, Energielosigkeit, Schmerzen). ☐
- Ich überprüfe meine Stimmungen und Gefühle (z. B. Stimmungsschwankungen, Leere-Gefühl, Traurigkeit, Niedergeschlagenheit oder Suchen nach positiven Stimmungen und Zeichen dafür, dass meine Depression überwunden ist). ☐
- Ich beobachte meine Denkprozesse und bemerke, dass sie nicht normal sind (z. B. wie langsam ich denke, Konzentrationsstörungen, »sonderbare« Gedanken). ☐
- Bevor ich Aktivitäten in Angriff nehme, überprüfe ich, ob ich mich belastungsfähig genug fühle. ☐
- Bevor ich mich mit jemandem treffe, achte ich darauf, ob ich zumutbar bin. ☐
- Mir fällt auf, was ich alles falsch mache oder wo ich gescheitert bin. ☐
- Ich bemerke oft bei anderen Zeichen dafür, dass sie mich nicht mögen. ☐
- Wenn ich jemanden treffe, vergleiche ich seine Eigenschaften mit meinen. ☐

Weitere Dinge, auf die ich meinen Aufmerksamkeitsfokus richte:

Worauf ist mein Aufmerksamkeitsfokus gerichtet? – Bedrohungsmonitoring erkennen

Welche Auswirkungen hat mein Bedrohungsmonitoring auf mich?

In Bezug auf mein Verhalten:

In Bezug auf meine Stimmung:

In Bezug auf meine Sicht auf mich selbst:

In Bezug auf meine Beziehungen zu anderen:

Die Ausrichtung Ihres Aufmerksamkeitsfokus ist eine Fertigkeit, die Sie trainieren können und die Ihrer Kontrolle unterliegt. Es lohnt es sich, diese Fertigkeit bewusst zu trainieren. Hierfür bietet sich beispielsweise das Aufmerksamkeitstraining an.

AB 7.12 /

P

Maladaptive Bewältigungsstrategien und ihre Auswirkungen erkennen

Grübeln, Sich-Sorgen und Bedrohungsmonitoring werden oft als nicht steuerbar erlebt und gehen mit unangenehmen Gefühlen einher. Dies führt zum Einsatz von **problematischen Bewältigungsstrategien**.

Hierzu zählen die folgenden Strategien. Bitte kreuzen Sie an, welche Verhaltensmuster Sie anwenden:

Aktivitäten reduzieren	☐
Kontakte vermeiden	☐
Rückzug	☐
Konsum von Alkohol, Medikamenten oder Drogen	☐
Sich körperlich schonen	☐
Schlafen	☐
Ablenken mit Computerspielen, Putzen, Fernsehen, im Internet surfen o. Ä.	☐
Essen	☐

Kennen Sie weitere Strategien von sich?

Welche Auswirkung haben diese Strategien? Kurz- und langfristig?
In Bezug auf meine Stimmung:

In Bezug auf meine Grübelprozesse:

In Bezug auf meine Sicht auf mich selbst:

In Bezug auf meine Beziehungen zu anderen:

In Bezug auf meine Werte, Ziele und Bedürfnisse:

AB 7.13 /

P

Neue Pläne für die metakognitive Verarbeitung

Meine Auslöser

Alte Verhaltensweisen, die zu meinen Symptomen beitragen:	**Neue Verhaltensweisen, die helfen, meine Symptome zu überwinden:**
1. Denkmuster (z. B. »Wenn ich einen negativen Gedanken habe, mache ich mir Sorgen über die Zukunft«)	1. Denkmuster (z. B. »Wenn ich einen negativen Gedanken habe, dann schiebe ich das Sorgen-Machen für einen Tag auf«)
2. Verhaltensweisen	2. Verhaltensweisen
3. Aufmerksamkeitsfokus	3. Aufmerksamkeitsfokus
	4. Neue kognitive Einordnung

Instruktion: Es ist wichtig, sich der Auslöser für Ihre alten Bewältigungsverhaltensweisen bewusst zu sein (Ihre alten Pläne). Wenn Sie einen Auslöser oder einen Aspekt Ihrer »alten Pläne« bemerken, müssen Sie wechseln und Ihre »neuen Pläne« nutzen, wie sie oben beschrieben sind. Schreiben Sie unter »Neue kognitive Einordnung« einen Satz auf, der zusammenfasst, was Sie über Ihre Gedanken gelernt haben.

Nach Wells (2011)

KAPITEL 8 /

Achtsamkeit und Akzeptanz

8.1 Einführung

Achtsamkeit und Akzeptanz sind wesentliche Elemente vieler psychotherapeutischer Ansätze und spielen insbesondere in den neuen Methoden, die der dritten Welle der Verhaltenstherapie zugeordnet werden, eine wichtige Rolle. In diesem Kapitel werden die grundlegenden Prinzipien von Achtsamkeit und Akzeptanz vorgestellt, viele Vorschläge für die Einübung von Achtsamkeit und Akzeptanz unterbreitet und generelle Hinweise zur Vermittlung von Achtsamkeit und Akzeptanz sowie zur Auswertung der Übungen gegeben. Die eng mit Achtsamkeit und Akzeptanz verbundenen Fertigkeiten zur Validierung werden zum Schluss des Kapitels vermittelt. Die vorgestellten Prinzipien und Übungen entstammen ursprünglich der Mindfulness-Based Stress Reduction (MBSR) nach Kabat-Zinn (1990) und der Achtsamkeitsbasierten Kognitiven Therapie (MBCT) (Segal et al., 2001) sowie der Dialektischen Verhaltenstherapie (DBT; Linehan, 1993a, b). Sie werden durch Einflüsse der Akzeptanz- und Commitment-Therapie (ACT; Hayes et al., 2004) und der Metakognitiven Therapie (MCT; Wells, 2011) ergänzt.

Für welche Patientengruppen sind die Tools aus diesem Kapitel besonders geeignet?

Die Vermittlung der Prinzipien von Achtsamkeit und Akzeptanz gehört zu den grundlegenden Therapieelementen für Patienten mit Depression, auch wenn nicht in jede Depressionsbehandlung notwendigerweise explizite Achtsamkeitsübungen oder Meditation integriert werden müssen. Besonders gut geeignet sind die Tools aus diesem Kapitel für Patienten, die zu depressiven Aufschaukelungsprozessen mit selbstabwertenden Gedankenschleifen, Grübeln und Rückzug sowie zur kognitiven Fusion von mentalen Ereignissen und wahrnehmbarer Wirklichkeit neigen. Insbesondere bei Patienten mit rezidivierenden depressiven Störungen führt das Erlernen von Fertigkeiten zu Achtsamkeit und Akzeptanz zu einer deutlichen Reduktion des Rückfallrisikos. Dies konnten mehrere randomisiert-kontrollierte Studien zur Wirksamkeit von MBCT bei der Rückfallprophylaxe von ehemals depressiven Patienten belegen (Piet & Hougaard, 2011). Aber auch für akut depressive Patienten zeigten sich hohe Effektstärken unter der Behandlung mit MBCT (Hofmann et al., 2010).

Mit welchen Tools können die Tools aus diesem Kapitel gut kombiniert werden?

Die Tools zu Achtsamkeit und Akzeptanz sind mit fast allen anderen Tools gut kombinierbar, insbesondere bietet sich eine Kombination an mit den Tools aus Kapitel 5 zur Verhaltensaktivierung, Kapitel 7 zum Umgang mit Grübeln und Bedrohungsmonitoring sowie zur Detached Mindfulness und dem Aufmerksamkeitstraining. Auch die Tools aus Kapitel 9 zum Aufbau von Fertigkeiten zur Emotionsregulation, insbesondere zur Achtsamkeit und Akzeptanz von Emotion sowie zur Erlebnisvermeidung, stellen gute Ergänzungsmöglichkeiten dar.

Mit welchen Tools sollten die Tools dieses Kapitels nicht kombiniert werden?

Vorsicht ist geboten bei der Kombination der Tools zu Achtsamkeit und Akzeptanz mit den kognitiven Techniken in Kapitel 6. Bei Achtsamkeit und Akzeptanz geht es nicht darum, eine Änderung der Inhalte von (negativen) Gedanken hin zu positiven Gedanken zu bewirken, sondern darum, Gedanken weniger Bedeutung zu geben und zu erkennen, dass Gedanken letztendlich mentale, vorübergehende Ereignisse sind, die losgelöst vom Selbst zu betrachten sind.

8.2 Erklärung der Arbeitsmaterialien dieses Kapitels

► **INFO 8.1 / Einführung Achtsamkeit**
Stellt die wesentlichen Prinzipien der Achtsamkeit dar, erklärt, warum Achtsamkeit für die Überwindung von Depression sinnvoll ist und wie Achtsamkeit geübt werden kann.

- **INFO 8.2 / Die drei wesentlichen Prinzipien (Wie-Fertigkeiten)**
  Dient der Erklärung der drei Wie-Fertigkeiten aus der DBT (Linehan, 1993a, b): annehmend (nicht-bewertend), konzentriert und wirkungsvoll.
- **INFO 8.3 / Die drei wesentlichen Fertigkeiten (Was-Fertigkeiten)**
  Dient der Erklärung der drei Was-Fertigkeiten aus der DBT (Linehan, 1993a, b): Wahrnehmen, Beschreiben und Teilnehmen.
- **INFO 8.4 / Instruktionen zu Achtsamkeitsübungen**
  Gibt Hinweise zur Begleitung und Anleitung von Achtsamkeitsübungen sowie für die anschließende Auswertung. Typische Schwierigkeiten und Hindernisse und der Umgang damit werden beschrieben.
- **AB 8.1 / Die Rosinen-Übung**
  Enthält eine Anleitung für eine klassische Einstiegsübung in die Achtsamkeit. Am besten wird diese Übung mithilfe des Arbeitsblattes durch den Therapeuten angeleitet. Fortgeschrittenen Patienten kann es auch zur Übung im Eigenmanagement beispielsweise als Hausaufgabe mitgegeben werden.
- **INFO 8.5 / Ideen für Fünf-Sinne-Übungen**
  Liefert aufgegliedert nach den fünf Sinnen Anregungen für Achtsamkeitsübungen, die ebenfalls für den Einstieg in die Achtsamkeit geeignet sind. Es ist empfehlenswert, wiederholt gemeinsam mit dem Patienten jeweils eine Übung als Hausaufgabe auszuwählen und die Dauer der Achtsamkeitsübung festzulegen.
- **AB 8.2 / Achtsames Atmen**
  Anleitung für die gleichnamige Achtsamkeitsübung.
- **AB 8.3 / Achtsames Gehen**
  Anleitung für die gleichnamige Achtsamkeitsübung.
- **AB 8.4 / Body-Scan**
  Anleitung für die gleichnamige Achtsamkeitsübung.
- **AB 8.5 / Drei-Minuten-Atemraum**
  Anleitung für die gleichnamige Achtsamkeitsübung.
- **AB 8.6 / Achtsamkeitsübungen im Alltag**
  Erklärt das Prinzip von Achtsamkeitsübungen im Alltag (informelle Achtsamkeitsübungen) und liefert eine Anleitung zur Durchführung.
- **AB 8.7 / Ideen für Achtsamkeitsübungen im Alltag**
  Gibt Anregungen für informelle Achtsamkeitsübungen.
- **AB 8.8 / Mitgefühl-Meditation**
  Anleitung für die gleichnamige Achtsamkeitsübung.
- **AB 8.9 / Achten Sie auf Unachtsamkeiten**
  Gibt Beispiele für Unachtsamkeit im Alltag und hilft dem Patienten, Unachtsamkeit bei sich selbst zu erkennen.
- **AB 8.10 / Defusionsübungen**
  Erklärt das Prinzip der Fusion von Gedanken, Emotionen und wahrgenommener Wirklichkeit angelehnt an ACT (Hayes et al., 1999) und den Zusammenhang von kognitiver Fusion mit Depression. Die Ziele von Defusionsübungen, v. a. eine »dezentrierte Perspektive« in Bezug auf Gedanken und Emotionen einzunehmen, werden erklärt. Außerdem werden Ideen für konkrete Defusionsübungen vorgeschlagen und eine Übungsanleitung gegeben.
- **AB 8.11 / Den inneren Beobachter stärken: Gedanken und Gefühle sind vergänglich und keine Tatsachen!**
  Vertieft das Prinzip der kognitiven Defusion und bietet eine weitere konkrete Übung, um eine »dezentrierte Perspektive« in Bezug auf die eigenen Gedanken einzunehmen.
- **AB 8.12 / Protokoll Achtsamkeits-Übungen**
  Dient der Protokollierung der Übungen und der Reflexion der Wirkung. Das Protokoll sollte möglichst zu Beginn jeder Sitzung angeschaut werden, um das Üben positiv zu verstärken, die Erfahrungen mit dem Patienten zu besprechen und bei Schwierigkeiten zu helfen.
- **AB 8.13 / Radikale Akzeptanz**
  Erklärt das Prinzip der radikalen Akzeptanz für Patienten.

- **AB 8.14 / Validierungsstrategien erlernen**
  Erklärt das Grundprinzip von Validierung in Bezug auf sich selbst und für den Umgang mit anderen und gibt einen Überblick über die verschiedenen Validierungsstrategien.
- **AB 8.15 / Selbstvalidieren üben – Beispiel**
  Gibt Patienten die Möglichkeit, die für Patienten mit Depression oft sehr schwierigen Fertigkeiten zur Selbstvalidierung zunächst mit sicherem Abstand an einer Beispielsituation zu trainieren. Patienten sollen üben, Invalidierungen und deren Folgen zu erkennen, und werden anschließend ermutigt, Strategien zur Selbstvalidierung für den Beispielpatienten vorzuschlagen.
- **AB 8.16 / Selbstvalidieren üben – Eigene Situation**
  Wird optimalerweise eingesetzt, nachdem Patienten mit AB 8.15 mit einem fremden Beispiel geübt haben, um die Strategien der Selbstvalidierung nun auf eigene Situationen zu übertragen und zu vertiefen. Dieses Arbeitsblatt sollte wiederholt eingesetzt werden.

Einführung Achtsamkeit

Was ist Achtsamkeit?

Achtsamkeit ist vermutlich die älteste Technik der Menschen, belastende psychische Zustände, wie zum Beispiel Depression zu bewältigen. Achtsamkeit wies den Weg zu einem Zustand der inneren Ruhe und Zufriedenheit, half belastende Gedanken und Gefühle vorbeiziehen zu lassen und handlungsfähig zu bleiben. In verschiedenen Religionen wurde über »Erleuchtung« gesprochen, was einen Zustand der inneren Ausgeglichenheit beschrieb. In die moderne Psychotherapie wurde das Konzept der Achtsamkeit erst in den 1990er Jahren aufgenommen. Achtsamkeit (englisch: Mindfulness) bezeichnet eine bestimmte Form der Aufmerksamkeitslenkung, bei der man sich auf die im aktuellen Moment erlebbaren Erfahrungen konzentriert. Das bedeutet, dass die Aufmerksamkeit auf die Gegenwart, das »Hier und Jetzt« gelenkt wird, zu dem, was man gerade wahrnimmt, fühlt, denkt und tut – ohne sich in Erinnerungen oder Zukunftsplanungen zu verstricken. Den Erfahrungen des aktuellen Moments wird dabei möglichst unvoreingenommen begegnet (ohne sie zu bewerten oder zu diskutieren). Achtsamkeit bedeutet auch, dass man zulässt (annehmend und wohlwollend), was gerade ist – unabhängig davon, ob es sich angenehm oder unangenehm anfühlt. Achtsamkeit bezeichnet also eine Fertigkeit, die hilft, ganz bewusst im Hier und Jetzt zu sein und das Leben, so wie es gerade ist, zu betrachten, ohne es zu bewerten, und es bereitwillig anzunehmen und zu akzeptieren. Akzeptanz bedeutet nicht, Dinge gutzuheißen, sondern nur Achtung vor dem zu haben, was im Moment tatsächlich ist.

Obwohl diese Fertigkeit jedem Menschen angeboren ist, geht sie leicht im Alltag verloren: Im sogenannten »Autopilot-Modus« verrichtet man Tätigkeiten automatisch oder man tut mehrere Dinge gleichzeitig. Man ist bei einer Tätigkeit nicht wirklich konzentriert bei der Sache, sondern schweift mit seinen Gedanken ab, grübelt über Vergangenes oder plant bereits etwas für die Zukunft. Beobachten Sie mal: Wie oft sind Sie mit Ihren Gedanken in der Vergangenheit oder in der Zukunft statt im gegenwärtigen Augenblick? Menschen sind außerdem häufig damit beschäftigt, darüber nachzudenken, was sie wollen, aber nicht haben (z. B. »Wann werde ich endlich wieder mehr Energie haben?« oder »Warum bin ich nur nicht glücklich?«) oder sich darüber zu ärgern, was sie haben, aber nicht wollen (z. B. »Warum passiert nur immer mir das?«, »Wie werde ich diese Traurigkeit los?«). Darüber hinaus kommt es häufig automatisiert zu Bewertungen von Erlebnissen und Erfahrungen wie z. B. »gut« oder »schlecht«.

Warum sind Achtsamkeitsübungen in der Therapie einer Depression sinnvoll?

Gedanken und Emotionen sind innere Ereignisse, die keine automatische Reaktion erfordern. Tatsächlich hinterlassen die meisten der jeden Tag auftretenden Gedanken und Emotionen keine Spuren im Verhalten. Menschen mit Depression schreiben negativen Gedanken oder traurigen oder ängstlichen Emotionen häufig eine hohe Bedeutung zu und reagieren auf sie, ähnlich wie sie auf ein bedrohliches Umweltereignis reagieren. Gesunde Menschen sind dagegen besser in der Lage, solche Gedanken und Emotionen einfach vorbeiziehen zu lassen. Wenn man unangenehmen Gedanken und Gefühlen eine hohe Bedeutung zuschreibt, dann führt das logischerweise dazu, dass man Bewältigungs- oder Vermeidungstrategien anwendet. Ein Teil dieser Strategien ist selbst problematisch: Grübeln, um herauszufinden, warum das Ganze so ist, oft verbunden mit Selbstkritik oder Kompensation, durch besondere Anstrengung oder Vermeidungs- und Ablenkungsstrategien. Diese Strategien wirken zwar oft kurzfristig angenehm, verschlechtern aber langfristig die Depression, sodass eine Spirale abwärts entsteht.

Achtsamkeit hat hierbei mehrere Funktionen:

(1) Achtsamkeit hilft dabei, depressionsfördernde Strategien wie beispielsweise Grübeln, Selbstabwertung oder Vermeidung frühzeitig zu erkennen und absichtsvoll aus ihnen auszusteigen.

(2) Achtsamkeit hilft dabei, innere von äußeren Ereignissen zu unterscheiden.

(3) Achtsamkeit hilft dabei, eine Beobachterperspektive auf die inneren Ereignisse einzunehmen. Aus dieser »dezentrierten Perspektive« können Gedanken als Gedanken und Gefühle als Gefühle betrachtet werden, die zeitlich vergänglich und losgelöst vom Selbst sind. Mit dieser Sichtweise verringert sich die Überzeugung, dass Gedanken oder Gefühle die Wahrheit über das Selbst oder die aktuelle Situation darstellen.

(4) Achtsamkeit hilft, eine Haltung des Nichtstuns und des Nichtreagierens auf innere Ereignisse zu finden, und sie kommen und gehen zu lassen.
(5) Achtsamkeit hilft, eine nicht-bewertende Haltung gegenüber inneren und äußeren Ereignissen einzunehmen. Sie hilft, das anzunehmen, was gerade ist, und ermöglicht so auch einen wohlwollenden, annehmenden Umgang mit sich selbst (Selbstakzeptanz) und anderen.
(6) Achtsamkeit trainiert eine bewusste und aktive Lenkung der Aufmerksamkeit auf das Hier und Jetzt und ermöglicht so eine bewusstere Wahrnehmung von eigenen Emotionen, Bedürfnissen, Wünschen und Grenzen.

Wie kann man Achtsamkeit üben?

Achtsamkeit lässt sich durch eine Reihe spezifischer Übungen trainieren, die in den Alltag integriert werden können. Es ist nicht erforderlich, lange Seminare zu besuchen – obwohl natürlich Seminare zu Achsamkeit oder Meditation sehr gute Möglichkeiten zur Übung bieten. Achtsamkeitsübungen sind dann besonders wirksam, wenn sie täglich mindestens 20 Minuten durchgeführt werden. Am besten ist es, wenn Sie sich eine »Achtsamkeitsuhr« besorgen (z. B. eine Meditationsapp für das Smartphone), damit Sie sich voll und ganz auf die Übungen konzentrieren können. Achtsamkeitsübungen setzen einerseits an Verhaltensweisen an, die Sie bereits »einfach können«, wie Sehen, Hören, Riechen, Schmecken, Fühlen, Atmen, Gehen, oder an Alltagstätigkeiten wie Essen, Staubsaugen, Radfahren oder Zähneputzen. Andererseits sind Achtsamkeitsübungen anspruchsvoll, da das Fokussieren der Aufmerksamkeit und das Einhalten der Regeln der jeweiligen Übung schwer sind. Zu den Regeln von Achtsamkeitsübungen gehört es, auftretende spontane Gedanken und Gefühle nicht zu bewerten, nicht zu beeinflussen, sondern »wie Wolken« vorbeiziehen zu lassen und mit der Aufmerksamkeit wieder zur Übung zurückzukehren. Achtsamkeitsübungen sind keine Entspannungsübungen. Das Ziel, Entspannung zu erlangen, würde dem Ablauf einer Achtsamkeitsübung nicht entsprechen, da bei der Entspannung eine Auswahl »angenehmer« Emotionen erfolgt. Während der Achtsamkeitsübung melden sich häufig unangenehme Gedanken, Gefühle und Körperempfindungen, diese gehören zu einer Achtsamkeitsübung besonders in der ersten Phase des Übens dazu. Sie helfen geradezu dabei, in der Übung zu bleiben, indem der Übende lernt, sich von ihnen nicht ablenken zu lassen.

Machen Sie sich vor dem Üben zuerst mit den Prinzipien der Achtsamkeit vertraut. Bauen Sie das Üben schrittweise auf und sprechen Sie die einzelnen Schritte mit Ihrem Therapeuten ab. Werten Sie zusammen mit ihm Ihre Erfahrungen aus. Beschränken Sie sich darauf, eine Übung *richtig* zu machen, anstatt viele kurz auszuprobieren.

Was- und Wie-Fertigkeiten

In der Therapiemethode Dialektisch-behaviorale Therapie wurden zur Vereinfachung des Erlernens der Achtsamkeit drei wesentliche Prinzipien der Durchführung von Achtsamkeitsübungen beschrieben (**Wie-Fertigkeiten**):
→ annehmend (nicht-bewertend)
→ konzentriert
→ wirkungsvoll

Durch Achtsamkeitsübungen lernen Sie auch drei weitere Fertigkeiten (**Was-Fertigkeiten**):
→ Wahrnehmen
→ Beschreiben
→ Teilnehmen

INFO 8.2 /

P T

Die drei wesentlichen Prinzipien (Wie-Fertigkeiten)

Annehmend	Konzentriert	Wirkungsvoll

Annehmend (nicht-bewertend): »Annehmend« meint eine liebevolle und akzeptierende Zuwendung zu dem, was gerade vorhanden ist. Es bedeutet, dass Sie die Situation, Ihre Gedanken oder Gefühle, so wie sie im Augenblick sind, wahrnehmen und akzeptieren, ohne sie zu bewerten. Es handelt sich dabei um eine offene, neugierige Aufmerksamkeit, die nicht darauf ausgerichtet ist, das Wahrgenommene einzuordnen, sondern so zu lassen, wie es wahrgenommen wurde.

- Konzentrieren Sie sich auf das, was Sie wahrnehmen, ohne zu bewerten. Verzichten Sie auf eine Einordnung in »gut oder böse«, »schrecklich oder fantastisch«, »man soll oder man soll nicht«. Versuchen Sie nicht, Ihre Wahrnehmung zu verändern, fügen Sie nichts hinzu und nehmen Sie nichts weg.
- Unterscheiden Sie zwischen Bewertungen und Beschreibungen. Bewertungen erkennen Sie daran, dass mehrere Ansichten möglich sind (Der Schrank ist schön oder hässlich). Beschreibungen sind prinzipiell überprüfbar (Der Schrank ist weiß und hat fünf Schubladen).
- Wenn Sie bemerken, dass Sie bewerten, dann erkennen Sie das als Tatsache an und lassen die Bewertung vorbeiziehen. Bewerten Sie nicht das Bewerten.

Konzentriert: »Konzentriert sein« bedeutet, sich darauf zu reduzieren, was jetzt in diesem Moment von Bedeutung ist.

- Konzentrieren Sie sich in einem Augenblick nur auf eine Sache: Wenn Sie aufs Meer hinausschauen, dann konzentrieren Sie sich auf das Meer, wenn Sie essen, dann essen Sie, wenn Sie gehen, dann gehen Sie. Tun Sie alles, was Sie tun, mit Ihrer ganzen Aufmerksamkeit.
- Wenn andere Wahrnehmungen, Gedanken oder Gefühle Sie ablenken, lassen Sie sie kommen und gehen wie Wolken am Himmel und konzentrieren Sie sich wieder auf das, was Sie gerade tun. Wenn Sie bemerken, dass Sie zwei Dinge gleichzeitig tun, dann erkennen Sie das als Tatsache an und wenden Ihre Aufmerksamkeit wieder der ursprünglichen Angelegenheit zu.

Wirkungsvoll: »Wirkungsvoll« bedeutet, das zu tun, was möglich ist, entsprechend der eigenen Ziele, der Erfordernisse der aktuellen Situation und unter Ausschöpfung der maximalen eigenen Möglichkeiten.

- Wählen Sie geeignete Ziele entsprechend der Begebenheit der aktuellen Situation und Ihrer Fertigkeiten aus und tun Sie das, was notwendig ist, um Ihre Ziele zu erreichen. Tun Sie etwas so, dass es funktionieren kann. Setzen Sie dazu alle notwendigen Fertigkeiten ein.
- Richten Sie sich nach den Erfordernissen der Situation, in der Sie sich gerade befinden – nicht nach der Situation, in der Sie gerne wären oder die vielleicht angenehmer wäre.
- Halten Sie sich an die vorgegebenen Spielregeln. Wenn Sie Basketball spielen, dann spielen Sie Basketball, nicht Fußball. Tanzen Sie im Rhythmus. Schaden Sie weder sich noch anderen.
- Lassen Sie nicht-hilfreiche Gedanken und Gefühle, wie beispielsweise »So sollte es eigentlich sein …« oder sinnlosen Ärger vorüberziehen.

Die drei wesentlichen Fertigkeiten (Was-Fertigkeiten)

Wahrnehmen	Beschreiben	Teilnehmen

Wahrnehmen: Wahrnehmen bedeutet eine beobachtende Zugewandtheit zu sich selbst und der Außenwelt. Es ist eine Form der objektiven Informationssammlung. Um objektiv zu sein, richten Sie Ihre Aufmerksamkeit ausschließlich auf das, was vorhanden ist. Es bedeutet, sich Sinneseindrücken, Emotionen, Gedanken, Körperreaktionen und Handlungsimpulsen zuzuwenden, ohne auf sie zu reagieren, ungeachtet ihrer Intensität, ohne zu versuchen, ihnen auszuweichen, wenn sie schmerzhaft sind, und ohne sie festzuhalten, wenn sie angenehm sind. Um das zu erreichen, muss man von einem Ereignis, einem Gedanken oder einem Gefühl ein Stück zurücktreten.

- Nehmen Sie wahr, was von außen durch Ihre fünf Sinne zu Ihnen kommt.
- Lassen Sie Gefühle und Gedanken in Ihr Bewusstsein kommen und wieder davonziehen, ohne daran anzuhaften oder darauf zu reagieren.
- Seien Sie fokussiert: Entscheiden Sie sich, worauf Sie Ihre Aufmerksamkeit richten. Lassen Sie Ihre Wahrnehmung auf einen Punkt gerichtet und seien Sie gleichzeitig offen. Schieben Sie nichts zur Seite.
- Seien Sie wie ein Pförtner an einem Tor, aufmerksam für jede Wahrnehmung, jeden Gedanken, jedes Gefühl, das in Ihr Bewusstsein tritt.
- Wenn Sie Ihre Aufmerksamkeit nach innen richten, dann sehen Sie Wahrnehmungen, Gedanken und Gefühle, die kommen und gehen, wie Wolken am Himmel oder Wellen im Meer.

Beschreiben: Beschreiben bedeutet, die Wahrnehmung in Worte zu fassen, um darzustellen, was man empfindet oder registriert. Achtsam sein heißt, das Wahrgenommene zu beschreiben, ohne es dabei zu bewerten. Das ist nicht einfach, da an dieser Stelle die individuelle Lerngeschichte zu dem Wahrgenommenen eine wichtige Rolle spielt. Erfahrungen aus der Vergangenheit werden automatisch aktualisiert. Das ist einerseits ein wichtiger Prozess, um Reaktionen auf das Wahrgenommene zu beschleunigen. Gleichzeitig besteht die Gefahr, durch die Vergangenheit den Blick für die aktuelle Situation zu verlieren. Deshalb bleibt die Beschreibung auch auf der objektiven sprachlichen Ebene.

- Benennen Sie, was Sie wahrgenommen haben, und fassen Sie es in beschreibende Worte: Unterscheiden Sie zwischen Sinneswahrnehmungen, Gedanken und Gefühlen. Wahrnehmungen sind, was Sie sehen, hören, riechen, schmecken, fühlen: »Das Meer hat eine graugrüne Farbe, es riecht nach Tang, ich schmecke das Salz, ich höre die Brandung, ich fühle den kühlen Wind.«
- Etikettieren Sie auftretende Gedanken als Gedanken, Körperreaktionen als Körperreaktionen, Emotionen als Emotionen und Verhaltensimpulse als Verhaltensimpulse, sodass es eindeutig ist, dass es sich hierbei nicht um Tatsachen und Wahrheiten handelt. »Ich habe den Gedanken, dass er mich nicht mag« ist etwas anderes als »Er mag mich nicht«.
- Es kann auch hilfreich sein, Empfindungen als zu einem bestimmten Thema gehörige Gedanken, Körperwahrnehmungen und Emotionen zu etikettieren. Beispiele: »Ich muss das Formular noch ausfüllen = Arbeit«, »stechende Wahrnehmung im Rücken = Schmerz«, »Ich vermisse sie so sehr = Traurigkeit«.
- Die Technik des Etikettierens hilft Ihnen, bei der Beschreibung zu bleiben, ohne in die Lerngeschichte, die mit Ihrer Wahrnehmung verbunden ist, einzutauchen und damit die Ebene der Beschreibung zu verlassen.

▶

Teilnehmen: Achtsames Teilnehmen bedeutet vollständig in eine Aktivität bzw. in einer Situation aufzugehen, ohne sich von Nebensächlichkeiten oder Gedanken ablenken zu lassen. Es bedeutet, dass Sie mit Ihrer Wahrnehmung gleichzeitig bei sich und in Ihrem Umfeld verankert sind, und erfordert hohe Wachheit, Konzentration und Bewusstheit. Es ist ein Zustand vergleichbar mit zwei Menschen, die miteinander tanzen. Beide sind gleichzeitig bei sich und nehmen die eigene Bewegung wahr, beide sind gleichzeitig bei dem Partner und nehmen seine Schritte wahr, sie hören die Musik und nehmen die Gegenwart anderer tanzender Paare wahr.

- Seien Sie mit Ihren Wahrnehmungen, Gedanken und Gefühlen Teil der gegenwärtigen Situation. Tauchen Sie ein in die Erfahrung und lassen Sie das Grübeln los. Bleiben Sie in sich selbst und in der Situation im Hier und Jetzt verankert.
- Tun Sie genau das, was in der Situation erforderlich ist. Seien Sie weder verkrampft noch kraftlos. Handeln Sie so, wie eine Tänzerin, die ihrem Partner und der Musik folgt.

Instruktionen zu Achtsamkeitsübungen

Auf den Arbeitsblättern 8.1 bis 8.7 finden Sie einige Vorschläge für konkrete Achtsamkeitsübungen. Diese Übungen sind so gestaltet, dass Sie sie Ihren Patienten auch zum Üben in eigener Regie z. B. als Hausaufgabe mitgeben können. Es empfiehlt sich aber, diese Übungen **gemeinsam und wiederholt zusammen mit Patienten** durchzuführen und auch **gemeinsam auszuwerten**. Dies ist insbesondere zu Beginn der Einführung in die Achtsamkeit ratsam, um den Patienten die wichtigsten Prinzipien der Achtsamkeit nahezubringen. Sie können beispielsweise als **Ritual** jede Sitzung mit einer Achtsamkeitsübung beginnen oder beenden bzw. zwischendurch »Achtsamkeit für den Moment« durchführen, indem Sie nach aktuellen Wahrnehmungen, Körperempfindungen, Gedanken, Emotionen, Bedürfnissen, Grenzen oder Verhaltensimpulsen fragen.
Ermutigen Sie Ihre Patienten darüber hinaus, **Achtsamkeit in ihren Alltag** zu **integrieren**. Dies funktioniert am besten, wenn Patienten täglich üben und ihre Erfahrungen protokollieren (hierzu ist *AB 8.12/Protokoll Achtsamkeitsübungen* hilfreich). Besprechen Sie einen konkreten Trainingsplan und verstärken Sie das Üben konsequent, indem Sie sich das Protokoll in jeder Sitzung anschauen, die Erfahrungen besprechen und gemeinsam mit dem Patienten einordnen. Die eigenständigen Übungen sollten bereits nach der ersten Sitzung, in der Sie die Prinzipien der Achtsamkeit erklärt und geübt haben, beginnen. Sie können hierzu selbstverständlich die vorgeschlagenen Übungen ergänzen. In der Achtsamkeits-Literatur sowie im Internet finden Sie viele weitere Übungen und auch Ihrer Fantasie und der Fantasie Ihrer Patienten sind keine Grenzen gesetzt.

Auswertung der Übungen. Die Auswertung der Übungen sollte folgende Bereiche beinhalten und kann durch die aufgeführten Fragen unterstützt werden:

(1) **Wahrnehmung von Empfindungen, Gedanken, Gefühlen und Körperempfindungen während der Übung:** Was haben Sie während der Übung bemerkt? In Bezug auf Ihre Gedanken, Gefühle etc.? Was ist gleich geblieben – was hat sich verändert?
(2) **Reflexion der Erfahrungen:** Was sagt Ihnen diese Erfahrung über die Art und Weise, wie Ihr Geist arbeitet? Oder: Welche Wirkung haben Bewertungen? Oder: Welche Auswirkungen haben Grübeln, Wunschdenken oder Vermeidung? Gibt es da Zusammenhänge mit Ihrer Depression?
(3) **Erfahrungen mit Zielen verbinden:** Was ergibt sich aus dieser Erfahrung, das für Sie in Zukunft wichtig ist? Wie können Sie in Zukunft diese depressiven Aufschaukelungsprozesse erkennen und daraus aussteigen? Wie könnten Sie damit experimentieren, in einer anderen Art und Weise zu reagieren bzw. am besten einfach nicht zu reagieren, wenn ähnliche Erfahrungen wieder auftauchen sollten? Worauf wollen Sie in der nächsten Woche achten?

Für depressive Patienten ist es wichtig und gleichzeitig schwierig, eine **»dezentrierte Perspektive«** auf innere Ereignisse einzunehmen und Nichtreagieren einzuüben. Sie können Ihren Patienten helfen, Gedanken als Gedanken und Gefühle als Gefühle in einem Strom innerer Ereignisse zu erkennen, die zeitlich vergänglich und losgelöst vom Selbst sind und keine absoluten Wahrheiten darstellen. Es empfiehlt sich, regelmäßig kleinere Defusionsübungen mit dem Patienten durchzuführen. Hierzu können Sie auch Übungen aus Kapitel 7 zu Detached Mindfulness verwenden. Sie finden in Kapitel 7 auch vielfältige Techniken zum Umgang mit Grübeln und zur Lenkung des Aufmerksamkeitsfokus. Zum Training der flexiblen Lenkung des Aufmerksamkeitsfokus empfiehlt sich das Aufmerksamkeitstraining (AB 7.5).

Das kontinuierliche Besprechen der Erfahrungen dient v. a. dazu, Hindernisse und Probleme zu erkennen und dem Patienten zu helfen, eine **Haltung von Akzeptanz** gegenüber Schwierigkeiten und unangenehmen Gefühlen zu entwickeln und so die **Bereitschaft für das weitere Üben zu fördern**. Folgende Schwierigkeiten und Hindernisse werden häufig von den Patienten beschrieben:

- **Zweifel, die Übung korrekt durchzuführen**: Gedanken wie »Ob ich das wohl richtig mache?«, die mit Unsicherheit, Scham oder Angst verbunden sind und in der Folge dazu führen, dass die Übungen nicht ausgeführt werden, sollen validiert und normalisiert werden. Genau wie mit allen anderen Gedanken ist es hierbei wichtig, den Patienten zu er-

  ▶

mutigen, diese Gedanken achtsam wahrzunehmen, loszulassen und die Aufmerksamkeit wieder sanft auf die Übung zurückzuführen. Viele Patienten empfinden es auch als hilfreich, zu erfahren, dass man bei Achtsamkeitsübungen »nicht versagen kann«, dass es nicht darum geht, die Übungen gut oder schlecht zu machen, sondern auf Bewertungen zu verzichten.

- **Die Rahmenbedingungen sind nicht richtig**: Viele Patienten gehen davon aus, dass sie Achtsamkeit nur unter bestimmten Rahmenbedingungen durchführen können wie beispielsweise Ruhe, ausreichend Zeit, Entspannung, Abwesenheit von Störfaktoren. Es ist unterstützend, für günstige Rahmenbedingungen bei den Übungen zu sorgen, gleichzeitig können weniger optimale Bedingungen direkt in die Übung einbezogen werden. Auch hier geht es wieder darum, achtsam zu beobachten und wahrzunehmen, sich aber nicht zu verstricken, sondern die Aufmerksamkeit auf das zu lenken, was gerade wichtig ist und wirkungsvoll zu handeln.
- **Schmerzhafte Empfindungen**: Achtsamkeitsübungen sind keine Entspannungsübungen und es geht nicht darum, angenehme Gefühle zu erzeugen. Im Gegenteil ist es wichtig und gewollt, sich allen Empfindungen gegenüber mit offener und durch Interesse gekennzeichneter Haltung zuzuwenden und sie so anzunehmen, wie sie sind. Patienten lernen dabei, sich auch unangenehmen Gedanken und Gefühlen mit Wohlwollen zuzuwenden und freundlich mit sich umzugehen. Wichtig ist darauf zu achten, dass sie nicht in die unangenehmen Gedanken oder Gefühle einsteigen, sondern diese so sein lassen, wie sie sind.
- **Gedankenabschweifen**: Es passiert bei Achtsamkeitsübungen häufig, sowohl bei Anfängern als auch bei Geübten, dass die Gedanken abschweifen. Das sollte zur Kenntnis genommen werden, um die Aufmerksamkeit wieder wohlwollend auf die Übung zurückzuführen.

AB 8.1 /

Die Rosinen-Übung

Achtsamkeit kann im Alltag verankert werden. Der Unterschied zu unachtsamem Alltagsverhalten besteht darin, dass Prozesse bewusst entschleunigt, konzentriert, nur eine Sache zu einer Zeit getan werden. Es wird eine Haltung von »Anfängergeist« (engl: »Beginner's Mind«) eingenommen (als ob man etwas zum ersten Mal tut oder wahrnimmt) und auf Bewertung verzichtet. Zum Einstieg bietet sich die Rosinen-Übung an. Alles, was Sie dafür brauchen ist eine Rosine und 15 Minuten Zeit. Später können Sie die Übung auch mit anderen Nahrungsmitteln wie z. B. Walnüssen oder Mandarinen durchführen. Wichtig sind die Prinzipien der Achtsamkeit.

(1) Nehmen Sie zunächst die Rosine in die Hand und halten Sie sie in Ihrer Handfläche oder zwischen Daumen und Zeigefinger. (*Pause*). Betrachten Sie die Rosine. Wie sieht sie aus? Betrachten Sie sie aufmerksam, so als ob Sie noch nie zuvor eine Rosine gesehen hätten. (*Pause*) Erkunden Sie die helleren Stellen … Und die dunkleren Einbuchtungen und Falten. Lassen Sie Ihre Augen jede Stelle erkunden. (*Pause*)

(2) Wenn Ihnen, während Sie dies tun, Gedanken durch den Kopf gehen, sowas wie »Was soll das denn eigentlich?«, »Mach' ich das denn jetzt richtig?« oder »Ich muss noch Oma anrufen«, dann nehmen Sie diese als Gedanken wahr, lassen Sie sie vorbeiziehen und kehren Sie mit Ihrer Aufmerksamkeit wieder zu der Rosine zurück.

(3) Richten Sie jetzt Ihre Aufmerksamkeit auf das Fühlen. Wie fühlt sich die Rosine an? Drehen Sie sie dazu zwischen Ihren Fingern. Erkunden Sie ihre Oberfläche. (*Pause*)

(4) Und nun riechen Sie an der Rosine. Halten Sie sie unter Ihre Nase und nehmen Sie mit jedem Einatmen sorgfältig den Geruch wahr. Wie riecht die Rosine? (*Pause*)

(5) Nun betrachten Sie die Rosine wieder. (*Pause*)

(6) Halten Sie die Rosine jetzt an Ihre Ohren und drehen Sie sie zwischen Ihren Fingern. Was hören Sie? (*Pause*)

(7) Und jetzt führen Sie die Rosine ganz langsam zu Ihrem Mund. Vielleicht können Sie bemerken, dass Ihre Hand und der Arm ganz genau wissen, was zu tun ist. Vielleicht merken Sie auch, dass Ihnen das Wasser im Munde zusammen läuft. Stecken Sie die Rosine noch nicht direkt in den Mund, sondern zwischen Ihre Lippen und ertasten Sie sie erst einmal mit den Lippen. (*Pause*)

(8) Jetzt nehmen Sie sie ganz langsam in den Mund, aber beißen Sie noch nicht hinein. Erkunden Sie erstmal die Empfindungen, die Rosine im Mund zu haben. Spüren Sie die Form der Rosine auf Ihrer Zunge? Gibt es jetzt schon einen Geschmack in Ihrem Mund? (*Pause*)

(9) Beißen Sie jetzt sehr langsam und sehr bewusst in die Rosine und achten Sie auf den Geschmack, der nun freigesetzt wird. (*Pause*) Kauen Sie ganz langsam … Achten Sie auf die Veränderung der Konsistenz und darauf, welche Geschmacksveränderungen eintreten. Spüren Sie jedes kleine Rosinenteil.

(10) Wenn Sie bereit sind, zu schlucken, schauen Sie, ob Sie zuerst die Absicht zu schlucken wahrnehmen können, sodass Sie selbst dies bewusst wahrnehmen, bevor Sie tatsächlich schlucken.

(11) Geben Sie beim Schlucken jetzt Acht darauf, was sich verändert. Verändert sich der Geschmack? Können Sie noch andere Empfindungen beim Schlucken bemerken?

Ideen für Fünf-Sinne-Übungen

Für eine Fünf-Sinne-Übung wählen Sie eine der in den nachfolgenden Listen aufgeführten Wahrnehmungen aus und konzentrieren sich für eine vorher festgelegte Zeit (10–15 Minuten sind empfehlenswert) ausschließlich auf diese Wahrnehmung. Bewerten Sie die Wahrnehmung nicht, Gedanken und Gefühle lassen Sie vorbeiziehen. Überlegen Sie vorher, welche Übung Sie wann und für wie lange machen, bzw. besprechen Sie Ihren Plan mit Ihrem Therapeuten.

Hören

Vögel, Tiere
Brandung, Regen, Wasserfall, Fluss, Regen
Wind am Haus, Anhöhe, Turm, in Bäumen, Windspiel
Technische Geräusche: Zug, Schiffssirene, Flugzeuge, Autos, Bauarbeiten, Uhren
Stimmgabel, unterschiedlich gefüllte Wassergläser, Bambusrohr (»Regenmacher«)
Xylophon, Glocken, Musikinstrumente, Gesang, CD
Konzert
Stille

Riechen

Gewürze (Zimt, Nelke, Oregano, Rosmarin, Muskat, Minze, Basilikum, Anis, Kümmel, Koriander, Vanille)
Obst (Zitrone, Limette, Honigmelone, Erdbeeren, Banane, Aprikosen, Himbeeren, Äpfel)
Gemüse (Fenchel, Zwiebel, Paprika, Lauch, Knoblauch, Kohl, Pilze)
Öle pur
Kräuter / Tee
nasse Erde
Gras / Heu / Moos
Tannenzweige, Baumharz
Blumen
Räucherstäbchen, Duftkerzen, Parfüm, Badezusätze, Duftlampe (Aromatherapie)

Schmecken

süß: Schokolade, Honig, süße Früchte (z. B. Trauben, gebackene Bananen, Wassermelonen, Pflaumen), süßes Gemüse (z. B. Karotten, Zucchini)
sauer: Essig, Essiggurke, saure Früchte wie Zitronen, Rhabarber, Stachelbeeren, Sauerampfer, Kefir
bitter: Tee mit viel Gerbsäure, Radicchio, Chicoree, Artischocken, Auberginen, Rote Beete
salzig: Salzheringe, Anchovis, Kräutersalz, Salzgebäck
scharf-brennend: Pfeffer, Chili, Peperoni, Meerrettich

Ideen für Fünf-Sinne-Übungen

Fühlen

Kissen mit verschiedenen Füllungen (Kirschkerne, Erbsen, Getreide)
Stoffe, Teppiche, Felle
Nüsse, Reis, Erbsen, Linsen
Sand, Gras, Steine, Kacheln unter den Füßen (barfuss gehen)
Wind in den Haaren und auf der Haut (am Strand, auf Bergen oder Türmen)
Sonne auf der Haut (Strand, Schwimmbad, Balkon, Terrasse)
Wasser auf der Haut (beim Schwimmen, Badewanne, Duschen)
Hitze und Kälte auf der Haut (Sauna)
Hölzer
Steine
Wachs, Knetmasse
Bälle mit verschiedenen Oberflächen, Igelbälle
Tiere
Tastsack (Gegenstände zum Erraten)
Massage (auch mit Ölen oder Klangschalen)
Strukturen im Mund: Brausepulver, Knisterjoghurt

Sehen

Nahrungsmittel und Bilder von Nahrungsmitteln in Kochbüchern oder Zeitschriften
Blumen, Bäume, Gras, andere Pflanzen
Tiere, Zoo, Aquarium
Kerzen, Sterne, Lampen
Berge, Felsen, Mineralien, Glas
Meer, Seen, Flüsse, Brunnen
Himmel, Wolken, Sterne
Mandalas
Kaleidoskop
Hände
Gesichter
Fotos, Ansichtkarten
Kunstwerke
Filme

AB 8.2

P T

Achtsames Atmen

Bei dieser Übung ist der Gegenstand der Achtsamkeit der Prozess der eigenen Atmung. Die Aufmerksamkeit wird immer wieder hierauf zurückgeholt. Wahrgenommene andere innere und äußere Ereignisse werden begrüßt, aber nicht bearbeitet. Lassen Sie sie vorbeiziehen »wie Wolken am Himmel«. Sie sollten jeden Tag zwischen 10 und 30 Minuten üben. Stellen Sie sich dazu Ihren Achtsamkeitswecker.

Wenn Sie können, lassen Sie den Stuhl, auf dem Sie üben, immer auf dem festen Platz, wo Sie üben. Später können Sie sich auch ein Meditationskissen zulegen. Lassen Sie es immer an einem festen Ort, damit Sie sich täglich an das Üben erinnern. Die Übung funktioniert folgendermaßen:

(1) Nehmen Sie eine bequeme Körperhaltung ein, in der Sie einige Zeit bleiben können. Wenn Sie auf einem Stuhl sitzen, ist es hilfreich, sich nicht anzulehnen, damit der Rücken sich selbst stützen kann. Lassen Sie die Schultern hängen, legen Sie die Hände ineinander oder auf die Oberschenkel, achten Sie darauf, dass die Fußsohlen flach auf dem Boden aufliegen.

(2) Sie können Ihre Augen schließen, wenn sich das für Sie angenehm anfühlt, oder richten Sie Ihren Blick auf den Boden etwa zwei Meter vor Ihnen.

(3) Lenken Sie Ihre Aufmerksamkeit darauf, wie sich Ihre Bauchdecke bei jedem Atemzug hebt und senkt. Wenn Sie mögen, legen Sie dazu die Hand auf die Bauchdecke.

(4) Richten Sie Ihre Aufmerksamkeit auf den Atem, seien Sie bei jedem Atemzug dabei. Folgen Sie dem Atem, wie er in den Körper eintritt, und folgen Sie ihm solange, bis er ihn wieder verlässt.

(5) Es ist nicht notwendig, die Atmung auf irgendeine Weise zu steuern oder zu regulieren. Überlassen Sie das Atmen einfach sich selbst.

(6) Wenn Sie vom Fokus auf die Atmung abgelenkt werden, dann ist das in Ordnung. Der Geist tut das nun einmal von Zeit zu Zeit. Das ist kein Fehler oder Versagen. Beobachten Sie, wo Ihr Fokus hingegangen ist, und lenken Sie ihn wieder behutsam auf die Atmung zurück.

(7) Auch wenn Sie tausendmal abschweifen, richten Sie Ihre Aufmerksamkeit immer wieder sanft und nichtbewertend auf die Atmung zurück.

AB 8.3 /

P T

Achtsames Gehen

Menschen sind beim Gehen meist mit der Aufmerksamkeit ganz woanders, beim Ziel, bei unerledigten Dingen, bei Einkäufen oder bei dem Ereignis, von dem sie gerade kommen. Bei der Geh-Achtsamkeit lenkt man seine Aufmerksamkeit ganz auf den Prozess des Gehens. Die Achtsamkeit auf das Gehen führt in die Gegenwart zurück. Diese Übung können Sie sowohl drinnen als auch draußen durchführen. Nehmen Sie sich dafür jeden Tag 10–15 Minuten Zeit.

(1) Tragen Sie bequeme, gut sitzende Schuhe oder üben Sie barfuß. Stehen Sie gerade. Richten Sie Ihren Blick geradeaus, schauen Sie nicht auf Ihre Füße. Lassen Sie die Arme und die Schultern hängen oder halten Sie die Hände vorne oder im Rücken zusammen.

(2) Richten Sie Ihre Aufmerksamkeit auf Ihre Fußsohlen. Heben Sie einen Fuß und setzen ihn mit einer rollenden Bewegung wieder auf. Heben Sie den anderen Fuß erst, wenn der erste Fuß wieder vollständig auf dem Boden aufliegt.

(3) Halten Sie Ihre Aufmerksamkeit bei den Füßen, seien Sie bei jedem Schritt dabei.

(4) Fuß anheben, Fuß nach vorne bringen, Fuß vollständig aufsetzen.

(5) Wählen Sie die Geschwindigkeit so, dass Sie sich gut auf die Füße konzentrieren können.

(6) Kehren Sie nach etwa zehn bis hundert Schritten um. Legen Sie Strecke und Wendepunkte vorher fest.

(7) Wenn Ihre Aufmerksamkeit vom Gehen abgewichen ist, dann holen Sie Ihre Aufmerksamkeit sanft wieder zurück zum Gehen.

AB 8.4 / P T

Body-Scan

Beim Body-Scan sind die Wahrnehmungen, die im eigenen Körper entstehen, der Gegenstand der Meditation. Die Imagination eines Lichtbandes ist dabei ein gutes (aber nicht zwingend erforderliches) Hilfsmittel. Beim Body-Scan wird der ganze Körper systematisch durchgegangen. Es handelt sich um eine Achtsamkeits- und nicht um eine Entspannungsübung, d.h. die intensivierte Wahrnehmung von Wohlbefinden, aber auch von Anspannung und Schmerz, sind mögliche (erwünschte) Ergebnisse. Während der ganzen Übung geht es nicht darum, etwas zu verändern oder zu erreichen. Es geht darum, einfach zu beobachten, was ist, und es von Augenblick zu Augenblick so anzunehmen, wie es ist. Sobald Sie merken, dass Gedanken oder Gefühle auftauchen, holen Sie Ihre Aufmerksamkeit zur jeweiligen Körperregion zurück. Im Folgenden ist eine relativ kurze Version für Meditationsanfänger dargestellt. Eine ausführlichere Version finden Sie bei Kabat-Zinn (1990).

(1) Nehmen Sie eine Körperhaltung ein, in der Sie einige Zeit bleiben können. Wenn Sie auf einem Stuhl sitzen, halten Sie die Wirbelsäule und den Kopf gerade (mit oder ohne Unterstützung), lassen Sie die Schultern hängen, legen Sie die Hände ineinander oder auf die Oberschenkel, achten Sie darauf, dass die Fußsohlen flach auf dem Boden aufliegen. Die Übung kann auch im Liegen durchgeführt werden.

(2) Schließen Sie Ihre Augen. Richten Sie Ihre Aufmerksamkeit zunächst auf Ihren Atem, wie er ein- und ausströmt, wie sich Ihre Brust und der Bauch mit jedem Atemzug bewegen. Lassen Sie den Atem kommen und gehen, Sie brauchen nichts dafür zu tun, er kommt von ganz alleine.

(3) Nutzen Sie jetzt Ihre Imagination und stellen Sie sich ein Band aus Licht vor. Dieses Band umkreist Ihren Kopf. Achten Sie dabei auf alle körperlichen Wahrnehmungen. *Pause*

(4) Lassen Sie das Band etwas weiter nach unten wandern. Achten Sie jetzt auf Wahrnehmungen im Bereich Ihrer Nase, Ihrer Augen und Ihrer Ohren. *Pause*

(5) Lassen Sie das Band etwas weiter nach unten wandern. Achten Sie jetzt auf Wahrnehmungen im Bereich Ihres Mundes, Ihrer Zunge, Ihrer Zähne und Ihres Nackens. *Pause*

(6) Lassen Sie das Band etwas weiter nach unten wandern. Achten Sie jetzt auf Wahrnehmungen im Bereich Ihrer Schultern, Ihrer Oberarme, Ihrer Brust und Ihres Rückens. *Pause*

(7) Lassen Sie das Band etwas weiter nach unten wandern. Achten Sie jetzt auf Wahrnehmungen im Bereich Ihrer Unterarme, Ihrer Handgelenke, Ihrer Hände und Ihrer Finger, konzentrieren Sie sich zuerst auf die rechte und dann auf die linke Hand. *Pause*

(8) Lassen Sie das Band etwas weiter nach unten wandern. Achten Sie jetzt auf Wahrnehmungen im Bereich Ihres Bauches, Ihres Beckens und Ihres Gesäßes. *Pause*

(9) Lassen Sie das Band etwas weiter nach unten wandern. Achten Sie jetzt auf Wahrnehmungen im Bereich Ihrer Oberschenkel. *Pause*

(10) Lassen Sie das Band etwas weiter nach unten wandern. Achten Sie jetzt auf Wahrnehmungen im Bereich Ihrer Knie, Ihrer Unterschenkel und Ihrer Füße. *Pause*

(11) Nachdem Sie auf diese Weise den ganzen Körper »abgetastet« haben, lassen Sie das Band jetzt größer werden und Ihren gesamten Körper umfassen. Achten Sie jetzt auf Ihr Körpergefühl als Ganzes. Der Atem fließt dabei frei durch den Körper hinein und hinaus.

(12) Verweilen Sie jetzt noch einige Zeit bei Ihrer Atmung und kommen Sie dann zum Schluss der Übung.

AB 8.5 /

P T

Drei-Minuten-Atemraum

Diese Übung eignet sich besonders für den Transfer in den Alltag. Am besten Sie nehmen sich dreimal täglich 3 Minuten Zeit, um diese Übung durchzuführen. Später können Sie diese Übung auch einsetzen, wenn Sie bemerken, dass Sie unruhig sind, dass sich Ihre Stimmung verschlechtert oder andere Gefühle Sie irritieren. Der »Atemraum« soll Sie dabei unterstützen, bewusst mit Ihrem Erleben im Hier und Jetzt in Kontakt zu treten und dann zu entscheiden, was eine wirkungsvolle Reaktion auf Ihren jetzigen Zustand ist (statt in altbekannte, automatisierte Reaktionsmuster zu verfallen).

(1) Achtsamkeit

- Halten Sie für einen Moment inne und achten Sie darauf, was Sie in diesem Augenblick gerade erleben:
  - Was tun Sie gerade?
  - Wie fühlt sich Ihr Körper gerade an?
  - Welche Gedanken gehen Ihnen gerade durch den Kopf?
  - Welche Gefühle haben Sie?
- Antworten Sie mit Sätzen, die mit »im Moment« beginnen, und kennzeichnen Sie Ihre jeweilige Beobachtung als Körperempfindung, Gedanke bzw. Gefühl (z. B. »Im Moment habe ich den Gedanken, dass ich das alles nicht schaffe«).
- Nehmen Sie alles wahr, Angenehmes und Unangenehmes gleichermaßen.

(2) Sammeln

- Bringen Sie jetzt Ihre volle Aufmerksamkeit sanft zu Ihrem Atem, zu jedem einzelnen Atemzug. Achten Sie darauf, wie sich Ihre Bauchdecke bei jedem Atemzug hebt und senkt. Einatmen und Ausatmen.
- Ihr Atem kann als Ihr Anker dienen, der Sie in die Gegenwart bringt, wenn die Gedanken wandern, und Ihnen hilft, sich auf einen Zustand von Bewusstheit und Stille einzustimmen.

(3) Erweitern-Ausdehnen

- Lassen Sie jetzt Ihr Bewusstseinsfeld sich über den Atem hinaus ausdehnen und nehmen Sie den Körper als Ganzes wahr. Dies schließt sowohl die Körperhaltung mit ein wie den Gesichtsausdruck. Bleiben Sie sanft und ohne etwas zu verändern einige Momente bei dieser Wahrnehmung. Atmen und den Körper in seiner Ganzheit wahrnehmen.

AB 8.6 /

P T

Achtsamkeitsübungen im Alltag

Alltagstätigkeiten (z. B. Duschen, Abwaschen, Essen oder Zähneputzen) können wichtige Achtsamkeitsübungen sein, wenn sie in einer achtsamen Haltung ausgeführt werden. Diese Tätigkeiten werden häufig im »Autopilot-Modus« durchgeführt. Achtsamkeitsübungen im Alltag erfordern, dass die jeweilige Handlung mit Bewusstheit und Konzentration durchgeführt wird. Im weiteren Verlauf kann Achtsamkeit dann auf weitere Situationen des täglichen Lebens ausgedehnt werden.

Welche Tätigkeit wollen Sie in der nächsten Woche achtsam durchführen?

Wann werden Sie diese Tätigkeit durchführen?

Anleitung für Achtsamkeitsübung im Alltag

Bevor Sie die jeweilige Handlung ausführen, halten Sie kurz inne und fokussieren Sie Ihre Aufmerksamkeit auf die jeweilige Handlung.

- Beginnen Sie nun bewusst mit der Tätigkeit.
- Seien Sie mit Ihrem Geist ganz bei der Tätigkeit im Hier und Jetzt.
- Fordern Sie sich selbst auf, alle Einzelheiten Ihrer Tätigkeit genau wahrzunehmen.
- Beschreiben Sie die Wahrnehmung!
- Wenn Gefühle oder Gedanken kommen, nehmen Sie sie zur Kenntnis und lassen Sie sie vorbeiziehen. Kehren Sie immer wieder mit Ihrer Aufmerksamkeit zu Ihrer Tätigkeit zurück.

AB 8.7 / P T

Ideen für Achtsamkeitsübungen im Alltag

Essen, Essen und Getränke zubereiten

Körperpflege: duschen, baden, sich eincremen, rasieren, Haare richten, schminken, Massage

Gehen, Fahrrad fahren, Bus oder Zug fahren, Auto fahren

Arbeiten

Kinder versorgen

Lesen

Aufsätze, Briefe, Geschichten, Gedichte schreiben

Zeichnen, malen, modellieren

Handwerklich tätig sein: töpfern, schreinern, stricken, schneidern

Musik hören

Ein Musikinstrument erlernen oder spielen, singen

Geschicklichkeitsspiele oder Strategiespiele spielen: Schach, Mikado

Putzen: Geschirrspülen, staubsaugen, staubwischen

Eine Fremdsprache lernen

Mathematische Aufgaben lösen, Rätsel lösen

Sport: Laufen, Schwimmen, Gymnastik, Kraftmaschinen, Badminton, Basketball

Reisen, Wallfahrten

Gebete und Rituale

Sich mit anderen austauschen: Gespräche führen

Partnermassage, Zärtlichkeit und Sexualität

AB 8.8 /

P T

Mitgefühl-Meditation

Die Mitgefühl-Meditation ist eine Achtsamkeitsübung, bei der Emotionen von Freundlichkeit, Mitgefühl und Liebe im Vordergrund stehen. Im Zentrum stehen zunächst Sie selbst und wichtige Bezugspersonen (z. B. Partner, Kinder, Eltern, Freunde), zu denen Sie eine gute Beziehung haben. In einer weiteren, schwierigeren Stufe können auch Personen ins Zentrum gestellt werden, mit denen Sie eine konflikthafte Beziehung haben.

(1) Nehmen Sie eine Körperhaltung ein, in der Sie einige Zeit bleiben können.

(2) Schließen Sie die Augen.

(3) Richten Sie jetzt Ihre Aufmerksamkeit auf Ihre Emotionen von Freundlichkeit, Mitgefühl und Liebe.

(4) Richten Sie jetzt Ihre Aufmerksamkeit auf sich selbst. Es kann dabei um Sie als ganze Person gehen oder um einen Teil von Ihnen, der besondere Aufmerksamkeit braucht, wie eine körperliche Verletzung, eine Erkrankung oder die Wahrnehmung eines seelischen Schmerzes.

(5) Sprechen Sie ruhig und sanft mit sich, so wie eine Mutter mit einem ängstlichen oder verletzten Kind spricht.

(6) Wählen Sie für Ihre Situation geeignete Sätze aus wie: »Ich wünsche dir, dass du wieder gesund wirst!«, »Ich wünsche dir, dass du glücklich bist!«, »Ich wünsche dir, dass du sicher und geschützt bist!« (Varianten sind: »Mögest du gesund sein!«, »Mögest du freundlich zu dir selbst sein« etc.).

(7) Wiederholen Sie für einige Minuten die Sätze so, wie man bei einem Schlaflied die Reime immer wieder wiederholt.

(8) Wechseln Sie jetzt die Aufmerksamkeit auf eine andere Person und wiederholen Sie den gesamten Ablauf.

AB 8.9 /

P T

Achten Sie auf Unachtsamkeiten

Im Alltag lassen sich Menschen schnell ablenken, machen mehrere Tätigkeiten gleichzeitig oder sind mit ihren Gedanken bei einer anderen Sache, in der Vergangenheit oder in der Zukunft, aber nicht im Hier und Jetzt.
Beispiele sind:

- Sie sitzen vor dem Computer, Ihr Partner spricht mit Ihnen und Sie hören nicht, was er sagt.
- Sie wissen nicht mehr, auf welchem Weg Sie in die Stadt gekommen sind.
- Während eines Gesprächs stellen Sie fest, dass Sie nicht mehr wissen, was der andere gesagt hat.
- Sie sitzen vor einem Buch und wissen nicht mehr, was auf den letzten Seiten stand.
- Sie stehen unter der Dusche, denken über die Aufgaben des Tages nach und wissen plötzlich nicht mehr, ob Sie sich schon die Haare gewaschen haben.
- Sie sitzen vor dem Fernseher, essen eine Tüte Chips, ohne es zu bemerken.
- Sie gehen zuhause immer wieder zum Kühlschrank und essen eine Kleinigkeit. Am Ende des Tages wissen Sie nicht mehr, was und wie viel Sie gegessen haben.
- Sie machen mehrere Dinge gleichzeitig.
- Sie bemerken, dass Sie bewerten.
- Sie bemerken, dass Sie sich in einem Abwärtsstrudel von unangenehmen Gedanken und Gefühlen befinden.

Woran stellen Sie fest, dass Sie unachtsam sind?

Wenn Sie diese Probleme bei sich bemerken, üben Sie, die jeweilige Tätigkeit in Zukunft achtsam zu machen. Machen Sie nur *eine* Sache zu *einem* Zeitpunkt und tun Sie dies konzentriert.

Defusionsübungen

Was sind Defusionsübungen?

Defusionsübungen sind Achtsamkeitsübungen, bei denen die Betrachtung von Gedanken und Emotionen als vergängliche innere Ereignisse, die vom Selbst getrennt sind, im Vordergrund steht. Zugrunde liegt die Überlegung, dass Menschen dazu neigen, die äußere Wirklichkeit und damit verbundene Gedanken und Emotionen als eine Einheit zu betrachten (Fusion von Gedanken, Emotionen und Wirklichkeit). Tatsächlich sind die Wirklichkeit und Gedanken und Emotionen oft nur lose verbunden. Fusion von mentalen Ereignissen und Wahrnehmung der Wirklichkeit beeinträchtigt die psychologische Flexibilität. Defusionsübungen sind dann besonders nützlich, wenn Menschen von wiederkehrenden Gedanken, Bewertungen oder Emotionen gequält werden, die keinen offensichtlichen Bezug zu ihrer zwischenmenschlichen Lebensrealität haben. Das ist bei Menschen mit Depression häufig der Fall. Sie erleben Gedanken und Gefühle als absolute Wahrheiten und haben Schwierigkeiten, eine kritische Distanz zu entwickeln. Das Ziel von Defusionsübungen ist es, Gedanken und Gefühlen gegenüber eine andere Haltung einzunehmen, die es ermöglicht, die Gedanken als Gedanken und Gefühle als Gefühle, die zeitlich vergänglich und losgelöst vom Selbst und der Wirklichkeit sind, zu betrachten (»dezentrierte Perspektive«). Mit dieser Sichtweise verringert sich die Überzeugung, dass Gedanken oder Gefühle stets die Wahrheit über die eigene Person oder die aktuelle Situation darstellen.

Ideen für Defusionsübungen

Bei Defusionsübungen kann man mit Imagination arbeiten. Hier sind einige Ideen für Defusionsübungen:

- Stellen Sie sich vor, auf einer Wiese zu sitzen und vorbeiziehende Wolken zu sehen, die mit für Sie quälenden Gedanken oder Emotionen beschriftet sind (z. B. »Ich bin zu dick«, »Ich werde das nicht schaffen«, »Ich bin ein Versager«, »Es wird niemals besser werden«, »Schuld«, »Trauer«, »Hoffnungslosigkeit«). Lassen Sie zu, dass die Gedanken und Gefühle mit den Wolken vorbeiziehen.
- Stellen Sie sich vor, Sie sitzen am Ufer eines Flusses und Ihre auf Papier geschriebenen Gedanken fließen vorbei. (Diese Übung können Sie auch praktisch durchführen. Schreiben Sie Ihre Gedanken auf Zettel und werfen Sie sie von einer Brücke in einen Fluss oder Bach.)
- Stellen Sie sich vor, Ihre Gedanken sind in den Sand geschrieben. Die Flut kommt und wäscht die Worte weg. (Wenn Sie am Meer wohnen oder im Urlaub sind, können Sie diese Übung auch praktisch umsetzen.)
- Stellen Sie sich vor, Ihre Gedanken sind auf Papier geschrieben und verbrennen in einem Kaminofen. (Praktisch umsetzbar, wenn Sie einen Ofen oder eine Feuerstelle haben.)
- Stellen Sie sich vor, Ihre Gedanken sind auf Blätter an einem Baum geschrieben. Ein Sturm kommt, reißt die Blätter ab und verstreut sie.
- Stellen Sie sich vor, Ihre Gedanken und Gefühle auf Waggons eines Güterzugs zu setzen und lassen Sie sie davonrattern.

Welches dieser Bilder möchten Sie ausprobieren?

Defusionsübungen

Übungsanleitung:

(1) Nehmen Sie eine Körperhaltung ein, in der Sie einige Zeit bleiben können.

(2) Schließen Sie die Augen.

(3) Stellen Sie sich jetzt die Übung vor, für die Sie sich entschieden haben.

(4) Beobachten Sie, wie Ihre Gedanken und Gefühle kommen und gehen. Versuchen Sie nicht, irgendwelche Gedanken zu stoppen, kritisieren Sie sich nicht wegen irgendwelcher Gedanken oder Gefühle, beobachten Sie, wie die Gedanken und Gefühle – bedeutend oder unbedeutend – aufkommen und sich entsprechend der Übung wieder entfernen und verschwinden. Wenn mehrere Gedanken oder Gefühle aufkommen, lassen Sie diese zu und beobachten Sie, wie sie sich intensivieren und wieder verschwinden.

Den inneren Beobachter stärken: Gedanken und Gefühle sind vergänglich und keine Tatsachen!

Ein wichtiges Ziel von Achtsamkeit ist es, eine andere Haltung gegenüber Gedanken und Gefühlen einzunehmen und zu üben, sich nicht in sie zu verstricken. Das bedeutet, eine »dezentrierte Perspektive« zu Gedanken und Gefühle einzunehmen und sie als vorübergehende Ereignisse in einem Strom von Ereignissen mit innerer Distanz wahrzunehmen. Diese »dezentrierte« Haltung ermöglicht es, Gedanken als Gedanken und Gefühle als Gefühle zu erleben, die losgelöst vom Selbst sind und nicht die Realität widerspiegeln. Gedanken und Gefühle sind also zeitlich vergänglich und keine Tatsachen. Sie sagen nicht automatisch die Wahrheit über die eigene Person oder die aktuelle Situation. Die folgende Übung bezieht sich auf das Beobachten von Gedanken und hilft Ihnen dabei, Ihren inneren Beobachter zu stärken:

(1) Nehmen Sie eine achtsame Körperhaltung ein. Schließen Sie die Augen und werden Sie zum inneren Beobachter.

(2) Richten Sie zunächst Ihre Aufmerksamkeit auf Ihren Atem, zu jedem einzelnen Atemzug. Achten Sie darauf, wie sich Ihre Bauchdecke bei jedem Atemzug hebt und senkt. Einatmen und Ausatmen. Es atmet in Ihnen, ohne dass Sie irgendetwas dazu beitragen müssen. Es geschieht von ganz allein.

(3) Es atmet in Ihnen. Und so wie es in Ihnen atmet, so denkt es auch in Ihnen. Unaufhörlich bringt Ihr wacher, reger Geist Gedanken hervor. Einen Gedanken nach dem anderen, ein Strom von Gedanken, der nur selten abreißt. Und so, wie Sie Ihren Atem beobachten können, ohne ihn zu regulieren oder zu kontrollieren, können Sie auch Ihre Gedanken beobachten, ohne Einfluss auf sie zu nehmen, ohne sie zu verändern, wegzudrängen oder festzuhalten. Einfach einen Gedanken nach dem andern kommen und gehen lassen.

(4) Die Gedanken können sich um alles drehen: die Vergangenheit, die Zukunft. Sie können Pläne, Änderungen, Vorstellungen oder Wünsche beinhalten. Sie können angenehm sein, unangenehm oder neutral. Was auch immer sie sind, beobachten Sie sie nur. Lassen Sie sich nicht vom Inhalt der Gedanken gefangen nehmen, sondern nehmen Sie die Gedanken als geistige Aktivität wahr.

(5) Manche Gedanken bleiben nur kurz, manche bleiben etwas länger, andere kommen immer wieder. Es liegt in der Natur von Gedanken, dass sie erscheinen und wieder verschwinden, dass sie kommen und gehen, dass sie vergänglich sind. So wie die Wolken am Himmel vorbeiziehen, so können Sie auch die Gedanken einfach vorbeiziehen lassen.

(6) Achten Sie darauf, wenn Sie anfangen, Ihre Gedanken nicht mehr zu beobachten, sondern sie fortzuführen und in sie einzusteigen. Wenn dies geschieht – und es ist nicht unwahrscheinlich, dass es geschieht –, dann nehmen Sie es freundlich zur Kenntnis, treten Sie beim nächsten Atemzug einen Schritt zurück und holen sich sanft zurück in die Haltung des Beobachters. Einen Gedanken nach dem anderen kommen und gehen lassen. Egal, wie oft es passiert, dass Sie an einem Gedanken hängen bleiben, lassen Sie ihn immer wieder los.

(7) Beenden Sie die Übung in Ihrem eigenen Tempo. Richten Sie zum Abschluss der Übung noch für einige Atemzüge Ihre Aufmerksamkeit auf den Atem.

AB 8.12 /

Protokoll Achtsamkeits-Übungen

Datum/ Uhrzeit	Achtsamkeits-übung	Dauer	Erfahrungen	Fragen/Bemerkungen

AB 8.13

P T

Radikale Akzeptanz

Kein Lebewesen kann Leid umgehen. Auch wenn man sich wünscht, schmerzhaften Empfindungen, Gefühlen und Gedanken auszuweichen, sie nicht zu spüren, sie loszuwerden, oder versucht, sie zu verdrängen, zu vermeiden oder durch Analysieren zu lösen. Bemühungen, dem Leid auszuweichen, sind anstrengend, Kraft raubend und verstärken das Leiden oft noch mehr. Umso mehr man versucht, unangenehme Gedanken oder Gefühle wegzudrücken, umso stärker holen Sie einen ein. Ähnlich wie wenn man einen Wasserball mit sehr viel Kraft unter das Wasser drückt, und er dann an den Händen vorbei rutscht und mit großer Wucht nach oben schießt.

Was bedeutet Radikale Akzeptanz?

Radikale Akzeptanz ist ein anderer, achtsamer Weg im Umgang mit schmerzlichen Erfahrungen. Dieser Weg geht davon aus, dass Leiden ein normaler Bestandteil des menschlichen Lebens ist (anstatt anzunehmen, dass Leiden »nicht sein sollte«). Radikale Akzeptanz bedeutet, schmerzliche Empfindungen, so zuzulassen, wie sie gerade sind, ohne sie zu bewerten oder zu verändern. Das bedeutet nicht, dass man in fatalistischer Weise alles Unerfreuliche hinnimmt, Unrecht oder Katastrophen gutheißt, dass man aufgibt und nichts mehr verändern möchte. Akzeptanz bedeutet, dass man unnötige Kämpfe aufgibt, dass man sich unangenehmen Gefühlen, Körperempfindungen, Situationen und Gedanken mit Offenheit und Wohlwollen zuwendet. Eine solche akzeptierende Haltung erlaubt es, fürsorglich und rücksichtsvoll mit sich umzugehen und klarer zu sehen, was, wenn überhaupt, verändert werden soll und was verändert werden kann. Oft führt das Annehmen des Schmerzes dazu, dass der Schmerz abfließen kann (»Zulassen – Loslassen«).

Radikale Akzeptanz ähnelt dem Umgang mit einem weinenden Kind, das man besänftigen möchte. Dies gelingt nicht, indem man das Kind beleidigt, beschimpft, wegstößt oder ignoriert, sondern indem man sich dem Kind freundlich und interessiert zuwendet, es nicht bewertet, sondern es fragt, was los ist, und ihm mit Anteilnahme zuhört.

Radikale Akzeptanz bietet einen wirkungsvollen Schutz gegenüber Depression

Die Fähigkeit, angesichts unangenehmer Erfahrungen oder schmerzlicher Gefühle nicht sofort automatisiert in Vermeidungsverhalten oder Grübeln abzurutschen, sondern bewusst und wohlwollend anwesend zu bleiben, ist eine wichtige Fertigkeit, um mit Schwierigkeiten oder emotionalen Problemen konstruktiv umzugehen und somit einen wirkungsvollen Schutz gegen Depression aufzubauen. Radikale Akzeptanz ist eine Fertigkeit, die man trainieren kann.

Radikale Akzeptanz ist in Situationen, die nicht veränderbar sind, besonders wichtig

Hiermit sind vor allen Situationen gemeint, die in der Vergangenheit liegen und die mit unangenehmen Gefühlen verbunden sind (z. B. Schuld, Trauer, Angst, Ärger), oder Gedanken an Ereignisse, in denen Entscheidungen getroffen wurden, die sich als problematisch erwiesen haben. Das Gemeinsame dieser Situationen besteht darin, dass sie heute nicht mehr unter der eigenen Kontrolle stehen. Sie sind vergangen und nicht mehr veränderbar. Nur die Akzeptanz dieser Tatsache kann solche Situationen erträglich machen. Was vergangen ist, kann nicht mehr verändert werden. Alle Versuche, es dennoch zu tun, führen zu Verzweiflung und Depression. Veränderung ist nur im Hier und Jetzt möglich und die erste Voraussetzung für Veränderung ist zu akzeptieren.

Meine persönliche Selbstinstruktion für radikale Akzeptanz

Formulieren Sie hier eine persönliche Selbstinstruktion, die Ihnen dabei hilft eine Haltung von radikaler Akzeptanz einzunehmen. Das kann beispielsweise etwas sein wie: »Es ist wichtig, dass ich mich schmerzlichen Ereignissen zuwende, damit ich gut für mich sorgen kann«, »Zulassen – Loslassen«, »Es ist, wie es ist, und es ist in Ordnung so!« oder »Durch Annehmen wird der Schmerz kleiner«:

Validierungsstrategien erlernen

Was ist Validierung?
Das Formulieren von Sätzen, die Verständnis und Akzeptanz zeigen, nennt man Validierung. »Validieren« bedeutet zu formulieren, was an einem Verhalten, Denken oder Emotionen in einer bestimmten Situation logisch und nachvollziehbar ist, auch dann, wenn es auf den ersten Blick völlig unpassend erscheint. Validierungsstrategien können im Gespräch mit anderen (z. B. Partner) verwendet werden. Alle Strategien sind aber auch für den Umgang mit sich selbst geeignet (Selbstvalidierung). Die durch Validierung entstehende Akzeptanz ist eine wichtige Grundlage für Veränderungsprozesse. Es ist sehr viel leichter, Verhaltensweisen zu verändern, die man akzeptiert hat, als Verhalten, das man nicht versteht, ablehnt oder übergeht.
Was kann validiert werden? Es können Verhaltensweisen, Gedanken, Emotionen, körperliche Reaktionen, Lenkung des Aufmerksamkeitsfokus, Bedürfnisse, Wünsche und Grenzen validiert werden.

Verschiedene Ebenen von Validierungsstrategien

- **Strategie 1 – Aufmerksamkeit**: Unvoreingenommenes genaues Zuhören und Beobachten ohne zu bewerten ist der Kern der ersten Strategie. Was sagt der andere wörtlich? Was kann ich beim anderen beobachten (Mimik, Körperhaltung, Verhalten)? Entscheidend ist, so genau hinzuhören und hinzusehen, dass man die Sätze und die Körperhaltung genau nachsprechen, niederschreiben oder nachstellen kann. Ausgerichtet auf Selbstvalidierung bedeutet diese Strategie: unvoreingenommen wahrnehmen und beschreiben, in welcher Situation ich mich befinde, was ich denke, welche Emotion ich empfinde und wie ich mich verhalte. Bewertungen des eigenen Erlebens und Denkens (z. B. »Laufend zu grübeln ist doch krank«, »Wie erbärmlich, jetzt auch noch Angst zu haben«) sind nicht hilfreich und werden als Invalidierung bezeichnet. Der Strategie 1 entspricht z. B. der Satz: »Ich nehme wahr, dass ich im Moment ein Gefühl von Angst habe.«
- **Strategie 2 – Fokussieren und Rückmelden**: Präzises Zusammenfassen und Wiedergeben des Beobachteten ist der Kern der zweiten Strategie. Danach ist es wichtig, sich Rückmeldung geben zu lassen, ob die Wiedergabe korrekt ist. Beispiel: »Du sagst, dass du traurig bist, weil du glaubst, dass ich zu wenig für dich da bin. Ist das richtig wiedergegeben?«
- **Strategie 3 – Hypothesen formulieren**: Das Aussprechen von Nicht-Gesagtem ist der Kern der dritten Strategie. Hypothesen (Aussagen, die noch nicht überprüft sind, aber vom Sprecher für plausibel angesehen werden) zu dem, was der andere in einer bestimmten Situation denkt, fühlt oder zu welchem Verhalten er neigt, werden formuliert. Dabei ist der Ebenenwechsel zwischen Denken, Emotionen und Verhalten wichtig. Beispiel: »Du sagst, du hast keine Lust mehr! Möglicherweise bist du traurig und denkst, dass sich die ganze Anstrengung mit der Ausbildung und der Psychotherapie doch nicht lohnen wird.« Wichtig ist, dass die Vermutung klar als Vermutung gekennzeichnet wird, und man nicht so tut, als könne man Gedanken lesen. Auch in der Selbstvalidierung ist der Ebenenwechsel wichtig: Stellen Sie eine Beziehung zwischen Ihrem Denken, Ihren Emotionen und Ihrem Verhalten her. Folgender Satz entspricht einer Selbstvalidierung nach Strategie 3: »Ich habe die Verabredung mit Stefan abgesagt und mich zurückgezogen, möglicherweise habe ich nach meiner letzten Beziehung Angst, mich wieder auf jemanden einzulassen.«
- **Strategie 4 – Vorhergehende Lerngeschichte**: Emotionen, Gedanken und Verhalten entstehen oft aufgrund von bisherigen Erfahrungen. Der Kern der vierten Strategie ist es, diese vorangehenden Ereignisse genau zu benennen. Dabei kann Verhalten angesichts vergangener Lernerfahrungen gut nachvollziehbar sein, auch wenn es in der gegenwärtigen Situation nicht logisch erscheint. Sagen Sie sich zum Beispiel: »Angesichts der Erfahrung, dass ich früher häufig für das Äußern von Bedürfnissen bestraft wurde, ist es logisch, dass es mir heute schwerfällt anzusprechen, was ich mir wünsche«. Diese Aussage gilt auch dann noch, wenn man in einer liebevollen Partnerschaft ist, bei der der Partner auf die Bedürfnisse achtet.

Validierungsstrategien erlernen

- **Strategie 5 – Gegenwärtiger Kontext**: Jedes Verhalten steht im Kontext von aktuellen Sachverhalten, äußeren oder inneren Ereignissen und wird häufig daraus verständlich oder kann als »normal« angesehen werden. Eine Selbstvalidierung entsprechend Strategie 5 lautet: »Solange ich Angst habe und glaube, dass ich unangenehme Gefühle nicht aushalten kann, ist es logisch, dass ich versuche sie zu vermeiden.« Gleichzeitig kann ich mich fragen: »Wie lange will ich mein Verhalten nach dieser ungeprüften Hypothese ausrichten? Hilft es mir entsprechend meiner Ziele, Werte und Bedürfnisse zu handeln?« Eine Verhaltensveränderung im Sinne eines Experiments ist eine gute Möglichkeit, neue Erfahrungen zu machen. Selbstvalidierung nach Strategie 5 ist besonders geeignet, einen Veränderungsimpuls zu geben: »Will ich das noch so? Ich werde üben, mich anders als bisher zu verhalten und nicht mehr zu vermeiden (z. B. werde ich zu der Verabredung mit Sara gehen, obwohl ich Angst habe, weil ich sie gerne kennen lernen möchte)!«
- **Strategie 6 – Das Verhalten entspricht einer Norm**: Viele Verhaltensweisen oder Bedürfnisse sind allgemein menschlich, wenn man sich in einer bestimmten Situation befindet. Es ist gut, dazu zu stehen und sich zu ermutigen. Beispiel: »Du hast ein Recht darauf, mit Hilfe einer Psychotherapie deine Depression zu überwinden. Trau dich, mach das! Situationen, in denen Schwierigkeiten so groß werden, dass sie aus eigener Kraft und Bemühung nicht geändert werden können, sollten mit Hilfe von Fachleuten überwunden werden. Andere Betroffene machen das genauso.«

AB 8.15 / P T

Selbstvalidieren üben – Beispiel

Aufgabe: Lesen Sie die folgende Beispielsituation von Konrad. Und überlegen Sie anschließend, wie Konrad sich selbst validieren könnte.
Beispielsituation: Konrad hatte sich gestern entschlossen, mit zwei neuen Bekannten ins Kino zu gehen. Er war schon lange nicht mehr im Kino gewesen, hatte sich sehr vor Menschen zurückgezogen und hatte deshalb Angst vor der neuen Situation. »Stell dich nicht so an! Das ist ja peinlich«, dachte er und sprach mit keinem darüber, sondern zwang sich mit ins Kino zu gehen. Während des Filmes bemerkte er große Schwierigkeiten, sich zu konzentrieren und dem Film zu folgen. Er dachte: »Jetzt kannst du dich noch nicht mal konzentrieren! Wo soll das nur hinführen?«, und »Wie peinlich, wenn du nachher gefragt wirst, worum es in dem Film ging. Dann kannst du wieder nichts sagen!« Auf dem Rückweg sagte er deshalb nichts zum Film und auch sonst nichts. Die anderen unterhielten sich, sodass er wie häufig in seinem Leben, den Eindruck hatte, »außen vor zu sein«. Zuhause fühlte er sich völlig erschöpft, hoffnungslos und einsam.

Fallen Ihnen beim Beispiel von Konrad Invalidierungen auf? Wenn ja, welche?

....

....

....

....

Welche Folgen haben diese Invalidierungen auf Konrad?

....

....

....

Wie hätte Konrad sich in dieser Situation selbstvalidieren können? Schreiben Sie dazu passende Sätze auf (z. B. »Es ist logisch, dass ich mich unsicher fühle und Angst habe, ins Kino zu gehen. Schließlich habe ich sowas schon lange nicht mehr gemacht!« Oder: »Mit einer Depression ist es normal, dass ich Schwierigkeiten habe, mich zu konzentrieren! Oder: »Mit diesen ganzen selbstabwertenden Gedanken im Kopf, ist es logisch, dass es mir schwerfällt, etwas zu sagen. Solange ich weiterhin so stark auf diese Gedanken einsteige, solange wird sich mein Gefühl von Scham weiter intensivieren. Deshalb möchte ich es verändern.«).
Fallen Ihnen noch weitere Validierungen ein?

....

....

....

....

AB 8.16 /

P T

Selbstvalidieren üben – Eigene Situation

Schreiben Sie hier eine Situation auf, in der Sie Selbstvalidierung üben möchten:

Sind Ihnen beim Aufschreiben der Situation Invalidierungen (durch Sie selbst oder durch andere) aufgefallen? Wenn ja, welche? Und durch wen?

Welche Folgen haben diese Invalidierungen auf Sie?

Wie können Sie sich in dieser Situation selbstvalidieren? Schreiben Sie dazu passende Sätze auf:

KAPITEL 9 /

Emotionsregulation

9.1 Einführung

Schwierigkeiten im Umgang mit Emotionen haben einen hohen Stellenwert in der Entstehung und Aufrechterhaltung von depressiven Zuständen. Menschen mit Depression fühlen sich häufig ihren Emotionen hilflos ausgeliefert und haben Angst, von ihnen überwältigt oder beschädigt zu werden. Sie versuchen deshalb, Emotionen zu unterdrücken oder zu vermeiden (Emotionsvermeidung), und vermeiden auch im Vorfeld Situationen, die Emotionen auslösen könnten (Erlebnisvermeidung). Vermeidung führt aber dazu, dass die Betroffenen wichtige Informationen nicht erhalten (z. B. über ihre Bedürfnisse, Wünsche und Ziele) und nur wenig Verbindung zu anderen Menschen haben. In der Folge fühlen Menschen mit Depression sich häufig einsam und habe eine niedrige Lebensqualität. In diesem Kapitel werden Tools für die Vermittlung von Fertigkeiten zur Emotionsregulation vorgestellt, die für Menschen mit Depression wichtig sind. Das Kapitel bietet dabei zahlreiche Materialien für die Vermittlung von:

- Psychoedukation zu Emotionen sowie deren Bedeutung, Auswirkung und Funktion (allgemein und für spezifische Emotionen),
- Achtsamkeit und Akzeptanz von Emotionen,
- Psychoedukation zum Zusammenhang von Emotionen und Bedürfnissen, Erkennen von Bedürfnissen hinter Emotionen,
- Erkennen und Hinterfragen von problematischen Strategien im Umgang mit Emotionen mit Schwerpunkt auf Erlebnisvermeidung,
- Aufbau von gesunden Fertigkeiten zur Emotionsregulation, insbesondere Vermittlung und Übung des Prinzips vom entgegengesetzten Handeln aus der Dialektischen Verhaltenstherapie (DBT, Linehan, 1993),
- Verständnis und Veränderung von erlernten problematischen emotionalen Mustern,
- Psychoedukation zur Senkung der emotionalen Verwundbarkeit.

Die vorgestellten Prinzipien und Übungen entstammen ursprünglich der Dialektischen Verhaltenstherapie (DBT) (Linehan, 1993a, b) sowie der Therapie der Essstörung durch Emotionsregulation (Sipos & Schweiger, 2011) und wurden speziell auf die Bedürfnisse von Menschen mit Depression angepasst. Zusätzlich wurden Elemente und Wissen aus der Schematherapie (Young et al., 2008; Jacob & Arntz, 2015), der Akzeptanz- und Commitment-Therapie (ACT; Hayes et al., 2004) und der Metakognitiven Therapie (MCT; Wells et al., 2011) ergänzt.

Für welche Patientengruppen sind die Tools aus diesem Kapitel besonders geeignet?

Die Vermittlung von Fertigkeiten zur Emotionsregulation eignet sich wahrscheinlich für alle Patienten mit Depression, insbesondere für Patienten, die eine starke Ausprägung von Erlebnisvermeidung zeigen. Prüfen Sie dennoch, ob Sie nicht zunächst den Schwerpunkt auf die Vermittlung anderer Fertigkeiten legen sollten wie beispielsweise Verhaltensaktivierung oder interpersonelle Fertigkeiten. Wenn Sie sich entschieden haben, Fertigkeiten zur Emotionsregulation zu vermitteln, dann wählen Sie die Tools aus diesem Kapitel passend zu den emotionalen Schwierigkeiten Ihres Patienten. *Beispiele*: Für manche Patienten ist es zunächst wichtig, Emotionen überhaupt benennen und erkennen zu können, sodass Sie die Tools zum Erhöhen der Achtsamkeit für Emotionen auswählen sollten. Andere Patienten haben hier bereits sehr gute Fertigkeiten, benötigen aber mehr Unterstützung bei der Akzeptanz von Emotionen. Bei der Wissensvermittlung über spezifische Emotionen ist es wichtig, zu entscheiden, welche Emotionen besonders problematisch für den jeweiligen Patienten sind, und die entsprechenden Tools für die spezifischen Emotionen zu verwenden. Eine gute Orientierung darüber, welche Emotionen der Patient als besonders problematisch erlebt, gibt *AB 9.3 / Achtsamkeit für Emotionen erhöhen – Eigene Gefühle kennenlernen.*

Mit welchen Tools können die Tools aus diesem Kapitel gut kombiniert werden?

Die Tools zum Aufbau von Fertigkeiten zur Emotionsregulation sind mit allen anderen Tools gut kombinierbar, insbesondere bietet sich eine Kombination mit den Tools aus Kapitel 8 zum Aufbau von Fertigkeiten zu Achtsamkeit und Akzeptanz und Kapitel 11 »Interpersonelle Fertigkeiten: Handlungsplanung« an. Die Vermittlung des Prinzips zum entgegengesetzten Handeln ist besonders hilfreich für die Verhaltensaktivierung (Kap. 5).

Mit welchen Tools sollten die Tools dieses Kapitels nicht kombiniert werden?

Die Tools zum Aufbau von Fertigkeiten zur Emotionsregulation können prinzipiell mit allen anderen Tools dieses Buches kombiniert werden. Bedenken Sie jedoch immer die grundsätzliche Regel: Wenige Dinge richtig tun!

9.2 Erklärung zu den Arbeitsmaterialien dieses Kapitels

- **INFO 9.1 / Wie hängen Depression und Emotionen zusammen?**
  Erklärt den Zusammenhang zwischen Schwierigkeiten im Umgang mit Emotionen und der Entstehung und Aufrechterhaltung von Depression. Erlebnisvermeidung, Grübeln und Bedrohungsmonitoring werden als häufige Mechanismen der Emotionsregulation bei Menschen mit Depression benannt und die Folgen dieser Mechanismen herausgearbeitet.
- **INFO 9.2 / Welche Fertigkeiten zur Emotionsregulation sind für die Behandlung von Depression wichtig?**
  Gibt einen Überblick über die Fertigkeiten, die in diesem Kapitel gelernt werden können.
- **INFO 9.3 / Wissenswertes zu Emotionen**
  Vermittelt die wichtigsten Fakten zu Emotionen.
- **INFO 9.4 / Emotionen und Evolution und die Funktion von Emotionen**
  Erklärt die wichtigen Funktionen von Emotionen aus einer evolutionären Perspektive. Der adaptive Wert von Emotionen wird besonders betont, gleichzeitig wird die Notwendigkeit, Emotionen kognitiv zu regulieren, herausgearbeitet und das Prinzip des entgegengesetzten Handelns vorgestellt.
- **INFO 9.5 / Der Ablauf der emotionalen Reaktion**
  (Abgewandelt aus Sipos & Schweiger, 2012); verdeutlicht anhand einer Abbildung die zwei Wege der Informationsverarbeitung beim Ablauf der emotionalen Reaktion: den schnellen Weg, bei dem die Emotion unmittelbar eine Reaktion auslöst (wichtig in Gefahrensituationen), und den langsamen Weg, bei dem das auslösende Ereignis zunächst interpretiert wird und eine kognitive Regulation der Emotion z. B. über entgegengesetztes Handeln möglich ist.
- **INFO 9.6 / Achtsamkeit für Emotionen**
  (Abgewandelt aus Sipos & Schweiger, 2012); erklärt, was Achtsamkeit in Bezug auf Emotionen bedeutet.
- **AB 9.1 / Achtsamkeit für Emotionen erhöhen – Den Emotionswortschatz erweitern**
  (Abgewandelt aus Sipos & Schweiger, 2012); hilft Patienten Ausdrucksformen für Emotionen zu finden.
- **AB 9.2 / Achtsamkeit für Emotionen erhöhen – Der Gefühlsstern**
  (Abgewandelt aus Sipos & Schweiger, 2012); unterstützt Patienten darin, Gefühle nach ihrer Qualität und Intensität zu ordnen, erkennen und benennen zu können.
- **AB 9.3 / Achtsamkeit für Emotionen erhöhen – Eigene Gefühle kennenlernen**
  Hilft Patienten, die Achtsamkeit für spezifische Emotionen zu erhöhen und zu erkennen, welche Emotionen sie besonders häufig bzw. selten erleben, welche Emotionen sie vermeiden und mit welchen Emotionen sie besondere Schwierigkeiten haben. Das Arbeitsblatt kann als diagnostisches Instrument verwendet werden, um eine Orientierung darüber zu bekommen, welche Emotionen für den Patienten besonders problematisch sind. Diese Emotionen sollten in der weiteren Behandlung im Fokus stehen. In den freien Zeilen können noch fehlende, für den Patienten wichtige Emotionen ergänzt werden.
- **INFO 9.7 / Stuhldialog zur Unterstützung der Emotionsregulation – Distanz von intensiven Emotionen bekommen**
  Bietet eine Anleitung für Therapeuten zu einem Stuhldialog, der bei intensiven Emotionen zur Distanzierung eingesetzt werden kann. Dieser Stuhldialog ist besonders hilfreich, um Defusionsprozesse zu unterstützen (»Ich bin nicht meine Emotion, ich habe eine Emotion und ich kann anders handeln.«). Ein Videobeispiel für die Durchführung dieses Stuhldialogs bei einer Patientin mit Angst findet sich auf der DVD »Stuhldialoge in der Psychotherapie« (Faßbinder & Jacob, 2014).

- **INFO 9.8 / Emotionen helfen uns, unsere Bedürfnisse zu erkennen**
  (Abgewandelt aus Faßbinder, Schweiger & Jacob, 2011); erklärt die aus der Schematherapie abgeleiteten Grundbedürfnisse und deren Zusammenhang mit Emotionen.
- **AB 9.4 / Zusammenhang zwischen Emotionen und Bedürfnissen erkennen**
  Hilft Patienten dabei, die Bedürfnisse hinter spezifischen Emotionen zu erkennen.
- **INFO 9.9 / Emotionsgetriebenes Verhalten und Funktion verschiedener Emotionen**
  Vermittelt Wissen über das emotionsgetriebene Verhalten und den adaptiven Wert von spezifischen Emotionen.
- **AB 9.5 / Achtsamkeit für Emotionen erhöhen – Spezifische Emotionen erkennen**
  Ist zur Herausarbeitung von individuellen Erkennungsmerkmalen für eine spezifische Emotion sowie der Funktion der Emotion geeignet. Es bietet sich an, dieses Arbeitsblatt für diejenigen Emotionen einzeln auszufüllen, die für den Patienten besonders problematisch sind.
- **AB 9.6 / Achtsamkeit für Emotionen erhöhen – Verschiedene Emotionen in einer Situation identifizieren**
  Eignet sich, um in einer bestimmten Situation die beteiligten Emotionen zu erkennen. Therapeuten können zusätzlich ihre Patienten anleiten, zu unterscheiden, ob es sich um primäre oder sekundäre Emotionen handelt.
- **INFO 9.10 / Wie kann ich Emotion beeinflussen?**
  Verdeutlicht das bereits im Kapitel 4 »Psychoedukation zu den Störungsmodellen der Verhaltenstherapie« vorgestellte Prozessmodell der Emotionsregulation nach James Gross (2002) und leitet daraus Möglichkeiten ab, wie Emotionen beeinflusst werden können.
- **AB 9.7 / Wie kann ich Emotion beeinflussen?**
  Hilft dem Patienten, die aus dem Emotionsregulationsmodell entstandenen Erkenntnisse auf konkrete Emotionen zu übertragen. Wichtig ist, dass der Therapeut besonders bei der Auswahl und Veränderung der Situation darauf achtet, dass keine Strategien zur Vermeidung von Emotionen angewendet werden.
- **INFO 9.11 / Mit oder entgegengesetzt zur Emotion handeln?**
  Vertieft das Prinzip des entgegengesetzten Handelns und gibt Hinweise dazu, wann es sinnvoll ist, mit oder entgegengesetzt zur Emotion zu handeln.
- **AB 9.8 / Mit oder entgegengesetzt handeln? Fallbeispiel**
  Mit diesem Arbeitsblatt können Patienten anhand eines Fallbeispiels üben, Emotionen zu erkennen, emotionsgetriebenes Verhalten zu benennen und zu überlegen, ob es sinnvoll ist, mit der Emotion zu handeln oder nicht.
- **AB 9.9 / Mit oder entgegengesetzt handeln? Eigene Situation**
  In diesem Arbeitsblatt übt der Patient an einer eigenen Situation, Emotionen und das zugehörige emotionsgetriebene Verhalten besser zu erkennen sowie zu entscheiden, ob er mit oder entgegengesetzt zur Emotion handeln möchte.
- **INFO 9.12 / Stuhldialoge zur Unterstützung der Emotionsregulation – Mit oder entgegengesetzt handeln?**
  Bietet eine Anleitung für Therapeuten zur Durchführung eines Stuhldialogs, der die Achtsamkeit für Emotionen erhöht und sie auf sichere Weise erfahrbar macht. Zusätzlich trainiert der Patient, die Entscheidung zu treffen, ob er entgegengesetzt handeln sollte oder nicht. Ein entsprechender Handlungsplan wird anschließend abgeleitet. Ein Videobeispiel für die Durchführung dieses Stuhldialogs findet sich auf der DVD »Stuhldialoge in der Psychotherapie« (Faßbinder & Jacob, 2014).
- **AB 9.10 / An welchen Stellen ist es für mich wichtig, entgegengesetzt zu handeln?**
  Hilft Patienten zu erkennen, an welchen Stellen entgegengesetztes Handeln für sie wichtig wäre, und unterstützt sie dabei, eine Entscheidung zu treffen, an welcher Stelle sie zuerst üben möchten.
- **AB 9.11 / Erlebnisvermeidung erkennen**
  (Abgewandelt aus Faßbinder et al., 2011); erklärt das Prinzip der Erlebnisvermeidung und hilft Patienten, typische Verhaltensweisen und Einstellungen diesbezüglich zu erkennen.
- **AB 9.12 / Erlebnisvermeidung in einer konkreten Situation überprüfen**
  Hilft Patienten Erlebnisvermeidung zu erkennen, die Vor- und Nachteile in der konkreten Situation abzuwägen und Handlungsalternativen zu entwickeln.

- **AB 9.13 / Was ist Dissoziation und wie kann man dissoziative Zustände in den Griff bekommen?**
  (abgewandelt aus Faßbinder et al., 2011); gibt Psychoedukation zum Begriff der Dissoziation und beschreibt typische Erkennungsmerkmale sowie antidissoziative Strategien.
- **INFO 9.13 / Akzeptanz von Emotionen**
  Erklärt das Prinzip der Akzeptanz in Bezug auf Emotion.
- **AB 9.14 / Akzeptanz von Emotionen üben**
  Gibt eine Anleitung für Patienten zum Üben von Akzeptanz in Bezug auf Emotion.
- **AB 9.15 / Emotionale Verknüpfungen aufgrund der Lerngeschichte**
  Hilft dem Patienten, problematische emotionale Verknüpfungen, die aufgrund seiner Lerngeschichte entstanden sind, zu verstehen und zu identifizieren.
- **INFO 9.14 / Anleitung: Diagnostische Imagination mit Emotionsbrücke**
  Gibt eine Anleitung für Therapeuten zur Durchführung einer diagnostischen Imagination, um erlernte problematische emotionale Muster des Patienten zu verstehen.
- **INFO 9.15 / Anleitung zum Imagery Rescripting**
  Erklärt das Vorgehen beim Imagery Rescripting für Therapeuten. Die Wirksamkeit bei Patienten mit depressiven Störungen konnte eindrucksvoll gezeigt werden (Brewin et al., 2009; Wheatley et al., 2007). Zur Vertiefung dieser Technik empfiehlt sich die Lektüre eines Artikels, der die Anwendung kleinschrittig mit vielen Beispielen erklärt (Faßbinder, 2015) oder Lehrbücher zu Schematherapie (hier schematherapeutische Vorgehensweise; z. B. Jacob & Arntz, 2015). Videobeispiele für die Durchführung nach schematherapeutischer Vorgehensweise finden Sie auf der DVD »Schematherapie« (Jacob & Seebauer, 2013).
- **INFO 9.16 / Emotionale Labilität vermindern, für sich sorgen**
  (abgewandelt aus Faßbinder et al., 2011); gibt Psychoedukation dazu, wie Patienten ihre emotionale Vulnerabilität herabsetzen können.
- **INFO 9.17 – 9.25 / Wissenswertes über wichtige Emotion**
  Vermitteln wichtige Informationen (Auslöser, körperliche Reaktionen, typische Gedanken, Wahrnehmung, häufige Folgegefühle, emotionsgetriebenes Verhalten, adaptiver Wert, wann ist es sinnvoll, entgegengesetzt zu handeln, und wie kann entgegengesetzt gehandelt werden) für folgende Emotionen:
  - Angst und Furcht
  - Trauer / Traurigkeit
  - Ärger / Wut
  - Scham
  - Schuld
  - Einsamkeit
  - Hoffnungslosigkeit / Niedergeschlagenheit
  - Liebe / Verbundenheit
  - Freude

Wie hängen Depression und Emotionen zusammen?

Menschen mit Depression haben oft mehr unangenehme Emotionen und weniger angenehme Emotionen

Schwierigkeiten im Umgang mit Gefühlen sind allgegenwärtig und wesentlich für menschliches Leid. Sie haben einen hohen Stellenwert in der Entstehung von psychischen Erkrankungen. Menschen mit Depression leiden häufig unter intensiven und lange andauernden Emotionen wie Traurigkeit, Hilflosigkeit, Hoffnungslosigkeit, Einsamkeit, Schuld und Scham oder auch einem chronischen Gefühl innerer Leere. Gleichzeitig besteht ein Mangel an Emotionen wie Freude, Verbundenheit mit anderen Menschen, Liebe, Stolz oder Hoffnung.

Häufige Emotionsregulationsmechanismen bei Menschen mit Depression

Oft fühlen Menschen mit Depression sich ihren Emotionen hilflos ausgeliefert und sind überzeugt, sie nicht steuern zu können. Sie versuchen deshalb, Emotionen zu unterdrücken oder zu vermeiden (**Erlebnisvermeidung**). Das bedeutet einerseits, dass sie Emotionen durch verschiedene Verhaltensweisen wie z. B. Fernsehen, Computerspielen, Alkohol- oder Drogenkonsum, Schlafen, vermehrtes Essen oder dauerhaftes Arbeiten abschwächen. Auf der anderen Seite bedeutet es auch, dass sie Situationen und Erfahrungen, die Emotionen auslösen könnten, aus dem Weg gehen. Hierzu gehört auch, dass sie den engeren Kontakt zu anderen Menschen aus Angst vor Ablehnungen oder Verletzungen vermeiden. Zusätzlich zu diesem Rückzugs- und Vermeidungsverhalten reagieren Menschen mit Depression auf unangenehme Emotionen häufig mit vermehrtem Nachdenken, beispielsweise darüber, was sie falsch gemacht haben (**Grübeln**) oder was noch Schlimmes passieren könnte (**Sorgen**). Grübeln und Sorgen geschieht in der Absicht, Emotionen wie Trauer, Enttäuschung oder Scham in Zukunft zu vermeiden. Um Gefahrensignale schnell zu erkennen und reagieren zu können, ist der Aufmerksamkeitsfokus auf eigene Symptome von Depression oder Schwäche, Vorzeichen von eigenem Versagen und Unzulänglichkeit sowie Zeichen von Ablehnung oder Missbilligung durch andere gerichtet (**Bedrohungsmonitoring**).

Folgen von Erlebnisvermeidung, Grübeln, Sorgen und Bedrohungsmonitoring

Vermeidungsstrategien wirken kurzfristig stark entlastend und reduzieren die Intensität von Emotionen, Körperreaktionen und Gedanken. Im ersten Moment fühlen sie sich deshalb richtig und gut an. Depressive Patienten haben häufig die Überzeugung, dass Grübeln eine hilfreiche Strategie ist, um Probleme zu lösen, Antworten zu finden und für eine Verbesserung ihrer Stimmung zu sorgen. Bedrohungsmonitoring soll dem schnellen Erkennen von Depressionssymptomen und anderen Gefahren dienen. Meist sind diese Strategien bereits seit der Kindheit bekannt und waren auch früher hilfreich. Sie sind deshalb vertraut und laufen automatisiert ab.

Teufelskreis aus Vermeidungsverhalten, Grübeln, Bedrohungsmonitoring und Depression

Die Strategien zum Umgang mit Emotionen, die depressive Patienten häufig anwenden, haben jedoch auch wichtige Nachteile: Vermeidung blockiert den Zugang zu Emotionen und Bedürfnissen. Die Betroffenen erhalten wichtige Informationen nicht und bekommen folglich wichtige Bedürfnisse nicht erfüllt. Wenn Bedürfnisse nicht erfüllt werden, wirkt sich das auf die Lebensqualität der Betroffenen aus. Emotionen wie Freude treten seltener auf. Zusätzlich ist es für die Lebensqualität nicht zuträglich, wenn Aktivitäten vermieden werden, die in Bezug auf die eigenen Werte und Ziele wichtig sind. Vermeidung schafft außerdem mehr Gelegenheit zum Grübeln. Im Sinne einer Abwärtsspirale führt Grübeln zu einer Intensivierung von selbstabwertenden Gedanken und verhindert den Zugang zu angenehmeren Emotionen. Vermeidung begünstigt Antriebslosigkeit und körperliche Inaktivität. Bedrohungsmonitoring führt dazu, dass langfristig mehr Zeichen für Ablehnung, eigenes Versagen, schlechte Stimmung und andere Depressionssymptome wahrgenommen werden. Es können auch keine neuen Strategien im Umgang mit Emotionen oder Problemen erlernt werden, sodass der

  ►

emotionale Schmerz oft in den Betroffenen »eingekerkert« bleibt und Probleme nicht gelöst werden können. Das Vermeidungs- und Rückzugsverhalten verhindert den Aufbau von zwischenmenschlichen Beziehungen, eine der wichtigsten Quellen für angenehme Emotionen. In der Folge fühlen sich Menschen mit Depression häufig einsam, verlassen oder nicht liebenswert. Insgesamt verhindern diese Mechanismen, dass ein Leben entsprechend der eigenen Ziele, Werte und Bedürfnisse gestaltet werden kann.

Überdauernde Schwierigkeiten in der Emotionsregulation

Es wird davon ausgegangen, dass die Probleme in der Emotionsregulation auch außerhalb der eigentlichen depressiven Phase vorhanden sind und einen hohen Stellenwert für die Entstehung und Aufrechterhaltung von depressiven Störungen haben. Meist haben die Probleme der Emotionsregulation einen biografischen Hintergrund, da Fertigkeiten zur Emotionsregulation vor allem in Kindheit und Adoleszenz gelernt werden. Der Aufbau von angemessenen Fertigkeiten zur Emotionsregulation bzw. der gezielte und flexible Einsatz von bereits vorhandenen Fertigkeiten zur Emotionsregulation ist daher entscheidend für die langfristige Stabilisierung und Rückfallprophylaxe bei depressiven Störungen.

INFO 9.2 /

P

Welche Fertigkeiten zur Emotionsregulation sind für die Behandlung von Depression wichtig?

Die folgenden Fertigkeiten zur Emotionsregulation können Sie lernen. Sie werden Ihnen helfen, depressive Zustände zu überwinden:

- **Achtsamkeit und Akzeptanz** für Emotionen sind die wichtigsten Fertigkeiten im Umgang mit Emotionen: Erst wenn Sie alle Emotionen so annehmen, wie sie sind, können Sie die wichtigen Informationen herausfiltern und dann entscheiden, wie Sie mit der Emotion umgehen möchten.
- **Wissen zu Emotionen erweitern, Bedeutung und Auswirkung von Emotionen verstehen**: Um Emotionen richtig einordnen zu können und die in ihnen enthaltenen Informationen auswerten zu können, hilft es, das Wesen, die Bedeutung, Auswirkung und Funktion von Emotionen im Allgemeinen sowie von spezifischen Emotionen zu verstehen.
- **Emotionen erkennen**: Durch die häufige Vermeidung von Emotionen fällt es Menschen mit Depression schwer, Emotionen überhaupt wahrzunehmen und einzuordnen. Es ist daher wichtig, Ausdrucksweisen für Emotionen zu finden, die Qualität und Intensität von Emotionen einschätzen zu lernen und Erkennungsmerkmale für spezifische Emotionen herauszuarbeiten.
- **Bedürfnisse hinter Emotionen erkennen**: Emotionen und Bedürfnisse sind eng miteinander verbunden. Um persönliche Ziele zu erreichen, ist es wesentlich, diesen Zusammenhang zu verstehen und für sich zu nutzen.
- **Problematische Strategien im Umgang mit Emotionen erkennen, hinterfragen und reduzieren**: Emotionsvermeidung, Grübeln, Sorgen und Bedrohungsmonitoring sind Menschen mit Depression oft nicht bewusst. Deshalb es wichtig, diese Mechanismen zu erkennen. Grundsätzlich können diese Mechanismen auch Vorteile haben, die es zu verstehen gilt, im nächsten Schritt kann die Entscheidung getroffen werden, ob eine Reduktion der Verhaltensweisen nützlich erscheint.
- **Emotionen auf gesunde Weise beeinflussen**: Emotionen lassen sich durch verschiedene Möglichkeiten in hilfreicher Weise beeinflussen. Es ist wichtig, sich dieser Möglichkeiten bewusst zu werden und sie sinnvoll einzusetzen.
- **Fertigkeit, entgegengesetzt zur Emotion zu handeln**: Jede Emotion ist mit einem durch die Emotion getriebenen Verhalten verbunden. Dieses Verhalten ist überwiegend, aber nicht immer adaptiv. Es ist wichtig jeweils zu entscheiden, ob es wirkungsvoll ist, dem Impuls zu folgen. Entgegengesetztes Handeln bedeutet, dass man genau das Gegenteil von dem tut, was die Emotion vorschlägt.
- **Emotionale Brücken in die Vergangenheit verstehen und sich davon lösen**: Hierbei geht es darum, emotionale Muster, die aufgrund von Lernerfahrungen entstanden sind, zu erkennen, auf ihre Sinnhaftigkeit zu prüfen, sie zu verändern, wenn es erforderlich erscheint, oder zu nutzen, wenn es sich um eine sinnvolle Lernerfahrung handelt.
- **Emotionale Verwundbarkeit verringern**: Jeder Mensch ist unter bestimmten Umständen emotional verletzlicher als in anderen Situationen. Für Menschen mit Depression ist es wichtig, gut für sich zu sorgen, um mehr emotionale Stabilität zu bekommen. Die dazu erforderlichen Fertigkeiten zu erwerben, ist ein wesentlicher Teil der Psychotherapie.

INFO 9.3 / **P**

Wissenswertes zu Emotionen

Was sind Emotionen?

Emotionen sind Bestandteil des menschlichen Informationsverarbeitungssystems. Dabei ist die bewusste Wahrnehmung einer konkreten Emotion nur die Oberfläche eines komplexen Prozesses, der im Gehirn und im vegetativen Nervensystem abläuft. Man unterscheidet dabei:

- Auslöser (z. B. Wahrnehmung einer Person, eines Gegenstandes, einer Situation oder von inneren Ereignissen wie Gedanken, körperlichen Signalen oder anderen Emotionen)
- Körperreaktion
- Gedanken
- Wahrnehmung der Emotion an sich
- Lenkung des Aufmerksamkeitsfokus
- emotionsgetriebenes Verhalten

Emotionen sind innere Signale, die die Anpassung an die Umwelt und die Aufrechterhaltung des Lebens fördern und optimieren. Alle höheren Lebewesen haben Emotionen. Der Mensch kann aber als einziges Lebewesen entscheiden, wie und ob er das emotionsgetriebene Verhalten tatsächlich ausführt. Emotionen und die damit verbundenen Verhaltensweisen und der Gesichtsausdruck sind bei Menschen aller Kulturen ähnlich, der Umgang mit Emotionen wird aber durch Lernprozesse stark beeinflusst.

Fakten zu Emotionen

- Emotion zeigen einen typischen zeitlichen Ablauf. Die Intensität steigt schnell oder langsam an und klingt dann im unterschiedlichen Zeitverlauf wieder ab. Emotionen wie Angst oder Freude entstehen meist rasch und vergehen auch wieder schnell. Es gibt aber auch Emotionen wie Zuneigung, Trauer oder Liebe, die über einen längeren Zeitraum bestehen können.
- Emotionen steuern das Verhalten. Das Verhalten ist darauf ausgerichtet, angenehme Emotionen häufiger und unangenehme Emotionen seltener zu erleben. Emotionen steuern nicht nur das Verhalten in der gegenwärtigen Situation, sie beeinflussen vor allem das zukünftige Verhalten.
- Emotionen geben Kraft zum Handeln. Wenn jemand beispielsweise an einem Arbeitsplatz unfaire Bedingungen erlebt, motiviert ihn der Ärger, sich einen neuen Arbeitsplatz zu suchen oder eine andere Lösung anzustreben.
- Emotionen beeinflussen andere Menschen. Gesichtsausdruck, Körperhaltung und der Ausdruck von Emotionen durch Gesten und Bewegungen informieren andere Menschen über den emotionalen Zustand und beeinflussen so das Verhalten und die Emotionen anderer.
- Emotionen können weitere Emotionen auslösen, sogenannte sekundäre Emotionen. Das passiert vor allen Dingen, wenn die Emotion bewertet wird. Man kann sich beispielsweise dafür schämen, dass man Angst hat.
- Emotionen sind stark von unseren Lernerfahrungen geprägt. Wenn jemand als Kind beispielsweise oft, wenn er eigene Bedürfnisse angesprochen hat, als egoistisch bezeichnet wurde oder auf andere Weise ein Schuldgefühl bei ihm ausgelöst wurde, so kann es sein, dass diese Person auch im Erwachsenenalter beim Ansprechen von Bedürfnissen Schuld empfindet.
- Emotionen und Denken (kognitive Prozesse) beeinflussen sich gegenseitig. Emotionen bestimmen häufig den Fokus der Gedanken, umgekehrt können Denken und insbesondere Bewertungsprozesse Emotionen stark beeinflussen. Wenn man beispielsweise ein Gefühl von Ärger hat und dies mit »Ärger haben nur schlechte Menschen« bewertet, so kann das Gefühl von Ärger in Schuld umgewandelt werden.
- Emotionen geben wichtige Informationen zu Bedürfnissen, Wünschen, Zielen, Werten oder Gefahren und verbinden uns mit anderen Menschen.

Emotionen und Evolution und die Funktion von Emotionen

Emotionen sind ein Ergebnis der Evolution

Die vielfältigen Emotionen des Menschen und seine Fähigkeit, Emotionen bei sich selbst und anderen bewusst wahrzunehmen und willentlich zu regulieren, unterscheiden ihn von allen anderen Lebewesen. Zum einen ist das emotionale Erleben im Vergleich zu anderen Lebewesen besonders facettenreich. Dies wird deutlich, wenn man sich anschaut, wie viele verschiedene Emotionen Menschen wahrnehmen können. Zum anderen kann der Mensch seine Emotionen gezielt regulieren und ist damit nicht nur Spielball der äußeren Bedingungen. Diese Fähigkeit erlaubt es, Handlungen auszuführen, die kurzfristig sehr unangenehme Emotionen mit sich bringen, aber langfristig für die Erreichung von Zielen notwendig sind.

Die Emotionen und Fähigkeit zur Emotionsregulation sind von evolutionären Prozessen geprägt. Das bedeutet, dass Emotionen, die Fähigkeit, Emotionen zu regulieren oder bei anderen richtig zu deuten, Selektionsvorteile (Überlebens- oder Fortpflanzungsvorteile) bieten. Wären Emotionen unnötig oder schädlich, dann hätte dies zum Untergang emotionsbegabter Lebewesen geführt. Die evolutionäre Perspektive hilft den Sinn und Zweck von Emotionen im Allgemeinen, aber auch spezifischer Emotionen wie beispielsweise Angst, Scham, Freude oder Eifersucht zu verstehen. Jede einzelne Emotion hat ihren adaptiven Wert, sonst wäre sie einfach nicht da.

Welche Funktion in der Anpassung an Umweltbedingungen haben Emotionen?

- **Kommunikation und Verbindung mit anderen Menschen**: Emotionen dienen der Kommunikation und Verbindung mit anderen Menschen. Der verbale und nonverbale Ausdruck von Emotionen wirkt sich auf andere Menschen aus und beeinflusst sie: Wenn jemand sichtbar traurig ist, haben seine Partner, Freunde oder Verwandte den Impuls ihn zu trösten, wenn sich jemand freut oder Angst hat, dann ist das ansteckend. In keiner Beziehung kommen Menschen ohne Emotionen aus und kein anderes Lebewesen hat so komplexe soziale Beziehungen.
- **Körperliche Anpassung**: Emotionen führen zu einer situationsentsprechenden körperlichen Anpassung. Beispielsweise bewirkt die Emotion Angst eine Ausschüttung von Stresshormonen, die dazu führt, dass das Herz schneller schlägt, die Atmung rascher wird und die Muskeln besser durchblutet werden. Trauer führt dagegen zu einer Verlangsamung vieler körperlicher Funktionen.
- **Verhaltenssteuerung**: Emotionen steuern das Verhalten. Zum einen ist mit jeder spezifischen Emotion, die in einer bestimmten Situation ausgelöst wird, ein bestimmtes emotionsgetriebenes Verhalten verbunden (z. B. Säbelzahntiger → Angst → Weglaufen). Zum anderen steuern Emotionen das Verhalten schon im Vorfeld. Sie bereiten Verhalten vor und ermöglichen schnelle Reaktionen in wichtigen Situationen. Sie schaffen Motivation, sodass Menschen bestimmte Situationen, in denen angenehme Emotionen ausgelöst werden, eher aufsuchen oder in ihnen verweilen (Appetenzverhalten) und andere, die mit unangenehmen Emotionen verbunden sind, eher meiden (Vermeidungsverhalten). Bereits die Antizipation von Emotionen (Vorstellung einer Emotion im Vorfeld) beeinflusst Entscheidungen.
- **Aufmerksamkeitslenkung**: Emotionen lenken die Aufmerksamkeit auf die in der Situation wichtigen Dinge.
- **Informationsgewinn**: Emotionen beinhalten Informationen über die Umwelt und andere Personen (Sicherheit, Zuverlässigkeit, Gefahr) und über die eigene Person (Wünsche, Bedürfnisse, Präferenzen in Auswahlsituationen). Menschen bekommen durch Emotionen also Informationen darüber, ob etwas gefährlich ist, was sie brauchen, was sie mögen, was sie sich wünschen oder auch was sie nicht wollen. Über Emotionen erhalten Menschen auch Informationen über die Bedürfnisse, Wünsche und Grenzen anderer Menschen und können entsprechend auf andere reagieren.
- **Lernen**: Emotionen beeinflussen das Gedächtnis. Dabei werden Ereignisse, die mit Emotionen verbunden sind, langfristig besser erinnert. Informationen ohne persönliche emotionale Bedeutung werden schneller vergessen.

Emotionen und Evolution und die Funktion von Emotionen

Sind Emotionen immer ein guter, untrüglicher Berater?

Emotionen helfen bei der Anpassung an die Umwelt, das bedeutet aber nicht, dass sie immer hilfreich sind. Ein angemessenes und langfristig sinnvolles Verhalten in der komplexen modernen Lebenswelt erfordert, dass Emotionen durch kognitive Prozesse regulierend beeinflusst werden. Beispielsweise können Menschen zwischen verschiedenen Optionen bewusst die wählen, die langfristig am sinnvollsten erscheint, obwohl sie kurzfristig mit Angst oder Scham verbunden ist. Dann ist es sinnvoll, genau das Gegenteil von dem zu tun, was die Emotion vorschlägt. Das nennt man **entgegengesetztes Handeln**. Wenn man beispielsweise Angst davor hat, zu einem Vorstellungsgespräch zu gehen, ist es sinnvoll, trotzdem hinzugehen und der Angst entgegengesetzt zu handeln, um die Chance auf einen Job zu bekommen. Es gibt auch aufgrund der Lebensgeschichte erlernte emotionale Muster, die aber nicht zur gegenwärtigen Situation passen und kein angemessenes Verhalten anleiten. Wenn jemand beispielsweise in seiner Jugend wegen seines Körpers gehänselt wurde, dadurch ein Gefühl von Scham entstanden ist und er jetzt Scham dabei empfindet ins Schwimmbad zu gehen, lohnt es sich, entgegengesetzt zu handeln, wenn man eigentlich gerne schwimmen geht.
Wichtig ist auch, dass Emotionen nicht »die Wahrheit« über die Wirklichkeit sagen, sondern eine schnelle, durch Schemata geleitete Informationsverarbeitung widerspiegeln. Wenn jemand, der ein Minderwertigkeitsschema hat, beispielsweise während einer Präsentation in seiner Firma bemerkt, dass zwei Kollegen über etwas lachen, wird er eher Scham erleben, als jemand, der von seinen fachlichen Qualitäten überzeugt ist. Wenn jemand sich ständig mit anderen vergleicht und auf einer Party dauernd darauf achtet, wie glücklich die anderen sind, so wird bei ihm eher ein Gefühl von Einsamkeit ausgelöst, als wenn er einfach teilnimmt, beobachtet und nicht bewertet.

INFO 9.5 /

P

Der Ablauf der emotionalen Reaktion

Die folgende Abbildung verdeutlicht den Ablauf der emotionalen Reaktion:

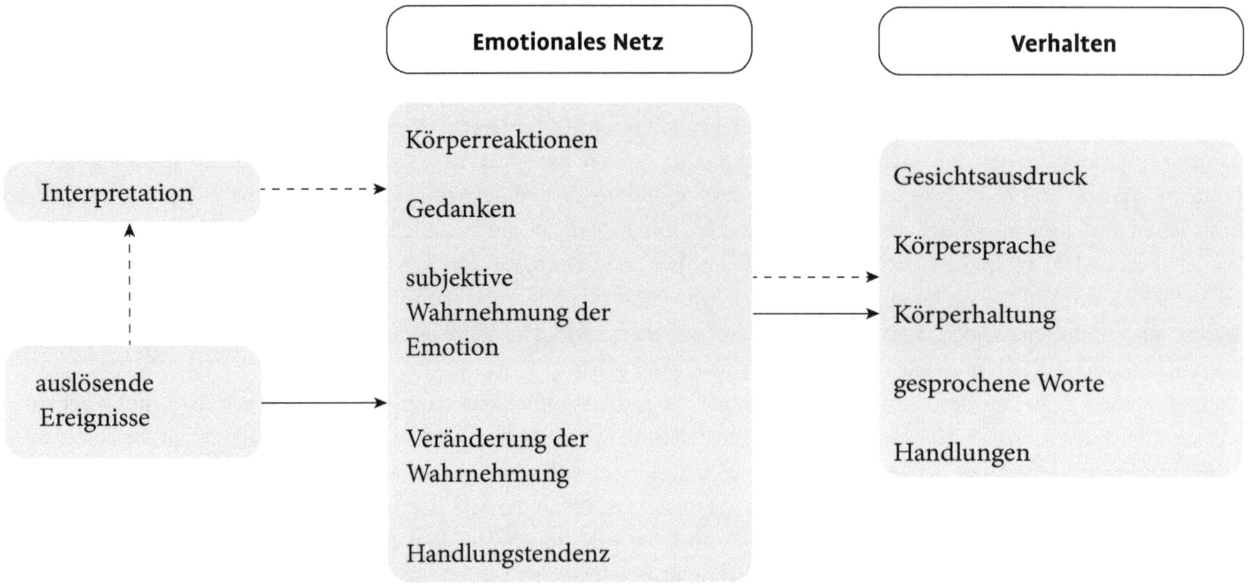

Abbildung Der Ablauf der emotionalen Reaktion

Emotionen werden durch Ereignisse ausgelöst. Das können äußere Ereignisse sein wie Sinneswahrnehmung in einer bestimmten Situation oder auch innere Ereignisse wie Gedanken, Erinnerung oder Körperreaktionen. Es gibt zwei mögliche Wege der Informationsverarbeitung: einen schnellen und einen langsamen Weg.

- Beim **schnellen Weg** (mit **schwarzen Pfeilen** dargestellt) werden die Ereignisse direkt im Emotionssystem verarbeitet und führen schnell zu einer Reaktion. Ein Beispiel könnte sein, dass Sie beim Wandern eine Schlange sehen. Dies löst unmittelbar die Emotion Angst aus und führt zu sofortigem Sicherheitsverhalten: Sie werden sofort zurückweichen. Das passiert innerhalb von Millisekunden, ohne dass Sie darüber nachdenken müssen oder es beeinflussen könnten. Evolutionsgeschichtlich ist dies die ältere Bahn im Gehirn, die dazu führt, dass Gefahren sofort erkannt werden und direkt eine reflexhafte Reaktion eingeleitet wird, um das Überleben zu sichern. In dieser Situation ist die schnelle Reaktion besser. Erst genau hinzusehen und zu überlegen, ob die Schlange wirklich giftig ist, wäre zu gefährlich.
- Der **langsamere Weg** der emotionalen Reaktion (**grau-gestrichelte Pfeile**) hat sich in der Evolution erst später entwickelt und ermöglicht, differenziert auf Ereignisse zu reagieren. Hierbei wird das auslösende Ereignis zunächst interpretiert, was erheblich länger dauert. Die folgende Emotion schlägt ein Verhalten vor. Man kann jedoch entscheiden, ob es sinnvoll ist, entsprechend dieses Vorschlags zu handeln. Ein Beispiel: Sie sind frisch verliebt und sehen die Person, in die Sie verliebt sind. Das führt zu einer Körperreaktion mit Herzklopfen, einem Gedanken wie beispielsweise »Oh, wie schön«, Ihre Wahrnehmung verändert sich (die Welt wird irgendwie bunter und Sie sehen nur noch das Objekt Ihrer Liebe). Die Emotion Liebe macht Ihnen den Vorschlag, sich anzunähern. Wenn Sie sich dann entscheiden, mit der Emotion zu handeln, dann werden Sie wahrscheinlich lächeln, eine offene Körpersprache haben, zur Emotion passende Worte sprechen (z. B. »Schön, dich zu sehen«) und sich neben die Person setzen oder sie umarmen. Sie könnten sich aber auch dagegen entscheiden, mit der Emotion zu handeln, weil Sie beispielsweise wissen, dass die Person, in die Sie verliebt sind, Ihnen nicht gut tut. Die typischen Abläufe sind für jede Emotion verschieden. Ob es sinnvoll ist, mit oder entgegengesetzt zu einer Emotion zu handeln, ist abhängig von der Situation sowie den individuellen Zielen, Werten und Bedürfnissen.

INFO 9.6 /

P

Achtsamkeit für Emotionen

Was bedeutet Achtsamkeit für Emotionen?

Achtsamkeit für Emotionen bedeutet die Bereitschaft, Emotionen voll und ganz, ohne vorzeitiges Urteil, zu erleben. Emotionen sind innere Ereignisse, die wichtigen Signalcharakter haben und wichtige Information bereithalten. Es lohnt sich, sich ihnen zuwenden, sie genau zu beobachten. Achtsamkeit für Emotionen bedeutet, dass man innerlich einen Schritt zurücktritt und die Emotion mit etwas Abstand betrachtet (»Ich bin nicht meine Emotion, ich habe eine Emotion und ich kann entscheiden, wie ich damit umgehe«).

Das Erleben von intensiven Emotionen ist sicher

Es kann alleine durch das Erleben kein körperlicher oder seelischer Schaden entstehen. Achtsamkeit bedeutet, Emotionen so, wie sie sind, zu erleben, also weder zu versuchen, sie abzuschwächen oder zu vermeiden, noch sie zu intensivieren oder festzuhalten. Die zugehörige Metapher lautet: »Emotionen zu erleben, wie Wolken, Wind oder Wellen erlebt werden, ohne sie zu beeinflussen«. Sie sind also nicht die Welle oder die Wolke, sondern Sie beobachten sie nur.

Achtsamkeit bedeutet, Emotionen nicht zu bewerten

Emotionen sind weder gut noch böse. Der Verzicht auf eine Bewertung ermöglicht es, die in einer Emotion enthaltene Information unvoreingenommen auszuwerten, während Bewertungen die Emotion intensivieren und / oder neue andere Emotionen auslösen und somit die klare Sicht auf die enthaltene Information verschleiern. So löst beispielsweise die Bewertung von Angst als Zeichen von Schwäche Scham als sekundäres Gefühl aus und intensiviert die emotionale Belastung. Dies erhöht die Wahrscheinlichkeit für Vermeidungsverhalten bzw. für Verhaltensweisen wie Alkoholkonsum, vermehrtes Essen oder Rückzug, die die emotionale Belastung dämpfen.

Emotionen zwingen nicht zum Handeln

Eine weitere wichtige Ursache von Emotionsvermeidung ist die Annahme, dass eine Emotion einen Menschen zum Handeln zwingt, man zum Beispiel bei Angst fliehen muss. Man nennt dies gedankliche Fusion von Emotion und Handlung. Es kann zwar richtig sein, aus einer Emotion heraus sofort zu handeln. Keine noch so starke Emotion zwingt jedoch zum Handeln. Das achtsame Wahrnehmen von Emotionen hilft, die Emotion nur wahrzunehmen, ohne zu handeln bzw. die Handlung aufzuschieben. In einem zweiten Schritt kann dann die Entscheidung getroffen werden, ob es klug ist, mit der Emotion oder entgegengesetzt zu handeln. Durch Achtsamkeit und Akzeptanz von Emotionen lässt sich die Ruhe in das emotionale System bringen, die später für eine effektive Regulation von Emotionen benötigt wird.

Achtsamkeit führt zu einer Entautomatisierung der emotionalen Abläufe

Hilfreich für die Achtsamkeit auf Emotionen ist es, Emotionen erkennen, benennen und einordnen zu können, sowie Gedanken von Emotionen unterscheiden zu können. Achtsamkeit für Emotionen führt zu einer Entautomatisierung der emotionalen Abläufe. Was vorher möglicherweise ein unbewusster Ablauf war, kann dann in seinen Komponenten mit Abstand bewusst wahrgenommen werden. Das ermöglicht es, zwischen Emotionen und Reaktionen auf Emotionen zu unterscheiden sowie primäre Emotionen von sekundären Emotionen zu trennen.

AB 9.1 /

P

Achtsamkeit für Emotionen erhöhen – Den Emotionswortschatz erweitern

Je mehr Wörter Sie zur Verfügung haben, um Ihren Gefühlszustand auszudrücken, umso leichter können Sie Ihren Zustand beschreiben, einordnen und anderen Menschen verständlich machen. Unten finden Sie einige Ausdrucksformen für Emotionen. Vielleicht kennen Sie noch mehr? Nutzen Sie auch die im Dialekt Ihrer Heimat vorhandenen Ausdrücke.

Abneigung Abscheu Ärger Aggression Angst Anteilnahme Bedauern Bedrückung
Begehren Begeisterung Beschwingtheit Besorgnis Betrübtheit Beunruhigung Bewunderung
Dankbarkeit Ehrfurcht Eifersucht Einsamkeit Ekel Entmutigung Entsetzen Enttäuschung
Erleichterung Erniedrigung Erregung Euphorie Freude Fröhlichkeit Frustration Furcht
Gereiztheit Glück Grant Groll Hass Heimweh Heiterkeit Hoffnung Hoffnungslosigkeit
Irritation Kälte Kampflust Kummer Langeweile Leere Leidenschaft Liebe Lust
Missfallen Missstimmung Misstrauen Mitgefühl Mitleid Neid Neugierde
Niedergeschlagenheit Panik Ratlosigkeit Reue Rührung Schadenfreude Scham Schmerz
Schreck Schuld Schwermut Sehnsucht Sorge Spannung Stolz Trauer Traurigkeit
Triumph Trotz Überdruss Übermut Ungeduld Unlust Unruhe Unsicherheit
Verachtung Verdruss Verehrung Vergnügen Verlangen Verlassenheit Verlegenheit Vermissen
Verstimmtheit Vertrauen Verwunderung Verzweiflung Wärme Wehmut Widerwille
Wohlempfinden Wohlwollen Wut Zärtlichkeit Zorn Zufriedenheit Zuneigung Zutrauen

Gibt es Wörter, die Sie in Ihren Emotionswortschatz neu aufnehmen möchten?

Sind Ihnen noch weitere Ausdrücke eingefallen? Fragen Sie dazu auch gerne die Menschen in Ihrer Umgebung.

AB 9.2 /

P

Achtsamkeit für Emotionen erhöhen – Der Gefühlsstern

Um die Achtsamkeit für Emotionen zu erhöhen, ist es wichtig, Emotionen nach ihrer Qualität und Intensität einordnen zu können. Hierbei hilft der Gefühlsstern: Emotionen können nach Qualität geordnet werden: Liebe ist etwas anderes als Angst und ist daher auf unterschiedlichen Strahlen dargestellt. Emotionen können aber auch nach der Intensität unterschieden werden: Liebe ist stärker als Anteilnahme und Angst ist stärker als Besorgnis, hat aber eine ähnliche Qualität und daher sind Liebe und Anteilnahme sowie Angst und Besorgnis auf dem gleichen Strahl dargestellt.

Wenn Ihnen noch Abstufungen einfallen, so tragen Sie diese gerne in den Gefühlsstern ein.

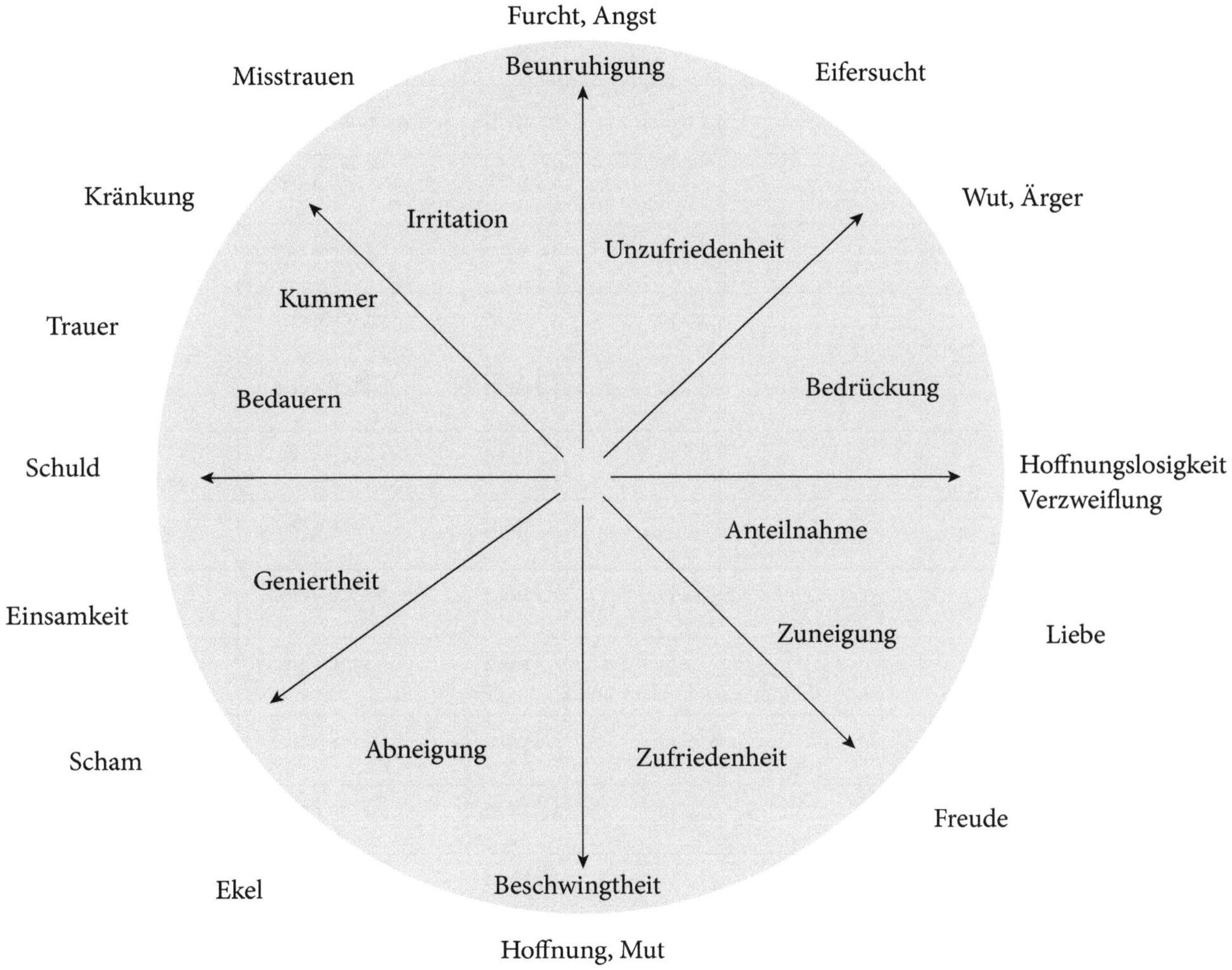

Abbildung Der Gefühlsstern

AB 9.3 /

P

Achtsamkeit für Emotionen erhöhen – Eigene Gefühle kennenlernen

Aufgabe: Bitte sehen Sie sich die in der Tabelle aufgelisteten Emotionen an und schätzen Sie in der zweiten Spalte auf einer Skala von 0 – 10 für jede Emotion ein, wie häufig diese Emotion bei Ihnen auftritt (0 = diese Emotion habe ich so gut wie gar nicht; 10 = diese Emotion erlebe ich sehr häufig). Schätzen Sie bitte in der dritten Spalte ein, ob Sie versuchen, diese Emotion zu vermeiden, und in der vierten Spalte, wie problematisch diese Emotion für Sie aktuell ist (0 = gar nicht problematisch; 10 = sehr problematisch). Wenn noch eine andere Emotionen für Sie wichtig ist, tragen Sie sie in die leere Zeile unten ein.

Emotion	**Häufigkeit von 0–10**	**Vermeidung?**	**Schwierigkeiten von 0–10**
Traurigkeit		☐ ja ☐ nein ☐ teilweise	
Angst		☐ ja ☐ nein ☐ teilweise	
Freude		☐ ja ☐ nein ☐ teilweise	
Ärger / Wut		☐ ja ☐ nein ☐ teilweise	
Schuld		☐ ja ☐ nein ☐ teilweise	
Scham		☐ ja ☐ nein ☐ teilweise	
Liebe		☐ ja ☐ nein ☐ teilweise	
Einsamkeit		☐ ja ☐ nein ☐ teilweise	
Stolz		☐ ja ☐ nein ☐ teilweise	
Hoffnungslosigkeit/ Niedergeschlagenheit		☐ ja ☐ nein ☐ teilweise	
Misstrauen		☐ ja ☐ nein ☐ teilweise	
Enttäuschung		☐ ja ☐ nein ☐ teilweise	
Hilflosigkeit		☐ ja ☐ nein ☐ teilweise	
Mitgefühl		☐ ja ☐ nein ☐ teilweise	
		☐ ja ☐ nein ☐ teilweise	
		☐ ja ☐ nein ☐ teilweise	
		☐ ja ☐ nein ☐ teilweise	
		☐ ja ☐ nein ☐ teilweise	

INFO 9.7 /

T

Stuhldialoge zur Unterstützung der Emotionsregulation – Distanz von intensiven Emotionen bekommen

Im Folgenden finden Sie eine Anleitung für einen Stuhldialog, den Sie einsetzen können, wenn Patienten eine sehr intensive Emotion wie Angst, Traurigkeit, Scham oder Schuld haben und sich von dieser sehr eingenommen fühlen. Die Emotion wird dabei zuerst auf dem Stuhl exploriert, wobei der Patient auf dem Stuhl sitzt (»im Gefühl drin sitzt«), und anschließend, indem der Patient vom Stuhl aufsteht, aus der Distanz reflektiert.

Instruktion

(1) Holen Sie einen Stuhl, der das Gefühl symbolisieren wird.
(2) Bitten Sie den Patienten, auf dem Stuhl Platz zu nehmen und voll in das Gefühl einzutauchen. (»Würden Sie sich bitte einmal auf den Stuhl für die Traurigkeit setzen und voll und ganz in die Traurigkeit eintauchen. Sie sind die Traurigkeit!«)
(3) Helfen Sie dem Patienten, die Emotionen spürbar zu machen, indem Sie ihn eine entsprechende Körperhaltung einnehmen lassen (»Können Sie sich mal so hinsetzen, wie die Traurigkeit sitzen würde?«). Erfragen Sie Körperreaktionen, Gedanken, Wahrnehmung und Verhaltensimpulse (»Wie fühlen Sie sich körperlich, wenn Sie auf dem Stuhl sitzen? Was geht Ihnen durch den Kopf? Worauf richtet sich Ihre Wahrnehmung? Was möchten Sie am liebsten tun?«)
(4) Wenn das Gefühl ausreichend intensiviert ist, bitten Sie den Patienten, aufzustehen und sich die Emotion aus der Distanz anzuschauen (»Da sitzt die Traurigkeit, Sie sind jetzt hier und können die Traurigkeit sehen, wie fühlt sich das an?«)
(5) Erarbeiten Sie mit dem Patienten, wie es sich anfühlt, wenn er auf dem Stuhl sitzt. Verdeutlichen Sie dabei, dass sich das Gefühl auf dem Stuhl immer wieder selbst auslöst und verstärkt (»Das Gefühl entsteht immer wieder aus sich selbst und nimmt Sie voll und ganz ein.«; »Wenn Sie auf dem Stuhl sitzen, dann können Sie nichts anderes sehen als Ihre Traurigkeit.«)
(6) Helfen Sie dem Patienten, das Gefühl mit Distanz zu betrachten und verdeutlichen Sie, dass daraus andere Handlungsmöglichkeiten erwachsen und Platz für andere Eindrücke und Emotionen da sind: »Wenn Sie von dem Stuhl aufstehen, dann können Sie auch andere Dinge sehen, schauen Sie sich mal um, z. B. können Sie sehen, was Ihnen sonst noch wichtig ist, was Ihre Ziele und Werte sind und Sie können dann entscheiden, wie Sie mit der Traurigkeit umgehen wollen.« Oder: »Ja, Sie haben zwar ein starkes Gefühl von Traurigkeit, aber Sie können entscheiden, wie Sie damit umgehen möchten, dazu ist es gut, wenn Sie mehr Überblick haben!«
(7) Besprechen Sie die Stuhlübung anschließend mit dem Patienten und überlegen Sie mit ihm gemeinsam, wie er die gewonnenen Erkenntnisse im Alltag umsetzen kann.

INFO 9.8 /

P **T**

Emotionen helfen uns, unsere Bedürfnisse zu erkennen

Eine Funktion von Emotionen ist, dass sie Informationen über Bedürfnisse enthalten. Sie zeigen, was wichtig ist und was wir uns wünschen bzw. was nicht. Sie bereiten darauf vor, entsprechend von Bedürfnissen zu handeln. Die Befriedigung von Bedürfnissen ist für die Lebensqualität wichtig und schützt vor psychischen Erkrankungen.
Grundbedürfnisse beschreiben das, was bereits Kinder brauchen, um sich körperlich und psychisch gesund entwickeln zu können. Folgende Bedürfnisse sind dabei besonders wichtig:

(1) **Sicherheit, »stabile Basis«:** Kinder brauchen einen Erwachsenen, auf den sie sich verlassen können – jemanden, der für sie sorgt und ihnen die Möglichkeit gibt, sich in sicherer Umgebung zu entwickeln und zu entfalten.

(2) **Geborgenheit und Verbundenheit mit anderen Menschen:** Kinder brauchen Verbundenheit mit anderen und die Möglichkeit, ihre Erfahrungen, Gedanken und Gefühle mit anderen zu teilen.

(3) **Autonomie und Selbstständigkeit:** Kinder brauchen ein sicheres Umfeld, von dem aus sie die Welt entdecken können. Ziel der Entwicklung vom Kind zum Erwachsenen ist es, auf eigenen Füßen zu stehen. Gute Eltern und andere an der Erziehung beteiligte Personen erlauben Kindern schrittweise, sich von ihnen zu lösen, um unabhängige Erwachsene zu werden.

(4) **Anerkennung, Lob und Akzeptanz:** Kinder brauchen Wertschätzung für das, was sie darstellen, um ein starkes Selbstbewusstsein und Selbstachtung entwickeln zu können. Kinder sollten anerkannt und geschätzt werden für das, was sie tun und was sie können.

(5) **Freiheit, sich mitzuteilen:** Die Äußerung der eigenen Gedanken, Emotionen und Bedürfnisse muss erlernt und gefördert werden. Sie darf nicht von strengen Regeln unterdrückt werden.

(6) **Realistische Grenzen:** Kinder brauchen Regeln, um in einer Gesellschaft mit anderen zu leben. Sie brauchen das Wissen, wann sie ihren Emotionsausdruck im Umgang mit anderen begrenzen müssen und müssen üben, dies auch umzusetzen. Sie brauchen die Fähigkeit, angemessen mit Niederlagen und Enttäuschungen umzugehen. Sie müssen lernen, dass sie Pflichten haben und auch langweilige Dinge erledigt werden müssen.

(7) **Liebe und Aufmerksamkeit:** Kinder benötigen Zuwendung, körperliche und emotionale Nähe, Liebe und Aufmerksamkeit.

(8) **Spontanität, Spaß und Spiel:** Kinder brauchen Freiräume, um spielerisch, ausgelassen, fröhlich und spontan zu sein.

Wenn diese Bedürfnisse erfüllt werden, lernen Kinder angemessen mit ihren Emotionen umzugehen und können gesunde Beziehungen aufbauen. Diese Grundbedürfnisse gelten auch im Erwachsenenalter und die Emotionen helfen dabei, sie zu erkennen und entsprechend zu handeln.

AB 9.4 / P T

Zusammenhang zwischen Emotionen und Bedürfnissen erkennen 1/2

Emotionen geben Hinweise auf möglicherweise unerfüllte Bedürfnisse. Allerdings ist dieser Code nicht immer ganz einfach zu entschlüsseln, da er zum einen für jede Emotion unterschiedlich und zum anderen oft auch sehr individuell ist, abhängig von der eigenen Lerngeschichte und der jeweiligen Situation. Die Grundbedürfnisse geben eine gute Richtschnur. Zusätzlich gibt es noch eine große Anzahl an situationsgebundenen und individuellen Bedürfnissen und Wünschen. Dieses Arbeitsblatt hilft Ihnen dabei, den Zusammenhang zwischen spezifischen Emotionen und Bedürfnissen zu erkennen. Hierbei wird für jede Emotion zunächst eine allgemeine Idee vorgegeben, überprüfen Sie, ob diese auf Sie zutrifft oder ob Sie vielleicht noch etwas anderes brauchen, wenn Sie das jeweilige Gefühl haben.
Wenn es Ihnen schwerfällt, eigene Bedürfnisse zu erkennen, können Sie sich auch fragen: »Was bräuchte jetzt ein Kind, das sich so fühlt?«

Emotion	**Bedürfnis**	**Was brauche ich, wenn ich mich so fühle?**
Traurigkeit	Verbindung mit anderen, Trost, Freiheit sich mitzuteilen	
Angst	Schutz, Unterstützung bekommen, Sicherheit	
Freude	Erfolg, Spaß und Spiel, Freiheit sich mitzuteilen, Verbundenheit mit anderen	
Ärger / Wut	Hinweis auf Verletzung von Spielregeln durch andere, unerfüllte Bedürfnisse nach Aufmerksamkeit, Autonomie und Selbstständigkeit, Notwendigkeit, Grenzen und Bedürfnisse zu verteidigen	
Schuld	Hinweis auf eigene Regelverletzung, Bedürfnis nach versöhnlichem Umgang anderer mit eigenen Schwächen, Wiedergutmachung, Verbindung mit anderen, Schutz vor Ausschluss und Zurückweisung, Akzeptanz	
Scham	Schutz vor drohendem Ausschluss, Schutz der eigenen Intimsphäre	
Liebe	Verbundenheit mit anderen, Liebe und Aufmerksamkeit	

Zusammenhang zwischen Emotionen und Bedürfnissen erkennen

Emotion	**Bedürfnis**	**Was brauche ich, wenn ich mich so fühle?**
Einsamkeit	Verbindung mit anderen, Geborgenheit	
Ekel	Schutz vor Krankheit, Wahrung eigener Grenzen	
Stolz	Anerkennung, Lob und Akzeptanz, Freiheit, sich mitzuteilen	
Hoffnungslosigkeit/ Niedergeschlagenheit	Kräfte sparen, Neuorientierung, Verbundenheit, um neue Kraft zu tanken	
Misstrauen	Schutz vor Grenzüberschreitung, Bedürfnisverletzung	
Enttäuschung	Hinweis auf Bedürfnisverletzung, v. a. Aufmerksamkeit, Anerkennung, Lob, Verbindung mit anderen	
Kränkung	Hinweis auf Bedürfnisverletzung, v. a. Aufmerksamkeit, Anerkennung, Lob	
Hilflosigkeit	Sicherheit, Unterstützung, Verantwortungsabnahme	
Hoffnung/ Mut	Verbindung mit anderen, Freiheit, sich mitzuteilen	

Grundsätzlich gilt auch hier: Bedürfnisse sind immer nachvollziehbar. Es kann aber sinnvoll sein, sich gegen Verhalten zur Erfüllung eines Bedürfnisses zu entscheiden, wenn Ziele und Werte oder langfristig andere Bedürfnisse bedroht sind. Dann ist es wichtig, entgegengesetzt zur Emotion zu handeln.

INFO 9.9 / P T

Emotionsgetriebenes Verhalten und Funktion verschiedener Emotionen

Wissen über emotionsgetriebenes Verhalten und seinen adaptiven Wert hilft, die Emotionen besser zu verstehen:

Emotion	Emotionsgetriebenes Verhalten	Adaptiver Wert
Traurigkeit	Verhalten nicht fortführen, Rückzug, weinen, Unterstützung suchen	Reorganisation des sozialen Netzwerks nach Verlust (Trost / Unterstützung bekommen)
Angst	fliehen, vermeiden, Unterstützung holen	Schutz, Gefahren entrinnen, Unterstützung bekommen
Freude	Verhalten wiederholen, lächeln, Freude teilen	Adaptives Verhalten intensivieren, Verstärkung von sozialen Bindungen, Informationen über Vorlieben
Ärger / Wut	Angreifen, kritisieren	Verteidigung von persönlichen Grenzen / Bedürfnissen, Schutz vor Verletzung von Spielregeln durch andere
Schuld	Sühne / Wiedergutmachung leisten, sich entschuldigen, sich verstecken, auf angenehme Dinge verzichten, anderen etwas Gutes tun	Einhaltung von ethischen Standards, Schutz vor sozialem Ausschluss
Scham	Verhalten korrigieren, sich verstecken, im Boden versinken	Einhaltung von sozialen Normen, Schutz vor sozialem Ausschluss, Schutz der eigenen Intimsphäre
Liebe	Annäherung, Selbstaufopferung	Förderung von Paarbeziehung und sozialen Netzwerken, Reproduktion
Einsamkeit	Kontakt suchen, Erinnerungen an vermisste Personen pflegen	Verbindung mit anderen, Kontaktsuche
Ekel	Vermeiden, erbrechen, reinigen, waschen	Schutz vor Infektionen, Vergiftungen, Schutz vor unerwünschten Genen und sexuellen Kontakten
Stolz	Verhalten wiederholen, lachen, lächeln, sich anderen mitteilen	Mobilisiert Energie für die Fortsetzung erfolgreicher Handlungen, Bewunderung durch andere
Hoffnungslosigkeit/ Niedergeschlagenheit	Verhalten nicht fortsetzen, Anstrengungen aufgeben, Rückzug, Inaktivität	Akzeptanz von unveränderlichen Situationen, Kräfte sparen, Durchgangsstadium zur Neuorientierung, neue Kraft tanken
Misstrauen	Kooperation ablehnen, Vorschläge und Bitten zurückweisen, andere überprüfen, anderen etwas unterstellen oder sie beschuldigen, sich zurückziehen, wenig von sich offenbaren	Schutz vor Missbrauch und Betrug, Wichtigkeit von Fairness in zwischenmenschlichen Beziehungen wird betont
Enttäuschung	Kooperation einstellen, sich zurückziehen, dem anderen Vorwürfe machen	Schutz vor Missbrauch und Betrug, Hinweis auf Bedürfnisverletzung
Kränkung	sozialer Rückzug, dem anderen Vorwürfe machen, Einfordern korrekter Behandlung, Verweigerung von weiterem Kontakt	Notwendigkeit von Selbstachtung und Würde wird betont, Schutz vor Statusverlust
Hilflosigkeit	Verantwortungsabgabe, Verhalten nicht fortsetzen, Hilfe einfordern	Hilfe bekommen, Verantwortung abgeben, von anderen versorgt werden
Hoffnung / Mut	(riskantes) Verhalten beginnen oder fortsetzen	Mobilisiert Energie für das Handeln und das Verfolgen von persönlichen wichtigen Zielen auch bei der Abwesenheit von Sicherheit oder Erfolgsgarantien

AB 9.5 / P

Achtsamkeit für Emotionen erhöhen – Spezifische Emotionen erkennen

Aufgabe: Füllen Sie dieses Arbeitsblatt für die für Sie wichtigen Emotionen aus und arbeiten Sie die für Sie wichtigen Erkennungsmerkmale und die Funktion der Emotion heraus.

Emotion:

Meine typischen Auslöser:

Meine körperliche Reaktion:

Meine Gedanken und Bewertungen in der Situation:

Darauf richtet sich meine Wahrnehmung:

Meine Folgegefühle:

Mein emotionsgetriebenes Verhalten (dieses Verhalten schlägt mir die Emotion vor):

Funktion der Emotion:

Was brauche ich, wenn ich diese Emotion habe?

AB 9.6 /

P

Achtsamkeit für Emotionen erhöhen – Verschiedene Emotionen in einer Situation identifizieren

Dieses Arbeitsblatt hilft Ihnen verschiedene Emotionen in einer bestimmten Situation zu identifizieren,

Beschreibung der Situation:

Meine körperliche Reaktion:

Meine Gedanken und Bewertungen in der Situation:

Darauf hat sich meine Wahrnehmung gerichtet:

So habe ich mich verhalten bzw. das hätte ich am liebsten getan:

Meine Emotionen:

INFO 9.10 /

P

Wie kann ich Emotion beeinflussen?

Emotionen lassen sich nicht direkt verändern. Wenn Sie sich jetzt zum Beispiel vornehmen, fröhlich zu sein, dann wird das meistens nicht funktionieren. Es kann sogar paradoxe Effekte haben: Wenn man beispielsweise traurig ist und sich stattdessen freuen will, dann wird man meist noch trauriger. Ganz ähnlich ist es, wenn man im Bett liegt und unbedingt schlafen will. Emotionen lassen sich nur indirekt beeinflussen.

Es gibt laut Emotionsregulationsmodell fünf Möglichkeiten, Emotionen zu verändern:

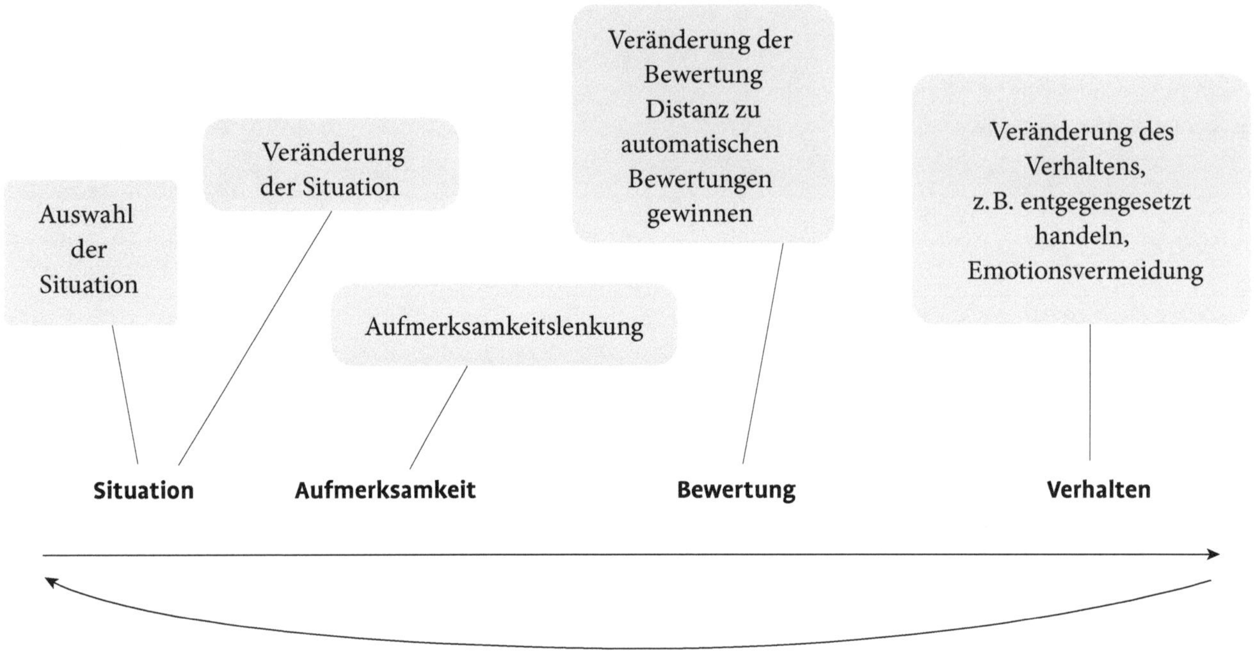

Abbildung Das Prozessmodell der Emotionsregulation (Gross, 2002)

(1) **Situation neu auswählen** (Annäherungs- oder Vermeidungsverhalten). Beispiele: Auf eine Party gehen, wenn man gerne das Gefühl von Freude haben möchte. Den Kontakt mit einem Mensch vermeiden, der einen ständig kritisiert, um die Emotion Scham nicht zu erleben.

(2) **Situation verändern oder neugestalten.** Beispiele: Den Partner bitten, auf Beleidigungen zu verzichten, oder ihn auffordern, einen in den Arm zu nehmen.

(3) **Aufmerksamkeitslenkung verändern.** Beispiel: Wenn Sie mit jemandem sprechen, den Sie gerade kennengelernt haben, und Sie achten dabei darauf, ob Sie selbst nicht stottern, werden Sie eher Scham empfinden, als wenn Sie genau beobachten, was er sagt und wie er sich verhält.

(4) **Bewertung der Situation verändern durch Neubewertung oder kritische Distanz.** Beispiele: Sich sagen, »es ist gut für meine Fitness, schwimmen zu gehen«, anstatt »Schwimmen gehen löst Scham aus, ich gehe lieber nicht«. Oder sich sagen: »Der Gedanke ›Du bist den Kollegen lästig, es wäre ihnen lieber, dass du kündigst‹ ist ein Gedanke, nicht die absolute Wahrheit. Behalte kritische Distanz zu diesem Gedanken.«

(5) **Eigenes Verhalten verändern.** Beispiele: Alleine eine Reise in ein Land machen, in dem Sie noch nie waren, um Ihren Mut zu trainieren (entgegengesetztes Handeln bei Angst). Regelmäßig ins Fitnessstudio gehen, um Gefühlen von Kraftlosigkeit entgegenzuwirken.

Gesunde Emotionsregulation orientiert sich sensitiv und flexibel an der jeweiligen Situation und den individuellen Bedürfnissen, Zielen und Werten.

AB 9.7

P

Wie kann ich Emotion beeinflussen?

Aufgabe: Wählen Sie eine belastende Emotion aus, die Sie abschwächen oder seltener erleben möchten, oder eine Emotion, die Sie häufiger erleben möchten. Überlegen Sie anhand des Modells zur Emotionsregulation, wie Sie die Emotion beeinflussen können. Denken Sie daran, der erste Schritt ist die Achtsamkeit und Akzeptanz für die Emotion.

Emotion:

Auswahl der Situation: Kann ich bestimmte Situationen aufsuchen, die das Erleben dieser Emotion wahrscheinlicher bzw. unwahrscheinlicher machen? Wenn ich diese Emotion habe, gibt es bestimmte Situationen, die mir helfen, sie besser zu regulieren bzw. wo kann ich das bekommen, was ich brauche?

Veränderung der Situation: Kann ich die Situation so verändern, dass die Emotion stärker/schwächer wird? Kann ich etwas sagen oder tun? Kann ich etwas oder jemanden mitnehmen, damit es angenehmer ist?

Aufmerksamkeitslenkung: Wo sollte meine Aufmerksamkeit sein, um die Situation angemessen zu bewältigen?

Bewertung: Kann ich die auslösende Situation anders bewerten? Oder kann ich Abstand von meinen Bewertungen nehmen?

Verhalten: Wie kann ich handeln, damit die Emotion schwächer bzw. stärker wird? Wie kann ich handeln, damit ich das bekomme, was ich brauche, wenn ich diese Emotion habe?

Mit oder entgegengesetzt zur Emotion handeln?

Was bedeutet es, mit der Emotion zu handeln?

Zu jeder Emotion gehört ein emotionsgetriebenes Verhalten. Das bedeutet, dass jede Emotion ein bestimmtes Verhalten nahelegt und vorbereitet. Das ist häufig sinnvoll und führt zu angemessenem Verhalten. *Beispiel*: Wenn in den Bergen ein heftiges Gewitter aufzieht, werden die meisten Menschen Angst erleben. Es ist in dieser Situation naheliegend, in der Hütte zu bleiben, um sich nicht der Gefahr eines Blitzschlags auszusetzen. Es ist also sinnvoll, *mit* der Emotion zu handeln.

Was bedeutet entgegengesetztes Handeln? Und wann ist es sinnvoll?

Entgegengesetztes Handeln bedeutet, dass man ein Verhalten zeigt, das dem emotionsgetriebenen Verhalten entgegengesetzt ist, also beispielsweise Annäherungsverhalten statt Vermeidungsverhalten. Das ist dann sinnvoll, wenn das emotionsgetriebene Verhalten nicht das gewünschte Ergebnis erzielt oder im Widerspruch zu eigenen Werten und Zielen steht. *Beispiel*: Die tatsächliche Gefahr ist bei einer Bahnfahrt gering. Der Verzicht auf Bahnfahrten bei Angst würde dazu führen, dass regelmäßiger Kontakt mit dem Partner nicht möglich ist. Entgegengesetztes Handeln ist auch sinnvoll, wenn die Gefahr im Vergleich zu einem anderen Gut gering ist (z. B. es droht zwar ein Gewitter in den Bergen, aber ich muss für einen verunfallten Freund dringend Hilfe holen).

Entgegengesetztes Handeln ist ebenfalls wichtig, wenn es sich um ein aufgrund von Lebenserfahrungen gelerntes, nicht hilfreiches emotionales Reaktionsmuster handelt. Wenn jemand beispielsweise früher häufig gehört hat, dass er hässlich ist, wenn er weint, oder auf andere Weise schikaniert worden ist, wenn er traurig war, dann ist es normal, wenn er auch als Erwachsener ein Gefühl von Scham empfindet, wenn er traurig ist, und die Tendenz hat, sich dann zurückzuziehen. Hier ist es wichtig, dem Schamgefühl (erlernte emotionale Reaktion) entgegengesetzt zu handeln und mit der Traurigkeit zu handeln und sich Unterstützung und Trost zu suchen. In Bezug auf die Depression ist es auch noch wichtig, zu schauen, ob das emotionsgetriebene Verhalten langfristig zu einer Besserung der depressiven Symptome beiträgt.

Entscheidend ist, an den geeigneten Stellen entgegengesetzt zu handeln. Die folgende vereinfachte Abbildung hilft bei diesem Entscheidungsprozess:

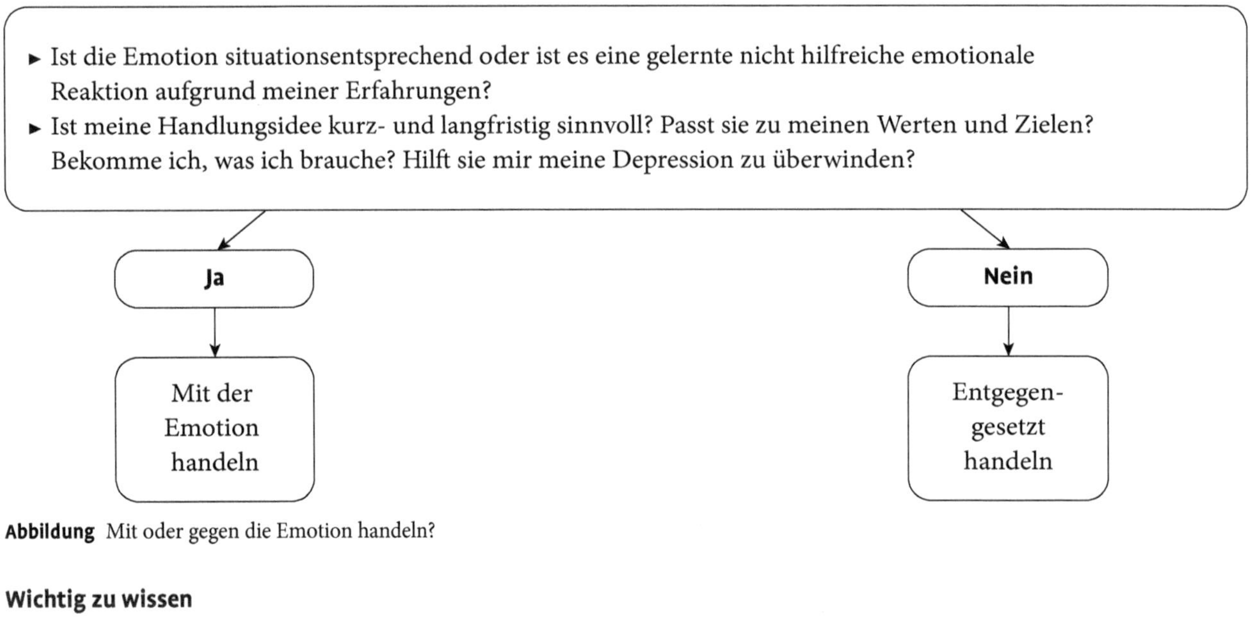

Abbildung Mit oder gegen die Emotion handeln?

Wichtig zu wissen

Bei entgegengesetztem Handeln wird die Emotion zunächst stärker und auch der Handlungsdrang für das emotionsgetriebene Verhalten nimmt zu. Lassen Sie sich davon nicht irritieren. Das ist ein ganz natürlicher Ablauf und zeigt, dass Sie auf dem richtigen Weg sind.

Mit oder entgegengesetzt zur Emotion handeln?

Hinweise auf die Notwendigkeit von entgegengesetztem Handeln bei spezifischen Emotionen

Emotion	Hinweis auf die Notwendigkeit von entgegengesetztem Handeln
Traurigkeit	Untätigkeit und sozialer Rückzug sind nicht nur vorübergehend, Trauer tritt an die Stelle von aktiver Problemlösung
Angst	Angst behindert wesentliche Lebensfunktionen (Reisen, Sport, Kontakte, Selbstfürsorge, Arbeit) und das Erlernen von neuen Fertigkeiten
Freude	Freude wird aus selbstschädigenden oder riskanten Aktivitäten generiert (Drogen, Glücksspiel, Risikoverhalten), Schadenfreude
Ärger / Wut	Aggression schaukelt sich in wichtigen Beziehungen hoch, Gewaltmonopol des Staates wird nicht respektiert
Schuld	Wiedergutmachung und Verzicht ist nicht zeitlich begrenzt, kein tatsächlicher Verstoß gegen ethische Normen
Scham	Rückzugsverhalten nicht zeitlich begrenzt, kein tatsächlicher Verstoß gegen soziale Normen
Liebe	Partner verhält sich nicht wertschätzend und liebevoll, überschreitet Grenzen (z. B. gewalttätig), Partner gehört zu einer tabuisierten Gruppe (z. B. Pfarrer, Lehrer, Psychotherapeut, Minderjährige), Selbstaufopferung wird missbraucht
Einsamkeit	Kontaktbedürfnis behindert die Entwicklung von Autonomie
Ekel	Ekel führt zu Funktionsbeeinträchtigung in den Bereichen Essverhalten oder Sexualität, berufliche Beeinträchtigung
Stolz	Stolz wird aus selbstschädigenden, riskanten oder antisozialen Aktivitäten generiert, Stolz führt zu sozialer Ausgrenzung
Hoffnungslosigkeit/ Niedergeschlagenheit	Untätigkeit und sozialer Rückzug sind nicht nur vorübergehend, Hoffnungslosigkeit verhindert aktive Problemlösung
Misstrauen	Misstrauen behindert soziale Integration, Misstrauen bezieht sich auch auf vertraute Personen
Enttäuschung	Rückzug behindert soziale Funktionsfähigkeit
Kränkung	Kontaktverweigerung behindert soziale Funktionsfähigkeit
Hilflosigkeit	Verhalten behindert das Erlernen von Fertigkeiten und somit die Entwicklung von Autonomie
Hoffnung / Mut	Mut begünstigt Risikoverhalten

AB 9.8 /

P

Mit der Emotion oder entgegengesetzt handeln? Fallbeispiel

Aufgabe: Lesen Sie das folgende Fallbeispiel von Karin. Üben Sie sich darin, Emotionen und das dazugehörige emotionsgetriebene Verhalten von Karin zu erkennen. Überlegen Sie dann für jede Emotion, ob es für Karin sinnvoll ist, *mit* oder *entgegengesetzt* zu der Emotion zu handeln und entwerfen Sie anschließend einen Handlungsplan für Karin.

Beispiel: Karin wird von einer Bekannten, mit der sie in der Schule war, zu einem Geburtstagsfrühstück eingeladen. Zunächst freut sie sich sehr, dass die Bekannte an sie gedacht hat, weil sie sie mag und sich mehr Kontakt zu ihr wünscht. Doch schnell fühlt sie sich sehr verunsichert und denkt: »Ich weiß ja gar nicht, wer da alles kommt. Womöglich kommen andere aus der Schule und fragen mich, was ich so mache. Dann weiß ich wieder nicht, was ich sagen soll, und das wird megapeinlich. Alle anderen haben bestimmt Jobs, nur ich kriege einfach nichts auf die Reihe.«

Welche Emotionen haben Sie erkannt? Schreiben Sie für jede Emotion das emotionsgetriebene Verhalten auf und wägen Sie ab, ob es für Karin sinnvoll ist, mit oder entgegengesetzt zu der Emotion zu handeln. Überlegen Sie dann entsprechend einen neuen Verhaltensvorschlag für Karin. Nutzen Sie dazu die folgende Tabelle.

Emotion	**Emotionsgetriebenes Verhalten**	**Mit Emotion handeln sinnvoll?**	**Neuer Verhaltensvorschlag für Karin**
		☐ ja ☐ nein	
		☐ ja ☐ nein	
		☐ ja ☐ nein	
		☐ ja ☐ nein	
		☐ ja ☐ nein	
		☐ ja ☐ nein	

Zusammenfassender Handlungsplan für Karin:

AB 9.9 /

P

Mit oder entgegengesetzt handeln? Eigene Situation

Mit diesem Arbeitsblatt können Sie in konkreten Situationen üben, Emotionen und das zugehörige emotionsgetriebene Verhalten besser zu erkennen sowie zu entscheiden, ob Sie mit oder entgegengesetzt zur Emotion handeln möchten.

Beschreiben Sie kurz die Situation:

....

....

....

....

....

Welche Emotionen sind beteiligt? Schreiben Sie für jede Emotion das zugehörige emotionsgetriebene Verhalten auf und wägen Sie ab, ob es sinnvoll ist, mit oder entgegengesetzt zu der Emotion zu handeln, Überlegen Sie dann entsprechend einen Verhaltensvorschlag. Nutzen Sie dazu die folgende Tabelle.

Emotion	**Verhaltensdrang**	**Mit Emotion handeln sinnvoll?**	**Neuer Verhaltensidee**
		☐ ja ☐ nein	
		☐ ja ☐ nein	
		☐ ja ☐ nein	
		☐ ja ☐ nein	
		☐ ja ☐ nein	
		☐ ja ☐ nein	

Zusammenfassender Handlungsplan:

....

....

....

INFO 9.12 /

T

Stuhldialoge zur Unterstützung der Emotionsregulation – Mit oder entgegengesetzt handeln?

Stuhldialoge können in vielen Varianten zur Unterstützung beim Erlernen von Fertigkeiten zur Emotionsregulation eingesetzt werden. Eine sehr wirksame Variante, um Achtsamkeit für Emotionen zu stärken und die Fertigkeit des entgegengesetzten Handelns bzw. die Entscheidung, ob entgegengesetzt gehandelt werden sollte, zu trainieren, wird im Folgenden schrittweise vorgestellt.

(1) Lassen Sie sich die Situation kurz schildern.

(2) Arbeiten Sie gemeinsam mit dem Patienten die beteiligten Emotionen heraus. Fragen Sie beispielsweise: »Welche Emotionen spielen für Sie in dieser Situation eine Rolle?« … »Gibt es noch andere Emotionen, die für Sie wichtig sind?«. Im Beispiel von Karin aus AB 9.8 wären das beispielsweise Freude, Verbundenheit, Angst und Scham. Schreiben Sie jede Emotion auf einen Zettel oder lassen Sie Ihren Patienten selbst schreiben (eine Emotion pro Blatt).

(3) Nehmen Sie für jede Emotion einen Stuhl (im Beispiel von Karin also vier Stühle für die vier Emotionen). Lassen Sie den Patienten aussuchen, welcher Stuhl welche Emotion symbolisieren soll, und lassen Sie den Patienten selbst die Stühle räumlich anordnen.

(4) Lassen Sie den Patienten sich nun auf jeden Stuhl einmal setzen und dort die jeweilige Emotion ausdrücken (z. B. »Nun sitzen Sie auf dem Stuhl für die Angst, was macht Sie ängstlich?«, Oder »Das ist der Stuhl für Verbundenheit. Können Sie mir dazu etwas sagen?«). Achten Sie darauf, dass Sie die jeweiligen Emotionen und zugehörige Gedanken oder Körperreaktionen gut validieren. Sollten während des Prozesses weitere Emotionen auftauchen, helfen Sie dem Patienten, diese zu benennen, schreiben Sie die Emotion auf ein weiteres Blatt und nehmen einen weiteren Stuhl. Lassen Sie den Patienten die Emotion ebenfalls vom Stuhl aus ausdrücken.

(5) Wenn der Patient auf allen Stühlen der jeweiligen Emotion Ausdruck verliehen hat, holen Sie einen weiteren Stuhl, auf dem der Patient, die Emotionen mit Abstand betrachten kann. Diesen Stuhl können Sie z. B. »Stuhl für den klaren Blick« nennen.

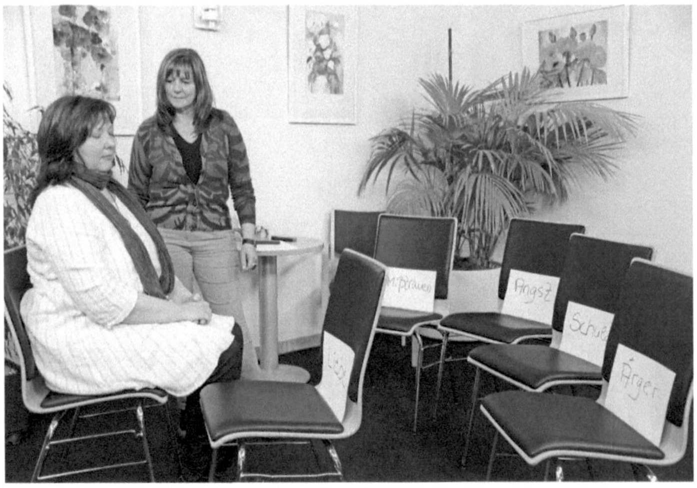

(6) Lassen Sie dem Patienten auf dem »Stuhl für den klaren Blick« Platz nehmen und für jede Emotion reflektieren, ob es sinnvoll für seine Ziele, Werte und Bedürfnisse ist, mit oder entgegengesetzt zur Emotion zu handeln. (z. B. »Wenn Sie sich die einzelnen Emotionen anschauen, bei welcher Emotion wäre es hilfreich, mit der Emotion zu handeln? Bei welcher entgegengesetzt?«, »Kommen wir zum Schamgefühl – ist es sinnvoll, mit oder entgegengesetzt zum Schamgefühl zu handeln?«). Fragen Sie anschließend genau nach, wie das Verhalten aussehen würde, z. B. »Wie würde es konkret aussehen, wenn Sie sich entgegengesetzt zu Ihrem Schamgefühl verhalten? Was würden Sie dann tun?«

(7) Reflektieren Sie anschließend die Übung mit dem Patienten (von den ursprünglichen Therapiestühlen oder im Stehen) und konkretisieren Sie nun zusammenfassend den Handlungsplan.

AB 9.10 /

T

An welchen Stellen ist es für mich wichtig, entgegengesetzt zu handeln?

Überprüfen Sie anhand der folgenden Fragen, an welchen Stellen entgegengesetztes Handeln für Sie wichtig wäre, und treffen Sie anschließend eine Entscheidung, wo Sie entgegengesetztes Handeln als Erstes üben möchten.

Haben Sie aus Angst / Scham aufgehört, bestimmte Dinge zu tun? Wenn ja, welche:

Haben Sie Schwierigkeiten aufgrund von Schuld- / Schamgefühlen, eigene Bedürfnisse bei anderen anzusprechen? Oder Schwierigkeiten, sich abzugrenzen? Wenn ja, in welchen Situationen ist das so?

Haben Sie aufgrund von Schuld / Scham / Selbsthass Schwierigkeiten, sich etwas Gutes zu tun oder sich um sich selbst zu kümmern? Wenn ja, was genau vermeiden Sie zu tun?

Ziehen Sie sich häufig zurück und werden inaktiv, wenn Sie sich hoffnungslos fühlen? Wenn ja, in welchen Situationen ist das so?

Ziehen Sie sich häufig zurück, wenn Sie sich einsam und traurig fühlen? Wenn ja, in welchen Situationen ist das so?

Passt Ihr Verhalten zu Ihren Bedürfnissen, Zielen und Werten?

Wenn nein, wo wäre entgegengesetztes Handeln sinnvoll?

Wo möchten Sie entgegengesetztes Handeln als Erstes üben?

AB 9.11 /

P

Erlebnisvermeidung erkennen

Von Erlebnis- oder Emotionsvermeidung wird gesprochen, wenn die Hauptfunktion einer Verhaltensweise darin besteht, Emotionen oder Gedanken zu vermeiden. In der folgenden Auflistung finden Sie typische Verhaltensweisen und Einstellungen im Zusammenhang mit Erlebnisvermeidung. Kreuzen Sie an, welche davon auf Sie zutreffen:

- Ich vermeide es, zu bestimmten Veranstaltungen zu gehen. (Wenn ja: welche?) ☐

- Ich vermeide es, bestimmte Aufgaben zu übernehmen. (Wenn ja: welche?) ☐

- Ich ziehe mich häufig von anderen zurück. ☐
- Ich schlafe viel oder liege im Bett. ☐
- Ich spreche mit anderen nur ungern über meine Gefühle und Gedanken oder über das, was ich mir wünsche. ☐
- Ich möchte mich nicht auf andere Menschen einlassen. ☐
- Ich habe Angst vor Nähe in zwischenmenschlichen Beziehungen und versuche oft, andere auf Distanz zu halten. ☐
- Ich fühle mich abgekoppelt (nicht im Kontakt mit mir selbst, meinen Gefühlen oder anderen Menschen). ☐
- Meine Wahrnehmung von mir selbst und meiner Umwelt fühlt sich oft fremd an (Dissoziation). ☐
- Ich trinke Alkohol, nehme Medikamente oder Drogen, um meine Gefühle abzudämpfen. ☐
- Ich arbeite viel, um nicht über unangenehme Dinge nachdenken zu müssen. ☐
- Ich esse, um mich zu beruhigen. ☐
- Manchmal hungere ich, um meine Gefühle nicht ganz so stark wahrzunehmen. ☐
- Ich lenke mich durch Fernsehen, Computerspielen, Internet, Putzen, Aufräumen, Sortieren oder Planen von Gefühlen und Gedanken ab. ☐
- Ich bin manchmal sehr bissig und zynisch zu anderen oder schaue sie böse an, damit sie mir nicht zu nahe kommen. ☐
- Ich rede mir ein, dass ich etwas nicht kann, und stecke mir kaum Ziele, damit ich nicht enttäuscht werden kann. ☐
- Gefühle von Ärger oder Wut kenne ich gar nicht bzw. versuche ich zu unterdrücken. ☐
- Ich versuche Gefühle zu vermeiden. ☐
  Wenn ja, welche?

Fallen Ihnen noch weitere Verhaltensweisen ein, bei denen Vermeidung bei Ihnen eine Rolle spielt?

AB 9.12 /

P

Erlebnisvermeidung in einer konkreten Situation überprüfen

Dieses Arbeitsblatt hilft Ihnen dabei, Vor- und Nachteile von Erlebnisvermeidung in einer konkreten Situation zu erkennen und Handlungsalternativen zu entwickeln.

Folgende Situation möchte ich mir anschauen:

Welches Verhalten habe ich angewendet, um Emotionen zu vermeiden?

Welche Emotionen habe ich vermieden?

Warum habe ich mich so verhalten?

Was sind die Konsequenzen meines Verhaltens:

☹ = **negativ**	☺ = **positiv**

Was wäre ein besserer Handlungsplan für die Zukunft?

AB 9.13 /

P

Was ist Dissoziation und wie kann man dissoziative Zustände in den Griff bekommen?

1/2

Dissoziation ist ein Verhalten, das alle Menschen kennen, das jedoch bei Menschen mit Depression häufiger auftritt und hoch automatisiert abläuft. Der Körper fühlt sich dann taub und schwer an, man fühlt sich emotional leer, hat wenig Kontakt zu seinen Gefühlen und Bedürfnissen, ist wie »weggetreten« und hat kaum Verbindung zur Außenwelt.
Dissoziation bedeutet, dass bestimmte Aspekte der Wahrnehmung vom Bewusstsein »abgespalten« sind. Das heißt, dass diese Aspekte verzerrt oder gar nicht wahrgenommen werden. Dies kann die Wahrnehmung der eigenen Person, v. a. der eigenen Gefühle und Körperwahrnehmung, die Wahrnehmung der Umwelt, das Empfinden von Raum und Zeit sowie die Steuerung von bestimmten Verhaltensvorgängen betreffen.
Besonders in Notfallsituationen brauchen Menschen Dissoziation, um bestimmte Ereignisse von ihrer Wahrnehmung abzuschirmen und geordnet handeln zu können. So kann beispielsweise ein Notarzt, wenn er zu einem Verkehrsunfall gerufen wird, nicht in vollständiger Weise seine Gefühle wahrnehmen, da dies seine Fähigkeit, schnell und effektiv zu helfen, beeinträchtigen würde.
Zum Problem wird Dissoziation, wenn das Verhalten mit großer Häufigkeit auftritt, als nicht steuerbar erlebt wird und niederschwellig der Emotionsvermeidung dient. Dies ist häufig bei Menschen mit Depression der Fall, die schon früh dissoziatives Verhalten zum Schutz in emotional belastenden Situationen gebraucht haben.

Woran kann man Dissoziation erkennen?

Wie Dissoziation sich zeigt, ist bei jedem Menschen etwas unterschiedlich.
In der folgenden Auflistung finden Sie einige typische Beschreibungen. Kreuzen Sie an, was auf Sie zutrifft:

- Veränderung der Körperwahrnehmung (z. B. Körper oder bestimmte Körperteile fühlen sich dumpf, schwer oder in der Größenproportion verändert an, »als würden sie nicht dazu gehören«, auch Veränderung der Schmerzwahrnehmung) ☐
- Erinnerungslücken, »Aussetzer« ☐
- Aufmerksamkeits- oder Konzentrationsstörungen ☐
- eigene Person oder Umwelt werden als unwirklich wahrgenommen (»wie in Watte gepackt sein«, »neben sich stehen«, »wie unter eine Glasglocke« leben, sich wie von anderen abgeschnitten wahrnehmen) ☐
- verändertes Hören / Sehen (z. B. verschwommen sehen, dumpfer, gedämpfter hören) ☐
- Gefühl innerer Leere oder »Nichts«-Gefühl ☐
- »Tunnelblick«, starrer, leerer Blick ☐
- unflexibles, gleichförmiges Bewegungsmuster (wie ein Automat) ☐
- Verlust von Raum- und Zeitgefühl ☐

Was kann man tun, um Dissoziation entgegenzuwirken?

Wie bei jedem problematischen Verhalten ist es erstmal wichtig zu verstehen, wann und warum dieses Verhalten auftritt und wieso es entstanden ist. Anschließend sollten Sie überlegen, was dieses Verhalten heute für Vor- und Nachteile hat und ob Sie daran arbeiten wollen, es zu verändern und wieder mehr Kontrolle über Ihre Aufmerksamkeitslenkung zu bekommen.

Was ist Dissoziation und wie kann man dissoziative Zustände in den Griff bekommen?

Antidissoziative Strategien

Antidissoziative Strategien sind Strategien, die Dissoziation entgegenwirken. Das zentrale Ziel ist es, Ihre **Aufmerksamkeit im Hier und Jetzt zu fokussieren.**
In der folgenden Liste finden Sie einige Vorschläge und Ideen:

- aufrechte, zugewandte Körperhaltung, zwischendurch immer mal verändern
- Bewegung (z. B. Spazierengehen, einen Ball gegen die Wand werfen, Hampelmänner machen), aber keine gleichförmigen Bewegungen
- Blickkontakt aufnehmen, sich im Raum orientieren, keinen fixen Punkt anvisieren
- Verankern, dass Sie im Hier und Jetzt sind und nicht in einer früherer Situation (Diskriminationstraining: überprüfen, was ist heute anders als früher?)
- Bodenkontakt (beide Füße fest auf dem Boden, zwischendurch kann auch mehrfach Aufstampfen oder Aufstehen mal ganz hilfreich sein)
- frische Luft
- Gefühle zulassen und wahrnehmen
- auf eigene Bedürfnisse achten
- starke, körperliche Reize, die Sie im Hier und Jetzt halten und mit denen Sie gleichzeitig Ihre Anspannung überprüfen und regulieren können (z. B. Coolpack, Kalt-Duschen, Ammoniak, scharfe Lakritz etc.)
- bei Gesprächen zuhören und sich beteiligen
- mehrfach tief durchatmen und die Muskeln lockern
- auf ausreichend Schlaf, gesunde Ernährung und genügend Flüssigkeitszufuhr achten

INFO 9.13 /

P

Akzeptanz von Emotionen

Akzeptanz von Emotionen bedeutet Wahrnehmen von Emotionen ohne zu handeln

Akzeptanz von Emotionen ist eine wichtige Fertigkeit, die man trainieren kann und die vor Depression schützt. Sie ist das Gegenteil von Emotionsvermeidung. Emotionen akzeptieren bedeutet dabei, sie so anzunehmen, wie sie sind, und die Emotionen zu erleben, ohne zu versuchen, sie zu verändern. Es bedeutet, dass man Emotionen nicht bewertet, weder versucht sie zu vermeiden oder wegzumachen, noch sich wünscht, andere Emotionen zu haben, sondern die Emotionen annimmt, die da sind. Es bedeutet, sich innerlich die Erlaubnis zu geben, sich so zu fühlen, wie man es gerade tut, und sich bewusst zu machen, dass man das auch aushalten kann.

Emotionen sind wie Wellen

Wenn man Emotionen wahrnimmt, ohne zu handeln, kann man die Erfahrung machen, dass Emotionen nach einer Weile wieder schwächer werden. Emotionen sind wie Wellen. Sie kommen und sie gehen. Stellen Sie sich vor, auf diesen Wellen zu reiten, d.h. oben zu bleiben, ohne ins Wasser zu fallen und möglicherweise dadurch sogar voranzukommen. Es ist nicht hilfreich, diese Wellen zu bekämpfen oder beherrschen zu wollen: Man kann nicht einfach ein bestimmtes Gefühl fühlen wollen und schon ist es da, oder es nicht fühlen wollen und schon ist es weg. Das sind Ziele, die nicht erreichbar sind, und so ist ein Misserfolg vorprogrammiert, der erneut unangenehme Gefühle auslöst. Man kann aber Gefühle zulassen, sie annehmen und ihnen erstmal Raum geben – so kann die Information, die durch die Emotion übermittelt werden soll, übermittelt werden. Anschließend reguliert sich die emotionale Intensität von selbst. Innere Vermeidung und Bewertung von Gefühlen stören diesen natürlichen Ablauf.

Akzeptanz bedeutet, bei der Emotion zu bleiben, ohne sie zu bewerten und zu verändern, und sich dem natürlichen Verlauf der Emotionswelle mit ihren Aufwärts- und Abwärtsbewegungen auszusetzen. Wenn Emotionen einen starken Handlungsdruck erzeugen, kann man mit der Handlungstendenz in gleicher Weise umgehen. Sie nicht bewerten, nicht danach handeln, sondern das Auf und Ab der Handlungstendenz beobachten. Die Aufmerksamkeit richtet sich dabei auf den Prozess der Emotion, wie die Emotion kommt und geht, und nicht auf den Inhalt oder die Auslöser der Emotion.

Akzeptanz ist eine mutige, aktive Haltung. Um ein besseres Leben zu führen, ist es nicht erforderlich, anders zu denken oder zu fühlen. Akzeptanz hilft Ihnen, unnötige Kämpfe zu reduzieren und Ruhe ins System zu bringen, sodass Sie anschließend Emotionen effektiv regulieren können.

Paradox, aber wahr: Akzeptanz ist der erste und notwendige Schritt zur Veränderung!

AB 9.14 /

P

Akzeptanz von Emotionen üben

Akzeptanz von Emotionen ist eine wichtige Fertigkeit, die man wie alle Fertigkeiten trainieren kann. Daten belegen, dass die Fertigkeit Akzeptanz von Emotionen einen wirksamen Schutz vor Depression darstellt. Es ist daher wichtig, dass Sie diese Fertigkeit trainieren. Hierbei hilft dieses Arbeitsblatt.

Meine Selbstinstruktion

Formulieren Sie zunächst einen persönlichen Satz, der Ihnen bei der Akzeptanz von Emotionen hilft. Das kann beispielsweise etwas sein wie: »Ich darf mir erlauben, meine Gefühle zu akzeptieren, und ich kann es auch aushalten.« Oder: »Gefühle sind wie Wellen, ich kann auf ihnen reiten«, oder »Akzeptanz ist der erste Schritt zur Veränderung!« Oder: »Es ist okay, dass meine Emotion da ist, dafür gibt es einen Grund«.

Wie kann man Akzeptanz von Emotionen üben?

Wenn starke Emotionen auftreten, dann denken Sie bitte daran, Akzeptanz von Emotion zu üben.

(1) Treten Sie innerlich ein Schritt zurück.

(2) Benennen Sie Ihre Emotion (z. B. Scham, Traurigkeit, Ärger, Angst).

(3) Wie stark ist die Emotion von 0 – 100?

(4) Machen Sie sich bewusst, dass jede Emotion einen typischen zeitlichen Ablauf hat. Emotionen sind wie Wellen. Die Emotion wird sich von alleine regulieren.

(5) Machen Sie sich bewusst, dass es einen Grund dafür gibt, warum die Emotion da ist.

(6) Geben Sie der Emotion die Erlaubnis, da zu sein, und versuchen Sie nicht, sie zu verändern.

(7) Machen Sie sich bewusst, dass Sie die Emotion aushalten können. Man kann nicht an Emotionen sterben!

(8) Verzichten Sie auf Bewertungen der Emotion! Wenn Bewertungen kommen, so nehmen Sie sie achtsam wahr und lösen Sie sich wieder von ihnen.

(9) Nehmen Sie den Handlungsimpuls wahr, aber handeln Sie nicht!

(10) Lassen Sie sich Zeit.

(11) Lassen Sie Ihren Emotionen Raum.

AB 9.15 /

P

Emotionale Verknüpfungen aufgrund der Lerngeschichte

Emotionen sind für das Lernen neuer Zusammenhänge unerlässlich

Unser Gehirn kann zeitlebens neue emotionale Verknüpfungen bilden. Das ist wichtig für die Anpassung an eine schnell wechselnde Umgebung. Die meisten emotionalen Verknüpfungen bilden sich in der Kindheit. Hier sind einige Beispiele: Wenn ein Kind auf eine heiße Herdplatte gefasst hat, entwickelt es Angst davor und wird von heißen Gegenständen fernbleiben. Das Gleiche gilt für Autos, scharfe Gegenstände oder Strom. Wenn andere Kinder ein Kind anstrahlen, weil es ihnen einen von seinen Keksen abgegeben hat, dann wird bei dem Kind Freude entstehen und es wird häufiger Dinge für andere tun. Wenn ein Kind dagegen anderen Kindern Kekse ungefragt wegnimmt, dann werden die anderen Kinder ärgerlich gucken und nicht mehr mit dem Kind spielen wollen. Das so entstehende Gefühl von Schuld hilft, zu lernen, anderen nicht ungefragt etwas wegzunehmen. Dies sind nur einige kleine Beispiele, tatsächlich lernt das Gehirn unendlich viele solcher Verknüpfungen und Emotionen sind dafür unerlässlich.

Problematische emotionale Verknüpfungen

Allerdings kann das Gehirn auch sehr ungünstige emotionale Verknüpfungen bilden, die im späteren Leben behindern. Solche ungünstigen emotionalen Verknüpfungen bilden sich in der Kindheit vor allen Dingen dann, wenn wichtige Grundbedürfnisse wie Sicherheit, Geborgenheit, Aufmerksamkeit, Autonomie, realistische Grenzen oder Spaß und Spiel frustriert werden. Die in der Kindheit gelernten emotionalen Verknüpfungen sind oft sehr tief verwurzelt, meist sind sie den betroffenen Personen gar nicht bewusst. Auch hierfür einige Beispiele: Wenn jemand als Kind, wenn er eigene Bedürfnisse angesprochen hat, als egoistisch bezeichnet wurde oder auf andere Weise ein Schuldgefühl bei ihm ausgelöst wurde, so kann es sein, dass er auch im Erwachsenenalter beim Ansprechen von Bedürfnissen Schuld empfindet. Wenn jemand als Kind bei kleinen Fehlern schikaniert wurde, so empfindet er wahrscheinlich auch später beim kleinsten Fehler tiefe Scham. Bei manchen Personen hat dies zur Folge, dass sie alles besonders gut und richtig machen möchten (Perfektionismus), um dem Schamgefühl zu entgehen. Andere wiederum vermeiden jegliche Aufgaben, weil sie Angst haben, Fehler zu machen. Ein weiteres Beispiel ist, wenn jemand als Kind beim Ausdruck von Ärger den Eindruck hatte, dass sich wichtige Bezugspersonen von ihm zurückziehen, so kann es sein, dass er später Ärger unterdrückt. Alle Menschen lernen einige solcher ungünstigen emotionalen Verknüpfungen, aber bei Menschen mit psychischen Erkrankungen, insbesondere bei Depression, ist dies häufiger der Fall.

Haben Sie bei sich bereits einige solcher problematischen emotionalen Verknüpfungen entdeckt? Wenn ja, welche?

INFO 9.14 /

T

Anleitung: Diagnostische Imagination mit Emotionsbrücke

Emotionale Verknüpfungen aufgrund der Lerngeschichte erkennen

Diagnostische Imaginationen mit sogenannten »Emotionsbrücken« bieten einen guten Weg, um erlernte problematische emotionale Muster Ihres Patienten besser zu verstehen. Die folgende Anleitung zeigt das Vorgehen, wie Sie von einer aktuell problematischen Situation über eine Emotionsbrücke die Verknüpfung in die Vergangenheit erstellen, um die Wurzeln der emotionalen Reaktion erklärlich zu machen und frustrierte Bedürfnisse zu erkennen. Am besten funktioniert diese Übung, wenn Sie sie direkt mit einer aktuellen unangenehmen Situation durchführen, die Ihr Patient Ihnen schildert. Optional können Sie die Übung beispielsweise mit einer Übung zum sicheren Ort beginnen und abschließen. Therapeuten, die bereits Erfahrungen mit der Technik des Imagery Rescripting haben, können diese Technik fakultativ anschließen (ein kurzer Leitfaden findet sich in AB 9.15).

Anleitung: Diese Situation scheint mir sehr wichtig für Sie zu sein und ist, glaube ich, mit großem Leid für Sie verbunden, oder? … Ich möchte gerne eine Imaginationsübung dazu mit Ihnen machen. Diese Übung wird uns helfen, Ihre emotionalen Muster besser zu verstehen, und in einem zweiten Schritt können Sie dann lernen, mit solchen Situationen anders umzugehen. Machen Sie mit? … Nehmen Sie eine bequeme Körperhaltung ein und schließen Sie Ihre Augen. Wenn das zu unangenehm für Sie ist, dann fixieren Sie einen festen Punkt im Raum. Entspannen Sie sich und nehmen Sie einen tiefen Atemzug … Nun versetzen Sie sich nochmal in die Situation, von der wir gerade gesprochen haben, hinein, als ob sie gerade jetzt passiert. Beschreiben Sie mir, was passiert …Was denken Sie? … Was fühlen Sie? … Gibt es noch weitere Gefühle? … *(zentrale Gefühle herausarbeiten)* …Welches ist das intensivste Gefühl? … Wo spüren Sie dieses Gefühl im Körper? Fassen Sie ruhig einmal dorthin … *(Emotion durch Körperempfindung intensivieren)* … Löschen Sie jetzt die aktuelle Situation vor Ihrem inneren Auge und bleiben Sie nur bei dem Gefühl. Lassen Sie sich anhand Ihres Gefühls in Ihre Vergangenheit zurückfallen. Schauen Sie, ob ein Bild oder eine Erinnerung auftaucht, in der Sie sich genauso gefühlt haben … *(zwischendurch validieren, Druck reduzieren, eventuell das Gefühl paraphrasieren, um dem Patienten zu helfen, eine Situation zu finden)* … Drängen Sie sich nicht, schauen Sie einfach, was kommt … Ah, Sie haben ein Bild. Wie alt sind Sie denn? … Dann werde ich Sie jetzt duzen … Wo bist du denn gerade? … Bist du alleine oder ist da noch jemand anders? Was passiert gerade? … Wie geht es dir? … Was geht dir gerade durch den Kopf? … Was fühlst du? … Was möchtest du gerne tun? …Was brauchst du? … Was wünschst du dir? … Schau nochmal hin, was ist dein Bedürfnis? … Oh, das kann ich gut verstehen … Nun lass die Szene innerlich wieder verblassen. Lass dich langsam wieder ins Hier und Jetzt zurückgleiten. Nimm nochmal einen tiefen Atemzug … Und jetzt mache in deiner Geschwindigkeit wieder die Augen auf … Sehr gut.

Bereiten Sie die Übung anschließend kognitiv mit Ihren Patienten nach und nehmen Sie sich dafür Zeit, ausführlich zu validieren. Achten Sie bei der Nachbereitung insbesondere auf folgende Fragen:

- Welche Emotionen standen in der heutigen und in der früheren Situation im Vordergrund?
- Welche Bedürfnisse sind frustriert worden?
- Was sind die Gemeinsamkeiten und Unterschiede zwischen der heutigen Situation und der früheren Situation?
- Welche Folgen hat das erlernte emotionale Muster im Hier und Jetzt (z. B. auf die eigenen Bedürfnisse, auf das Bild von sich selbst, auf die Beziehungen zu anderen)?
- Wie kann der Patient in zukünftigen Situationen anders reagieren, sodass er andere Erfahrungen machen kann?

INFO 9.15 /

T

Anleitung zum Imagery Rescripting

Beim Imagery Rescripting (IR) wird eine emotional belastende Situation, meist eine unangenehme Erinnerung, imaginiert und in einem zweiten Schritt so verändert, dass sie einen positiven Ausgang findet und die Bedürfnisse des Patienten befriedigt werden. Dabei werden im Wesentlichen zwei Phasen unterschieden:

- **Phase I: Imagination der belastenden Situation** und
- **Phase II: Rescripting –Veränderung der Situation,** sodass sie einen positiven Ausgang findet.

Das *zentrale Ziel* ist dabei *eine Veränderung der mit der vergangenen Situation verknüpften Bedeutung* bzw. der damit verbundenen dysfunktionalen Schemata (»Neubewertung«). Gleichzeitig werden neue korrigierende interpersonelle Erfahrungen und neues Lernen im Umgang mit eigenen Emotionen und Bedürfnissen ermöglicht. Die Wirksamkeit bei Patienten mit depressiven Störungen konnte eindrucksvoll gezeigt werden (Brewin et al., 2009; Wheatley et al., 2007).
Obwohl IR eine flexible und kreative Technik ist, deren genauer Verlauf meist nicht sicher vorhergesagt werden kann, gibt es ein sehr strukturiertes Vorgehen, das als »roter Faden« durch den emotionalen Prozess leitet:

Phase I: Imagination der belastenden Situation

- Szene aus Sicht des Kindes / früheren Ichs beschreiben lassen
- Ich- und Gegenwartsform
- Fokus auf Emotionen und Bedürfnissen
- Typische Fragen: Wo bist du? Wie alt bist du? Wer ist noch da? Was passiert in dem Bild? Was fühlst du? Was denkst du? Was brauchst du?
- Einstieg in die Phase II, wenn Emotion und Bedürfnisse gut spürbar sind, möglichst bevor die Erinnerung zu traumatisch wird

Phase II: Rescripting – Veränderung der Situation

- Einführung der Hilfsperson (Therapeut, Patient selbst oder hilfreiche andere Figur, entsprechend der Fertigkeiten des Patienten)
- Sicherheit schaffen, Täter stoppen
- Bedürfnisse erfüllen, Emotionen validieren, Kind / früheres Ich versorgen und trösten
- Reduktion von Bedrohung, Angst, Schuld, Scham, Insuffizienzgefühlen
- Förderung des Erlebens von Sicherheit, Freude, Geborgenheit und positiven Beziehungserfahrungen
- Optional: angenehme Situation folgen lassen (z. B. Zoobesuch, Eisessen oder Ähnliches)

Beispiele zur Durchführung des Imagery Rescripting im Rahmen der Schematherapie finden beispielsweise auf der DVD »Schematherapie« (Jacob & Seebauer, 2013)

INFO 9.16 / P

Emotionale Labilität vermindern, für sich sorgen

Alle Menschen sind unter bestimmten Umständen emotional verletzlicher als in anderen Situationen, beispielsweise wenn sie hungrig sind oder wenig geschlafen haben. Die Auslöseschwelle für eine Emotion kann dann sehr niedrig sein, man entwickelt z. B. leichter Angst oder Ärger. In diesen Zuständen werden Emotionen nicht nur schneller ausgelöst, sondern sie sind auch schwerer zu regulieren und es fällt uns beispielsweise schwerer, der Emotion entgegengesetzt zu handeln. Wer gut für sich sorgt, der hat in Stresszeiten einen besseren Schutz und mehr emotionale Stabilität. In diesem Informationsblatt sind die wichtigsten Aspekte zusammengefasst, auf die Sie dabei achten sollten:

(1) **Ausgleich zwischen Pflichten, werteorientierten Aktivitäten und Erholungspausen:** Es kann keine feste Regel vorgegeben werden, wie viel Zeit am Tag jeder Mensch für Erholung, Pflichten und werteorientierte Aktivitäten einplanen sollte, da dies sehr individuell ist und von den jeweiligen Zielen und Werten des Einzelnen abhängt. Wichtig ist, dass Sie die für sich richtige Mischung herausfinden und keinen der drei Bereiche ganz außen vorlassen.

(2) **Auf ausgewogene Ernährung achten:** Essen Sie drei regelmäßige, ausgewogene Mahlzeiten und achten Sie darauf, dass Sie weder zu viel noch zu wenig essen.

(3) **Auf ausreichend Flüssigkeitszufuhr achten:** Achten Sie darauf, dass Sie ausreichend Wasser trinken. Sie sollten mindestens 2 Liter Flüssigkeit am Tag zu sich nehmen.

(4) **Bewegung:** Achten Sie auf tägliche Bewegung, aber bewegen Sie sich auch nicht zu viel (mind. 20 Minuten täglich, maximal 15 Stunden / Woche).

(5) **Schlaf:** Achten Sie auf angemessene Dauer von Schlaf (6 – 10 Stunden) und möglichst eine regelmäßige Schlafrhythmik mit einer Hauptschlafphase in der Nacht. Wenn Sie Schlafprobleme haben, legen Sie sich tagsüber nicht ins Bett und besprechen Sie mit Ihrem Therapeuten weitere schlafhygienische Maßnahmen und erarbeiten ein Schlafritual.

(6) **Vermeiden Sie Drogen und Alkohol:** Vermeiden Sie stimmungsverändernde Substanzen und nehmen Sie nur Medikamente, die Ihnen Ihr Arzt verordnet hat.

(7) **Gesundheitsfürsorge:** Achten Sie auf Ihren eigenen Körper. Wenn Sie krank sind, dann sorgen Sie entsprechend für sich. Gehen Sie zum Arzt, wenn es notwendig ist, lassen Sie die Krankheit behandeln und nehmen Sie die verordneten Medikamente ein. Achten Sie auch darauf, dass Sie notwendige Routineuntersuchungen einhalten (z. B. beim Zahnarzt, Allgemeinarzt oder Frauenarzt).

INFO 9.17 /

P

Wissenswertes über wichtige Emotion – Angst und Furcht

Auslöser: Gefahr von Tod oder Verletzung, Angst, jemanden zu verlieren, Gefahr von sozialer Isolation, Gefahr von schwerer Krankheit, Situationen, die Erinnerungen daran wachrufen, dass Sie oder andere verletzt oder bedroht wurden

Körperliche Reaktionen: blass werden, geweitete Pupillen, Herzklopfen, Kältegefühl, Zittern, Hitzegefühl, Schwitzen, Muskelanspannung, nicht schlucken können, flacher Atem (Atemnot), Durchfall, Harndrang, Erbrechen, Haare stehen zu Berge (Gänsehaut), Weinen, Appetitlosigkeit

Typische Gedanken: »Ich werde mich verletzen, tot sein, wahnsinnig werden«, »Ich werde ganz alleine dastehen, niemand wird mir helfen«, »Mir wird wieder das Gleiche passieren«, »Wie gruselig und gefährlich«

Wahrnehmung: Konzentration auf Gefahrensignale, man sieht nur noch die bedrohlichen Aspekte der Wirklichkeit, die Zeitwahrnehmung verlangsamt sich (Tunnelblick, Zeit bleibt stehen)

Häufige Folgegefühle: Scham (Äußern oder Erleben von Angst wird als nicht erlaubt, nicht angemessen oder als Zeichen von Schwäche bewertet), Trauer, Ärger

Emotionsgetriebenes Verhalten: Arme über den Kopf nehmen, zittern, sich zusammenkauern, erstarren (sich tot stellen), dissoziieren, sich verstecken, weglaufen, fliehen, um Hilfe schreien, schnell reden

Adaptiver Wert: Sicherung des Überlebens durch Verlassen der gefährlichen Situation, Vermeiden von unangemessenen Risiken, Mobilisation von sozialer Unterstützung

Wann ist es sinnvoll, entgegengesetzt zu handeln oder Angst abzuschwächen? Wenn die tatsächliche Gefahr sehr gering ist, wenn es sich um ein erlerntes emotionales Muster handelt, wenn ich auf andere Bedürfnisse und Wünsche zugunsten von absoluter Sicherheit verzichten müsste, wenn durch Vermeidung / Flucht langfristig wichtige Ziele, Werte, Bedürfnisse bedroht sind; es erweitert meinen Handlungsspielraum, wenn ich entgegengesetzt handle

Wie kann ich entgegengesetzt handeln? Aufsuchen und Üben von Bewältigungsstrategien für gefürchtete Situationen (Expositionsübungen). Dies ermöglicht auch neue Erlebnisse, z. B. Schwimmen lernen und Schwimmen, Sportarten wie Skaten, Eislaufen, Snowboarden, Skifahren, Bergsteigen; Fliegen, Zugfahren, Autofahren, Teilnahme an Großveranstaltungen wie Kino, Theater, Volksfest, Besuchen von belebten Fußgängerzonen, Märkten und Kaufhäusern, Üben sozialer Kompetenz, Trainieren von Selbstverteidigung und Kampfsport, Aufbauen von unterstützenden Sozialkontakten, über eigene Sorgen mit Freunden sprechen

INFO 9.18 /

P

Wissenswertes über wichtige Emotion – Trauer / Traurigkeit

Auslöser: Tod oder Verlust von wichtigen Personen, Trennung, Verlust von Beziehung, Bindung, Heimat und Zugehörigkeit, Zurückweisung, Vernachlässigt-Werden oder Enttäuschung, Fehlschläge bei wichtigen Anstrengungen, Wünschen und Hoffnungen, Verlust von Selbstachtung

Körperliche Reaktionen: Weinen, nach unten gezogene Mundwinkel, hängende Augen, Schweregefühl, gebeugte kauernde oder liegende Körperhaltung, schlaffe Muskulatur, langsame Bewegungen, leise Stimme

Typische Gedanken: »Ich fühle mich so niedergeschlagen«, »Ich vermisse ihn / sie so sehr«, »Ich werde nie wieder lachen können«, »Es wird sehr lange dauern, bis ich zurückkehre«, »Unsere Beziehung ist vorbei«, »Ich habe es nicht geschafft«, »Meine Hoffnungen, Wünsche werden sich nie erfüllen«

Wahrnehmung: Man sieht nur noch die negativen Aspekte der Gegenwart, Vergangenheit, oder Zukunft. Alles wirkt fahl, leer und wie abgestorben.

Häufige Folgegefühle: Scham; Angst, wenn die Trauer als unangemessen oder bedrohlich erlebt wird, Einsamkeit, Hoffnungslosigkeit

Emotionsgetriebenes Verhalten: weinen, Trost und Unterstützung bei vertrauten Personen suchen, über die verlorenen oder vermissten Personen oder Dinge nachdenken oder sprechen, ansonsten wenig sprechen, sich zurückziehen, Trauerrituale durchführen, beten, sinnlos gewordene Aktivitäten abbrechen, angenehme Aktivitäten meiden

Adaptiver Wert: mobilisiert Trost und Unterstützung; hilft, das soziale Unterstützungssystem nach einem Verlust zu reorganisieren; hilft, sinnlos gewordene Aktivitäten zu beenden, unnötiger Energieverlust durch sinnlose Anstrengungen wird vermieden, ermöglicht eine Erholungs- und Ruhephase nach schwerwiegenden Ereignissen, dadurch Möglichkeit der Neuorientierung

Wann ist es sinnvoll, entgegengesetzt zu handeln oder Trauer / Traurigkeit abzuschwächen? Wenn gar kein Verlust aufgetreten ist, die Anstrengungen nicht sinnlos sind. Wenn die sinnlos gewordenen Handlungsweisen schon längst beendet sind. Wenn die Trauer nicht mehr der sozialen Reorganisation dient oder schon unangemessen lang dauert (Übergang in Depression).

Wie kann ich entgegengesetzt handeln? Wieder rausgehen, Kontakt suchen. Angenehme Aktivitäten trotz Trauer erleichtern die Begrenzung von Trauer.

INFO 9.19 /

P

Wissenswertes über wichtige Emotion – Ärger / Wut

Auslöser: Ich bekomme Dinge nicht, obwohl man mir sie geben könnte und sie mir zustehen, Spielregeln werden nicht eingehalten, ich werde bei etwas Angenehmem unterbrochen oder von etwas Wichtigem abgehalten, Verlust von Macht, Status oder Respekt, Hilflosigkeit, enttäuschte Erwartungen, ich werde beleidigt, werde bedroht, angegriffen, jemand nimmt mir etwas weg, jemand übersieht mich, hört mir nicht zu oder gibt sich keine Mühe, mich zu verstehen, jemand stellt unangemessene Forderungen, lädt zu viel Verantwortung auf mich

Körperliche Reaktionen: Muskelanspannung im Gesicht oder in der Hand, Hitzegefühl, Herzklopfen, vertiefte Atmung, Schnauben, Weinen

Typische Gedanken: »Das war doch Absicht!«, »Er will mich ärgern, mir weh tun«, »Er bedroht mich«; »Ich habe ein Recht darauf, es ist falsch, unverantwortlich, unfair, rechtswidrig«, »Der hört mir gar nicht zu, sieht mich nicht, will mich nicht verstehen!«, »Ich bin ihm doch egal!«

Wahrnehmung: Man sucht Bestätigung für die eigene Wahrnehmung und sieht nur die bedrohlichen / gemeinen Aspekte einer Situation oder einer Person.

Häufige Folgegefühle: Scham, Angst, Trauer, Schuld (Das Äußern von Ärger und Wut wird als nicht erlaubt, gefährlich, nicht angemessen, als Zeichen von Schwäche erlebt. Wenn Sie nur auf diese Folgegefühle achten, geraten Sie in eine Falle.)

Emotionsgetriebenes Verhalten: Stirn runzeln, Zähne zusammenbeißen, Fäuste ballen oder andere drohende Gebärden, auf Gegenstände einschlagen, stampfen, Gegenstände werfen, schreien, laut sprechen, schimpfen, kritisieren, Kraftausdrücke verwenden, fluchen, Rachepläne schmieden, den Verursacher körperlich angreifen, zur Polizei gehen, sich beschweren

Adaptiver Wert: Sie kämpfen für Ihre Bedürfnisse, Sie mobilisieren Energie für das Setzen von klaren Grenzen und Sanktionieren von Grenzüberschreitungen und Ungerechtigkeiten durch andere (Vorsicht: in zivilisierten Staaten sind viele dieser Aufgaben dem Staat vorbehalten), Ärger und Wut helfen, die Opferrolle zu verlassen

Wann ist es sinnvoll, entgegengesetzt zu handeln oder Ärger / Wut abzuschwächen? Ereignis ist tatsächlich zufällig, nicht unter Kontrolle meines Interaktionspartners, von meinem Interaktionspartner nicht beabsichtig oder nicht unter seiner oder meiner Kontrolle (z. B. rote Ampel), das Setzen von Grenzen und Sanktionen ist im konkreten Fall nicht meine Aufgabe, sondern die von Polizei, Gerichten, Vorgesetzen oder anderen Personen. Der Ausdruck von Ärger bedroht meine Ziele und hilft nicht weiter (z. B. in Arbeitsplatzsituation). Die Wut ist eher sekundär, Scham, Angst oder Traurigkeit sind die primären Gefühle.

Wie kann ich entgegengesetzt handeln? Situation verlassen, Handeln anderen überlassen, dem Gegner Gutes tun, Gutes wünschen (für ihn beten, Mitgefühl-Meditation), lächeln, Schultern fallen lassen, Handflächen öffnen und nach vorne drehen, Hand ausstrecken

INFO 9.20 /

P

Wissenswertes über wichtige Emotion – Scham

Auslöser: Verlust von Status und Anerkennung durch Versagen, Offenlegung von persönlichen Schwachpunkten, Mängel des eigenen Körpers (Nacktheit), von anderen ausgelacht oder gehänselt werden, Mängel an der Kleidung, Krankheit, Offenlegen von Geheimnissen (auch Familiengeheimnissen) oder Traumatisierungen, ausgelacht werden, zurückgewiesen werden, betrogen werden, vor anderen kritisiert oder schlecht behandelt werden

Körperliche Reaktionen: Erröten, blass werden, Herzklopfen, Vermeidung von Blickkontakt (Senken des Blicks), Gesicht bedecken, gebeugte Körperhaltung, sich zusammenkauern

Typische Gedanken: »Ich habe mich blamiert«, »Ich möchte im Boden versinken«, »Ich habe alles falsch gemacht, ich habe mich nicht so verhalten, wie ich sollte«, »Ich bin fehlerhaft, nicht vorzeigbar, eine Schande«, »Ich bin einfach nur peinlich«

Wahrnehmung: Man sieht nur noch die eigenen Schwächen und Fehler.

Häufige Folgegefühle: Noch mehr Scham, Trauer (Erleben von Scham wird als nicht angemessen oder als Zeichen von Schwäche bewertet), Ärger auf die anderen und auf sich

Emotionsgetriebenes Verhalten: Vermeidung von sozialen Kontakten, sich verstecken, sich entschuldigen, Wiedergutmachung oder Ausgleich anbieten, versuchen sich den Erwartungen der anderen anzupassen

Adaptiver Wert: soziale Anpassung wird gefördert, Einhaltung von sinnvollen Gruppenregeln unterstützt, Schutz der Intimsphäre

Wann ist es sinnvoll, entgegengesetzt zu handeln oder Scham abzuschwächen? Ich habe keine nachvollziehbare Regel verletzt, mein Status bei wohlwollenden Menschen ist nicht verändert, z. B. wenn ich Opfer von Gewalt geworden bin oder ungerechtfertigt kritisiert wurde. Es ist ein erlerntes Gefühl aufgrund meiner Lebenserfahrungen und hat nichts mit dem Hier und Jetzt zu tun. Das Schamgefühl schränkt mich in meinem Aktionsradius ein, verhindert, dass ich mein Leben entsprechend meiner Ziele, Werte und Bedürfnisse führen kann. Ich brauche Unterstützung, einen Rat z. B. vom Arzt.

Wie kann ich entgegengesetzt handeln? Eigene Schwächen oder Traumatisierungen offen und wahrheitsgemäß in wohlwollender Umgebung zu kommunizieren, hebt den sozialen Status. Expositionsübungen, z. B. zum Arzt oder ins Schwimmbad gehen, Kontakt zu Menschen aufnehmen oder aufrechterhalten, die über eigene Schwachpunkte informiert sind, eigene Fehlschläge und Traumatisierungen in der Therapiegruppe thematisieren, dosierter Verstoß gegen soziale Konventionen (shame attacks) durch auffällige Kleidung oder ungewöhnliches Verhalten in der Öffentlichkeit. Sich von den Erwartungen der anderen abgrenzen, Nein sagen, unberechtigte Kritik zurückweisen

INFO 9.21 / P

Wissenswertes über wichtige Emotion – Schuld

Auslöser: Alle Handlungen, die gegen moralische und ethische Standards verstoßen oder verstoßen haben. Dazu gehören absichtliche kriminelle Handlungen wie sexuelle Übergriffe, Diebstahl, Betrug oder Mord, aber auch Handlungen, die durch Versehen oder Fehleinschätzungen entstanden sind, wie zum Beispiel Verkehrsunfälle, bei denen ein anderer Mensch Schaden genommen hat, oder wenn man bestimmte Aufgaben ablehnt oder nicht übernimmt. Häufig sind Schuldgefühle auch in Situationen, in denen das eigene Verhalten oder Nichtverhalten ein Glied in einer Kette war, die zu einem schlimmen Ereignis geführt hat (»Ich hätte meinem Kind kein Fahrrad kaufen sollen«, »Ich hätte ihn daran hindern sollen noch wegzufahren«).

Körperliche Reaktionen: Kloßgefühl, blass werden, Engegefühl, Vermeidung von Blickkontakt, Verlangsamung der Bewegungen

Typische Gedanken: »Ich bin schuld«, »Es war mein Fehler«, »Ich bin böse«, »Ich habe Strafe verdient«, »Ich darf kein Glück mehr empfinden«, »Ich habe es nicht mehr verdient, dass mir etwas Gutes passiert«

Wahrnehmung: Man sieht nur noch die eigenen Fehler.

Häufige Folgegefühle: Scham, Angst, Trauer

Emotionsgetriebenes Verhalten: Vermeidung von sozialen Kontakten, sich verstecken, sich entschuldigen, Sühne und Wiedergutmachung leisten, um Vergebung bitten, Ausgleich anbieten, sich unterordnen, auf angenehme Dinge verzichten, anderen etwas Gutes tun

Adaptiver Wert: Einhaltung von moralischen Standards wird unterstützt, soziale Anpassung wird gefördert

Wann ist es sinnvoll, Schuld entgegengesetzt zu handeln oder abzuschwächen? Sinnvolle Verhaltensstandards oder Regeln wurden nicht verletzt, das Ergebnis war nicht vorauszusehen, Sühne und Ausgleich wurden bereits angemessen geleistet. Wenn beim Handeln mit der Schuld eigene Bedürfnisse, Wünsche oder Grenzen nicht beachtet werden.

Wie kann ich entgegengesetzt handeln? Aufgaben/Aufträge ablehnen, eigene Bedürfnisse und Wünsche ernstnehmen und ansprechen, aufhören, sich zu entschuldigen und Wiedergutmachung zu leisten, sich selbst Gutes tun, Kontakt zu anderen aufnehmen, eigene Erfahrungen und Gedanken offen und wahrheitsgemäß in wohlwollender Umgebung kommunizieren

INFO 9.22 /

P

Wissenswertes über wichtige Emotion – Einsamkeit

Auslöser: Fehlen oder Abwesenheit einer geliebten Person (auf Reisen, nach Umzug, nach Trennung oder Verlust durch den Tod der Person), Ausschluss aus einer Gruppe, der ich gerne angehören würde, Nicht-Aufnahme in eine Gruppe (z. B. in neuer Schulklasse, neuem Arbeitsplatz)

Körperliche Reaktionen: Schweregefühl, Muskelanspannung, Verlangsamung von Bewegungen, suchender Blick

Typische Gedanken: »Ich bin ganz allein«, »Ich kann niemanden erreichen«, »Niemand interessiert sich für mich«, »Ich brauche jemanden, um glücklich zu sein«, »Niemand will mich«, »Ich werde ausgeschlossen«

Wahrnehmung: Die Wahrnehmung richtet sich auf Zeichen von Ausgeschlossen-Sein und Einsamkeit. Die Welt erscheint leer, Gruppen von anderen Menschen erscheinen fröhlich und verbunden, aber nicht zugänglich.

Häufige Folgegefühle: Angst, Trauer, Scham, Wut, Hoffnungslosigkeit

Emotionsgetriebenes Verhalten: Sagen: »Ich fühle mich einsam.«, vermisste Personen anrufen, Briefe schreiben, Erinnerungen an vermisste Personen pflegen (Fotos betrachten, alte Briefe lesen)

Adaptiver Wert: Einsamkeit weist uns auf die Wichtigkeit von Kontakt, Austausch und sozialer Unterstützung hin und bringt uns anderen Menschen wieder näher.

Wann ist es sinnvoll, Einsamkeit entgegengesetzt zu handeln oder abzuschwächen? Die soziale Einbettung ist nicht bedroht. Das Gefühl von Einsamkeit dient nicht meiner sozialen Einbettung, sondern verhindert das Erreichen von persönlichen Zielen, z. B. einen beruflich notwendigen Umzug, Reisen, Vorbereitung auf eine Prüfung, Entwicklung von Selbstständigkeit und Unabhängigkeit. Ich nehme aus Einsamkeit heraus mit Personen Kontakt auf, die mir nicht gut tun, oder bleibe in Beziehungen, in denen ich nicht gut behandelt werde.

Wie kann ich entgegengesetzt handeln? Unangemessene oder hinderliche Gefühle von Einsamkeit schwächen sich durch gezieltes Aufsuchen und Üben der entsprechenden Situationen ab. Beispiele sind: selbstständiges und konsequentes Lernen vor einer Prüfung anstatt mit Freunden wegzugehen. Umzug an einen neuen Ort, um zu arbeiten oder zu studieren anstatt zuhause im Kreis der Freunde arbeitslos zu sein. Einüben von sozialer Kompetenz und Kontaktaufnahme.

INFO 9.23 /

P

Wissenswertes über wichtige Emotion – Hoffnungslosigkeit / Niedergeschlagenheit

Auslöser: Misserfolge: Scheitern von Beziehungen, Scheitern von beruflichen Plänen, Krankheit ohne Aussicht auf Besserung, Armut

Körperliche Reaktionen: Schweregefühl, Muskelanspannung, Gefühl von Lähmung und Muskelschwäche, Schlafstörung, Appetitlosigkeit

Typische Gedanken: »Es gibt keine Hoffnung mehr«, »Es wird nie wieder besser«, »Ich werde nie wieder eine Beziehung haben«, »Ich werde nicht mehr gesund«, »Ich bleibe arm«

Wahrnehmung: Es wird vorwiegend Informationen Aufmerksamkeit geschenkt, die die Hoffnungslosigkeit bestätigen.

Häufige Folgegefühle: Angst, Trauer, Scham (andere könnten Hoffnungslosigkeit als Feigheit missverstehen)

Emotionsgetriebenes Verhalten: Sagen: »Ich habe die Hoffnung verloren.«, Anstrengungen, die Situation zu verändern, werden aufgegeben. Die Konzentration liegt darauf, in der gegenwärtigen Situation ein Minimum an Wohlbefinden zu bewahren, z. B. sich Grundbedürfnisse wie Ruhe zu haben, zu essen, zu trinken, zu schlafen zu erfüllen, keine Schmerzen zu haben oder angenehme Kontakte zu pflegen.

Adaptiver Wert: Hoffnungslosigkeit hilft uns, unveränderliche Situationen zu akzeptieren und sinnlos gewordene Kämpfe zu beenden. In vielen Fällen ist Hoffnungslosigkeit ein notwendiges Durchgangsstadium, um unser Leben in schwierigen Zeiten wieder neu zu orientieren (kreative Hoffnungslosigkeit).

Wann ist es sinnvoll, Hoffnungslosigkeit entgegengesetzt zu handeln oder abzuschwächen? Die Situation ist tatsächlich nicht aussichtslos. Das Handeln mit der Hoffnungslosigkeit hilft mir nicht, dass ich mich besser fühle, sondern verstärkt meine Niedergeschlagenheit. Es gibt Unterstützung und kompetente Hilfe, ich kann selbst etwas verändern, ich kann bestimmte Fertigkeiten erlernen und die Situation deutlich verbessern.

Wie kann ich entgegengesetzt handeln? Unangemessene oder hinderliche Gefühle von Hoffnungslosigkeit schwächen sich ab, wenn man gezielt um Unterstützung bittet, beispielsweise einen Arzt, Psychotherapeuten, Sozialberatung, Schuldnerberatung aufsucht oder Freunde und Familie um Unterstützung bittet. Training der eigenen sozialen Geschicklichkeit und anderer Fertigkeiten ist ebenfalls ein gutes Mittel gegen hinderliche Hoffnungslosigkeit.

INFO 9.24 /

P

Wissenswertes über wichtige Emotion – Liebe / Verbundenheit

Auslöser: Kontakt mit einer attraktiven Person (Aussehen, Geruch, Bewegungsmuster, Art zu sprechen), ein Gespräch bei dem ich mich besonders gut verstanden oder in meinem Wesen anerkannt fühle, ich bekomme etwas, was ich mir besonders wünsche oder brauche, ein besonderes Erlebnis mit einer Person

Körperliche Reaktionen: Herzklopfen, Hitzegefühl, inneres Glühen, Schmetterlinge oder warmes Gefühl im Bauch, voller Energie, geringes Schlafbedürfnis, sexuelle Erregung

Typische Gedanken: »Er / Sie ist wunderschön, attraktiv, aufregend«, »Ich möchte ihn / sie ständig sehen, hören, riechen, spüren, nahe sein, ihn / sie ganz für mich haben«, » Er / sie versteht mich, weiß was ich brauche«, » Auf ihn / sie kann ich mich verlassen«, » Mit ihm / ihr kann ich leben oder glücklich sein, mit ihm / ihr ist das Leben sinnvoll oder aufregend«

Wahrnehmung: Man sieht nur noch die positiven Aspekte des anderen, »Liebe macht blind«.

Häufige Folgegefühle: Generalisierung auf weitere angenehme Emotionen wie Freude oder Stolz. Scham, Ärger, Angst oder Trauer, wenn die Liebe nicht erwidert wird

Emotionsgetriebenes Verhalten: Lächeln, dem anderen in die Augen sehen, verlängerter Blickkontakt, geringeren körperlichen Abstand halten, den anderen berühren, streicheln, umarmen, schmusen, sexuelle Handlungen, sagen »Ich liebe / mag dich«, offen über eigene Gefühle sprechen, Geheimnisse offenbaren, viel Zeit mit jemandem verbringen, dem anderen (auch ohne Gegenleistung) Gutes tun, Bereitschaft, eigene Bedürfnisse zurückzustellen, wenn der andere in Not ist (sich aufopfern), die eigene Aufmerksamkeit vor allem auf die angenehmen Seiten des anderen richten

Adaptiver Wert: Bereitstellung von Energie, Aufmerksamkeit und Zeit für das Eingehen von intimen Beziehungen, Gründen und Zusammenhalt von Freundschaften, Partnerschaften, Familien, Zeugung und Erziehung von Kindern, Verwirklichung von gemeinsamen Lebenszielen. Stabilisiert das soziale Netzwerk.

Wann ist es sinnvoll, entgegengesetzt zu handeln oder abzuschwächen? Liebe zu einem Menschen, der sich antisozial verhält, mich oder andere ausnützt, mir schadet, gewalttätig ist, keinen Kontakt mit mir wünscht. Verliebtheit in eine Person, die minderjährig ist, mit mir verwandt ist oder von mir abhängig. Anhaltende Verliebtheit in eine nicht erreichbare Person (z. B. berühmter Musiker, Filmstar). Verliebtheit in eine Person, welche meine Gefühle aus professionellen Gründen nicht erwidern darf (Pfarrer, Psychotherapeutin). Wenn die Person eine andere Partnerschaft hat oder ich eine Partnerschaft habe, in der ich glücklich bin und die ich damit gefährden würde.

Wie kann ich entgegengesetzt handeln? Manchmal ist es sinnvoll an einer Abschwächung oder Umwandlung in ein anderes Gefühl zu arbeiten: Freundschaft, Sympathie, Bewunderung. Trotz intensiver Liebesgefühle Abstand zu halten und auf liebevolle Handlungen zu verzichten kann außerordentlich schmerzlich sein, ist aber die Übung der Wahl bei unangemessener Liebe.

INFO 9.25 /

P

Wissenswertes über wichtige Emotion – Freude

Auslöser: Erfolg haben, etwas erreichen, etwas Wichtiges bekommen, Lob, Anerkennung, Respekt, Freundschaft, Zuneigung erhalten, mit Freunden oder Partnern zusammen sein, Wiedersehen mit Freunden, Partner, Heimat, sich zugehörig fühlen, etwas Schönes geschenkt bekommen, etwas Schönes wahrnehmen (Natur sehen, riechen oder somatosensorisch spüren, Musik, Kunst), etwas Schönes machen. Etwas Zufälliges passiert, das für mich günstig ist, oder etwas, was ich befürchtet habe, tritt nicht ein.

Körperliche Reaktionen: direkter Blickkontakt, lächeln, weit offene Augen, offener Mund, Freudenschreie, sich aufrichten, Arme öffnen, Arme hochreißen, in die Luft springen, Herzklopfen, angenehme innere Anspannung, Energie, geringes Schlafbedürfnis

Typische Gedanken: »Wie toll, wie schön« »Mehr davon«, »Ich bin begeistert«, »Es fühlt sich so gut an«, »Darauf habe ich so lange gewartet«, »Das muss ich sofort erzählen« »Glück gehabt!«

Wahrnehmung: Man sieht nur noch die positiven Aspekte des Ereignisses, Risiken, Nebenwirkungen und Nachwirkungen werden ausgeblendet.

Häufige Folgegefühle: Generalisierung auf weitere angenehme Emotionen wie Liebe oder Stolz. Scham infolge von Schadenfreude

Emotionsgetriebenes Verhalten: Lachen, lächeln, kichern, brummen, schnurren, andere umarmen, in die Luft springen, Freude mit anderen teilen, viel reden, Verhalten wiederholen

Adaptiver Wert: mobilisiert Energie für die Fortsetzung erfolgreicher Aktivitäten, stärkt das soziale Netzwerk, signalisiert die Bereitschaft zu kooperativer, freundschaftlicher Interaktion, verstärkt Zuwendung durch andere, stärkt soziale Bindungen, gibt Interaktionspartnern Feedback darüber, welches Verhalten angenehm und erwünscht ist

Wann ist es sinnvoll, Freude entgegengesetzt zu handeln oder abzuschwächen? Freude über Ereignisse oder eigene Handlungsweisen, die andere schädigen, Freude zu Lasten von Erholungsprozessen (z. B. Arbeitserfolg auf Kosten von Erholung), Äußerung von Freude, die ungünstiges Verhalten beim anderen verstärkt (z. B. intensive Freude über Geschenke, die mehr Belastung als Nutzen bringen), wenn die Äußerung von Freude in der aktuellen Situation unpassend ist (z. B. wenn Ihre beste Freundin Ihnen gerade erzählt hat, dass ihr Partner sich getrennt hat, kann es wichtig sein, sie zunächst zu trösten und den Ausdruck von Freude über die eigene neue Partnerschaft etwas dezenter zu äußern bzw. aufzuschieben. Das bedeutet aber nicht, dass Freude in so einer Situation nicht angebracht wäre, nur kann es wichtig sein, den Ausdruck zu regulieren), Freude, die hauptsächlich durch Alkohol oder Drogen hervorgerufen wird, Freude über günstige Ergebnisse von problematischem Verhalten (z. B. Geldgewinn beim Glücksspiel).

Wie kann ich entgegengesetzt handeln? Manchmal ist es angemessen die Äußerung von Freude aufzuschieben, z. B. um sie zusammen mit Freunden zu genießen, manchmal ist es besser, Freude in weniger intensive Emotionen umzuwandeln (z. B. Zufriedenheit, Gerechtigkeit), Verzicht auf Wiederholung von problematischen Handlungen, die Freude hervorgerufen haben (z. B. Rache üben, sich über jemanden lustig machen), Verzicht auf Alkohol, Drogen und Risikoverhalten, Menschen, denen ein Unglück widerfahren ist, unterstützen.

KAPITEL 10 /

Interpersonelle Fertigkeiten: Handlungsplanung

10.1 Einführung

Dieses Kapitel stellt Tools aus dem Cognitive Behavioral Analysis System of Psychotherapy (CBASP) in den Mittelpunkt (McCullough, 2000, 2006a). Besonders gut eignet sich diese Behandlungsmethode bei Patienten mit einer früh beginnenden chronischen Depression, die vor dem Hintergrund von traumatischen Beziehungserfahrungen entstanden ist. Menschen mit chronischer Depression zeigen häufig interpersonelles Problemverhalten. Dieses Verhalten ist vor dem Hintergrund ihrer Beziehungserfahrungen gut nachvollziehbar, bringt sie jedoch in ihrer gegenwärtigen Lebensumwelt in große Schwierigkeiten.

Zu Beginn einer Behandlung mit CBASP erhebt der Therapeut systematisch wesentliche Beziehungserwartungen, um herauszufinden, welchen Einfluss sie auf die Gestaltung der therapeutischen Beziehung haben könnten. Der Schwerpunkt der Arbeit liegt dann auf der Bearbeitung von zwischenmenschlichen Situationen im Alltag der Patienten mit der Situationsanalyse. Dabei lernen die Patienten drei Dinge: Sie lernen (1) einzuschätzen, welche zwischenmenschlichen Ziele sie selbst in schwierigen interpersonellen Situationen erreichen können. Sie lernen (2) zu beobachten, welche konkreten Konsequenzen ihr gegenwärtiges zwischenmenschliches Verhalten in Interaktionen hat und (3) üben sie die Fertigkeit, ihre Interpretation der Situation und ihr Verhalten in der Situation an ihren interaktionellen Zielen auszurichten.

Der Schwerpunkt der Tools in diesem Kapitel liegt auf der Vermittlung des Störungsmodells, der Erhebung der früheren zwischenmenschlichen Lernerfahrungen und dem Einüben von Situationsanalysen. Für weitere Techniken aus CBASP verweisen wir auf: McCullough (2006b, 2012), Klein et al. (2011), Klein und Belz (2014) sowie Brakemeier und Normann (2012). Bei der Vermittlung des Störungsmodells haben wir Befunde zu depressivem Verhalten von Joiner integriert (Pettit & Joiner, 2005, 2006).

Für welche Patientengruppen sind die Tools aus diesem Kapitel besonders geeignet?

CBASP wurde für chronisch depressive Patienten entwickelt. Am erfolgreichsten ist CBASP bei Patienten, die über frühe Traumatisierung berichten (Nemeroff et al., 2003).

Mit welchen Tools können die Tools aus diesem Kapitel gut kombiniert werden?

Für die erfolgreiche Bearbeitung von Situationsanalysen kann es hilfreich sein, bereits Achtsamkeitsfertigkeiten erworben zu haben. Beiden gemeinsam ist der Fokus auf das nicht-bewertende Beschreiben von gegenwärtigen Situationen mit dem Ziel, eine wirkungsvolle Entscheidung zum weiteren Vorgehen zu treffen. Darüber hinaus sind Fertigkeiten der Verhaltensaktivierung eine sinnvolle Ergänzung zu den CBASP-Techniken.

Mit welchen Tools sollten die Tools dieses Kapitels nicht kombiniert werden?

Insbesondere die Haltung zum Umgang mit Gedanken im Rahmen der Situationsanalyse unterscheidet sich deutlich von der klassischen kognitiven Therapie. Während es in der kognitiven Therapie eher darum geht, ob Gedanken allgemein funktional oder dysfunktional sind, wird im Rahmen der Situationsanalyse die Frage verfolgt, inwieweit sich die Interpretationen auf die konkrete Situation beziehen und in der Situation zur Erreichung erwünschter Ziele beitragen. Aufgrund dieser unterschiedlichen Kriterien sollten die Tools in diesem Kapitel nicht mit den klassischen kognitiven Techniken (s. Kap. 6) kombiniert werden.

10.2 Erklärung der Arbeitsmaterialien dieses Kapitels

- **INFO 10.1 / Stress in zwischenmenschlichen Situationen und die Entstehung von Depression**
  Hierbei handelt es sich um eine allgemeine Einführung in das »crisis generation«-Modell der Depression. Siehe Conway et al. (2012) sowie Eberhart und Hammen (2010) für genauere Informationen zu Crisis Generation.
- **AB 10.1 / Kommunikationsmuster, die zu Depression führen können**
  Erklärt typische »depressive Kommunikationsmuster« nach Petitt und Joiner und hilft Patienten zu überprüfen, ob und wie sie solche Kommunikationsmuster anwenden (Hames et al., 2013).
- **INFO 10.2 / Wie mein Verhalten auf andere wirkt: der Kiesler-Kreis**
  Vermittelt Patienten grundlegendes Wissen zur erfolgreichen Gestaltung zwischenmenschlicher Beziehungen. Insbesondere lernen sie, die Auswirkungen des eigenen Verhaltens auf andere Menschen zu erkennen.
- **INFO 10.3 / Prägende Bezugspersonen und ihr Einfluss auf unser zwischenmenschliches Verhalten**
  Hilft Patienten zu verstehen, dass zwischenmenschliches Verhalten, welches in der Gegenwart problematisch ist, vor dem Hintergrund problematischer Beziehungserfahrungen entstanden sein könnte.
- **AB 10.2 / Erhebung der Liste prägender Bezugspersonen für Therapeuten**
  Hier finden Therapeuten eine schrittweise Anleitung für die Erhebung der Liste prägender Bezugspersonen.
- **AB 10.3 / Fallkonzept CBASP für Therapeuten**
  Bietet Therapeuten eine Möglichkeit, alle für die Behandlung nach dem CBASP-Konzept wichtigen Informationen zu einem Patienten auf einer Seite übersichtlich zusammenzufassen.
- **AB 10.4 / Situationsanalyse – Erhebungsphase**
  Unterstützt die Durchführung der Erhebungsphase von Situationsanalysen
- **AB 10.5 / Situationsanalyse – Lösungsphase**
  Unterstützt die Durchführung der Lösungsphase von Situationsanalysen
- **INFO 10.4 / Situationsanalyse – Instruktionen für Therapeuten mit Fallbeispiel**
  Gibt eine schrittweise Anleitung zur Durchführung von Situationsanalysen für Therapeuten mit Formulierungshilfen und Kriterien, die bei jedem Schritt beachtet werden sollten. Ein Fallbeispiel illustriert das Vorgehen.
- **INFO 10.5 / Ausführliche Hinweise für Therapeuten bei der Erstellung und Überarbeitung von Situationsanalysen**
  Hier finden Therapeuten weitere wertvolle Hinweise für die Erarbeitung von Situationsanalysen.

INFO 10.1 /

P

Stress in zwischenmenschlichen Situationen und die Entstehung von Depression

Viele Menschen führen die Entstehung einer Depression auf »Stress« zurück. Dabei wird »Stress« häufig verstanden als das Auftreten von Ereignissen, auf die man keinen oder wenig Einfluss hat. Tatsächlich kann ein unerwartet hereinbrechendes Ereignis zu einer Depression führen. Denken Sie beispielweise an einen Todesfall oder den plötzlichen Verlust des Arbeitsplatzes durch Veränderungen des Unternehmens.
Es gibt jedoch auch »Stress«, zu dem man selbst beiträgt (crisis generation). Denken Sie beispielsweise an den Stress, der entsteht, wenn Sie eine unglückliche Entscheidung treffen. Wenn Sie zum Beispiel gebeten werden, etwas zu machen, was Sie eigentlich nicht schaffen können, und dennoch zustimmen, um einem Konflikt aus dem Weg zu gehen. Dann entsteht Stress, den Sie verhindern können, indem Sie klar sagen, was Sie schaffen können (und was nicht). Einige Menschen haben so mehr Stress als andere, weil es ihnen schwerer fällt, derartige Situationen zu bewältigen.

Menschen mit Depressionen tragen durch ihr Verhalten zu Stress bei

Menschen mit Depression zeigen oft Verhaltensweisen, die zu Stress führen. Natürlich passiert das nicht mit Absicht. Ganz im Gegenteil: Menschen mit Depression suchen häufig verzweifelt nach einem Ausweg und fragen sich, wie sie Belastungen aus dem Weg gehen können. Depression kann in diesem Zusammenhang sogar eine sinnvolle Anpassung an Stress sein: Wenn man keine Kraft mehr zur Bewältigung des Alltags hat, führen Rückzug und Vermeidung zu einer Verminderung der Belastung. Das Problem dabei ist, dass dann häufig auch die Dinge vermieden werden, die im Leben wichtig sind, oder man sich von Menschen zurückzieht, die einem etwas bedeuten. Das führt zu noch mehr Krisen und Verzweiflung und macht langfristig depressiv.
Das bedeutet, Menschen mit Depression tragen mit ihrem Verhalten – ohne es zu beabsichtigen – zur Entstehung von Stress bei. Und dieser Stress wiederum führt zu Depression und hält diese aufrecht.

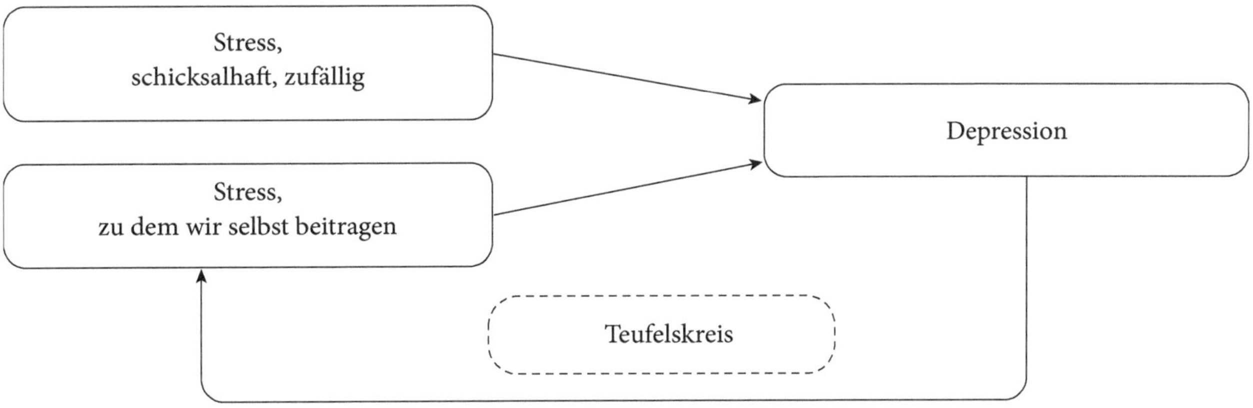

AB 10.1 /

Kommunikationsmuster, die zu Depression führen können

Menschen mit Depression neigen dazu, sich besonders in zwischenmenschlichen Situationen ungewollt zusätzlichen Stress zu machen. Dabei kann Stress durch ganz unterschiedliche Verhaltensweisen entstehen. Im Folgenden werden einige Beispiele dafür gegeben. Überlegen Sie beim Lesen, welche dieser Kommunikationsmuster Sie von sich selbst kennen und kreuzen Sie diese an:

☐	**Depressiver Kommunikationsstil:** Stellen Sie sich vor, Sie unterhalten sich mit einem Freund und erzählen davon, dass Sie sich auf das Wochenende freuen. Und dieser Freund erzählt dann mit hängenden Mundwinkeln, dass er den Gedanken an das kommende Wochenende ganz furchtbar findet, weil er keine Lust hat, etwas zu unternehmen. Sie merken schon, das, was Ihr Freund sagt (»furchtbar«, »keine Lust«), und wie er es sagt (»hängende Mundwinkel«), sind dazu geeignet, auch Ihre Stimmung zu beeinflussen. Sie sagen dann möglicherweise »Komm, lass uns doch etwas zusammen unternehmen!« Wenn Ihr Freund darauf dann gar nicht eingeht, fühlen Sie sich vermutlich ziemlich frustriert und ziehen sich zurück. Ihr Freund zeigt in dem Beispiel einen *depressiven Kommunikationsstil*, der dazu führt, dass wichtige Kommunikationspartner sich zurückziehen. Die wichtigsten Merkmale eines depressiven Kommunikationsstils sind auf verbaler und nonverbaler Ebene:	
	☐	Häufige Wahl von negativen Themen
	☐	Fokus auf negative Aspekte des Gesprächsthemas
	☐	Zurückweisung von Komplimenten oder Lob
	☐	Herabsetzende Kommentare über die eigene Person oder enge Bezugspersonen
	☐	Fokus auf eigenen negativen Emotionen
	☐	Kritische, aggressive oder feindselige Kommunikation mit engen Bezugspersonen
	☐	Langsames Sprechen
	☐	Sprechen nur nach Aufforderung
	☐	Häufige Pausen
	☐	Sehr leises Sprechen
	☐	Monotones Sprechen
	☐	Vermeidung von Blickkontakt
	☐	Während Gesprächen auf den Boden sehen
	☐	Während Gesprächen das eigene Gesicht oder andere Körperteile berühren
	☐	Während Gesprächen die Stirn runzeln und nicht lächeln

Kommunikationsmuster, die zu Depression führen können

☐	**Anderen aus dem Weg gehen (Vermeidungsverhalten):** Stellen Sie sich jetzt vor, Sie brauchen von Ihrem Partner Unterstützung bei der Betreuung Ihrer Kinder, sagen sich aber: »Der hat ohnehin keine Lust mir zu helfen, es hat keinen Sinn, ihn zu fragen«. Wahrscheinlich werden Sie dann nicht um Hilfe fragen und folglich auch keine Hilfe bekommen. Oder Sie ärgern sich, dass Ihr Partner wieder den Abwasch nicht gemacht hat, sagen es aber nicht, weil Sie Angst vor seiner Reaktion haben. In beiden Fällen gehen Sie Ihrem Partner aus dem Weg und verpassen dabei möglicherweise die Chance, besser im Alltag unterstützt zu werden.
☐	**Negative Rückmeldungen für glaubwürdiger halten als Unterstützung:** In einer Depression leidet das Selbstbewusstsein erheblich. Man findet sich »hässlich, dumm oder ungeschickt«. Das Teuflische dabei ist: Wenn andere das Gegenteil behaupten, fühlt sich das irgendwie unwahr an. Es passt nicht zu dem Bild, das man von sich selber hat. Depressive Menschen neigen dazu, in diesen Situationen die Aussagen der anderen vehement in Frage zu stellen: »Du kannst mich gar nicht gerne haben, ich bin doch zu nichts nutze und heule den ganzen Tag.« Irgendwann resigniert dann der Gesprächspartner oder reagiert verärgert, weil ein solches Gespräch wirklich anstrengend sein kann. Von einem Menschen mit Depression wird dieser Ärger als Bestätigung erlebt, dass er wirklich nicht liebenswert ist. Sie übersehen dabei, dass es ihr Verhalten war, das zu der Reaktion des Gegenüber beigetragen hat. Menschen, die einen kritisieren, werden dagegen als glaubwürdig erlebt, »sie sind wenigstens ehrlich«. So gerät man dann möglicherweise in vermehrten Kontakt mit Menschen, die einen nicht gut behandeln oder Macht über einen ausüben wollen.
☐	**Immer wieder Rückversicherung einfordern:** In einem depressiven Zustand hat man Sehnsucht danach, dass andere einem versichern, dass sie einen mögen und unterstützen. Gleichzeitig klingen diese Rückversicherungen unglaubwürdig, da sie ja nicht mit dem Selbstbild übereinstimmen. Menschen mit Depression bitten deshalb häufig wiederholt um Rückversicherung (z. B. »Hast du mich wirklich noch lieb? Hältst du wirklich zu mir?«). Dieses Verhalten ist allerdings für Partner und Freunde irritierend, da erneutes Fragen immer auch die Bedeutung hat: »Ich glaube dir nicht! Möglicherweise übertreibst du oder schwindelst mich an.«
☐	**Selbstbehinderung:** Viele Menschen mit Depression präsentieren sich in zwischenmenschlichen oder beruflichen Situationen als distanziert, apathisch, schüchtern, selbst-rechtfertigend, entschuldigend, ablehnend oder anklammernd anstatt konstruktiv und freundlich zu sein.

Haben Sie einige der geschilderten Verhaltensweisen bei sich erkannt? Wie äußern sie sich bei Ihnen?

INFO 10.2 /

P

Wie mein Verhalten auf andere wirkt: der Kiesler-Kreis

1/2

Im Folgenden wird erläutert, welche Reaktionen bestimmte Verhaltensweisen in zwischenmenschlichen Situationen beim Interaktionspartner hervorrufen können.
Nehmen wir beispielsweise folgende Situation: Sie treffen einen Freund, um gemeinsam mit ihm etwas zu unternehmen. Der Freund wirkt sehr unentschieden, was Sie gemeinsam machen könnten. Ständig fragt er, was Sie wollen. Eigene Ideen bringt er nicht ein. Wie würden Sie da reagieren? Einige würden möglicherweise das Heft des Handelns in die Hand nehmen und sagen: »Lass uns doch heute Abend ins Kino gehen, ich würde gerne die neue Komödie sehen.«

Unterwürfiges Verhalten ruft dominantes Verhalten beim Kommunikationspartner hervor und umgekehrt

Das Verhalten dieses Freundes könnte man als »unterwürfig« bezeichnen. Statt zu sagen, was er will und braucht, sagt er lieber nichts und überlässt anderen die Entscheidung. Und genau das passiert dann auch häufig: Viele Menschen reagieren auf unterwürfige Personen, indem sie sich »dominant« verhalten. Sie machen einen Vorschlag und nehmen damit eben das Heft des Handelns in die Hand. Sie beherrschen dann die Situation, haben die Macht über sie. Unterwürfiges Verhalten ruft bei anderen Menschen also eher dominantes Verhalten hervor. Dieser Zusammenhang gilt aber auch umgekehrt: Dominantes Verhalten ruft bei anderen Menschen eher unterwürfiges Verhalten hervor.

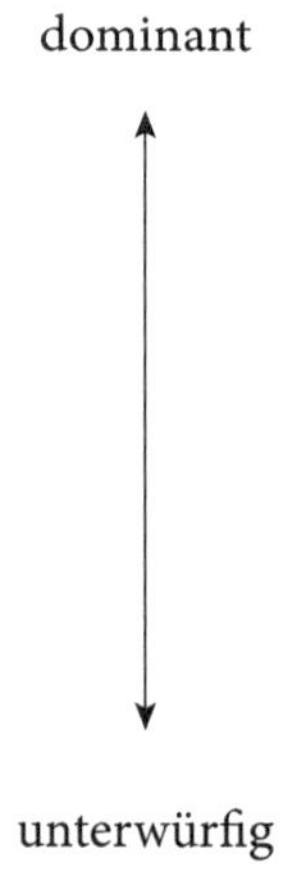

Wenn man sich das Beispiel genauer anschaut, wird man feststellen, dass die Reaktion auf eine freundliche Art und Weise und ohne absoluten Machtanspruch beschrieben ist. Da steht: »Lass uns doch heute Abend ins Kino gehen«, und nicht: »Wir gehen heute Abend ins Kino, basta!« Diese freundliche Art und Weise, die Kontrolle zu übernehmen, wird auch als freundlich-dominantes Verhalten bezeichnet.

Freundliches Verhalten ruft freundliches Verhalten hervor. Feindseliges Verhalten ruft feindseliges Verhalten hervor.

Stellen Sie sich vor, es geht jemand auf Sie zu, lächelt Sie an und sagt: »Schön dich zu sehen!«. Vermutlich werden Sie unwillkürlich zurück lächeln und sagen: »Danke«. Und stellen Sie sich jetzt das entgegengesetzte Beispiel vor. Es kommt jemand finster dreinblickend auf Sie zu und sagt »Was willst du denn hier? Auf dich habe ich echt keine Lust!«. Unwillkürlich machen Sie einen Schritt zurück und nehmen eine abwehrende Haltung ein.
Auch dabei handelt es sich um normale zwischenmenschliche Handlungstendenzen: Freundliches Verhalten ruft eher freundliches Verhalten hervor. Feindseliges Verhalten ruft bei anderen eher feindseliges Verhalten hervor.

Fazit: Wenn Sie möchten, dass jemand freundlich zu Ihnen ist, hilft es, freundlich auf diese Person zuzugehen.

Wie mein Verhalten auf andere wirkt: der Kiesler-Kreis

Der Kiesler-Kreis

Wenn man jetzt die beiden gezeigten Zusammenhänge zu einem Bild zusammenfügt und dieses noch ein wenig ergänzt, ergibt sich folgender kreisförmiger Zusammenhang:

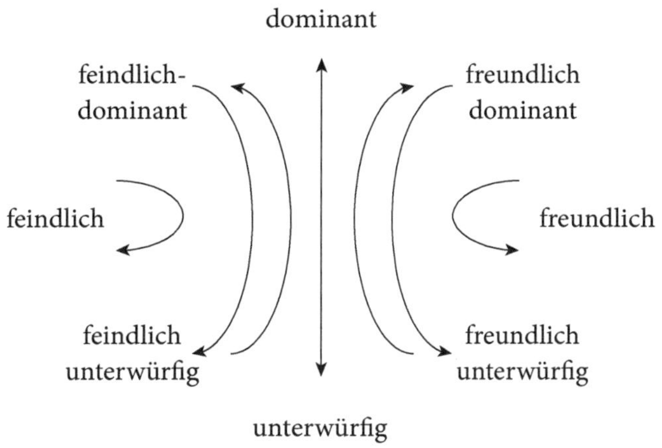

Dieser Kreis wird nach dem Psychologen Donald Kiesler als Kiesler-Kreis bezeichnet.

Erfolgreiches zwischenmenschliches Verhalten orientiert sich flexibel an der jeweiligen Situation

Erfolgreiches zwischenmenschliches Verhalten ist überwiegend auf der freundlichen Seite. Wie jemand sich in zwischenmenschlichen Situationen verhält, ist aber auch abhängig von der jeweiligen Situation. Es gibt Situationen, in denen es auch notwendig ist, feindselig, dominant oder unterwürfig zu sein. Eine wichtige Eigenschaft von gesundem zwischenmenschlichen Verhalten ist, dass man *flexibel* ist und sein Verhalten an die Bedürfnisse der jeweiligen Situation und die eigenen Ziele anpassen kann.

Welche Muster von zwischenmenschlichen Verhalten zeigen Menschen mit Depression?

Menschen mit lang anhaltender Depression fällt es häufig sehr schwer, sich flexibel an die Erfordernisse der Situation anzupassen. Sie zeigen häufig ein gleichbleibendes Muster in zwischenmenschlichen Beziehungen und neigen dazu, sich unterwürfig oder feindlich-unterwürfig in Situationen zu verhalten, in denen freundliches Verhalten passend wäre.

Was sind die Folgen von unterwürfigem und feindlichem Verhalten?

Schauen Sie noch einmal in den Kiesler-Kreis. Was passiert, wenn man sich feindselig-unterwürfig anderen Menschen gegenüber verhält? Dort sehen Sie: Die Wahrscheinlichkeit steigt, dass man feindselig-dominant behandelt wird. Ein echtes Dilemma, das Depression aufrechterhält!

Zwischenmenschliche Fertigkeiten kann man erlernen

Die gute Nachricht ist, dass jeder Mensch lernen kann, sein zwischenmenschliches Verhalten flexibel zu gestalten und an die Bedürfnisse der jeweiligen Situation und die eigenen Wünsche anzupassen. Für Menschen mit Depression stehen sogar sehr effektive und gut untersuchte psychotherapeutische Techniken zum Aufbau von zwischenmenschlichen Fertigkeiten zur Verfügung, die Ihr Therapeut mit Ihnen trainieren kann.

Prägende Bezugspersonen und ihr Einfluss auf unser zwischenmenschliches Verhalten

Der Ursprung von Mustern im zwischenmenschlichen Verhalten liegt in den Erfahrungen, die Menschen über lange Jahre mit den wichtigen Personen in ihrem Leben gemacht haben. Menschen mit Depression, insbesondere mit lang anhaltender Depression, blicken häufig auf sehr ungünstige Erfahrungen mit prägenden Bezugspersonen zurück.

Was sind prägende Bezugspersonen?

Prägende Bezugspersonen sind die Personen, die für die persönliche Entwicklung und für die Sichtweise der Beziehungen zu anderen besonders wichtig waren. Prägende Bezugspersonen sind beispielsweise Eltern, Großeltern, Geschwister, möglicherweise auch Lehrer, enge Freunde, Ehe- und Lebenspartner. Die Erfahrungen, die man mit diesen Menschen macht oder gemacht hat, beeinflussen unter Umständen langfristig, wie man sich in zwischenmenschlichen Beziehungen verhält.

Beispiele für den Einfluss von prägenden Bezugspersonen

Viele Menschen mit lang anhaltender Depression berichten, dass sie in ihrer Kindheit und Jugend wenig Fürsorge und Unterstützung erfahren haben. Sie wurden vernachlässigt oder heftig beschimpft, wenn sie die Erwartungen anderer nicht erfüllten. Welchen Schluss zieht beispielsweise ein Junge, der beim Essen mit den Eltern immer still sein musste und bestraft wurde, wenn er es doch wagte, etwas zu sagen? Oder welchen Schluss zieht ein Mädchen, das immer abgewertet wurde, wenn es etwas selbständig entschieden hat? Haben Sie eine Idee?
Ein möglicher Rückschluss in beiden Fällen könnte sein: Wenn ich sage, was ich denke, dann werde ich bestraft:

Erfahrung in der Kindheit: sagen, was ich denke → Strafe

Entwicklung von Bewältigungsstrategien

Solche frühen Lebenserfahrungen nennt man emotionale Verletzungen oder emotionale Traumata. Diese Verletzungen haben einen großen Einfluss darauf, wie sich jemand als Erwachsener verhält. Wenn man bei dem Beispiel bleibt: Wie verhalten sich dieser Junge und dieses Mädchen als Erwachsene, wenn sie gelernt haben: Wenn ich sage, was ich denke, werde ich bestraft? Sie werden sich wahrscheinlich passiv und zurückgezogen verhalten und nicht sagen, was sie denken. Das ist eine ganz natürliche Reaktion auf eine solche Umgebung:

Bewältigungsstrategie: Angst vor Strafe → Passivität und Rückzug

Folgen im Erwachsenenalter

Was passiert aber, wenn dieser Junge und dieses Mädchen aus dem Beispiel erwachsen werden? Menschen mit dieser Lernerfahrung verhalten sich auch im Erwachsenenalter häufig weiter so, wie sie es in der Kindheit und Jugend gelernt haben. Sie bleiben passiv und zurückgezogen. Sie haben es schwer, entsprechend ihrer Werte zu leben und ihre Ziele zu erreichen.
Sie haben es auch schwer, gesunde Beziehungen aufzubauen und bekommen in Beziehungen nur selten, was sie sich wünschen. Dabei ist es möglicherweise gar nicht die Absicht ihrer Mitmenschen, sie zu benachteiligen. Selbst wohlmeinende Mitmenschen haben nämlich Schwierigkeiten zu erraten, wie sie einem Menschen, der passiv und zurückgezogen lebt, etwas Gutes tun können. Leider kommt es dann häufig dazu, dass selbst diese wohlmeinenden Menschen einem schaden, indem sie aus Mangel an Information einem ihren Willen aufdrücken.

Erfahrung im Erwachsenenalter: Passivität und Rückzug → Misserfolg

▶

Prägende Bezugspersonen und ihr Einfluss auf unser zwischenmenschliches Verhalten

Häufig ist die beschriebene Situation für die Betroffenen sehr verunsichernd. So ging es möglicherweise auch dem Mann und der Frau aus dem Beispiel. Sie machen ja nur das, was sie als nützliche Strategie gelernt haben. Dabei übersehen sie eine wichtige Sache: Die Strategie war, als sie aufgewachsen sind, sicher sinnvoll. Möglicherweise gibt es auch heute noch Situationen, in denen der Einsatz dieser Strategie ihnen hilft. Es gibt aber auch Situationen, in denen diese Strategie »nach hinten losgeht«, in denen es wichtig und zielführend ist, aktiv zu werden, mit anderen in Kontakt zu treten und zu sagen, was man denkt.

AB 10.2 / T

Erhebung der Liste prägender Bezugspersonen für Therapeuten 1/2

Im Folgenden finden Sie Formulierungshilfen für die Erhebung der Liste der prägenden Bezugspersonen. Zunächst erläutern Sie die Bedeutung der prägenden Bezugsperson:

»Ich lade Sie ein, dass Sie über Ihr Leben nachdenken und die Menschen benennen, die Ihrer Meinung nach den größten Einfluss auf Ihren Lebensweg hatten. Wir nennen diese Menschen prägende Bezugspersonen. Jeder von uns hat Freunde und Bekannte. Die prägenden Bezugspersonen sind mehr als einfach nur Freunde und Bekannte. Es sind Leute, die einen großen Einfluss auf Sie hatten – die sozusagen ihre Spur bei Ihnen hinterlassen haben – und deren Einfluss Ihr Leben geformt hat. Die Einflüsse können hilfreich oder schädlich, schmerzhaft oder angenehm gewesen sein. Benennen Sie jetzt diese Menschen und ich schreibe sie auf. Dann gehen wir gemeinsam diese Liste durch und ich werde Sie zu den Personen etwas fragen.«

Es kann hilfreich sein, diese Instruktion bereits in der Therapiesitzung *vor* der eigentlichen Erhebung der prägenden Bezugspersonen zu geben. Auf diese Weise kann der Patient sich in Ruhe auf die Sitzung vorbereiten. In diesem Fall bittet man den Patienten, als Hausaufgabe die Namen von vier bis sechs Personen aufzuschreiben, die einen prägenden Einfluss auf ihn gehabt haben. In der nächsten Sitzung wird dann zu diesen Personen folgendes Interview durchgeführt:

Schritt 1

»Bitte nennen Sie mir jetzt diese prägenden Bezugspersonen.«

Schritt 2

Gehen Sie die Liste in der vom Patienten vorgegebenen Reihenfolge durch.

Schritt 3

Fangen Sie mit folgender Frage an: »Wie war es, im Umfeld dieser Person aufzuwachsen oder mit ihr zusammen zu sein?« Geben Sie dem Patienten Gelegenheit, sich Erinnerungen, Situationen oder Geschichten ins Gedächtnis zu rufen. Dabei kann es hilfreich sein, gezielt folgende Lebensbereiche abzufragen:

- »Wie hat [prägende Bezugsperson] reagiert, wenn Sie ...
  - Fehler gemacht haben (Wenn es zum Beispiel in der Schule nicht so gut lief? Wenn Sie Erwartungen nicht erfüllt haben?)«
  - Bedürfnisse geäußert haben (Wenn Sie gesagt haben, was Sie brauchen?)«
  - sich geärgert haben (Wenn Sie Ihren Ärger zum Ausdruck gebracht haben?)«
  - ihm / ihr nahe gekommen sind (Wenn Sie etwas Persönliches von sich erzählt haben? Gab es auch körperliche Nähe? Und wie haben Sie die erlebt?)«

Am Ende kann eine zusammenfassende Frage gestellt werden stellen:

- »Gab es noch eine entscheidende positive oder negative Erfahrung?«

Erhebung der Liste prägender Bezugspersonen für Therapeuten

Schritt 4

Lassen Sie den Patienten für jede prägende Bezugsperson einen Aussagesatz formulieren. Die Aussage sollte das Vermächtnis wiedergeben, das die prägende Bezugsperson in den Augen des Patienten hinterlassen hat und das ihn heute noch beeinflusst. Dieser Aussagesatz wird auch als »Prägung« bezeichnet. Beispiele für Prägungen sind: »Ich lasse niemanden an mich ran« oder »Ich lasse andere nicht wissen, dass mir etwas schwer fällt«. Die Prägung können Sie mit folgenden Fragen erheben:

- »Wie wirken sich die Erfahrungen mit dieser Bezugsperson auf Ihr gegenwärtiges Verhalten aus?«
- »Wie hat das Aufwachsen im Umfeld dieser Person die Richtung beeinflusst, die Ihr Leben genommen hat – und genau welche Richtung?«
- »Wer sind Sie heute aufgrund dessen, was Sie mit [der prägenden Bezugsperson] erlebt haben?«

Schritt 5

Gehen Sie die Aussagesätze des Patienten alleine oder mit dem Patienten zusammen noch einmal durch und versuchen Sie, ein durchgängiges Leitmotiv zu identifizieren, das ungünstige Beziehungen des Patienten mit wichtigen Bezugspersonen charakterisiert. Formulieren Sie dann Hypothesen, die die wichtigsten interpersonellen Themen ausdrücken. Der Therapeut sollte sich bewusst sein, dass solche Hypothesen »latentes Wissen« darstellen können. Das heißt, es handelt sich möglicherweise eher um implizites Wissen, als um eine Aussage, die der Patient aktiv so treffen würde.
Die Hypothesen werden als Nächstes einer der folgenden vier Domänen zugeordnet und als Konditionalsatz formuliert: »Wenn diese Situation eintritt …, dann wird sich jene … Konsequenz ergeben«. Die Domänen werden auch Übertragungsbereiche oder »emotionale Brennpunkte« genannt.

(a) **Nähe zwischen Therapeut und Patient.** Beispiel: »Wenn ich Dr. Schmidt nahekomme, dann wird er mich grob behandeln und unangemessene Dinge von mir wollen.«
(b) **Emotionale Bedürfnisse oder Offenlegen vertraulicher Informationen.** Beispiel: »Wenn ich mit Dr. Schmidt offen über persönliche Angelegenheiten spreche, dann wird er mich kritisieren und nicht mehr wertschätzen.«
(c) **Fehler machen.** Beispiel: »Wenn ich einen Fehler mache und Dr. Schmidt bemerkt das, dann wird er mich für einen Versager halten und sich nicht mehr für mich engagieren.«
(d) **Ausdruck negativer Emotionen.** Beispiel: »Wenn ich gegenüber Dr. Schmidt meinen Ärger zum Ausdruck bringe, dann wird er mich fallen lassen und Abstand zu mir halten.«

Bei der Konstruktion der Übertragungshypothese können Sie folgendermaßen vorgehen:

- Überlegen Sie zunächst: Was könnte der Übertragungsbereich (emotionale Brennpunkt) sein? Berücksichtigen Sie dabei die Erlebnisse des Patienten mit den prägenden Bezugspersonen *und* das von Ihnen in der Therapie bislang beobachtete Verhalten.
- Überlegen Sie: Was befürchtet der Patient, wie Sie reagieren, wenn er Ihnen gegenüber ein Verhalten zeigt, was in den Bereich der Übertragungshypothese fällt?
- Denken Sie daran, die Übertragungshypothese im »Wenn-dann«-Muster zu formulieren und sich selber als Quelle der Konsequenz zu benennen: »Wenn ich Dr. Schmidt gegenüber …, dann wird er …«.

AB 10.3 / Fallkonzept CBASP für Therapeuten

Name des Patienten / der Patientin	Geburtsdatum

Demographische Angaben

Alter	Lebenssituation (z. B. Wohnsituation, Familienstand, Beruf)

Klinische Angaben

Diagnosen
- Verlaufsform der Depression?
- Beginn der Depression?
- Komorbiditäten?

Charakteristisches interpersonelles Problemverhalten (Stimuluscharakter)

- Dominant?
- Freundlich?
- Submissiv?
- Feindselig?

Prägende Bezugspersonen

Name	Prägung
(1)	
(2)	
(3)	
(4)	

Übertragungshypothese

Wenn ich meinem Therapeuten gegenüber …

… dann wird er …

Emotionalen Brennpunkt benennen:

Gefürchtete Konsequenz benennen:

Behandlungsziele:

AB 10.4 /

P

Situationsanalyse – Erhebungsphase

	Kriterien / Erläuterungen
(1) Beschreibung der Situation	Anfang, Ende, Geschichte dazwischen, beschreibend, aus Beobachterperspektive, keine Bewertungen, wie Drehbuch
(2) Interpretation der Situation	Drei Interpretationen, Aussagesätze und Selbstinstruktionen, die Ihnen in diesem Moment durch den Kopf gegangen sind
(3) Eigenes Verhalten	Was haben Sie gesagt und getan? Körpersprache, Gestik, Mimik, Klang der Stimme, Blickkontakt?
(4) Tatsächliches Ergebnis	Was hätte ein Beobachter als Endpunkt gesehen?
(5) Erwünschtes Ergebnis	Was hätte ein Beobachter gesehen, wenn der Ausgang der Situation Ihren Wünschen entsprochen hätte?
(6) Vergleich des tatsächlichen und erwünschten Ergebnisses Ja ☐ Nein ☐ Wenn Nein: Warum haben Sie Ihr Ergebnis nicht erreicht?	Haben Sie erreicht, was Sie wollten?

AB 10.5 /

P

Situationsanalyse – Lösungsphase

	Kriterien / Erläuterungen
(7) Überprüfung des erwünschten Ergebnis	War das erwünschte Ergebnis realistisch, d.h. bezog es sich auf ein Ihnen mögliches Verhalten? War das erwünschte Ergebnis erreichbar, d.h. haben Sie mit dem konkreten Interaktionspartner schon die Erfahrung gemacht, dass er das Verhalten zeigt oder sind Sie Wunschdenken gefolgt? Entspricht das erwünschte Ergebnis Ihren Wertvorstellungen? Formulieren Sie gegebenenfalls ein neues erwünschtes Ergebnis!
(8) Interpretationen überprüfen	Sind die Interpretationen aus der Situation ableitbar? Beschreiben Sie genau, was passierte? Sind die Interpretationen hilfreich, um Ihr erwünschtes Ergebnis zu erreichen? Ist eine Selbstinstruktion dabei, die zu einem günstigen, Ihrem erwünschten Ergebnis entsprechenden Verhalten führt? Formulieren Sie gegebenenfalls neue Interpretationen!
(9) Veränderung des Verhaltens	Wie hätten Sie sich verhalten, wenn Sie über die neuen Interpretationen verfügt hätten? Wie würden Sie sich verhalten, um Ihr erwünschtes Ergebnis zu erreichen? Wie würden Sie das neue Verhalten in den Kiesler-Kreis einordnen?
(10) Zusammenfassung	Was haben Sie bei dieser Situationsanalyse gelernt?
(11) Übertragung in den Alltag	In welchen Situationen werden Sie das heute Erarbeitete anwenden können?

INFO 10.4 /

Situationsanalyse – Instruktionen für Therapeuten mit Fallbeispiel

Im Folgenden finden Sie zur erfolgreichen Durchführung von Situationsanalysen eine schrittweise Anleitung mit Formulierungshilfen, Kriterien, die bei jedem Schritt beachtet werden sollten, und einem Fallbeispiel.

Formulierungshilfen	**Kriterien für erfolgreiche Durchführung des Schrittes**	**Beispiel**
	Erhebungsphase	
Datum der Situation Situationsbereich: Arbeit, Familie, Freizeit	Verankern Sie die Situation in Zeit und Raum. Bearbeiten Sie keine Probleme »im Allgemeinen«.	Letzten Donnerstag um 14 Uhr Gespräch mit meiner Tochter in meiner Küche
Schritt (1) Situationsbeschreibung		
Berichten Sie mir, was in der Situation passiert ist. Berichten Sie dabei nur Dinge, die man auch von außen sehen kann. Berichten Sie auch, wie die Situation ausgegangen ist.	Interpersonell Anfang, Ende und Geschichte dazwischen Beobachterperspektive: ich tat dies, er / sie tat das, und dann habe ich das gemacht und daraufhin ist jenes passiert Interpretation erst im kommenden Schritt. Keine Spekulation über psychologische Prozesse beim Interaktionspartner. Dem Pat. zuhören, Situation zusammenfassen, dann aufschreiben	Meine Tochter fragt: »Was hast du am Wochenende vor?« Ich antwortete: »Ich muss Einkäufe erledigen. Ansonsten weiß ich noch nicht.« Sie erzählte dann: »Ich fahre mit Lara morgen an die Ostsee zum Schwimmen« Ich sagt leise: »Viel Spaß!« Sie verabschiedete sich mit den Worten: »Ich rufe dich dann am Sonntag an«. Ich antwortete »Okay, tschüss.«
Schritt (2) Interpretation der Situation		
Was hat die Situation für Sie bedeutet? Was ist Ihnen in diesem Moment durch den Kopf gegangen? Wie fassen Sie die Situation zusammen? Was war das Wichtigste in der Situation? Worauf haben Sie besonders geachtet? Welche Gedanken und Gefühle haben Ihr Verhalten in der Situation beeinflusst?	Versuchen Sie zu verstehen, warum der Patient sich so verhalten hat, wie er es tat. Gefühle und Gedanken Jede Interpretation wird in einem Satz zusammengefasst, insgesamt max. 3 Interpretationen. Nur erheben, noch <u>nicht</u> revidieren	(1) Ich bin ohnehin nur eine Last. (2) Sie will mich nicht mit dabei haben. (3) Immer bin ich alleine.
Schritt (3) Verhalten in der Situation		
Wenn wir Ihr Verhalten betrachten, was war besonders wichtig? Wie war Ihre Körperhaltung? Ihre Stimme? Ihre Gestik? Ihre Mimik? Hielten Sie Blickkontakt?	Von außen sichtbar Gehen Sie die Beobachtungsebenen durch. Eine kurze Inszenierung / Rollenspiel kann bei der Erhebung des Verhaltens hilfreich sein	Ich habe zu Boden geschaut, saß mit hängenden Schultern und guckte wenig freundlich, sprach mit leiser Stimme.

Schritt (4) Tatsächliches Ergebnis		
Was war das Ergebnis der Situation? Was ist das Letzte, was in der Situation passiert ist? Was hätte ein Beobachter als Endpunkt gesehen?	= Ende der Situation im Schritt 1 Der Patient soll an dieser Stelle erkennen, welche beobachtbaren Konsequenzen sein tatsächliches Verhalten in der gegenwärtigen Situation hat.	Sie sagte: »Ich rufe Sonntag an«, und ich antwortete »Okay, tschüss.«
Schritt (5) Erwünschtes Ergebnis		
Wie hätten Sie die Situation gerne beendet? Was hätte ein Beobachter dann gesehen?	Nehmen Sie hier das auf, was der Patient sagt oder im Arbeitsblatt schriftlich niedergelegt hat, ohne es zu kommentieren. Die Überprüfung der Kriterien für das erwünschte Ergebnis erfolgt in Schritt 7.	Meine Tochter fragt mich: »Kommst du mit an die Ostsee?«
Schritt (6) Vergleich des tatsächlichen und erwünschten Ergebnisses		
Haben Sie erreicht, was Sie wollten? Wenn nein: Wie kommt es, dass Sie es (nicht) erreicht haben?	Kurz Gegenüberstellen, so ermöglichen Sie negative Verstärkung am Ende der Lösungsphase. Noch <u>nicht</u> kommentieren	Die Patientin antwortete: »Nein, sie hat mich nicht gefragt« Diese Antwort ermöglichte dem Therapeuten die Überleitung zur Lösungsphase. »Naja, ich dachte, sie will mich nicht dabei haben!«
Lösungsphase		
Schritt (7) Überprüfung erwünschtes Ergebnis		
War Ihr erwünschtes Ergebnis realistisch oder erreichbar?	Realistisch: Ergebnis ist so formuliert, dass es sich auf ein Verhalten des Patienten bezieht, das er durchführen kann. Erreichbar: der Patient benötigt für dieses Ergebnis die Kooperation seines Interaktionspartners und hat die Erfahrung oder Zusage, dass dieser bereit ist es umzusetzen. Patient (nicht der Therapeut) wählt erwünschtes Ergebnis, Therapeut sollte allerdings problematische erwünschte Ergebnisse hinterfragen (z. B. unangemessen aggressives Verhalten). Patienten erlernen erwünschte Ergebnisse meist im Rahmen eines Shaping-Prozesses. Das bedeutet, auch erste Schritte in die Richtung auf ein situationsangemessenes Verhalten können als erwünschte Ergebnisse gewählt werden.	Patientin und Therapeut erarbeiten zusammen, dass das erwünschte Ergebnis nicht dem Kriterium der Erreichbarkeit entspricht, da die Patientin nicht gefragt hat und die Tochter keine Zusage gemacht hat. Die Patientin korrigierte daher ihr erwünschtes Ergebnis auf das folgende: Sagen »Ich würde gerne mit Euch an die Ostsee fahren. Es wäre schön, wenn du mich mitnimmst.« (jetzt handelt es sich um ein realistisches erwünschtes Ergebnis. Die Patientin ist in der Lage diesen Satz zu sagen)

Situationsanalyse – Instruktionen für Therapeuten mit Fallbeispiel

Schritt (8) Revision der Interpretation		
Hilft Ihnen die Interpretation, Ihr erwünschtes Ergebnis zu erreichen? Ist Ihre Interpretation auf das bezogen, was in der Situation tatsächlich passiert? Oder bezieht die Interpretation sich auf was anderes, evtl. allgemeineres? Was könnten Sie zu sich sagen, um Ihr erwünschtes Ergebnis zu erreichen? [Selbstinstruktion]	Beziehen sich die Interpretationen auf das, was wirklich passiert? Relevant: lässt sich aus der Situation ableiten Zutreffend: beschreibt die Situation korrekt und nicht-bewertend Gibt es eine handlungsleitende Interpretation, die hilft das erwünschte Ergebnis zu erreichen: Selbstinstruktion	(1) Ich bin ohnehin nur eine Last. → Verallgemeinerung, nicht aus der Situation ableitbar (2) Sie will mich nicht mit dabei haben. → Gedankenlesen, die Patientin kann nicht wissen, was ihre Tochter will, wenn sie sie nicht fragt. (3) Immer bin ich alleine. → Verallgemeinerung (Signalwort »immer«), nicht aus der Situation ableitbar Neue Interpretation: Handlungsinterpretation: Äußere Deinen Wunsch mitzukommen
Schritt (2) Revision des Verhaltens		
Wenn Sie sich Ihre Selbstinstruktion gesagt hätten, was hätten Sie getan? Wenn Sie das getan hätten, hätten Sie Ihr erwünschtes Ergebnis erreicht?	Von außen sichtbar, hier erfolgt die »Feinplanung« des beim erwünschten Ergebnis vorgeplanten Verhaltens Gehen Sie hier die Beobachtungsebenen Körperhaltung, Blickkontakt, Gestik, Mimik, Klang der Stimme durch. Hier ist ein Rollenspiel mit Wiederholungen hilfreich, so erhöht sich die Wahrscheinlichkeit, dass der Patient das Verhalten durchführt.	Ich wende mich ihr zu, lächele sie an und sage: »Ich würde gerne mit Euch an die Ostsee fahren. Es wäre schön, wenn du mich mitnimmst.« Wenn meine Tochter mich dieses Mal nicht mitnehmen kann, frage ich: »Können wir zu einem anderen Zeitpunkt zusammen fahren?«
Schritt (3) Zusammenfassung		
Was lernen Sie aus der Situation?	Ein kurzer zusammenfassender Satz	Nur wenn ich nachfrage, habe ich eine Chance zu bekommen, was ich mir wünsche.
Schritt (4) Generalisierung		
Wo können Sie das noch anwenden?	Eine konkrete weitere Situation, in der das Gelernte hilfreich wäre	Ich könnte meinen Mann fragen, ob er am kommenden Sonntag mit mir spazieren geht.

INFO 10.5 /

T

Ausführliche Hinweise für Therapeuten bei der Erstellung und Überarbeitung von Situationsanalysen

Situationsbeschreibung

Beachten Sie vor allem die Einhaltung der folgenden Kriterien:

- Relevantes interpersonelles Ereignis
- Anfang – Ende – eine Story dazwischen
- Beobachterperspektive – beschreibend – wie ein Drehbuch
- Keine Bewertungen, keine Kommentare, kein Gedankenlesen
- Günstig ist Visualisierung des Zeitablaufs

Wichtig ist es, dass die Situationsanalyse nur *ein* beobachtbares Ereignis enthält. Häufige Abweichungen davon sind, dass zwei oder mehrere verbundene Ereignisse dargestellt werden oder dass ein beobachtbares Ereignis mit einem nicht beobachtbaren Ereignis verbunden wird – beispielsweise wenn nach einer Interaktion der Prozess des Grübelns über das Ergebnis dargestellt wird.
Situationsbeschreibung (Beispiel): Ich habe mit meinem neuen Chef das jährliche Zielvereinbarungsgespräch geführt und ihn dabei um eine Rückmeldung gebeten. Er hat gesagt: »Ich bin mit Ihrer Arbeit grundsätzlich zufrieden. Wir haben geplant, Sie durch weitere Abteilungen rotieren zu lassen, damit Sie das ganze Unternehmen kennen lernen.« Ich habe erklärt, dass ich einverstanden bin und mich darauf freue. Danach habe ich lange darüber nachgegrübelt, ob die Rückmeldung ehrlich war und er wirklich zufrieden ist. Ich konnte die ganze Nacht nicht schlafen.

- Hier ist es empfehlenswert, den Patienten zu bitten, den Endpunkt in der interpersonellen Sequenz des Ereignisses so auszuwählen, dass er auch von einem unabhängigen Beobachter erfasst werden kann. Beispielsweise an der Stelle, an welcher der Chef sagt, er sei zufrieden, oder an der Stelle, an welcher der Patient sagt, er sei einverstanden und freue sich darauf. Auf das Grübeln wird innerhalb des CBASP-Vorgehens nicht weiter spezifisch eingegangen. Ziel ist es, mit dem Patienten ein funktionales Modell von achtsamem und zielorientiertem Handeln aufzubauen. Dagegen werden Bewältigungsstrategien für dysfunktionale innere Ereignisse (wie z. B. Grübeln, aversive Gefühle) nicht fokussiert. Eine Verbesserung der Fertigkeit, Ereignisse in der äußeren Welt von Ereignissen in der inneren Welt unterscheiden zu können, ist ein wichtiges Therapieziel bei der Durchführung von Situationsanalysen. Ein hohes Ausmaß von kognitiver Fusion bei den Patienten hat zur Folge, dass äußere und innere Ereignisse auf einer Ebene behandelt werden, was dann zu Schwierigkeiten in der Verhaltenssteuerung führt.
- Regulierend muss der Therapeut bezüglich des Detailreichtums der Situationsbeschreibung tätig werden. Manche Patienten beschränken sich zunächst auf zwei dürre Sätze, andere verlieren sich in Einzelheiten und füllen ganze Seiten.
- Ungünstig als Gegenstand von Situationsanalysen sind interpersonelle »Nicht-Ereignisse«: »Ich saß den ganzen Abend in der Wohnung und habe auf meine Freundin gewartet. Ich habe versucht sie anzurufen, sie ist aber nicht ans Handy gegangen. Ich habe dann noch eine Flasche Wein getrunken und bin ins Bett gegangen.«
- Manchmal machen Patienten ausschließlich »Daily Hassles« zum Gegenstand der Situationsanalysen: unfreundliche Busfahrer und Verkäufer, anonyme Anrufer oder bösartige Kommentare in Foren, die sie auf sich beziehen. Dies ist ungünstig, da in diesen Situationen ja Nichtstun oft die Strategie der Wahl ist und sich hierbei nur ausnahmsweise soziale Kompetenz erlernen lässt. Ausschließlich derartige Situationen vorzubringen kann ein Zeichen von interpersoneller Deprivation sein oder auch ein Vermeidungsverhalten.

Ausführliche Hinweise für Therapeuten bei der Erstellung und Überarbeitung von Situationsanalysen

- Problematisch sind auch Situationsanalysen, die ausschließlich aus einer Whatsapp-Kommunikation oder anderen kurzen Textnachrichten besteht. Dies erhöht das Risiko, dass die Regel, Kommentare und Gedankenlesen wegzulassen, verletzt wird.
- Wichtig ist es, den Patienten konsequent dazu anzuhalten, zu beschreiben, nicht zu bewerten und nicht über Motive anderer zu spekulieren.
- CBASP folgt einem Modell der Verhaltensveränderung durch Verhaltensaufbau und Verhaltensformung. Hieraus folgt für den Therapeuten die Notwendigkeit jedes Verhalten in der Ausarbeitung der Situationsanalyse zu verstärken, das in die richtige Richtung geht und den Zyklus von Erstellung einer Situationsbeschreibung und deren Überarbeitung so lange fortzusetzen, bis der Patient in der Lage ist, kriteriumsgerechte und mit der notwendigen Menge an Details ausgestattete Situationsbeschreibungen zu liefern.

Interpretation

Der Begriff Interpretation umfasst bei CBASP alle kognitiven Prozesse, die zwischen Wahrnehmung und Verhalten vermitteln, also das Verhalten lenken. Der Patient soll deshalb alle zusammenfassenden Beschreibungen, Bewertungen und Selbstinstruktionen, die ihm in diesem Moment durch den Kopf gegangen sind, in Form von Aussagesätzen dokumentieren. Zur Überprüfung der Vollständigkeit und Plausibilität kann man überprüfen, ob sich das Verhalten, das der Patient zeigt (Schritt 3), aus diesen Sätzen ableiten lässt. Bitten Sie den Patienten hierzu zunächst ehrlich zu dokumentieren, welche Gedanken ihn tatsächlich in dem Moment bewegt haben, und sich nicht voreilig zu korrigieren.

Beachten Sie in der Überarbeitungsphase dann die Einhaltung der folgenden Kriterien

- Aussagesätze
- Begrenzung auf drei oder vier Aussagen
- Relevanz (in der konkreten Situation verankert)
- Zutreffend (korrekte Wiedergabe des Ereignis)
- Wünschenswert ist eine handlungsorientierte Interpretation (Selbstinstruktion)

Hier findet dann eine kritische Überprüfung und Überarbeitung statt. Zutreffende Interpretationen halten den Patienten auf dem Boden der Tatsachen. Sie ermöglichen ihm sich in jedem Augenblick auf die wesentlichen Aspekte der Ereignisse zu konzentrieren und effektiv zu handeln. Interpretationen beschreiben das Wesentliche an dem Ereignis, steuern das Verhalten während eines Ereignisses und haben folglich eine direkte Beziehung zum Ergebnis eines Ereignisses. Die Funktion von gelungenen Interpretationen ist damit ähnlich wie die des Lenkrads in einem Automobil oder des Ruders in einem Schiff, sie geben dem Verhalten eine klare Richtung. Im Laufe des bei CBASP angestrebten Lernprozesses wird der Patient diese Elemente immer mehr in seine Verhaltensentscheidungen im Alltag integrieren.
Ein häufiges Missverständnis – das sich aus dem heterogenen Gebrauch des Wortes Interpretation ergibt – ist, dass hier vor allem die Suche nach tieferen Bedeutungsebenen gemeint ist. In der Praxis der Situationsanalyse können die wesentlichen Interpretationen bereits als Sätze in der Situationsbeschreibung enthalten sein oder können unmittelbar daraus abgeleitet werden. Handlungsorientierte Interpretationen sind häufig identisch mit Selbstinstruktionen im Sinne von Meichenbaum. Wichtig ist, dass der Therapeut dem Patienten den wesentlichen Anteil der Arbeit überlässt. Der Therapeut muss aber auch so lange nachfragen, dass er jeden Satz des Patienten genau versteht.

Ausführliche Hinweise für Therapeuten bei der Erstellung und Überarbeitung von Situationsanalysen

Kriteriumsgerechte Interpretationen	Interpretationen, die nicht den Kriterien entsprechen
Er hat gesagt, dass jemand anders diesen Bereich leiten soll. *[Zutreffend und relevant: Annahme überprüft]*	Ich bin immer ärgerlich, wenn ich denke, dass mir jemand etwas nicht zutraut. *[Irrelevant: Interpretation nicht in der Situation verankert, das Adverb macht aus der Interpretation eine Vermutung]*
Claudia hat gestern Abend gesagt, dass sie nicht mehr mit mir ausgehen will, und ich war total traurig darüber. *[Zutreffend und relevant: zeitlich verankert]*	Claudia hat bestimmt gedacht, ich bin ein Versager, der es nicht wert ist. *[Unzutreffend: nicht überprüftes Gedankenlesen]*
»Ich habe sie gestern gefragt: Hast du mir die Information absichtlich nicht weitergegeben?« Sie hat gesagt: »Ja, das war mit Fritz so verabredet.« *[Zutreffend und relevant: zeitlich verankert]*	»Meine Frau hat so ihre Eigenheiten: Wenn sie mich ärgern will, stellt sie sich einfach stur und redet nicht mit mir.« *[Unzutreffend: Gedankenlesen im Hinblick auf das Motiv]*
»Mein Chef hat gesagt: »Ihre Kenntnisse in SPSS reichen nicht aus, um diese Aufgabe bis Montag zu bewältigen. Sie brauchen Unterstützung.« *[Zutreffend und relevant: zeitlich verankert.]*	»Ich werde nie etwas zur Zufriedenheit meines Chefs erledigen.« *[Irrelevant: Interpretation ist eine Vermutung]*
»Ich muss wieder auf Partys und in meinen Sportclub gehen, um die Chance zu haben, jemanden kennenzulernen.« *[handlungsbezogene Interpretation]*	»Ich werde nie eine Frau finden.« *[Irrelevante Interpretation, nicht zeitlich verankerte Vermutung]*
Ich muss meinem Mann sagen: »Ich will diese Angelegenheit in Ruhe mit dir besprechen!« *[handlungsbezogene Interpretation]*	»Ich würde mir wünschen, mein Mann und ich könnten irgendetwas ohne Streit ausdiskutieren.« *[Irrelevant: Interpretation nicht zeitlich verankert und nicht auf den gegenwärtigen Konflikt ausgerichtet]*
Die Aussage meines Chefs: »Sie sind ein besonders bedächtiger Mitarbeiter« heute Morgen hat mich total verwirrt. *[Zutreffend und relevant: zeitlich verankerte Introspektion.]*	Vielleicht drückte er sich absichtlich missverständlich aus. *[Irrelevant: nicht zeitlich verankerte Vermutung]*
Ich war seit drei Monaten nicht beim Friseur und bin jetzt mit meinen Haaren unzufrieden. *[Zutreffend und relevant: zeitlich verankerte Introspektion]*	Ich wünschte, ich hätte Haare wie Giselle Bündchen. *[Irrelevant: Wunschdenken]*
Es gefällt mir überhaupt nicht, jetzt vier Wochen im Krankenhaus liegen zu müssen, bis die Behandlung abgeschlossen ist. *[Zutreffend und relevant: zeitlich verankerte Introspektion]*	Ich wünschte, ich wäre nicht aus dem Haus gegangen und dieser Unfall wäre nicht passiert. *[Irrelevant: Wunschdenken]*
Ich muss zu Beginn des Workshops sagen, welche Anliegen ich habe, sonst werden meine Wünsche nicht erfüllt. *[Zutreffend und relevant: zeitlich verankert: handlungsbezogene Interpretation, die zu Selbstbehauptung führt]*	Dieser Dozent macht sich bestimmt keine Gedanken darüber, was die Workshopteilnehmer wirklich brauchen. *[Irrelevant: nicht zeitlich verankerte Vermutung]*

INFO 10.5 /

T

Ausführliche Hinweise für Therapeuten bei der Erstellung und Überarbeitung von Situationsanalysen

Im Gegensatz zur kognitiven Therapie nach Beck werden in der Situationsanalyse nach CBASP Interpretationen ausschließlich auf ihre Validität im konkreten Kontext untersucht. Überlegungen zur allgemeinen Validität werden nicht angestellt.

Eigenes Verhalten

Die Kriterien für den Schritt (3) sind ähnlich wie im Schritt (1). Wenn man bei der Metapher des Drehbuchs für einen Film bleibt, soll hier das Teleobjektiv der Kamera auf den Protagonisten gerichtet sein (Close-up) und nicht wie in Schritt (1) die Gesamtsituation mit dem Weitwinkel erfasst werden (Totale). Die Sprache soll beschreibend sein – nicht bewertend. Rollenspiele, in denen die Patienten demonstrieren, wie sie etwas gesagt haben, ermöglichen die Erfassung nonverbaler Aspekte der Kommunikation. Die Beschreibung des eigenen Verhaltens dient wesentlich auch der Erkennung von Defiziten in den interpersonellen Fertigkeiten. Diese Informationen können später als Grundlage für eine gezielte Planung von sozialem Kompetenztraining genutzt werden.

Tatsächliches Ergebnis

Beachten Sie vor allem die Einhaltung der folgenden Kriterien:

- Nur ein Ergebnis
- Verhaltensbezogene Sprache
- Unabhängig beobachtbar
- Keine emotionalen Ergebnisse in den Mittelpunkt stellen

Ein wesentlicher Unterschied zu anderen Formen der Verhaltensanalyse ist, dass rein emotionale Ergebnisse nicht zugelassen sind, der wesentliche Aspekt des Ergebnisses muss immer unabhängig beobachtbar und entsprechend der Metapher des Films auch visualisierbar sein. Es ist aber erwünscht, die emotionale Komponente des Ergebnisses zu benennen (z. B. Julia sagte zu, mit mir nach Barcelona zu fahren, und ich war total glücklich). Wichtig ist, dass nur ein Ergebnis in den Mittelpunkt der Betrachtung gestellt wird. Sind mehrere Ergebnisse vorhanden, bitten Sie den Patienten, das für ihn entscheidende Ergebnis auszuwählen. Zwei oder mehr Ergebnisse können nicht simultan bearbeitet werden. Ein zweites Ergebnis erfordert letztlich auch eine neue Situationsanalyse mit dem Blickwinkel auf dieses tatsächliche Ergebnis.

Erwünschtes Ergebnis

Beachten Sie vor allem die Einhaltung der folgenden Kriterien:

- Nur ein erwünschtes Ergebnis
- Verhaltensbezogene Sprache
- Unabhängig beobachtbar
- Keine emotionalen Ergebnisse in den Mittelpunkt stellen
- Realistisch (Ergebnis liegt innerhalb der Verhaltensfertigkeiten des Patienten)
- Erreichbar (Vorerfahrungen oder Vorinformationen machen es wahrscheinlich, dass die Umwelt das Ergebnis liefert)

Es gelten alle Kriterien aus Schritt (4). Zusätzlich ist es häufig erforderlich, in einem Prozess des geleiteten Endeckens zu untersuchen, ob die Ziele realistisch oder erreichbar sind. Realistisch bedeutet, dass sie innerhalb der konkreten Verhaltensfertigkeiten oder unter der Kontrolle des Patienten liegen. Extrem unrealistische Ergebnisse müssen völlig ersetzt werden.

Ausführliche Hinweise für Therapeuten bei der Erstellung und Überarbeitung von Situationsanalysen

Bei Ergebnissen, die erst erhebliche Übung erfordern, soll der Patient dahingehend beraten werden, statt eines Könnerziels lieber ein Lernziel zu formulieren oder eine jetzt schon vorhandene Fertigkeit zu benutzen. Erreichbar bedeutet, dass es aufgrund vorhandener Informationen und Erfahrungen, wahrscheinlich ist, dass die Umwelt ein bestimmtes Ergebnis hergibt. Bei Unsicherheit in diesem Punkt kann es vorzuziehen sein, den Endpunkt als realistisches Ergebnis, d.h. unter der eigenen Verhaltenskontrolle stehend zu formulieren. Die Überprüfung der Erreichbarkeit hat als wesentliche Funktion, Wunschdenken oder unflexible Annahmen darüber, »was richtig ist«, aus der Verhaltensplanung zu eleminieren.
Eine erhebliche Schwierigkeit kann sich daraus ergeben, dass das erwünschte Ergebnis aggressive, manipulative oder anderweitig problematische Verhaltensweisen mit möglicherweise langfristig ungünstigen Konsequenzen für den Patienten beinhaltet. Wenn der Therapeut dies vermutet, sollte er dies direkt ansprechen.
Situationsbeschreibung (Beispiel): Ich habe gestern Abend meinen Bruder, der nebenan wohnt, gebeten, mich heute um 9 Uhr zur Arbeit zu fahren, da mein Auto kaputt ist. Er hat gesagt: »Ich muss morgen selbst schon um 7 Uhr los. Bitte, nimm den Bus!« Ich habe gesagt: »Du weißt doch, dass das wegen meiner Angstanfälle nicht geht. Dir ist es offensichtlich scheißegal, was mit mir los ist, du bist einfach ein blöder Hund.« Er hat dann aufgelegt. Tatsächliches Ergebnis: »Ich habe ihm gesagt, dass er ein blöder Hund bist.« Erwünschtes Ergebnis: »Ich wollte ihm sagen, dass er ein blöder Hund ist. Ich möchte lernen, offen zu sagen, was ich denke und meinen Ärger herauslassen«
Der Therapeut könnte hier sagen: »Herr Müller, ich habe ein Problem mit Ihrem erwünschten Ergebnis. Interessiert Sie warum?« Herr Müller: »Ja, klar!« Therapeut: »Sie haben mir vor einigen Wochen berichtet, wie wichtig Ihnen die Beziehung zu Ihrem Bruder ist und wie gut er in den letzten Jahren zu Ihnen gehalten hat. Und da frage ich mich, welche langfristigen Auswirkungen Ihr erwünschtes Ergebnis für Sie hätte.«

Vergleich: tatsächliches Ergebnis vs. erwünschtes Ergebnis

Entscheidend ist es hier, dass der Therapeut nicht einem Vermeidungsverhalten Vorschub leistet, indem er davon ausgeht, das Ergebnis dieses Vergleichs sei sowieso offensichtlich. Die Wahrnehmung von Misserfolg auszublenden, vermindert die negative Verstärkung für ein neues verändertes Verhalten.
Wenn der Patient sagt, einerseits ja, andererseits nein, ist dies ein Hinweis, dass bei der Planung des erwünschten Ergebnisses, explizit oder implizit statt einem mehrere Ziele bestanden haben.

KAPITEL 11 /

Interpersonelle Fertigkeiten: Verhaltenstraining

11.1 Einführung

Menschen mit Depression haben vermehrt zwischenmenschliche Probleme. Folgende Schwierigkeiten stehen dabei im Vordergrund:

- Kontakte mit anderen Menschen knüpfen,
- Gespräche beginnen und aufrechterhalten oder auch Gespräche beenden,
- Beziehungen intensivieren,
- Äußerung positiver Emotionen (z. B. Komplimente machen, Wohlbehagen oder Freude ausdrücken, jemanden loben),
- Äußerung negativer Emotionen (z. B. über Ärger oder Enttäuschung sprechen),
- eigene Rechte, Wünsche, Bedürfnisse und Grenzen in sozialen Situationen wahrnehmen, ansprechen und durchsetzen,
- Erwartungen, von anderen abgelehnt zu werden, und Selbstabwertung führen zu Vermeidungsverhalten,
- Ausrichtung der Aufmerksamkeit auf Zeichen von Ablehnung, Misserfolg und sozialer Isolierung,
- depressive Kommunikationsmuster (s. hierzu *AB 10.1/Kommunikationsmuster, die zu Depression führen können*), die zur Folge haben, dass wichtige Interaktionspartner sich zurückziehen.

Diese Fertigkeitendefizite führen zu einem Verstärkerdefizit. Positive Erfahrungen im Kontakt mit anderen Menschen bleiben aus. Um kurzfristig unangenehmen Emotionen auszuweichen, werden zwischenmenschliche Situationen von Menschen mit Depression teilweise oder völlig vermieden. Sozial kompetentes Handeln wird nicht ausreichend geübt. Dies führt langfristig zu mehr Misserfolg, Leid und Schwierigkeiten, das Leben entsprechend der eigenen Werte zu gestalten. Der Aufbau von interpersonellen Fertigkeiten hat daher einen hohen Stellenwert in der Behandlung von Depression. Die zentralen Techniken zur Verbesserung sozialer Fertigkeiten sind dabei Rollenspiele und Verhaltensübungen. Eine wichtige Rolle spielt auch der Abbau von Sicherheitsverhalten.

In diesem Kapitel werden Tools zum Aufbau interpersoneller Fertigkeiten vorgestellt, die speziell an die Fertigkeitendefizite von Patienten mit Depression angepasst wurden. Hierzu wurden Elemente und Wissen aus der Kognitiven Verhaltenstherapie (Hautzinger, 2013), dem Gruppentraining sozialer Kompetenzen (Hinsch & Pfingsten, 2015), aus dem Assertiveness-Training (Ullrich & de Muynck, 2005), der Dialektischen Verhaltenstherapie (DBT; Linehan, 1993) sowie der Therapie der Essstörung durch Emotionsregulation (Sipos & Schweiger, 2011) integriert.

Weitere Tools für interpersonelle Fertigkeiten finden Sie im Kapitel 10 »Interpersonelle Fertigkeiten: Handlungsplanung«. Insbesondere empfehlen wir zur Vermittlung des »Crisis generation«-Modells der Depression (Conway et al., 2012; Eberhart & Hammen, 2010) *INFO 10.1/Stress in zwischenmenschlichen Situationen* sowie zur Psychoedukation über typische »depressive Kommunikationsmuster« (Hames et al., 2013) *AB 10.1/Kommunikationsmuster, die zu Depression führen können*. Weiterhin ist der Einsatz von Situationsanalysen (*AB 10.4/Situationsanalyse Erhebungsphase* und *AB 10.5/Situationsanalyse Lösungsphase*) hilfreich. Zur Vermittlung von Validierungsstrategien soll *AB 8.14/Validierungsstrategien erlernen* aus Kapitel 8 »Achtsamkeit und Akzeptanz« eingesetzt werden.

Für welche Patientengruppen sind die Tools aus diesem Kapitel besonders geeignet?

Die Vermittlung und das Trainieren sozialer Fertigkeiten gehört zu den grundlegenden Therapieelementen für Patienten mit Depression. Es ist aber nicht empfehlenswert und effizient, dieses Kapitel mit Patienten von vorne bis hinten durchzuarbeiten. Verschaffen Sie sich zunächst einen Überblick, welches die wesentlichen interpersonellen Schwierigkeiten Ihres Patienten sind. *AB 11.1/Selbsteinschätzung zu interpersonellen Fertigkeiten* und *AB 11.4/Standardsituationen zum Üben interpersoneller Fertigkeiten* können dabei eine Orientierung bieten. Wählen Sie dann sorgfältig die zu den Fertigkeitsdefiziten passenden Tools aus diesem Kapitel aus.

Mit welchen Tools können die Tools aus diesem Kapitel gut kombiniert werden?

Die Tools aus diesem Kapitel sind mit allen anderen Tools gut kombinierbar. Insbesondere bietet sich wie bereits oben beschrieben eine Kombination mit Kapitel 10 »Interpersonelle Fertigkeiten: Handlungsplanung« an. Darüber hinaus sind Kombinationen mit Tools aus Kapitel 5 »Verhaltensaktivierung«, aus Kapitel 8 zum Aufbau von Fertigkeiten zu Achtsamkeit und Akzeptanz und Kapitel 9 »Emotionsregulation« empfehlenswert.

Mit welchen Tools sollten die Tools dieses Kapitels nicht kombiniert werden?

Die Tools aus diesem Kapitel können prinzipiell mit allen anderen Tools dieses Buches kombiniert werden. Bedenken Sie jedoch immer die grundsätzliche Regel: Wenige Dinge richtig tun!

11.2 Erklärung der Arbeitsmaterialien dieses Kapitels

► **INFO 11.1 / Wie hängen Depression und zwischenmenschliche Schwierigkeiten zusammen?**
Erklärt den Zusammenhang zwischen interpersonellen Schwierigkeiten und der Entstehung und Aufrechterhaltung von Depression und gibt einen Überblick darüber, was interpersonelle Fertigkeiten sind und wie man sie trainieren kann.

► **AB 11.1 / Selbsteinschätzung zu interpersonellen Fertigkeiten**
Hilft einen Überblick über die Stärken und Defizite des Patienten im Bereich interpersoneller Fertigkeiten zu bekommen. Hierzu sollten selbstverständlich auch direkte Beobachtungen der sozialen Verhaltensweisen des Patienten, Beobachtungen aus diagnostischen Rollenspielen und Berichte des Patienten genutzt werden.

► **INFO 11.2 / Ziel, Beziehung und Selbstachtung – Fokus in interpersonellen Situationen**
Hilft bei der Planung und Durchführung von zwischenmenschlichen Situationen, indem Patienten lernen die drei Bereiche Ziel, Beziehung und Selbstachtung entsprechend der eigenen Prioritätensetzung zu gewichten. Je nach Gewichtung stehen andere interpersonelle Fertigkeiten im Vordergrund, die ebenfalls erklärt werden. Anhand der Gewichtung wird ein Verhaltensplan abgeleitet. Das Vorgehen wird mit einem Beispiel verdeutlicht.

► **AB 11.2 / Gewichtung von Zielerreichung, Beziehung und Selbstachtung in zwischenmenschlichen Situationen trainieren**
Stellt sieben Beispiele von interpersonellen Situationen vor, anhand derer Patienten nach der Anleitung aus INFO 11.2 trainieren können, Zielerreichung, Beziehung und Selbstachtung zu gewichten und einen Handlungsplan zu erstellen. Bitte kreuzen Sie als Therapeut aus den Vorschlägen ein geeignetes Beispiel zum Trainieren für Ihren Patienten an. Es ist empfehlenswert, dieses AB häufiger zu verwenden und Patienten an mehreren Situationen üben zu lassen. Zusätzlich können Sie sich selbstverständlich auch selbst Situationen überlegen, die für Ihren Patienten hilfreich sind.

► **AB 11.3 / Gewichtung und Handlungsplan in eigenen Situationen**
Hier sollen Patienten nun anhand eigener Situationen entsprechend der Anleitung aus INFO 11.2 üben, Zielerreichung, Beziehung und Selbstachtung zu gewichten und einen Handlungsplan zu erstellen.

► **AB 11.4 / Standardsituationen zum Üben interpersoneller Fertigkeiten**
Stellt Standardsituationen für Rollenspiele oder Verhaltensübungen vor. Patienten sollen auch in diesem Arbeitsblatt jeweils die Schwierigkeit von 0 – 10 einschätzen. Hier ergeben sich weitere Informationen über Fertigkeiten und Schwierigkeiten des Patienten, die für die Therapieplanung genutzt werden können.

► **AB 11.5 / Mein Trainingsplan für interpersonelle Fertigkeiten**
Unterstützt bei der Erstellung eines persönlichen Trainingsplans. Dieses AB kann zu jeder Therapiesitzung ausgewertet und neu ausgefüllt werden.

► **AB 11.6 / Sicherheitsverhalten erkennen**
Erklärt Sicherheitsverhalten und seine Konsequenzen und hilft Patienten, eigenes Sicherheitsverhalten zu erkennen und zu reduzieren. Empfehlenswert sind Verhaltensexperimente mit und ohne Sicherheitsverhalten.

► **INFO 11.3 / Durchführung von Rollenspielen**
Fasst die wichtigsten Informationen zur Technik und Durchführung von Rollenspielen für Patienten und Therapeuten

zusammen, um Ängste zu reduzieren und Patienten für die Durchführung zu motivieren. Um schnell Erfolgserlebnisse zu generieren, sollten Therapeuten auf ausreichend positive Verstärkung von erwünschtem Verhalten achten, den Schwierigkeitsgrad und die Länge der Sequenz an die Fertigkeiten des Patienten anpassen sowie die Informationskapazität für Verbesserungsvorschläge beachten. Zur Auswahl für Standardsituationen bieten sich die Arbeitsblätter zu speziellen interpersonellen Fertigkeiten an.

▶ **AB 11.7 – 11.19 / Spezielle interpersonelle Fertigkeiten**

Stellen exemplarisch spezielle interpersonelle Fertigkeiten vor, die für Patienten mit Depression wichtig sind. Die Arbeitsblätter vermitteln für jede interpersonelle Fertigkeit Informationen zu Gewichtung hinsichtlich Ziel, Beziehung und Selbstachtung, zu Elementen der Fertigkeit und möglichen Rahmenbedingungen für Rollenspiele oder Übungen. Zusätzlich erhalten Patienten Unterstützung bei der Planung, wann und wie genau sie diese Fertigkeit üben möchten. Folgende interpersonelle Fertigkeiten werden vorgestellt:

- Kontakt herstellen, ein Gespräch beginnen und fortsetzen (AB 11.7)
- Um Beziehung werben, sich verabreden (AB 11.8)
- Beziehungen intensivieren, ein Gespräch durch Fragen aufrechterhalten (AB 11.9)
- Äußern positiver Gefühle und Rückmeldungen (AB 11.10)
- Äußern von Kritik und Ärger, Aufforderung zur Verhaltensveränderung (AB 11.11)
- Aushandeln von Kompromissen in Beziehungen (AB 11.12)
- Etwas ablehnen, Nein-Sagen (AB 11.13)
- Eine Forderung oder eine Frage stellen (AB 11.14)
- Mit Beleidigungen und Ungerechtigkeiten umgehen (AB 11.15)
- Recht durchsetzen, sich beschweren (AB 11.16)
- Fragen zur Medikation / Behandlung stellen (AB 11.17)
- Auf Kritik an der Arbeit reagieren (AB 11.18)
- Mit wichtigen Bezugspersonen über die Depression sprechen (AB 11.19)

INFO 11.1/

P

Wie hängen Depression und zwischenmenschliche Schwierigkeiten zusammen?

Schwierigkeiten in zwischenmenschlichen Beziehungen sind allgegenwärtig und leisten einen wesentlichen Beitrag zu psychischen Belastungen von Menschen. Menschen mit Depression fühlen sich häufig in zwischenmenschlichen Beziehungen unsicher und haben Angst vor Ablehnung und Enttäuschungen. Oft haben sie bereits viele unangenehme und schmerzhafte Erfahrungen in Beziehungen gemacht. Um kurzfristig unangenehmen Emotionen auszuweichen, ziehen sie sich aus zwischenmenschlichen Beziehungen zurück oder verhalten sich passiv und vermeiden es, eigene Wünsche, Bedürfnisse oder Grenzen anzusprechen. Langfristig führt dies zum einen dazu, dass wenig positive Erfahrungen im Kontakt mit anderen Menschen gemacht werden können und wenig (enge) Verbindungen zu anderen Menschen entstehen. In der Folge fühlen Menschen mit Depression sich häufig einsam und traurig. Zum anderen können wichtige Ziele nicht erreicht werden, es entsteht Misserfolg und Leid und das Leben kann nicht entsprechend der eigenen Werte gestaltet werden. In der Psychotherapie spricht man von einem Verlust von Verstärkern (Belohnungen). Dies alles führt dazu, dass die Lebensqualität sinkt. In der Behandlung von Depression ist es daher sehr wichtig, an einer Verbesserung der interpersonellen Fertigkeiten zu arbeiten.

Was sind interpersonelle Fertigkeiten?

Interpersonelle Fertigkeiten bezeichnen die Fertigkeiten, die benötigt werden, um zwischenmenschliche Begegnungen angemessen zu gestalten und zwischenmenschliche Ziele zu erreichen. Hierbei geht es darum, in angemessener Weise einen Kompromiss zwischen Selbstverwirklichung und Anpassung an die Umwelt zu finden. Häufig wird in diesem Zusammenhang auch von sozialer Kompetenz gesprochen. Interpersonelle Fertigkeiten umfassen sowohl verbale Komponenten (z. B. Nein-sagen, auf den anderen eingehen, eigene Bedürfnisse ansprechen) als auch nonverbale Komponenten (z. B. Blickkontakt, Stimmlage, Lächeln, Körperhaltung, Gestik und Mimik) sowie die korrekte Einschätzung von Handlungen, Mimik, Kontext und verbalen Mitteilungen anderer (z. B. Empathiefähigkeit, sich in den anderen hineinversetzen, genau zuhören, was er sagt). Es gibt kein »richtiges interpersonelles Verhalten«, das für jede Situation passend wäre. Interpersonelle Fertigkeiten müssen flexibel an die Situation, den Interaktionspartner und die eigenen Bedürfnisse, Ziele und Werte angepasst werden.

Wie wirken interpersonelle Fertigkeiten?

Gute zwischenmenschliche Fertigkeiten haben vielfältige Folgen, die sich günstig auf eine Depression auswirken:

- besseres Erreichen von persönlichen Zielen
- bessere Übereinstimmung zwischen eigenen Bedürfnissen und Verhalten der Umwelt
- mehr positive Rückmeldung von Interaktionspartnern
- schnellere Konfliktlösung
- Vorbeugung von belastenden Situationen
- bessere Selbstbehauptung
- höhere Zuversicht, bessere Stimmung

Wie kann man interpersonelle Fertigkeiten lernen?

Jeder Mensch, unabhängig davon, wie alt er ist, kann zwischenmenschliche Fertigkeiten lernen. Für Menschen mit Depression stehen sogar effektive, gut untersuchte psychotherapeutische Techniken zum Aufbau von zwischenmenschlichen Fertigkeiten zur Verfügung, die man selbstständig oder mit dem Therapeuten trainieren kann. Um die eigenen interpersonellen Fertigkeiten zu verbessern, ist es zunächst wichtig, eigene Stärken und Schwierigkeiten in diesem Bereich zu erkennen. Anschließend geht es darum, die Stärken weiter auszubauen und zu nutzen und im Bereich der Schwierigkeiten, neue Verhaltensfertigkeiten aufzubauen. Am besten kann man interpersonelle Fertigkeiten in Rollenspielen und mit Verhaltensübungen trainieren. Wichtig ist auch zu beachten, dass zum Aufbau von neuen Fertigkeiten wiederholtes Üben und Trainieren notwendig ist. Das ist genauso, wie wenn man eine Sportart oder ein Instrument erlernen möchte: Übung macht den Meister.

Selbsteinschätzung zu interpersonellen Fertigkeiten

Im Folgenden finden Sie eine Auflistung von einigen wichtigen interpersonellen Fertigkeiten. Schätzen Sie für jede Fertigkeit von 0 (= keine Schwierigkeiten) bis 10 (= große Schwierigkeiten) ein, wie gut Sie diese Fertigkeit beherrschen:

Kontaktaufnahme

- Mit jemandem, den ich sympathisch finde, in Kontakt treten ☐
- Jemandem eine Frage stellen ☐
- Gespräche beginnen und aufrechterhalten ☐

Abgrenzung

- Gespräche beenden ☐
- Eine Verabredung beenden ☐
- Unerwünschte Kontakte zurückweisen ☐
- Unerwünschte sexuelle Annäherungsversuche zurückweisen ☐
- Bitten und Wünsche zurückweisen (»Nein sagen«) ☐
- Unerwünschte Vorschläge zurückweisen ☐

Selbstbehauptung

- Berechtigte Forderungen stellen, eigene Rechte durchsetzen ☐
- Eine abweichende Meinung äußern ☐
- Eigene Wünsche und Bitten äußern ☐
- Eigene Stärken zum Ausdruck bringen ☐
- Änderung von störendem Verhalten anderer verlangen ☐

Selbsteinschätzung zu interpersonellen Fertigkeiten

Freundschaften und Partnerschaften pflegen

- Um Beziehung werben ☐
- Gemeinsame Interessen herausfinden ☐
- Sich mit jemandem verabreden ☐
- Anderen positive Rückmeldungen geben, Komplimente machen ☐
- Komplimente annehmen ☐
- Kritik oder Ärger äußern ☐
- Mit Kritik umgehen ☐
- Sich entschuldigen ☐
- Eigene Emotionen ausdrücken ☐
- Verständnis für den anderen ausdrücken (validieren) ☐
- Eigene Schwächen und Fehler eingestehen ☐

Mit Situationen am Arbeitsplatz umgehen

- Ein Bewerbungsgespräch führen ☐
- Um Rückmeldung zur eigenen Arbeitsleistung bitten ☐
- Auf Kritik an der Arbeit reagieren ☐
- Aufgaben zurückweisen ☐
- Dinge nachfragen, die ich nicht weiß ☐

INFO 11.2 /

P

Ziel, Beziehung und Selbstachtung – Fokus in interpersonellen Situationen

Bei der Planung und Durchführung von zwischenmenschlichen Situationen sollten die drei folgenden Punkte beachtet werden:

(1) Ziel

Was möchte ich erreichen? Was muss ich sagen oder tun, um mein Ziel zu erreichen? Liegt das Verhalten, das ich zeigen möchte, im Bereich meiner Fähigkeiten und Möglichkeiten?

(2) Beziehung

Wie wirkt sich das Verhalten, das ich zeigen möchte, auf die Beziehung zu meinem Interaktionspartner aus? Was sind seine Ziele, Wünsche, Bedürfnisse und Grenzen? Kann / möchte ich darauf eingehen?

(3) Selbstachtung

Wie wirkt sich das Verhalten, das ich zeigen möchte, auf meine Selbstachtung aus? Passt es zu mir, so wie ich bin oder mich entwickeln möchte? Passt es zu meinen Werten?

Auf was möchte ich meinen Fokus legen?

Zwischenmenschliche Situationen sind in der Regel so gestaltet, dass alle drei Elemente in einer Begegnung mit einem Gesprächspartner enthalten sind. Es ist jedoch in vielen Situationen wichtig, eine Gewichtung vorzunehmen und zu entscheiden, was im Vordergrund stehen soll. Denn je nach Schwerpunkt braucht man unterschiedliche Fertigkeiten:

- **Fokus auf Ziel**: In Situationen, in denen der Kontakt zu dem Gegenüber von kurzer Dauer ist, und die mit dem Erreichen von eigenen Zielen und Rechten verbunden sind, steht die Zielerreichung im Vordergrund. Solche Situationen sind beispielsweise Begegnungen mit Behörden, Einkaufssituationen, Kontakte zu Vermietern o. Ä. In solchen Situationen liegt der Schwerpunkt darauf, das eigene Ziel zu verfolgen und eigene Rechte, Wünsche und Bitten klar und gegebenenfalls mit Nachdruck zum Ausdruck zu bringen. Auch Grenzen sollten deutlich formuliert werden. Natürlich ist es auch in solchen Situationen wichtig, freundlich zu bleiben. Freundlichkeit hilft meist bei der Erreichung von Zielen, hierzu gibt es aber auch wichtige Ausnahmen.
- **Fokus auf Beziehung**: In privaten, freundschaftlichen Beziehungen oder in Kontakten zu Arbeitskollegen steht oft der Beziehungsaspekt im Vordergrund. Mit diesen Menschen sind die Kontakte langfristig angelegt und es ist wichtig, was diese Personen nach der Begegnung Ihnen gegenüber empfinden. Es ist deshalb besonders wichtig, freundlich und wertschätzend dem anderen gegenüber aufzutreten, ihm zuzuhören und Interesse an ihm und seinen Emotionen zu zeigen. Zentral ist, sich zu überlegen, wie das eigene Verhalten auf den anderen wirkt, sich in ihn hineinzuversetzen und ihm zu zeigen, dass seine subjektive Sichtweise und Verhaltensweisen nachvollziehbar sind. Das nennt man in der Psychotherapie »den anderen validieren«. Gleichzeitig sollten auch eigene Emotionen und Wünsche offen angesprochen werden. Im optimalen Fall bekommt man das, was man möchte und erreicht darüber hinaus noch eine Verbesserung der Beziehung. Oft ist es aber wichtig, einen Kompromiss zwischen den eigenen Wünschen und denen des anderen zu schließen.
- **Fokus auf Selbstachtung**: In Situationen, in denen die eigenen Werte und Überzeugungen bedroht sind oder in denen man unfair behandelt wird, wird die Betonung der Selbstachtung notwendig. Das ist beispielsweise in Beziehungen der Fall, wenn der Beziehungspartner die eigenen Grenzen wiederholt missachtet, man ausgenutzt wird oder man ungerechtfertigt kritisiert, beleidigt oder abgewertet wird. Hier ist es wichtig, sich klar und deutlich abzugrenzen, für sich selbst einzustehen und die eigene Meinung zum Ausdruck zu bringen, ohne sich zu rechtfertigen oder zu entschuldigen.

INFO 11.2 /

P

Ziel, Beziehung und Selbstachtung – Fokus in interpersonellen Situationen

2/2

Gewichtung der drei Bereiche in zwischenmenschlichen Situationen

Um die Gewichtung in zwischenmenschlichen Situationen zu verdeutlichen, können Sie sich vorstellen, dass Sie in jeder Situation je nach Schwerpunkt zehn Kugeln auf drei Gläser (Ziel, Beziehung und Selbstachtung) verteilen können. Jedes der Gläser muss mindestens eine Kugel bekommen, weil keiner der Bereiche ganz weggelassen werden kann. Der Bereich, der Ihnen am wichtigsten ist, sollte die meisten Kugeln erhalten. Danach können Sie sich überlegen, welche interpersonellen Fertigkeiten, die Situation genau erfordert. Sinnvoll ist es, auf einem Blatt oder einem Flip-Chart ein genaues Drehbuch der gesamten Situation zu erstellen. Am besten übt man die Situation dann im Rollenspiel mit mehreren Durchläufen, bevor man sie in der Realität umsetzt.

Ein Beispiel zur Verdeutlichung: David möchte ein Hemd umtauschen
David ist es besonders wichtig, sein Ziel zu erreichen. Er legt deshalb sieben Kugeln in das Glas für »Ziel«. Die Selbstachtung ist ihm in dieser Situation nicht so wichtig, aber etwas wichtiger als die Beziehung, denn die Beziehung zur Verkäuferin hat für ihn nur wenig Bedeutung.

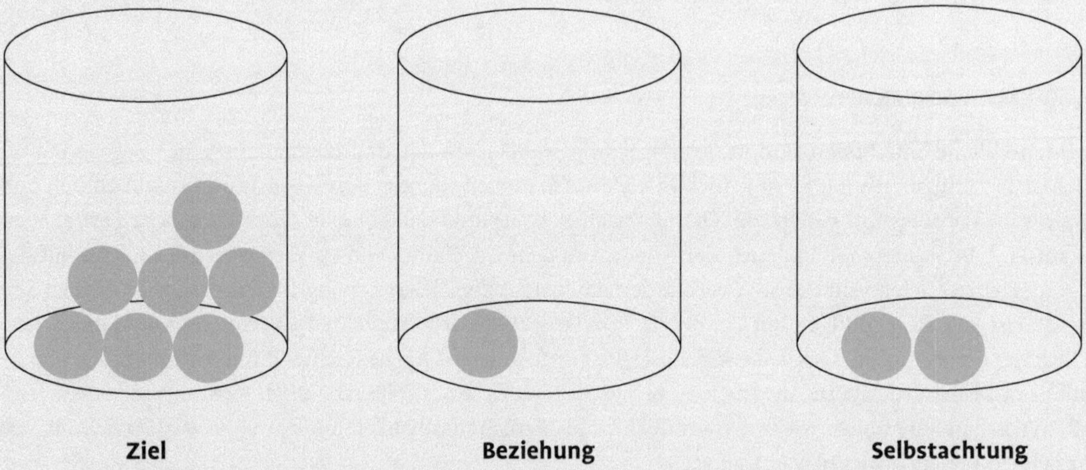

Davids Gewichtung: Entsprechend seiner Gewichtung überlegt sich David, welche Fertigkeiten er für die Situation braucht und anwenden möchte. Dabei helfen die folgenden Fragen:

- Was möchte ich sagen und tun?
- Wie sollen meine Stimme, mein Gesichtsausdruck, meine Mimik und meine Körperhaltung sein?
- Welche Selbstinstruktionen brauche ich?

David Handlungsplan: David möchte mit dem Hemd direkt zur Verkäuferin gehen und sagen: »Guten Tag, ich möchte gerne dieses Hemd umtauschen!«. Dabei möchte er eine aufrechte Körperhaltung einnehmen, die Verkäuferin freundlich anschauen und mit deutlicher Stimme sprechen. Da David in der Vergangenheit Schwierigkeiten hatte, für seine Recht einzustehen, überlegt er sich als hilfreiche Selbstinstruktion eine Handlungsaufforderung mit einer Erklärung, die ihm hilft seinen Plan umzusetzen: »Tausch' es um. Es ist dein Recht!«
David übt das Rollenspiel dreimal mit seiner Therapeutin, danach fühlt er sich sicher und möchte die Situation als Hausaufgabe umsetzen.

AB 11.2 /

P

Gewichtung von Zielerreichung, Beziehung und Selbstachtung in zwischenmenschlichen Situationen trainieren

Überlegen Sie entsprechend der Anleitung in *INFO 11.2/Ziel, Beziehung und Selbstachtung – Fokus in interpersonellen Situationen* anhand des angekreuzten Beispiels, wie Sie die zehn Kugeln auf die drei Gläser (Ziel, Beziehung und Selbstachtung) verteilen würden und wie ein dazu passender Handlungsplan für die jeweilige Person aussehen könnte.

- Stefanies Arbeitgeber hat ihr Gehalt nicht überwiesen. ☐
- Petra und ihr Partner haben unterschiedliche Vorstellungen vom Urlaubsort. Petra möchte gerne in die Türkei fahren und ihr Partner möchte in die Berge nach Österreich. ☐
- Lars ist mit einem Freund verabredet, um ins Kino zu gehen. Der Freund möchte einen anderen Film sehen als Lars. Der Freund sagt: »Entweder gehen wir in ›Star Wars‹ oder in keinen. Dann kannst du alleine gehen!« Lars ärgert sich, weil sie bereits bei den letzten drei Kinobesuchen den Film gesehen haben, den der Freund sehen wollte. ☐
- Emma wird während einer Zugfahrt von zwei vierzehnjährigen Jungen mehrfach beleidigt. ☐
- Konrad wird von seinem Chef kritisiert, weil er zweimal verschlafen hat. ☐
- Anna wird von ihrem Chef dafür kritisiert, dass eine Aufgabe nicht fertig ist, die sie in ihrer Arbeitszeit nicht schaffen konnte. Anna arbeitet schnell und sie hat bereits viele Überstunden gemacht. ☐
- Ein Freund von Peter, der sich schon häufig von Peter Geld geliehen hat und es nicht zurückgegeben hat, möchte sich erneut Geld von Peter leihen. ☐

Gewichtung von Ziel, Beziehung und Selbstachtung: Verteilen Sie bitte die zehn Kugeln auf die drei Gefäße! Sie können dazu einfach die Anzahl der Kugeln in das jeweilige Gefäß schreiben.

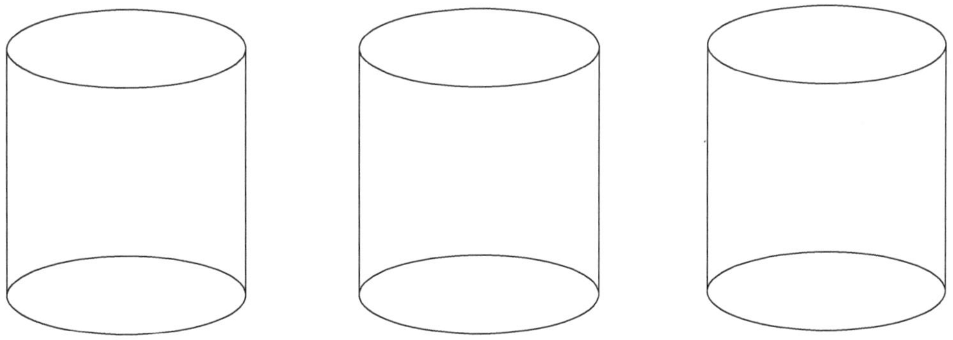

Ziel **Beziehung** **Selbstachtung**

Handlungsplan für die Person aus dem Beispiel: Was sollte sie sagen und tun? Wie sollten Stimme, Gesichtsausdruck, Mimik und Körperhaltung sein? Welche Selbstinstruktionen braucht die Person?

AB 11.3 /

Gewichtung und Handlungsplan in eigenen Situationen

Überlegen Sie jetzt entsprechend der Anleitung in *INFO 11.2/Ziel, Beziehung und Selbstachtung – Fokus in interpersonellen Situationen* für eigene Situationen, wie Sie die zehn Kugeln auf die drei Gläser (Ziel, Beziehung und Selbstachtung) verteilen möchten und wie ein dazu passender Handlungsplan für Sie aussehen könnte. Suchen Sie sich für den Beginn am besten erstmal Situationen aus, in denen entweder Zielerreichung, Beziehung oder Selbstachtung klar im Vordergrund steht. Erst wenn man diese Übungen beherrscht, sollte man auf Situationen übergehen, in denen mehrere Ziele ausgewogen angestrebt werden. Sinnvoll ist es, zum Üben ein genaues Drehbuch der gesamten Situation zu erstellen. Am besten übt man die Situation dann im Rollenspiel mit mehreren Durchläufen, bevor man sie in der Realität umsetzt. Wichtig ist es, die Rollenspiele ernst zu nehmen und zu üben, »wie im richtigen Leben« zu handeln.

Meine Situation:

Meine Gewichtung: Verteilen Sie bitte die zehn Kugeln auf die drei Gefäße! Sie können dazu einfach die Anzahl der Kugeln in das jeweilige Gefäß schreiben.

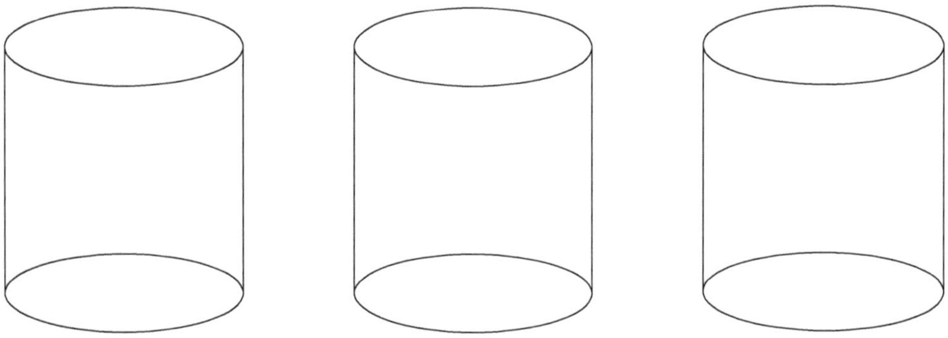

Ziel **Beziehung** **Selbstachtung**

Mein Handlungsplan: Was möchte ich sagen und tun? Wie sollen meine Stimme, mein Gesichtsausdruck, meine Mimik und meine Körperhaltung sein? Welche Selbstinstruktionen brauche ich?

AB 11.4 /

P

Standardsituationen zum Üben interpersoneller Fertigkeiten

Auf diesem Arbeitsblatt finden Sie Standardsituationen, die Sie zum Üben interpersoneller Fertigkeiten verwenden können. Überlegen Sie für jede Situation von 0 (keine Schwierigkeit) bis 10 (größte vorstellbare Schwierigkeit), wie hoch der Schwierigkeitsgrad für Sie ist. Das Üben zwischenmenschlicher Fertigkeiten erfolgt am günstigsten im mittleren Schwierigkeitsgrad. Man kann sich dann schrittweise steigern. Wenn eine Situation im Schwierigkeitsgrad sehr hoch ist, es für Sie aber sehr wichtig ist, diese Situation zu üben, überlegen Sie (ggf. gemeinsam mit Ihrem Therapeuten), wie Sie den Schwierigkeitsgrad senken können und sich Ihrem Ziel schrittweise annähern können.

(1) Sich mit einem Freund / einer Freundin verabreden ☐

(2) Jemanden, den Sie nicht kennen, nach der Uhrzeit oder nach dem Weg fragen ☐

(3) Jemandem ein Kompliment machen ☐

(4) Jemanden, den Sie sympathisch finden, anlächeln ☐

(5) Jemanden, den Sie sympathisch finden, ansprechen ☐

(6) Einen Termin (z. B. beim Zahnarzt oder Friseur) ausmachen ☐

(7) Einen ausgemachten Termin (z. B. beim Zahnarzt oder Friseur) absagen ☐

(8) Im Supermarkt den Verkäufer fragen, wo ein bestimmtes Produkt (z. B. Shampoo) steht ☐

(9) Im Supermarkt an der Käsetheke fragen, ob Sie den Käse probieren dürfen ☐

(10) Sich zu einem Handyvertrag informieren und ihn dann ablehnen ☐

(11) In einem Restaurant darum bitten, die Toilette benutzen zu dürfen, ohne dort zu essen ☐

(12) Bei einem Gespräch eine abweichende Meinung zu einem Thema (z. B. Politik, Fernsehsendung o. Ä.) äußern ☐

(13) Einen Witz in einer Gruppe von mindestens drei Leuten erzählen ☐

(14) Jemandem sagen, dass Sie traurig sind ☐

(15) Jemandem sagen, dass Sie sich über ihn geärgert haben ☐

(16) Jemanden, um einen Gefallen bitten ☐

(17) Jemanden auffordern, eine bestimmte Aufgabe zu übernehmen (z. B. im Haushalt) ☐

(18) Jemanden, bei dem Sie den Kontakt intensivieren möchten, nach seinen Interessen fragen (z. B. welche Hobbys er hat oder welche Musik er mag) ☐

(19) Sich telefonisch auf Stellenanzeigen melden und über die angebotenen Stellen informieren ☐

(20) Zu einem Bewerbungsgespräch gehen ☐

(21) Ablehnen, eine Aufgabe zu tun (z. B. auf der Arbeit oder im Haushalt) ☐

(22) Eine Bitte ablehnen (z. B. eine Freundin bittet Sie, ein Paket für sie bei der Post abzuholen) ☐

(23) Jemandem zuhören und etwas Anerkennendes sagen ☐

(24) Ein alkoholisches Getränk ablehnen ☐

(25) Mit einem Kompliment umgehen (z. B. eine Freundin sagt Ihnen, dass sie gerne mit Ihnen zusammen ist) ☐

(26) Einen Vorschlag für eine gemeinsame Unternehmung machen (z. B. vorschlagen, in ein Konzert zu gehen) ☐

AB 11.5 /

P

Mein Trainingsplan für interpersonelle Fertigkeiten

Interpersonelle Fertigkeiten lernt man am besten, in die man sie immer wieder übt. Dieses Arbeitsblatt soll Sie dabei unterstützen, einen Trainingsplan für die nächste Woche aufzustellen. Füllen Sie dieses Arbeitsblatt jede Woche neu aus und planen Sie möglichst konkrete und realistische Schritte.

Woche vom .... bis ....

Situation: Welche Situation möchte ich nächste Woche üben?

....

Konkreter Handlungsplan: Was möchte ich sagen und tun? Wie sollen meine Stimme, mein Gesichtsausdruck, meine Mimik und meine Körperhaltung sein?

....

....

....

Schwierigkeitsgrad: Wie hoch ist der Schwierigkeitsgrad von 0 – 10? ....
Wenn der Schwierigkeitsgrad höher als 7 ist: Kann ich die Situation oder meinen Handlungsplan etwas verändern, um den Schwierigkeitsgrad zu senken?

Selbstinstruktion: Welche Selbstinstruktion kann mich bei der Durchführung unterstützen?

....

Wann und wie genau werde ich üben? Denken Sie daran, Wiederholungen sind wichtig, damit Sie die neue Fertigkeit erlernen können.

....

Auswertung am Ende der Woche ausfüllen:
Habe ich die Übung wie geplant durchgeführt? Ankreuzen: ☐ Ja ☐ Nein
Wenn nein: Beschreiben Sie die Schwierigkeiten, die bei der Umsetzung aufgetreten sind:

....

....

Wenn ja: Was hat gut geklappt?

....

....

....

Wo gab es Schwierigkeiten?

....

....

Auf was möchte ich in Zukunft in ähnlichen Situationen achten?

....

Sicherheitsverhalten erkennen

Menschen, die sich unwohl in interpersonellen Situationen fühlen, setzen oft bestimmte Verhaltensweisen ein, um das eigene Erleben von Angst oder Scham zu vermindern und befürchtete zwischenmenschliche Katastrophen (wie z. B. ich könnte stottern oder rotwerden) abzuwenden. Ein Beispiel hierfür ist, wenn jemand die Hände in den Hosentaschen versteckt, weil er befürchtet, dass man ihn für schwach halten könnte, wenn andere sehen, dass seine Hände zittern. Solche Verhaltensweisen nennt man *Sicherheitsverhalten*, da sie subjektiv kurzfristig für Sicherheit sorgen und unangenehme Emotionen reduzieren. Paradoxerweise wirkt Sicherheitsverhalten auf den Interaktionspartner aber oft ungeschickt und verkrampft und führt u.U. dazu, dass der andere sich zurückzieht. Ein weiterer Nachteil von Sicherheitsverhalten ist, dass dysfunktionale Überzeugungen wie z. B. »Ich bin peinlich« und Gefühle von Scham und Angst in zwischenmenschlichen Situationen aufrechterhalten bleiben, weil keine korrigierenden Erfahrungen gemacht werden können (»Nur weil ich meine Hände versteckt habe, konnten die anderen nicht sehen, dass ich schwach bin!«). Dies führt zu dauerhafter Anspannung in zwischenmenschlichen Situationen und verhindert die Umsetzung von zwischenmenschlicher Geschicklichkeit. Im Folgenden sind Beispiele für typisches Sicherheitsverhalten aufgeführt. Kreuzen Sie an, welche Verhaltensweisen häufig bei Ihnen auftreten.

Nonverbale Verhaltensweisen

- ☐ Blickkontakt vermeiden
- ☐ Sich in einem Raum so hinsetzen, dass nur wenige einen sehen können
- ☐ Gebeugte Haltung, auf den Boden sehen
- ☐ Erstarrt sein, Bewegungen möglichst vermeiden
- ☐ Sich hinter Haaren verstecken
- ☐ Hände in den Hosentaschen
- ☐ Einen coolen oder uninteressierten Gesichtsausdruck aufsetzen
- ☐ Körperlich Abstand halten
- ☐ Herumwippen
- ☐ Mit etwas Herumspielen (Kleidung, Haare, Handy)
- ☐ Überprüfen, ob Aussehen oder Kleidung stimmt
- ☐ Möglichst unauffällige Kleidung oder Frisur tragen
- ☐ Provokative Kleidung oder Frisur tragen
- ☐ Aussehen und Kleidung vor jedem Treffen mit anderen Menschen sorgfältig vorbereiten
- ☐ Sich nur mit anderen treffen, wenn man sicher ist, gut auszusehen
- ☐ Aufhören etwas zu tun, wenn man merkt, dass man von jemandem beobachtet wird
- ☐ In der Öffentlichkeit nicht essen oder trinken
- ☐ Viel Alkohol trinken
- ☐ Beruhigungsmittel nehmen, bevor man sich mit anderen Menschen trifft

Sicherheitsverhalten erkennen

Verbale Verhaltensweisen

- ☐ Nichts oder möglichst wenig sagen
- ☐ Schnell und viel reden, lange Geschichten erzählen
- ☐ Viele Fragen stellen
- ☐ Sich auf jedes Gespräch genau vorbereiten
- ☐ Sätze, bevor man sie ausspricht, im Kopf genau vorbereiten
- ☐ Aufmerksamkeit auf andere lenken
- ☐ Beschwichtigende Äußerungen machen, nicht widersprechen
- ☐ Feindselige aggressive Äußerungen machen
- ☐ Sich als nicht interessiert erklären

Kennen Sie noch weiteres Sicherheitsverhalten von sich?

Wenn Sie bemerken, dass eines oder mehrere Sicherheitsverhaltensweisen bei Ihnen ausgeprägt sind, machen Sie Verhaltensexperimente, dazu was passiert, wenn Sie dieses Verhalten weglassen und diskutieren Sie die Ergebnisse mit Ihrem Therapeuten.

Durchführung von Rollenspielen

»Rollenspiele? Nein danke!« – Warum es sich lohnt, Ängste zu überwinden

Die meisten Menschen setzt die Vorstellung, Rollenspiele zu machen, erst einmal unter Druck und löst Angst und Schamgefühle aus. Es lohnt sich jedoch, die eigenen Ängste zu überwinden, denn Rollenspiele sind eine der wirkungsvollsten und effektivsten Techniken, um soziale Fertigkeiten aufzubauen und zu trainieren. Um Ängste zu reduzieren, erhalten Sie in diesem Informationsblatt die wichtigsten Informationen zur Technik und Durchführung von Rollenspielen.

Diagnostische Rollenspiele und Rollenspiele zum Verhaltensaufbau

Man unterscheidet diagnostische Rollenspiele und Rollenspiele zum Verhaltensaufbau:

- **Diagnostische Rollenspiele** können beispielsweise eingesetzt werden, wenn Sie und Ihr Therapeut noch nicht genau verstehen, welche interpersonellen Probleme in einer bestimmten Situation auftauchen. Ihr Therapeut wird Sie dabei bitten, sich genauso zu verhalten, wie Sie das auch in der Originalsituation getan haben. Gemeinsam werden Sie dann analysieren, welche Schwierigkeiten aufgetreten sind, und erarbeiten, welche Fertigkeiten geübt werden müssen, damit Sie in der Situation Ihre Ziele besser erreichen können.
- **Rollenspiele zum Verhaltensaufbau** sind dazu da, neues Verhalten auszuprobieren und gezielt zu trainieren. Hierbei empfiehlt es sich, zunächst mit Standardsituationen im mittleren Schwierigkeitsgrad zu arbeiten und ein breites Spektrum von Situationen zu üben. Ihr Therapeut wird Sie zu geeigneten Standardsituationen beraten. Eine wichtige Möglichkeit ist, zunächst vor allem Rollenspiele durchzuführen, bei denen einer der Bereiche Zielerreichung, Beziehungsaufbau oder Selbstachtung »pur« im Vordergrund steht. Im weiteren Verlauf sollen individuelle Situationen, die maßgeschneidert auf Ihre Schwierigkeiten sind, geübt werden. Auch hierbei ist darauf zu achten, dass im mittleren Schwierigkeitsgrad mit kurzen Sequenzen begonnen wird, um einen »garantierten Erfolg« zu gewährleisten.

Rollenspiele können ganz individuell angepasst werden

Ein großer Vorteil von Rollenspielen ist, dass die Sequenz ganz individuell an die eigenen Schwierigkeiten, Ziele und Wünsche angepasst werden kann und auch der Schwierigkeitsgrad und die Länge der Sequenz entsprechend gewählt werden kann. Man kann sich also langsam an die Technik herantasten und sich dann schrittweise steigern. Besonders problematische Verhaltensaspekte können mehrfach wiederholt werden. Es kann so ganz gezielt bestimmtes Verhalten trainiert werden. Über die Wiederholungen kann sich das neue Verhalten dann »einschleifen«, bevor man übt, es in der Realsituation umzusetzen. Bei Rollenspielen kann man übrigens auch mit verschiedenen Verhaltensweisen experimentieren und sie einfach mal ausprobieren. Wenn man eigene Bewertungen hinter sich lässt, können Rollenspiele sogar richtig viel Spaß machen.

Durchführung von Rollenspielen

Ablauf von Rollenspielen zum Verhaltensaufbau

Im Folgenden finden Sie einen genauen Ablauf, welche Schritte bei der Durchführung von Rollenspielen zum Verhaltensaufbau gemacht werden und was bei jedem einzelnen Schritt wichtig ist. Ihr Therapeut wird Sie selbstverständlich bei jedem Schritt unterstützen.

(1) **Auswahl der Situation**: Suchen Sie eine für Sie geeignete Situation aus. Diese Situation sollte für Sie wichtige interpersonelle Problembereiche berühren, die Sie gerne trainieren möchten und die für die Überwindung Ihrer Depression wichtig sind. Wählen Sie insbesondere zu Beginn kurze Sequenzen (Dialoge mit 2–4 Sätzen), die nicht zu komplex sind, und üben Sie einzelne Fertigkeiten. Suchen Sie bestmöglich eine Situation aus, die Sie nach dem Rollenspiel direkt in der Realität ausprobieren können.

(2) **Schwierigkeitsgrad einschätzen** von 0 (keine Schwierigkeit) bis 10 (größte vorstellbare Schwierigkeit). Am günstigsten sind Situationen im mittleren Schwierigkeitsgrad. Wenn eine Situation im Schwierigkeitsgrad über 7 ist, überlegen Sie, wie Sie den Schwierigkeitsgrad senken und sich Ihrem Ziel schrittweise annähern können.

(3) **Gewichtung von Ziel, Beziehung, Selbstachtung:** Stellen Sie sich vor, dass Sie in jeder Situation je nach Schwerpunkt zehn Kugeln auf drei Gläser (Ziel, Beziehung und Selbstachtung) verteilen können. Der Bereich, der Ihnen am wichtigsten ist, sollte die meisten Kugeln erhalten. Danach können Sie sich überlegen, welche interpersonellen Fertigkeiten, die Situation genau erfordert.

(4) **Gestaltung der Rahmenbedingen:** Arrangieren Sie den äußeren Rahmen der Rollenspielsituation möglichst wirklichkeitsgetreu (z. B. Stühle und Tische stellen wie in der Realsituation, wichtige Gegenstände bereitstellen oder simulieren), wenn dies möglich ist und nicht zu viel Aufwand erfordert.

(5) **Verhaltensziele festlegen, insbesondere auch nonverbales Verhalten herausarbeiten:** Was möchte ich tun? Wie sollen meine Stimme, mein Gesichtsausdruck, meine Mimik und meine Körperhaltung sein? Achten Sie hierbei darauf, dass Sie sich nicht zu viele Verhaltensziele setzen (max. 3 Verhaltensziele pro geübter Sequenz).

(6) **Dialog erarbeiten:** Was möchte ich sagen? Wie reagiert die andere Person? Sinnvoll ist es, auf einem Blatt oder einem Flip-Chart ein genaues Drehbuch der gesamten Situation zu erstellen. Achten Sie besonders am Anfang darauf, dass die Situation nicht zu komplex wird.

(7) **Geeignete Selbstinstruktion herausarbeiten**: Überlegen Sie gemeinsam mit Ihrem Therapeuten oder Ihrer Therapiegruppe, welche Selbstinstruktion Ihnen helfen kann, Ihre Verhaltensziele zu erreichen.

(8) **Mitspieler suchen:** In der Einzeltherapie wird Ihr Mitspieler wahrscheinlich Ihr Therapeut sein. In einer Therapiegruppe werden andere Gruppenmitglieder behilflich sein. Es lohnt sich auch unterstützende Personen aus Ihrem Umfeld (Partner, Familienangehörige oder Freunde) zu bitten, die Rolle des Mitspielers zu übernehmen, damit Sie auch zu Hause üben können.

(9) **Beobachterrollen verteilen:** Insbesondere in einer Therapiegruppe können Sie die anderen Mitglieder bitten, auf bestimmte für Sie wichtige Aspekte besonders zu achten (z. B. Inhalt, Stimme, Gestik / Mimik, Blickkontakt, Körperhaltung).

(10) **Dialog lesen:** Lesen Sie den Dialog gemeinsam mit Ihrem Mitspieler noch mindestens einmal laut vor, ohne zu spielen.

Durchführung von Rollenspielen

(11) **Schwierigkeitsgrad einschätzen:** Schätzen Sie erneut den Schwierigkeitsgrad von 0 (keine Schwierigkeit) bis 10 (größte vorstellbare Schwierigkeit) ein.

(12) **Spielen 1. Durchgang**

(13) **Rückmeldungen:** Beachten Sie, dass Rückmeldungen nur dann sinnvoll sind, wenn Sie sie wahrnehmen können und aufnahmebereit sind. Atmen Sie also ggf. einmal tief durch, bevor Sie zur folgenden Auswertung übergehen:

- **Was hat geklappt?** Hierbei wird Ihr Therapeut zunächst Sie selbst fragen, damit Sie üben können, positive Aspekte zu fokussieren und gelungene Verhaltensweisen zu verstärken. Anschließend werden Mitspieler, ggf. andere Gruppenmitglieder und der Therapeut befragt.
- **Verbesserungsvorschläge:** Überlegen Sie nun ebenfalls zunächst selbst, ob und wenn ja welche Verbesserungsvorschläge Sie haben. Es sollte sich dabei um konkrete, umsetzbare Verhaltensziele handeln, auf die Sie im nächsten Durchgang achten möchten (max. 2–3). Wenn Sie möchten, können Sie andere Gruppenmitglieder und Ihren Therapeuten auch um Verbesserungsvorschläge bitten. Auch hierbei soll es sich um konkrete Verhaltensziele handeln. Hören Sie zunächst ruhig zu und entscheiden Sie dann, welche Vorschläge Sie umsetzen möchten. Beachten Sie, dass es maximal drei konkrete Verhaltensweisen sein sollten. Wenn Sie sich unsicher sind, wie Sie etwas umsetzen können, bitten Sie Ihren Therapeuten und Gruppenmitglieder darum, das Verhalten vorzumachen (zu modellieren).

(14) **Schwierigkeitsgrad einschätzen:** Schätzen Sie erneut den Schwierigkeitsgrad von 0 (keine Schwierigkeit) bis 10 (größte vorstellbare Schwierigkeit) ein.

(15) **Erneutes Spielen und Rückmeldung nach beschriebenem Procedere mit beliebig vielen weiteren Durchgängen,** bis Sie Ihr gewünschtes Verhaltensziel erreicht haben.

(16) **Übertragung auf den Alltag:** Überlegen Sie nun, wann und wo Sie das neue Verhalten direkt in einer realen Situation üben können. Achten Sie dabei auch auf einen mittleren Schwierigkeitsgrad. Es ist wichtig zu wissen, dass andere Personen möglicherweise aufgrund Ihres neuen Verhaltens irritiert sind und Sie danach fragen. Es kann deshalb hilfreich sein, vertraute, unterstützende Personen »einzuweihen« und zunächst Übungen in Angriff zu nehmen, bei denen eine positive Reaktion des Interaktionspartners wahrscheinlich ist.

AB 11.7 /

P

Spezielle interpersonelle Fertigkeiten: Kontakt herstellen, ein Gespräch beginnen und fortsetzen

1/2

Rational

Angenehme Kontakte entstehen nicht automatisch, sondern müssen aktiv hergestellt werden. Hierzu ist es häufig wichtig, Ängste zu überwinden (entgegengesetztes Handeln zu Angst).

Ziel, Beziehung und Selbstachtung

Der Fokus liegt hier klar auf Beziehung, denn der Aufbau von Kontakt und Beziehung ist das direkt angestrebte Ziel dieser Fertigkeit. Das Risiko der Zurückweisung ist eine Gefährdung für die Selbstachtung. Dieses Risiko muss durch geeignete Selbstinstruktionen begrenzt werden wie »Ich wünsche mir angenehme Kontakte, die Chance ist das Risiko einer Ablehnung wert.« Die Bereitschaft, die Entscheidungsfreiheit des Gegenübers zu respektieren, steigert die Selbstachtung. Penetrantes Einfordern des erwünschten Kontaktes zieht unangenehme Emotionen von Trauer, Wut oder Schuldgefühle nach sich.

Elemente der Fertigkeit

Eine **geeignete Situation** auswählen, in der das Zusammentreffen und das Gespräch mit anderen Menschen wahrscheinlich sind. Es kann hilfreich sein anhand eigener Interessen, die Orte und Situationen auszuwählen (z. B. Volkshochschulkurs, Sportverein, Spieleabend, Hundeschule, Vorträge, Theater, öffentliche Veranstaltungen, Bushaltestelle, Lieblingscafé).

- Eine **geeignete Person** auswählen.
- **Durch nonverbale Zeichnen Interesse signalisieren**: die Person anlächeln, Blickkontakt aufnehmen, eine offene / zugewandte Körperhaltung einnehmen. Damit erhöhen Sie übrigens auch die Wahrscheinlichkeit, selbst angesprochen zu werden.
- Den **geeigneten Zeitpunkt wählen,** um die Person anzusprechen; am besten wenn die Person gerade nicht oder wenig redet und nicht mit anderen Dingen beschäftigt ist.
- **Möglichkeiten, die Person anzusprechen**: Beispiel im Café: »Darf ich mich zu Ihnen setzen?«, »Sind Sie häufiger hier?«, »Können Sie mir etwas empfehlen?«, »Was haben Sie denn da für ein Getränk? Das sieht lecker aus.«, Beispiel Bushaltestelle: »Wissen Sie, wann der Bus fährt?«, »Können Sie mir sagen, ob ich dort umsteigen kann?«, »Kommen Sie aus Travemünde oder machen Sie hier Urlaub?«. Nach Möglichkeit nach Gemeinsamkeiten suchen. Beispiel Volkshochschulkurs: »Warum möchten Sie denn Spanisch lernen?«, »Waren Sie schon mal in Spanien oder sogar in Südamerika?«.
- **Das Gespräch fortsetzen**: offene Fragen stellen, die es dem Partner erleichtern zu antworten oder die einem selbst wieder mehr Anknüpfungspunkte für die Fortführung des Gesprächs geben, dem Gesprächspartner gut zuhören und ihn verstärken, durch kurze interessierte Reaktionen (z. B. Nicken, »Aha« oder »Ach?« sagen) oder indem man zustimmt (»Das sehe ich genauso!«) oder ihm etwas Anerkennendes sagen (»Diese Erklärung hat mir gut gefallen!«, oder »Das ist aber spannend, was Sie erlebt haben!«) oder indem man Verständnisfragen stellt (»Das habe ich noch nicht ganz verstanden. Meinen Sie …?«, »Wie genau funktioniert das?« oder »Was genau ist denn Ihre Aufgabe dabei?«)
- **Sich selbst einbringen**: Gespräche leben von einem Austausch zwischen beiden Interaktionspartnern. Bringen Sie deshalb eigene Ansichten, Interessen und Gefühle mit ein. Dabei sollten Sie auf komplizierte und langatmige Formulierungen verzichten und darauf achten, wie Ihr Interaktionspartner reagiert. Seien Sie zunächst auch vorsichtig mit zu persönlichen Informationen.

P

Spezielle interpersonelle Fertigkeiten: Kontakt herstellen, ein Gespräch beginnen und fortsetzen

- **Vereinbaren Sie zum Ende des Gesprächs ggf. ein weiteres Treffen**: »Das war interessant mit Ihnen zu sprechen, ich würde das gerne wiederholen. Haben Sie Lust mal einen Kaffee mit mir trinken zu gehen? / … sich morgen wieder zum Spaziergang mit mir zu treffen?«
  - Wenn die Person ja sagt, einen geeigneten Zeitpunkt aushandeln.
  - Wenn die Person nein sagt, kurz Bedauern ausdrücken und sich für das Gespräch bedanken.

Mögliche Rahmenbedingungen für Rollenspiele und Übungen

- Eine sympathisch aussehende Person sitzt im Bus neben Ihnen.
- Sie möchten sich im Café zu jemandem setzen, der nett aussieht.
- Sie möchten jemanden im Park ansprechen.

Spezielle Überlegungen

Die Herstellung von Kontakten kann durch Einstellungen behindert werden wie:

- »Es sollte nicht nötig sein, dass ich mich verabrede, Kontakte sollten spontan, wie von selbst entstehen.«
- »Mich will ohnehin keiner kennenlernen.«
- »Wenn ich jemanden anspreche, wirke ich aufdringlich.«
- »Ich könnte es nicht ertragen, dass der andere nein sagt, das würde beweisen, dass ich unattraktiv und nicht liebenswert bin.«
- »Andere haben immer Erfolg, ich werde immer zurückgewiesen.«
- »Wenn ich zu jemandem Kontakt wüsche, dann muss diese Person auch zu mir Kontakt aufnehmen.«

Hilfreiche Selbstinstruktionen

- »Ich wünsche mir angenehme Kontakte, die Chance ist das Risiko einer Ablehnung wert.«
- »Die / der Andere hat das Recht nein zu sagen. Das sagt nichts über meine Attraktivität.«
- »Ich habe ein Recht darauf, meine Wünsche zu formulieren, und mein Gegenüber hat ein Recht darauf, sich nach seinen Bedürfnissen zu verhalten.«
- »Wenn ich ein Angebot mache, dann habe ich mich entsprechend meinen Zielen und Wünschen verhalten. Der andere darf das Gleiche tun. Das ist eine notwendige Grundlage für angenehme Kontakte.«

Wann und wie genau werde ich diese Fertigkeit üben?

....

....

....

....

AB 11.8 /

P

Spezielle interpersonelle Fertigkeiten: Um Beziehung werben, sich verabreden

Gewichtung in Bezug auf Ziel, Beziehung und Selbstachtung

Bei dieser Fertigkeit geht es ausschließlich um Beziehung.

Elemente der Fertigkeit

- Wählen Sie eine Person aus, mit der Sie bisher gute Erfahrungen gemacht haben und mit der Sie die Beziehung vertiefen möchten.
- Knüpfen Sie, wenn möglich, an eine gemeinsame angenehme Aktivität, Erfahrung oder gemeinsame Interessen an.
- Versuchen Sie gemeinsame Interessen herauszufinden und zeigen Sie, dass Sie sich für den anderen interessieren.
- Machen Sie einen Vorschlag für eine gemeinsame beziehungsstiftende Aktivität.
- Betonen Sie, wie sehr Sie sich freuen würden.
- Unterstreichen Sie Ihr Freude und Ihr Interesse mit nonverbalen Zeichen: Lächeln Sie die Person an, achten Sie auf einen freundlichen Tonfall und Mimik, nehmen Sie Blickkontakt auf, nehmen Sie eine offene, zugewandte Körperhaltung ein.

Mögliche Rahmenbedingungen für Rollenspiele oder Übungen

- Gemeinsamer Kinobesuch: Sagen Sie: »Julia, letzte Woche mit dir im Kino war es unglaublich lustig. Können wir diese Woche zusammen in den neuen Film mit Scarlett Johannsen gehen? Ich würde mich ja so freuen«. Oder: »Dirk, du hast doch gesagt, dass du auch gerne ins Kino gehst? Welche Filme magst du denn gerne?«... »Oh, ich auch, wollen wir nächste Woche zusammen hingehen? Das fände ich spitze.«
- Bei der Arbeit: »Anna, ich arbeite besonders gerne mit dir! Können wir die nächste Spätschicht zusammen machen? Das würde mir richtig gut gefallen.«

Zusatzbemerkungen

- Sie werden die Erfahrung machen, dass es am günstigsten ist, auf Augenhöhe mit dem Gesprächspartner zu bleiben. Nehmen Sie also keine unterlegene Rolle ein und verzichten Sie auf »Entschuldige«, »Ich will dich nicht belästigen« oder Ähnliches. Verzichten Sie auf Ausreden oder Vorreden. Vermeiden Sie auch, den anderen unter Druck zu setzen (»Nie willst du dich mit mir treffen!«, »Wenn dir unsere Freundschaft etwas wert wäre, würdest du mitkommen!«, »Wenn du nein sagst, kann ich ja auch nicht hingehen!«).
- Loben Sie sich dafür, dass Sie gefragt haben. Beachten Sie dabei, dass eine Absage nicht unbedingt bedeutet, dass die Person kein Interesse an Ihnen hat. Für Absagen kann es viele Gründe geben. Sollte sich tatsächlich herausstellen, dass die Person nicht an einer Intensivierung der Beziehung mit Ihnen interessiert ist, so verstärken Sie sich trotz allem dafür, dass Sie sich bemüht haben. Das passiert jedem immer wieder. Bei einer anderen sympathischen Person wird es bestimmt klappen. Wer nicht wagt, der nicht gewinnt!

Wann und wie genau werde ich diese Fertigkeit üben?

Tipp: Bei der ersten Umsetzung in einem Rollenspiel sollte der Interaktionspartner auf das Beziehungsangebot eingehen (»garantierter Erfolg«).

....

....

....

AB 11.9 /

P

Spezielle interpersonelle Fertigkeiten: Beziehungen intensivieren, ein Gespräch durch Fragen aufrechterhalten

Gewichtung in Bezug auf Ziel, Beziehung und Selbstachtung

Wenn Sie eine Beziehung intensiver gestalten möchten, ist es sinnvoll, längere Gespräche zu führen. Eine Möglichkeit ist es, das Gespräch durch Fragen aufrecht zu erhalten. Im Vordergrund steht, die Beziehung aufrechtzuerhalten bzw. zu intensivieren – nicht etwas Inhaltliches zu erreichen. Die Selbstachtung wird durch sozial angemessene Fragen gesteigert. Diese Fertigkeit ist nicht für Situationen geeignet, in denen Abstand vom Interaktionspartner angestrebt wird.

Elemente der Fertigkeit

- Die Person ansprechen und begrüßen
- Eine allgemeine Frage stellen
- Die von der Person gegebene Information durch spezifische, gerichtete Fragen weiterverfolgen
- Bringen Sie eigene Ansichten, Interessen und Gefühle mit ein, denn Gespräche leben von einem Austausch zwischen beiden Interaktionspartnern. Hiermit sind nicht lange Monologe gemeint, sondern eher kurze Sequenzen. Achten Sie darauf, wie Ihr Interaktionspartner auf Ihre Äußerungen reagiert, und bringen Sie ihn wieder, beispielsweise mit Fragen oder interessierten Blicken, ins Gespräch mit ein (Metapher »sich die Bälle hin- und herwerfen«).
- Unterstreichen Sie Ihr Interesse mit nonverbalen Zeichen: Lächeln Sie die Person an, nicken Sie ihr zu, hören Sie aufmerksam zu, achten Sie auf einen freundlichen Tonfall und Mimik, nehmen Sie Blickkontakt auf, nehmen Sie eine offene, zugewandte Körperhaltung ein.

Mögliche Rahmenbedingungen für Rollenspiele und Übungen

- Ihre Kollegin hat einen Wochenendtrip gemacht. Sie fragen, wie es war.
- Eine Bekannte war in einem Film, der Sie auch interessiert.

Spezielle Überlegungen

Oft ist es schwierig, sozial angemessene von unangemessenen Fragen zu unterscheiden und Nähe und Distanz zu regulieren. Beispielsweise soll das Gespräch kein Ausfragen werden. Günstig ist es, die Hinweise, die der Gesprächspartner gibt, einzubeziehen. Im Zweifelsfall hilft es in der Therapiegruppe oder mit Ihrem Therapeuten zu diskutieren, was gut zur Situation passt. In einigen Situationen ist es auch sinnvoll den Gesprächspartner zu fragen, ob eine Unterhaltung erwünscht ist und ob die Fragen als willkommen erlebt werden. Es ist wichtig, Unterhaltungen zu beenden, wenn der Gesprächspartner nicht bereit ist die Unterhaltung fortzuführen. Dann besteht die Möglichkeit, einen neuen Termin auszumachen, um die Unterhaltung fortzuführen.

Wann und wie genau werde ich diese Fertigkeit üben?

....

....

....

AB 11.10 /

P

Spezielle interpersonelle Fertigkeiten: Äußern positiver Gefühle und Rückmeldungen

Rational

Menschen mit Depression neigen dazu, wenig positive Äußerungen im Kontakt mit anderen Menschen zu machen. Im Gegenteil wählen sie häufig negativ besetzte Themen, fokussieren auf negative Aspekte des Gesprächsthemas und eigene negative Emotionen. Dies kann dazu führen, dass andere sich zurückziehen, was erneut unangenehme Emotionen auslöst. Die Fähigkeit, positive Gefühle zu äußern und positive Rückmeldungen zu geben, ist eine wesentliche Voraussetzung dafür, um Beziehungen aufzubauen und zu erhalten, von der sozialen Umwelt anerkannt und geschätzt zu werden und somit positive Verstärker zu erhalten. Es ist daher wichtig, diese Fertigkeit einzuüben. Zu dieser Fertigkeit gehören beispielsweise Wohlbehagen, Zuneigung oder Freude ausdrücken, jemandem Komplimente machen oder jemanden loben. Übrigens durch Rückmeldung positiver Emotionen, Komplimente und Lob verstärken Sie auch das Verhalten des anderen, das bedeutet, dass er diese Verhaltensweisen mit hoher Wahrscheinlichkeit häufiger zeigen wird.

Gewichtung in Bezug auf Ziel, Beziehung und Selbstachtung

Im Vordergrund stehen zuerst der Aufbau und die Förderung von Beziehungen zu wichtigen Interaktionspartnern. Zusätzlich ist ein Fokus auf positive Ereignisse und Emotionen und dessen Ausdruck auch förderlich für die eigene Stimmung und kann dadurch die Selbstachtung steigern.

Elemente der Fertigkeit

- Drücken Sie an passender Stelle Wohlbehagen, Zuneigung oder Freude aus. Sagen Sie z. B.: »Es ist schön, dich zu sehen!«, »Das war aber ein lustiger Abend!«, »Das hat Spaß gemacht!«, »Ich mag dich!« oder »Mit dir fühle ich mich einfach wohl!«.
- Machen Sie an passender Stelle Komplimente. Sagen Sie beispielsweise: »Du kannst wirklich gut zuhören!«, »Die neue Bluse steht dir wirklich gut!« oder »Ich mag es, wenn du lachst.«.
- Loben Sie den anderen, wenn er Dinge gemacht hat, die Ihnen guttun oder Sie unterstützen. Sagen Sie beispielsweise: »Das ist nett von dir, dass du mich abholst!«, »Das Essen war lecker. Vielen Dank für die Einladung!« oder »Das hast du richtig gut gemacht!«.
- Achten Sie darauf, die Äußerung positiver Emotionen und Rückmeldungen auch durch passende nonverbale Zeichnen zu unterstreichen: die Person anlächeln oder lachen, freundliche Mimik, Blickkontakt aufnehmen, eine offene / zugewandte Körperhaltung einnehmen.

Mögliche Rahmenbedingungen für Rollenspiele und Übungen

- Sie sind zum Essen bei einer Kollegin eingeladen.
- Sie treffen eine alte Bekannte.
- Ein Freund hilft Ihnen bei der Gartenarbeit.

Wann und wie genau werde ich diese Fertigkeit üben?

Tipp: Nehmen Sie sich in der nächsten Woche vor, bewusst positive Äußerungen zu machen und beobachten Sie, wie sich dieses Verhalten auf die Gespräche und Ihre Interaktionspartner auswirkt.

Spezielle interpersonelle Fertigkeiten: Äußern von Kritik und Ärger, Aufforderung zur Verhaltensveränderung

Rational

Menschen mit Depression haben häufig Schwierigkeiten, Kritik und Ärger auszudrücken oder jemanden aufzufordern, sein Verhalten zu verändern. Häufig steckt die Angst vor Zurückweisung oder negativen Reaktionen hinter diesen Schwierigkeiten oder die Überzeugung, keinen Einfluss, auf das Verhalten des anderen zu haben. Manchmal haben Menschen auch Angst, das Gegenüber zu verletzen. Vermeidungsverhalten hat aber zur Folge, dass der Interaktionspartner wichtige Informationen nicht bekommt und sein Verhalten meist weiter fortführt. Eine Klärung der Situation ist dann nicht möglich. Dies führt oft zu Frustration, Gefühlen von Machtlosigkeit und Hoffnungslosigkeit bei den Betroffenen und hat eine Verschlechterung der Beziehung zur Folge.
Die Fähigkeit, adäquat Kritik und Ärger zu äußern sowie zu Verhaltensveränderung aufzufordern, ist eine wesentliche Voraussetzung dafür, Beziehungen zu erhalten, dem anderen wichtige Informationen zu störendem Verhalten zu geben und ihm so die Chance zur Veränderung zu geben. Darüber hinaus können so eigene Grenzen verteidigt sowie eigene Ziele und Bedürfnisse erreicht werden. Außerdem führt Kritik dazu, dass wir lernen können.

Gewichtung von Ziel, Beziehung und Selbstachtung

Im Vordergrund stehen das Ziel der Verhaltensveränderung des anderen sowie die Verteidigung eigener Grenzen und Bedürfnisse. Der Partner bekommt hierdurch wichtige Informationen und kann sich entsprechend verhalten, dadurch können Beziehungen gefördert und aufrechterhalten werden. Wenn man adäquat für seine Grenzen eintritt und diese verteidigt, steigert das auch die Selbstachtung.

Elemente der Fertigkeit

- Formulieren Sie Ihre Kritik in Ich-Form, schließen Sie nach Möglichkeit gleich einen konkreten Wunsch zur Verhaltensveränderung an: »Ich mache mir Sorgen, wenn du die ganze Nacht nicht nach Hause kommst. Ich wünsche mir, dass du mich in Zukunft anrufst, wenn du länger als bis 2:00 Uhr wegbleibst!« Oder: »Es stört mich, wenn du beim Essen rauchst. Ich wünsche mir, dass du in Zukunft erst nach dem Essen rauchen gehst.«
- Achten Sie darauf, Ihre Kritik möglichst konkret auf ein Verhalten in einer Situation zu formulieren wie z. B. »Ich habe mich darüber geärgert, dass du bei unseren letzten drei Verabredungen jeweils mehr als 15 Minuten zu spät warst.« Vermeiden Sie Verallgemeinerungen wie beispielsweise »nie«, »immer«, »jedes Mal« oder »ständig«. Verzichten Sie auch auf Bewertungen des anderen und Du-Botschaften (Nicht: »Du rücksichtsloser Rüpel, manche Leute wollen auch essen und nicht vergast werden!« oder »Du bist unfair, gemein, unmöglich …!«). Solche Äußerungen führen dazu, dass der andere sich angegriffen fühlt, sich verteidigt und Ihnen gar nicht mehr zuhören kann. Oft kommt es dann zu einem Schlagabtausch, bei dem weder Sie noch Ihr Partner eigene Ziele erreichen und zudem die Beziehung belastet ist.
- Verzichten Sie darauf, die Kritik wiederholt anzubringen und Ihrem Partner ein »schlechtes Gewissen« zu machen, wenn er Ihren Kritikpunkt bereits verstanden hat und zugesichert hat, sein Verhalten zu verändern oder sich entschuldigt hat.
- Bemühen Sie sich, dem anderen auch zu sagen, was Ihnen an seinem Verhalten oder seiner Person gefällt bzw. zeigen Sie dem anderen, dass die Kritik auf sein Verhalten und nicht auf seine gesamte Person bezogen ist. Den meisten Menschen fällt es leichter, Kritik anzunehmen, wenn Sie merken, dass der andere sie nicht generell ablehnt oder alles kritisiert, was sie machen. »Dein Verhalten beim Abendessen mit Dieter hat mich gestört! Da hast du mich gar nicht ausreden lassen. Schön fand ich, dass du dir neulich Zeit genommen hast, mit mir über die Schwierigkeiten auf der Arbeit zu sprechen.«

P

Spezielle interpersonelle Fertigkeiten: Äußern von Kritik und Ärger, Aufforderung zur Verhaltensveränderung

- Versuchen Sie das Verhalten des anderen zu verstehen und geben Sie ihm Gelegenheit es zu erklären: »Kannst du mir dein Verhalten beim Abendessen bei Dieter erklären? Ich würde das gerne verstehen!«
- Validieren Sie gegebenenfalls auch das Verhalten des anderen, betonen Sie aber gleichzeitig Ihre Forderung, das Verhalten zu verändern: »Ich verstehe, dass du bei Dieter so viel geredet hast, weil es dir so wichtig war, dass er dich mag. Gleichzeitig möchte ich nicht, dass du mir in Zukunft wieder ins Wort fällst.«
- Es ist normal, dass Menschen, die kritisiert werden, sich verteidigen oder ärgern. Es kann dadurch durchaus auch einmal zunächst Disharmonie entstehen, das ist etwas ganz Normales in gesunden Beziehungen. Auch wenn der Kritisierte sich verletzt fühlt, sind Rückmeldungen und Kritik absolut notwendig, damit sich Dinge verändern können und Beziehungen langfristig gut funktionieren.

Mögliche Rahmenbedingungen für Rollenspiele und Übungen

- Ihre Freundin lässt Sie nicht ausreden.
- Ihr Partner lässt sein Geschirr stehen, wenn er vom Tisch aufsteht.
- Ihr Nachbar hört nachts laut Musik, sodass Sie nicht schlafen können.

Wann und wie genau werde ich diese Fertigkeit üben?

....

....

....

....

AB 11.12 /

P

Spezielle interpersonelle Fertigkeiten: Aushandeln von Kompromissen in Beziehungen

Rational

Menschen haben häufig unterschiedliche Interessen, Wünsche und Ziele. Auch wenn gemeinsame Interessen bestehen, sind Menschen häufig unterschiedlicher Meinung, wie diese Interessen befriedigt werden sollen. Hier sollen Kompromisse ausgehandelt werden, die beide Beteiligte gut annehmen können. Verhandlungsgeschick ist erforderlich.

Gewichtung in Bezug auf Ziel, Beziehung und Selbstachtung

Diese Fertigkeit dient sowohl der Zielerreichung als auch der Intensivierung von Beziehung. Sie ist deshalb nicht für Situationen geeignet, in denen Abgrenzung erforderlich ist. Die Verbesserung der Selbstachtung hängt an der Ausgewogenheit von Geben und Nehmen und der Qualität der Lösung.

Elemente der Fertigkeit

- Eigene Meinung darstellen
- Dem anderen zuhören
- Den Standpunkt des anderen zusammenfassen
- Vorteile in den Vorschlägen des Gegenübers für sich entdecken
- Einen Kompromiss vorschlagen
- Reaktion des anderen anhören, seinen Vorschlag abwägen
- Eine zufriedenstellende Lösung finden

Mögliche Rahmenbedingungen für Rollenspiele und Übungen

- Ihre Freundin möchte Pizza essen gehen, Sie wollen lieber zuhause kochen.
- Ihr Therapeut hat nur noch einen Termin am Mittwoch um 14:00 Uhr. Zu dieser Zeit erwarten Sie den Besuch einer Freundin.

Spezielle Überlegungen

Verhandlungen können durch Einstellungen behindert werden wie:

- »Wenn ich eine andere Meinung habe, werde ich abgelehnt.«
- »Die Wünsche und Bedürfnisse der anderen sind wichtiger als meine!«
- »Wenn die andere wirklich meine Freundin wäre, würde sie meinen Wünschen folgen.«
- »Ich kann es nicht ertragen, von meinen Vorstellungen abzuweichen, das verstößt gegen meine Würde.«
- »Wenn ich mit mir verhandeln lasse, werde ich nur ausgenutzt.«

Günstige Selbstinstruktionen:

- »Meine Bedürfnisse und Wünsche sind genauso wichtig wie die von anderen! Es ist gut, einen Kompromiss zu finden«
- »Verhandeln ist wichtig, zwei unterschiedliche Meinungen ergeben eine neue Lösung.«

Wann und wie genau werde ich diese Fertigkeit üben?

AB 11.13 /

P

Spezielle interpersonelle Fertigkeiten: Etwas ablehnen, Nein-Sagen

Rational

Im Vordergrund steht die erfolgreiche Abgrenzung.

Gewichtung in Bezug auf Ziel, Beziehung und Selbstachtung

Bei dieser Fertigkeit geht es darum, Zielerreichung »pur« zu üben.

Elemente der Fertigkeit

- Sprechen Sie die Person direkt an.
- Sagen Sie klar und deutlich »Nein«, »Ich will nicht«, »Ich habe keine Zeit«, »Kein Interesse«. Legen Sie dabei die Betonung auf die wichtigen Wörter (z. B. auf »Nein«).
- Verwenden Sie bei hartnäckigen Interaktionspartnern ggf. eine »gebrochene Schallplatte« (= immer wieder das Gleiche sagen) bzw. entfernen Sie sich aus der Situation.
- Verzichten Sie auf »Entschuldigen Sie«, »Tut mir leid«, Ausreden, lange Erklärungen oder Ähnliches. Sie werden die Erfahrung machen, dass Sie etwas ablehnen können, ohne dass Sie sich entschuldigen oder in anderer Art eine unterlegene Rolle einnehmen. Andere Menschen finden eine kompakte Ablehnung meist angenehmer als lange Reden.
- Sprechen Sie laut und deutlich.
- Zeigen Sie auch durch Ihr nonverbales Verhalten, dass Sie Nein sagen: Blicken Sie der Person kurz in die Augen, schauen Sie neutral (nicht lächeln!), achten Sie auf eine aufrechte Körperhaltung und einen festen Stand. Bringen Sie ggf. mehr Abstand zwischen sich und die Person. Bleiben Sie beispielsweise auf der Straße nicht stehen, schließen Sie an der Haustür die Tür und legen Sie am Telefon auf, wenn Sie ein Angebot nicht annehmen möchten.

Mögliche Rahmenbedingungen für Rollenspiele oder Übungen

- Ein Spendensammler bittet Sie um eine Spende.
- Jemand will Ihnen an der Haustür ein Abonnement verkaufen.
- Jemand möchte Ihnen am Telefon einen neuen Handytarif verkaufen.
- Eine Freundin möchte von Ihnen Geld leihen, hat aber schon die letzten Schulden nicht beglichen.
- Ihre Mutter bittet Sie zum Kaffeetrinken vorbeizukommen. Sie haben aber schon eine andere Verabredung.

Wann und wie genau werde ich diese Fertigkeit üben?

AB 11.14 /

P

Spezielle interpersonelle Fertigkeiten: Eine Forderung oder eine Frage stellen

Gewichtung in Bezug auf Ziel, Beziehung und Selbstachtung

Bei dieser Fertigkeit geht es darum, Zielerreichung »pur« zu üben.

Elemente der Fertigkeit

- Die Person direkt ansprechen und grüßen
- Die Forderung oder Frage direkt stellen
- Sprechen Sie laut und deutlich mit freundlichem Tonfall und Mimik. Nehmen Sie eine aufrechte Körperhaltung ein.

Mögliche Rahmenbedingungen für Rollenspiele oder Übungen

Auf der Straße:

- »Guten Tag, ich suche die Königspassage! Können Sie mir sagen, wo die ist?«
- »Guten Morgen, können Sie mir sagen, wie spät es ist?

Im Kaufhaus:

- »Guten Tag, ich möchte diese Jeans in Größe 40 anprobieren!
- »Guten Tag, ich möchte diese Bluse umtauschen!

Zuhause:

- »Peter, holst du bitte heute die Kinder aus der Schule ab?«

Wann und wie genau werde ich diese Fertigkeit üben?

....

....

....

....

AB 11.15 /

P

Spezielle interpersonelle Fertigkeiten: Mit Beleidigungen und Ungerechtigkeiten umgehen

Gewichtung in Bezug auf Ziel, Beziehung und Selbstachtung

In diesem Rollenspiel geht es ausschließlich um Selbstachtung.

Elemente der Fertigkeit

- Sprechen Sie laut und deutlich und sehen Sie die Person an.
- Sagen Sie: »Ich möchte nicht, dass du so mit mir redest« oder »Ich möchte nicht, dass du dich so verhältst.«, »Dein Verhalten ist unvereinbar mit einer guten Beziehung zwischen uns!«
- Achten Sie auf einen festen Stand und eine aufrechte Körperhaltung.
- Verzichten Sie auf Gegenangriffe.

Mögliche Rahmenbedingungen für Rollenspiele oder Übungen

- Gemeinsames Abendessen. Ihrem Partner schmeckt das Essen nicht, das Sie gekocht haben. Er sagt: »Das schmeckt ja widerlich. Wo hast du denn gelernt zu kochen?«
- Im Bus: Zwei 13-jährige Jungs bewerfen einen kleineren Jungen mit Papierkügelchen und lachen ihn aus. Sie sagen: »Stopp, hört sofort damit auf!«

Wann und wie genau werde ich diese Fertigkeit üben?

....

....

....

AB 11.16 /

P

Spezielle interpersonelle Fertigkeiten: Recht durchsetzen, sich beschweren

Gewichtung in Bezug auf Ziel, Beziehung und Selbstachtung

Im Vordergrund bei dieser Fertigkeit steht das Ziel, eigene Rechte durchzusetzen bzw. ihnen Gehör zu verschaffen. Einfordern von eigenen Rechten kann dazu führen, dass sich die Beziehung zu dem Interaktionspartner verschlechtert. Um persönliche wichtige Ziele zu erreichen, kann dieser Umstand durchaus in Kauf genommen werden. Die Selbstachtung wird durch eigenes faires und sozial angemessenes Verhalten gesteigert. Eigenes grenzüberschreitendes Verhalten gegenüber dem Interaktionspartner führt dagegen zur Minderung der Selbstachtung und erzeugt im Anschluss Emotionen von Scham und Schuld.

Elemente der Fertigkeit

- Die Person ansehen, klar, ruhig und ausreichend laut sprechen.
- Das eigene Recht bzw. die Forderung oder Beschwerde spezifisch und präzise darstellen.
- Ggf. einen Lösungsvorschlag machen.
- *Tipp*: Besonders, wenn andere Menschen als Zuhörer dabei sind, ist es wichtig, dass Sie beim Vorbringen Ihrer Wünsche und Beschwerden laut und deutlich sprechen und auch von den Zuschauern gehört werden. Unfaires Verhalten wird dadurch für den Interaktionspartner schwieriger. Dagegen könnte es sich ungünstig auf Ihren Erfolg auswirken, wenn die Zuschauer erst dann aufmerksam werden, wenn Ihr Gegenüber zu Wort kommt. Das würde das Entstehen von Schamgefühlen erhöhen und es würde Ihnen schwerer fallen, die eigene Position zu vertreten.

Mögliche Rahmenbedingungen für Rollenspiele und Verhaltensübungen

- Im Zug ist Ihr reservierter Platz durch eine andere Person besetzt.
- Ihre Nachbarin hört um Mitternacht noch laut Musik.
- Sie entdecken eine schadhafte Stelle im Stoff der neu gekauften Hose und möchten diese umtauschen.

Spezielle Überlegungen

Das Einfordern von Rechten kann durch Einstellungen behindert werden wie:

- »Ich habe keine Rechte!«
- »Es sollte nicht nötig sein, dass ich meine Rechte einfordere.«
- »Wenn ich meine Rechte einfordere, wirke ich unsympathisch, engstirnig oder rechthaberisch.«
- »Ich will auf keinen Fall, dass die Beziehung zu der Person getrübt wird.«
- Wichtig ist es zwischen Forderungen (»Ich habe ein Recht darauf«) und Wünschen (»Ich brauche«) zu unterscheiden.

Eigenes grenzüberschreitendes Verhalten wird durch Einstellungen gefördert wie:

- »Wenn ich im Recht bin, brauche ich mich nicht mehr gut zu benehmen.«
- »Wenn ich mir etwas sehr wünsche, dann habe ich eigentlich auch ein Recht darauf.«

Wann und wie genau werde ich diese Fertigkeit üben?

....

....

....

AB 11.17 /

P

Spezielle interpersonelle Fertigkeiten: Fragen zur Medikation / Behandlung stellen

Rational

Informationslücken bei der Verschreibung von Medikamenten sind häufig. Wenn Sie als Patient Entscheidungen eigenverantwortlich treffen wollen, ist es erforderlich, dass Sie Informationen aktiv einholen. Im Vordergrund steht Ihr Informationsbedürfnis.

Ziel, Beziehung und Selbstachtung

Ziel dieser Fertigkeit ist es, für eine optimale Behandlung zu sorgen und die Therapiebeziehung stabil zu halten. Ihre Selbstachtung steigt, wenn Sie Entscheidungen eigenverantwortlich treffen oder nachvollziehen können. Ärzte und Therapeuten sind gute Trainingspartner für Übungen zu interpersonellen Fertigkeiten.

Elemente der Fertigkeit

- Den geeigneten Ansprechpartner auswählen.
- Spezifische Fragen stellen (Sie können diese Fragen bereits vorformuliert, schriftlich in die Gesprächssituation mitbringen).
- Wenn Sie die Informationen nicht genau verstanden haben oder nicht nachvollziehen können, nochmals nachfragen.
- Dem Interaktionspartner für seine Unterstützung danken.

Mögliche Rahmenbedingungen für Rollenspiel

- Seit Ihnen Ihr Arzt ein neues Antidepressivum verschrieben hat, haben Sie vermehrt Albträume.
- Sie sind besorgt, ob Sie von dem Schlafmittel, das Sie nehmen, abhängig werden können.
- Sie fühlen sich seit einigen Tagen deutlich besser und möchten jetzt alle Medikamente absetzen.
- Sie möchten keine Benzodiazepine einnehmen.

Spezielle Überlegungen

Die Ausübung dieser Fertigkeit kann durch Einstellungen behindert werden wie:

- »Der Arzt hätte die Nebenwirkung voraussehen müssen. Ich setze das Medikament lieber heimlich ab.«
- »Ich frage lieber eine Freundin.«
- »Der Arzt weiß schon, was er macht, er hat das studiert.«
- »Ich will nicht groß nachdenken, ich mache einfach, was der Arzt sagt.«
- »Ich möchte meinem Arzt nicht zu viel Zeit rauben oder ihm auf die Nerven gehen.«

Hilfreiche Selbstinstruktionen

- »Nur wenn ich gut informiert bin, kann ich die Verantwortung für mich übernehmen.«
- »Es ist eine Aufgabe des Arztes, mich zu informieren und meine Fragen zu beantworten.«

Wann und wie genau werde ich diese Fertigkeit üben?

AB 11.18 / P

Spezielle interpersonelle Fertigkeiten: Auf Kritik an der Arbeit reagieren

Rational

Kritik an der Arbeit durch Vorgesetzte, Auftraggeber oder Kunden ist ein häufiges Ereignis bei Arbeitnehmern, aber auch bei selbstständiger Tätigkeit. Diese Kritik kann ein sehr schmerzliches Erlebnis sein. Unangemessene Reaktionen können die Fähigkeit, wirtschaftlich für sich selbst zu sorgen, erheblich beeinträchtigen. Geschickter Umgang mit Kritik kann die Situation erträglicher machen und zu einem sinnvollen Lernprozess führen.

Ziel, Beziehung und Selbstachtung

Im Vordergrund steht zuerst die Erhaltung einer guten Beziehung zu Vorgesetzten, Auftraggebern oder Kunden. Zu Fehlern zu stehen und an der Verbesserung der eigenen Fertigkeiten und der eigenen Zuverlässigkeit zu arbeiten, ist für die Selbstachtung besser, als die Auseinandersetzung mit diesen Themen zu vermeiden. Selbstachtung kann dadurch steigen, dass es Ihnen gelingt, angemessen mit Kritik am Arbeitsplatz umzugehen.

Elemente der Fertigkeit

- Genau hinhören, ohne zu unterbrechen oder zornig zu werden.
- Wenn Sie die Kritik nicht genau verstanden haben, nochmals nachfragen.
- Das Gesagte zusammenfassen und konkretisieren.
- Konkrete Fehler einräumen und Veränderung zusagen. Keine Rechtfertigungen.
- Den Interaktionspartner um Vorschläge bitten, die geeignet sind, die Situation zu verbessern.
- Unangemessene Kritik freundlich zurückweisen.

Mögliche Rahmenbedingungen für Rollenspiele und Übungen

- Sie sind im letzten Monat zweimal 30 Minuten zu spät auf der Arbeitsstelle erschienen. Ihr Vorgesetzter sagt: »Immer kommst du zu spät.«
- Sie arbeiten als Reinigungshilfe in einem Haushalt. Die Hausherrin weist Sie darauf hin, dass auf den Türrahmen noch große Mengen Staub liegen.
- Sie arbeiten in einem Kaufhaus an der Kasse. Ein Kunde sagt zu Ihnen: »Heute geht das aber langsam.«
- Sie arbeiten als Bedienung in einem Café. Ein Gast bittet Sie um Überprüfung der Rechnung.

Spezielle Überlegungen

Die Ausübung dieser Fertigkeit kann durch ungünstige innere Einstellungen behindert werden wie:
- »Die wollen mich nur mobben.«
- »Ich bin für die Probleme an meiner Arbeitsstelle nicht verantwortlich.«
- »Wenn mein Chef mich kritisiert, bedeutet das, ich bin ein Versager.«

Hilfreiche Selbstinstruktionen
- »Kritisiert werden ist immer unangenehm. Aber aus Fehlern und Problemen kann man lernen.«
- »Es ist unmöglich, alle zufrieden zu stellen, aber es ist in Ordnung, wenn andere ihre Unzufriedenheit äußern.«
- »Nur weil ich einen Fehler gemacht habe, heißt das nicht, dass ich gefeuert werde oder ein Versager bin!«

Wann und wie genau werde ich diese Fertigkeit üben?

AB 11.19 /

P

Spezielle interpersonelle Fertigkeiten: Mit wichtigen Bezugspersonen über die Depression sprechen

Rational, Ziel, Beziehung und Selbstachtung

Die Information, dass Sie unter einer Depression leiden, ist etwas Intimes. Ihren Partner oder andere wichtige Bezugspersonen nicht einzuweihen, beraubt Sie aber wichtiger Quellen von Unterstützung und führt möglicherweise dazu, dass Sie sich in der Beziehung voneinander entfernen. Im Vordergrund von Gesprächen über die Erkrankung steht deshalb Ihr Bedürfnis nach Verständnis, Unterstützung, Sicherheit und Schutz. Selbstöffnung in diesem Zusammenhang führt meist dazu, dass Beziehungen sich intensivieren.

Elemente der Fertigkeit

- Einen geeigneten Zeitpunkt auswählen, an dem Sie ungestört reden können.
- Bitten Sie Ihren Partner oder Freund, die Information vertraulich zu behandeln.
- Erklären Sie, welche Symptome und Schwierigkeiten Sie haben.
- Erklären Sie, welche Form von Unterstützung Sie brauchen und welche nicht.
- Sagen Sie Ihrem Partner, wie er sich im Umgang mit Ihnen verhalten soll. Beachten Sie dabei, dass Ihre Angehörigen keine Fachkräfte sind, und dass Sie in diesem Fall die Quelle für notwendige Informationen sind, da Sie über das notwendige Wissen im Umgang mit der Depression verfügen. Geben Sie Ihren Angehörigen ggf. *INFO 3.1 / Informationen zur Depression für Patienten und Angehörige.*

Mögliche Rahmenbedingungen für Rollenspiele und Übungen

- Sie möchten Ihrem Partner erklären, dass es Ihnen aktuell schwerfällt, den Haushalt zu machen oder Aktivitäten mit ihm zu unternehmen.
- Eine gute Freundin hat sich zurückgezogen, weil Sie sich nicht mehr bei ihr gemeldet haben. Sie möchten den Kontakt wiederherstellen und ihr erklären, was los ist.
- Ihre Mutter rät Ihnen, sich nicht zu viel zuzumuten, sondern sich zu schonen, und nimmt Ihnen viele Entscheidungen und Aufgaben ab. Sie möchten ihr erklären, dass Rückzug und Schonung sich ungünstig auf Ihre Stimmung auswirken und Sie eher Unterstützung brauchen, wieder selbst mehr Verantwortung zu übernehmen.

Spezielle Überlegungen

Die Anwendung dieser Fertigkeit kann durch Einstellungen behindert werden wie:

- »Es sollte nicht nötig sein darüber zu reden, mein Partner sollte wissen, was ich brauche.«
- »Es ist zu peinlich, über psychische Erkrankungen zu sprechen.«
- »Er wird mich nicht mehr mögen, wenn ich mich offenbare.«

Hilfreiche Selbstinstruktionen

- »Es ist mein Recht, für mich zu sorgen.«
- »Depressionen sind eine Erkrankung, die viele Menschen haben.«
- »Wenn ich offen bin, bekomme ich mehr Unterstützung.«
- »Es ist gut wichtigen Menschen zu erklären, was mit mir los ist, damit sie mich besser verstehen können und meinen Rückzug nicht auf sich beziehen!«

Wann und wie genau werde ich diese Fertigkeit üben?

....

....

KAPITEL 12 /

Umgang mit Suizidalität und Krisen

12.1 Einführung

Über 90 % der Suizide erfolgen im Rahmen von psychischen Erkrankungen. In bis zu 70 % der Fälle liegt eine depressive Erkrankung vor. Die Diagnostik und der Umgang mit Suizidalität haben daher eine hohe Priorität bei der Behandlung von Menschen mit Depression. In diesem Kapitel werden entsprechende Tools zur Verfügung gestellt.

Für welche Patientengruppen sind die Tools aus diesem Kapitel besonders geeignet?

Eine sorgfältige Diagnostik von Suizidalität sollte bei allen Patienten mit Depression ggf. wiederholt erfolgen. Bei bestehender Suizidalität und häufigen Krisen sollten entsprechende Interventionen eingeleitet werden (s. hierzu *INFO 12.4 / Überblick Psychotherapeutische Interventionen bei Suizidalität*). In jedem Fall sollte ein Notfallplan mit dem Patienten besprochen werden. Die Erarbeitung eines Non-Suizid-Entschlusses bietet sich vor allen Dingen für Patienten mit chronischer Suizidalität oder rezidivierenden suizidalen Krisen an.

Mit welchen Tools können die Tools aus diesem Kapitel gut kombiniert werden?

Die Tools aus diesem Kapitel sind mit allen anderen Tools gut kombinierbar.

Mit welchen Tools sollten die Tools dieses Kapitels nicht kombiniert werden?

Die Tools aus diesem Kapitel können prinzipiell mit allen anderen Tools dieses Buches kombiniert werden. Bedenken Sie jedoch immer die grundsätzliche Regel: Wenige Dinge richtig tun!

12.2 Erklärung zu den Arbeitsmaterialien dieses Kapitels

- **INFO 12.1 / Diagnostik von Suizidalität bei depressiven Störungen**
  Bietet Hinweise und einen Fragenkatalog zur Evaluation von Suizidalität für Therapeuten.
- **INFO 12.2 / Checkliste: Risikofaktoren für erhöhtes Suizidrisiko bei Depression**
  Bietet zur Abschätzung des Risikos der Suizidgefährdung einen Überblick über Risikofaktoren untergliedert in demographische und gesundheitliche Risikofaktoren, fehlende persönliche Ressourcen und Suizidplanung / Vorgeschichte.
- **INFO 12.3 / Die interpersonelle Theorie des Suizids**
  Erklärt die gleichnamige Theorie nach Joiner et al. (2012).
- **INFO 12.4 / Überblick Psychotherapeutische Interventionen bei Suizidalität**
  Fasst die psychotherapeutischen Interventionen bei Suizidalität für Therapeuten im Überblick zusammen und enthält nützliche Querverweise für jeweils empfehlenswerte Tools aus diesem und anderen Kapiteln.
- **INFO 12.5 / Erklärungen zum Notfallplan**
  Leitfaden für Patienten und Therapeuten zum Erstellen von Notfallplänen.
- **AB 12.1 / Mein Notfallplan**
  In dieses Arbeitsblatt wird der individuelle Notfallplan des Patienten eingetragen.
- **AB 12.2 / Fertigkeiten zur Erhöhung der Stresstoleranz**
  Erklärt, wann und warum Stresstoleranzfertigkeiten bei Menschen mit Depression sinnvoll sind und welche verschiedenen Gruppen von Stresstoleranzfertigkeiten zur Verfügung stehen. Hierzu werden viele Beispiele zu Aktivitäten und Sinnesreizen vorgestellt. Es ist empfehlenswert, mit dem Patienten zu besprechen, welche Fertigkeiten er schon kennt und als hilfreich erlebt hat und welche Fertigkeiten er ausprobieren möchte. Übungen sollten konkret vereinbart werden.

- **AB 12.3 / Meine Stresstoleranzfertigkeiten**
  In dieses Arbeitsblatt sollen Patienten die für sie hilfreichen Stresstoleranzfertigkeiten eintragen. Patienten sollten ermutigt werden, dieses Arbeitsblatt etwa alle vier Wochen neu zu überprüfen, um zu sehen, ob die Fertigkeiten noch wirksam sind bzw. ob neue hilfreiche Fertigkeiten entstanden sind.
- **AB 12.4 / Stresstoleranzfertigkeiten aneinanderreihen**
  Erklärt, dass es in hohen Anspannungsphasen, sinnvoll sein kann, mehrere Stresstoleranzfertigkeiten in einer bestimmten Reihenfolge hintereinander durchzuführen, um Spannung erfolgreich zu regulieren. Es wird ein Beispiel für eine solche Reihe gegeben und erklärt, wie man die Fertigkeiten am besten aneinander reiht. Patienten werden dann angehalten, einen individuellen Ablauf für Hochstressphasen zu erarbeiten. Auch dieses Arbeitsblatt sollte im Therapieverlauf wiederholt überprüft werden.
- **AB 12.5 / Non-Suizid-Vertrag**
  Gibt ein Beispiel für einen Non-Suizid-Vertrag, der schriftlich mit dem Patienten abgeschlossen werden kann. In den meisten Fällen ist es jedoch hilfreich, einen individuellen Vertrag in den Worten des Patienten mit dem Patienten zu schließen. Hierbei kann auch der individuelle Notfallplan direkt mit eingebaut werden.
- **INFO 12.6 / Erarbeitung eines Non-Suizid-Entschlusses**
  Bietet Therapeuten einen Überblick über das Vorgehen und die wichtigsten Punkte bei der Erarbeitung eines Non-Suizid-Entschlusses.
- **INFO 12.7 / Metaphern zum Non-Suizid-Entschluss**
  Stellt drei Metaphern zur Verdeutlichung der Folgen von chronischer Suizidalität dar und gibt Hinweise zur praktischen Vermittlung dieser Metaphern.
- **AB 12.6 / Vor- und Nachteile eines Non-Suizid-Entschlusses abwägen**
  Dieses Arbeitsblatt bietet eine Anleitung, die Vor- und Nachteile eines Non-Suizid-Entschlusses zu erarbeiten und sich der kurz- bzw. langfristigen Folgen bewusst zu werden.

INFO 12.1 /

P

Diagnostik von Suizidalität bei depressiven Störungen

Eine genaue Evaluation von suizidalem Verhalten bei akuter oder chronischer Suizidalität ist bei Depression ein häufiges und wichtiges Thema. Viele Menschen mit einer depressiven Störung denken darüber nach, ob es nicht besser wäre, tot zu sein, als die Symptome weiter zu ertragen. Bis zu 70 % aller Menschen, die durch Suizid sterben, leiden an einer Depression. 5 bis 8 % aller stationär behandelten Männer und 3 bis 5 % aller Frauen mit schwerer Depression sterben durch Suizid. Bei ambulant behandelten Patienten ist das Risiko geringer. Es ist daher **unbedingt notwendig, das Thema Suizidalität ganz konkret und wiederholt anzusprechen, falls nötig in jeder Sitzung.** Viele Patienten sind erleichtert, wenn dieses Thema, das mit Scham und Angst verbunden ist, offen angesprochen wird. Besonders wichtig ist eine nicht bewertende Haltung. Der folgende Fragenkatalog enthält nützliche Fragen zur Erhebung von Suizidalität und zur Abschätzung des Risikos.

Fragenkatalog zur Evaluation von Suizidalität

(1) Haben Sie in letzter Zeit gedacht, dass es besser wäre, nicht mehr zu leben?
(2) Haben Sie den Eindruck, dass das Leben nicht mehr lebenswert ist? Denken Sie, dass Ihre Lebenssituation aussichtslos ist?
(3) Haben Sie daran gedacht, sich etwas anzutun?
(4) Haben Sie schon mit jemandem über diese Gedanken gesprochen?
(5) Seit wann haben Sie solche Gedanken?
(6) Was hat zu den Gedanken geführt?
(7) Wie nahe sind Sie daran, nach diesen Gedanken auch zu handeln?
(8) Haben Sie bereits konkrete Ideen, wie Sie sich das Leben nehmen könnten?
(9) Haben Sie dazu bereits Vorbereitungen getroffen? Medikamente / Waffen zur Verfügung?
(10) Hat sich in Ihrer Familie oder in Ihrem Freundes- oder Bekanntenkreis jemand das Leben genommen?
(11) Was hat Sie bisher von einem Suizidversuch abgehalten (z. B. Eltern, Kinder, denen man das nicht antun würde, religiöse Gründe, Angst, was dann kommen würde)?
(12) Haben Sie Pläne für die Zukunft? (Familie, Beruf etc.)
(13) Pläne für die nähere Zukunft erfragen: Haben Sie Pläne für die nächste Woche?
(14) **Erfassung bisheriger Suizidversuche:** Haben Sie schon einmal einen Suizidversuch unternommen? Wenn ja, wie viele, wann, was waren die Auslöser? Methoden und Umstände erfragen: Haben Sie vorher Hilfe gesucht? Wie konnte der Tod verhindert werden? Wie haben Sie sich danach gefühlt? Hat sich Ihre Einstellung zum Leben danach verändert?

Hintergrundinformationen: Suizidale Gedanken wie »Das Leben ist nicht mehr lebenswert, ich wäre besser tot« oder »Vielleicht sollte ich mich töten« sind normativ in dem Sinne, dass sie auch bei vielen psychisch gesunden Menschen in schwierigen Lebenssituationen auftreten. Von Suizidgedanken selbst geht keine Gefahr aus. Es ist auch unrealistisch von Menschen mit einer schweren depressiven Störung zu erwarten, keine Suizidgedanken mehr zu haben. Ein solches Ansinnen würde zu paradoxen Phänomenen durch Gedankenunterdrückung führen. Die Gefahr entsteht durch konkrete Planung und Vorbereitung von suizidalem Verhalten. Angestrebt werden sollte deshalb eine Selbstverpflichtung, keine suizidalen Handlungen vorzubereiten oder durchzuführen.

INFO 12.2 /

T

Checkliste: Risikofaktoren für erhöhtes Suizidrisiko bei Depression

Bei der Abschätzung des Suizidrisikos sollten die typischen Risikofaktoren erfragt und beurteilt werden (s.u.). Die direkte Befragung wird ergänzt durch Verhaltensbeobachtung und unter Umständen Befragung von Angehörigen oder mitbehandelnden Kollegen. Je mehr Punkte auf der Checkliste unten zutreffen, umso höher ist das Risiko der Suizidgefährdung.

Demografische Risikofaktoren

- über 45
- männlich
- verwitwet, getrennt oder geschieden
- konflikthafte Sozialbeziehungen oder chaotische Familiensituation
- psychische Erkrankungen und Suizid bei Angehörigen ersten und zweiten Grades

Gesundheitliche Risikofaktoren

- Depression mit hohem Schweregrad oder psychotischen Symptomen
- psychotische Störung
- Substanzgebrauch mit hohem Schweregrad
- Persönlichkeitsstörung mit hohem Schweregrad
- emotionaler, körperlicher oder sexueller Missbrauch in der Kindheit
- chronische körperliche Erkrankung mit hohem Schweregrad

Fehlende persönliche Ressourcen

- Arbeitslosigkeit, Inhaftierung, Wohnungslosigkeit
- geringe Selbstreflexionsfähigkeit
- emotional distanziert oder unkontrolliert
- soziale Isolation, uninteressierte Familie

Suizidplanung und Vorgeschichte

- intensive planerische Beschäftigung mit Suizid
- Verfügbarkeit von gefährlichen Suizidmethoden
- Vorgeschichte von multiplen Suizidversuchen, gut geplanten Versuchen mit Ausschaltung von Hilfsmöglichkeiten
- Hinweise auf erworbene Furchtlosigkeit (s. INFO 12.3)

Nach Möglichkeit soll mit dem Patienten ein Bündnis mit konkreten Absprachen geschlossen werden, das es ermöglicht in der aktuellen Therapiesituation weiterzuarbeiten. Bei akuter Suizidalität sind jedoch entsprechende Sicherungsmaßnahmen wie beispielsweise stationäre, u.U. auch geschützte Unterbringung einzuleiten. Solche Maßnahmen sind mit Bedacht zu wählen und, wenn unumgänglich, dem Patienten gut zu erklären. Insgesamt ist es wichtig auf Transparenz zu achten und die getroffenen Absprachen verlässlich einzuhalten, damit der Patient in den Entscheidungsprozess ausreichend einbezogen wird.

INFO 12.3 /

T

Die interpersonelle Theorie des Suizids

Die interpersonelle Theorie des Suizids geht von folgenden Annahmen aus:
Vier miteinander interagierende Faktoren erhöhen das Risiko eines gefährlichen oder tödlichen Suizidversuchs:

(1) Fähigkeit zum Suizid durch Vorerfahrungen mit Tod, Todesnähe, Gewalt, Leiden als Opfer, Täter oder Zeuge. Es wird davon ausgegangen, dass hierdurch eine erworbene Furchtlosigkeit entsteht. Faktoren, die zur Entwicklung von Furchtlosigkeit beitragen können sind: Selbstverletzungen, Suizidversuche, Essstörung mit Mangelernährung oder induziertem Erbrechen, Substanzmissbrauch, schwere körperliche Erkrankungen, berufliche Tätigkeit, die zu Kontakt mit Tod oder Gewalt führt, wie Tätigkeit als Soldat, Polizist, Arzt, Beteiligung an kriminellen Aktivitäten oder Prostitution.

(2) beeinträchtigtes Gefühl von Zugehörigkeit oder Ausschluss aus einer Gruppe

(3) Selbstwahrnehmung als Belastung für andere oder sich selbst durch körperliche oder seelische Krankheit, Behinderung, Alter oder Armut

(4) biologische und psychologische Faktoren wie: Impulsivität, Furchtlosigkeit als Disposition, niedrige kognitive Flexibilität oder hohe Schmerzschwelle

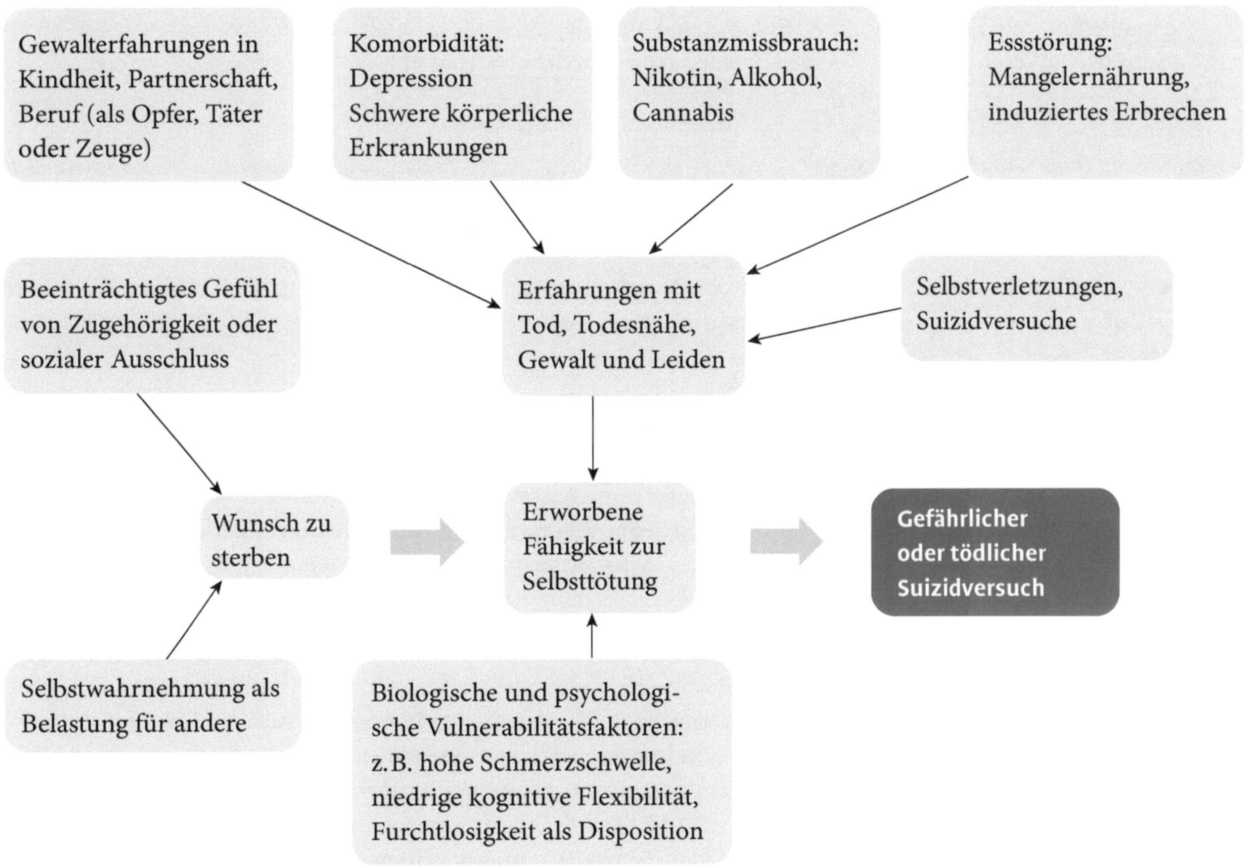

Abbildung Theorie der Suizidalität nach Joiner et al. (2012)

INFO 12.4 /

T

Überblick Psychotherapeutische Interventionen bei Suizidalität

Die **Grundhaltung** des Therapeuten zu Menschen mit Suizidalität ist von *Fürsorge, Offenheit, Verständnis, Validierung und Akzeptanz* geprägt bei gleichzeitiger *Transparenz* bezüglich der Schritte, die notwendig sind, um das Leben des Patienten zu sichern. Dies ermöglicht Patienten, über Suizidalität zu sprechen und therapeutische Interventionen diesbezüglich anzunehmen.

Psychotherapeutische Interventionen

»Erste-Hilfe-Interventionen«: Nach Abklärung der Suizidalität zielen die psychotherapeutischen Interventionen zunächst darauf ab, *Absprachen mit dem Patienten zu treffen,* die es ermöglichen die *therapeutische Arbeit in einem geeigneten Setting fortzusetzen.* Therapeut und Patient stellen sich als Team auf, das gemeinsam die aktuelle Krise überwinden möchte. Zu den Absprachen gehören beispielsweise:

- **konkrete Handlungsabsprachen,** verbal oder beispielsweise mit Wochen- oder Tagesstrukturplänen (hierfür können Sie *AB 5.2 / Wochenplan* verwenden)
- **Einbezug des sozialen Unterstützungsnetzes** des Patienten
- **regelmäßige,** u. U. tägliche **Kontakte** (persönlich, telefonisch, elektronisch). Hierbei ist nach Möglichkeit eine transparente, zeitkontingente Zuwendung zu vereinbaren und nicht nur dann Kurzkontakte anzubieten, wenn der Patient erneut suizidale Äußerungen macht. Dadurch können problematische Verstärkungsprozesse vermieden werden.
- Ggf. **Optimierung der Medikation**
- **Erarbeitung eines Notfallplans** mit der Verpflichtung des Patienten, sich an diesen zu halten (hierfür können Sie *AB 12.1/ Mein Notfallplan* verwenden). Dabei können Fertigkeiten zur Stressregulation *(AB 12.3 / Meine Stresstoleranzfertigkeiten)* eingesetzt werden.

Validierung: Der Therapeut validiert Suizidgedanken als Symptom der Krankheit und macht deutlich, dass Depression gut behandelbar und vorübergehend ist. Der Therapeut tritt als Experte auf, der die Symptomatik gut kennt, versteht und weiß, dass der Patient aus dem »Tief« wieder rauskommen wird.

Ressourcen herausarbeiten: Der Therapeut unterstützt den Patienten dabei, wieder an die wichtigen Themen seines Lebens anzuknüpfen (Bezugspersonen, eigene Fertigkeiten, Werte, Ziele).

Problemlösen: Der Therapeut unterstützt den Patienten bei der Lösung von konkreten, aktuellen Problemen. Hierbei folgt er auf psychotherapeutischer Ebene dem Problemlösemodell. Weiterhin vermittelt er, wenn erforderlich, sozialpädagogische Unterstützung bei Konflikten am Arbeitsplatz oder in der Partnerschaft, finanziellen Probleme oder Wohnungsproblemen. Hierzu kann beispielsweise *AB 5.13 / Problemlösemodell* hilfreich sein.

Non-Suizid-Vertrag / Versprechen: Es kann sinnvoll sein, sich ein *Non-Suizid-Versprechen* per Handschlag geben zu lassen oder schriftlich einen *Non-Suizid-Vertrag* abzuschließen. Hierbei handelt es sich um eine vertraglich fixierte Entscheidung, für einen bestimmten Zeitraum (z. B. bis zur nächsten Therapiesitzung), keinen Suizidversuch zu unternehmen – und zwar unabhängig vom Verlauf der Therapie oder anderen äußeren Gegebenheiten. Wichtig zu wissen ist, dass ein unterschriebener Non-Suizid-Vertrag bei gefährdeten Patienten nicht zu einer verminderten Aufmerksamkeit des Therapeuten auf das Thema Suizidalität führen darf. Das *AB 12.5 / Non-Suizid-Vertrag* bietet einen Vordruck mit Beispieltext. In den meisten Fällen ist es jedoch hilfreich, einen individuellen Vertrag in den Worten des Patienten mit dem Patienten zu schließen. Hierbei kann auch der individuelle Notfallplan direkt mit eingebaut werden.

▶

Überblick Psychotherapeutische Interventionen bei Suizidalität

Verhaltensanalyse: Der Kontext von Suizidalität ist sehr heterogen. Es sollte daher eine genaue Verhaltensanalyse durchgeführt werden, um den individuellen lerntheoretischen Kontext zu verstehen. Hierbei ist es wichtig, die *Funktionalität der Suizidgedanken bzw. von chronischer Suizidalität zu erarbeiten und validieren.* Suizidfantasien werden häufig durch antizipierte Vermeidung aversiver Emotionen negativ verstärkt und durch ein Gefühl von Kontrolle und Autonomie belohnt. Wenn bereits Suizidversuche erfolgt sind, ist es hilfreich, auch diese einer genauen Verhaltensanalyse, beispielsweise mit dem SORK-Schema (s. AB 5.12), zu unterziehen.

Erarbeitung eines Non-Suizid-Entschlusses: Von besonderer Bedeutung bei Patienten mit Depression und chronischen Suizidgedanken kann die Erarbeitung eines Non-Suizid-Entschluss sein, der die Umsetzung von Suizidgedanken in Suizidhandlungen blockiert und so eine aktive Lebensgestaltung entsprechend der eigenen Ziele und Werte ermöglicht. Im Gegensatz zum Vertrag trifft der Patient für sich selbst, eine zeitlich unbegrenzte Entscheidung, sein Leben zu gestalten. Ein wichtiger Ausgangspunkt ist dabei der heterogene Kontext der Suizidalität. Suizidgedanken und Suizidhandlungen entstehen bei manchen Patienten im Zusammenhang mit einem akutem, zunehmendem intensiven Leiden durch Schmerz oder intensiven Emotionen wie Traurigkeit, Einsamkeit und Angst. Suizidales Verhalten entsteht hier eher respondent auf den Leidensdruck. In diesen Zuständen besteht häufig eine kognitive Einengung, damit eine verminderte psychotherapeutische Zugänglichkeit. Therapeutisch geht es eher um Schutz während dieser Akutsituation. Bei anderen Patienten bestehen jahrzehntelang täglich Suizidgedanken. Es handelt sich dabei um ein verdecktes Verhalten, das im Sinne einer negativen Verstärkung durch Reduktion emotionaler Anspannung aufrechterhalten wird. Entscheidend dafür ist, dass Tod als Zustand von Abwesenheit von aversiven Zuständen und Konflikten imaginiert wird. Dies befindet sich zwar außerhalb der Möglichkeiten menschlicher Erfahrung, wird aber kulturell so tradiert. Diese chronische Suizidalität kann ohne jegliches offenes Verhalten ablaufen. Ein Gefahrenpotenzial entsteht, wenn zur Aufrechterhaltung der Glaubwürdigkeit der eigenen Fähigkeit der Selbsttötung wiederholt selbstgefährdendes Verhalten ausgeübt wird. Weiterhin haben Patienten mit chronischer Suizidalität in tatsächlichen oder subjektiv wahrgenommenen Lebenskrisen ein erhöhtes Risiko sich zu töten. Erworbene Furchtlosigkeit ist in diesem Zusammenhang ein wichtiger Risikofaktor. Angesichts dieser Problembeschreibung haben psychotherapeutische Techniken im Umgang mit Suizidalität nicht nur die Aufgabe, akut für Sicherheit zu sorgen. Sie müssen dem Patienten auch eine (metakognitive) Fertigkeit an die Hand geben, mit Suizidgedanken in angemessener Weise umzugehen. Ein Non-Suizid-Entschluss ist sinnvoll, wenn bei der funktionalen Analyse deutlich wird, dass Suizidgedanken chronisch bestehen, d. h. nicht nur auf Phasen schwerer depressiver Episoden beschränkt sind, zur subjektiven Bewältigung von Alltagsproblemen eingesetzt werden und operant durch eine verbesserte subjektive Situationskontrolle und Reduktion aversiver Emotionen verstärkt werden. Sollte der Patient sich während der Behandlung zum Non-Suizid-Entschluss entscheiden, so sollte dies gebührend positiv verstärkt werden. Allerdings ist gerade bei dependenten Patienten darauf zu achten, dass es sich um eine freie Entscheidung des Patienten handelt und er diesen Entschluss nicht dem Therapeuten zuliebe trifft.

Unterscheidung zwischen Suizidgedanken und tatsächlichen Handlungen: Es ist wichtig, den Unterschied zwischen Suizidgedanken und tatsächlichen Handlungen zu verstehen. Weder ein Non-Suizid-Vertrag noch ein Non-Suizid-Entschluss zielen darauf ab, dass Menschen mit Depression keine Suizidgedanken mehr haben dürfen. Es geht ausschließlich darum, dass diese Gedanken nicht in Taten umgesetzt werden, also kein suizidales Verhalten durchzuführen. Hier wird modellhaft vorgestellt, das Denken und Verhalten nicht in einfacher Weise kausal verbunden sind (Technik der kognitiven Defusion). So kann die Falle der Gedankenunterdrückung vermieden werden, die entsteht, wenn man versucht, bestimmte Gedanken nicht zu haben.

INFO 12.5 /

P

Erklärungen zum Notfallplan

In Krisensituationen besteht oft hohe Anspannung und es ist schwieriger, geordnet zu denken und zu handeln. Es ist daher wichtig, sich im Vorfeld auf Krisen vorzubereiten. Es hilft, wenn Sie sich genau überlegen, was Sie in einer Krisensituation tun werden.

Der Notfallplan ist in 4 Stufen aufgebaut.

1. Stufe: Selbsthilfe. Was kann ich selbst tun? Was hilft mir in dieser Situation oder tut mir gut?
Für den Anfang der Therapie ist es hilfreich, wenn Sie sich 3 – 4 wirksame Strategien überlegen, die Sie im Notfall und durchführen können. Zu Beginn kann es erstmal wichtig sein, sich abzulenken und »über die Zeit zu retten«. Die Strategien zur Selbsthilfe werden im Laufe der Therapie aber immer weiter verfeinert und an spezifische Situation angepasst werden, je nachdem, was Sie in der jeweiligen Situation brauchen.

- Spazieren oder Joggen gehen, Fahrrad fahren
- sich mit dem Haustier beschäftigen
- ein Fotoalbum vom letzten Urlaub anschauen
- eine Achtsamkeitskeitsübung machen
- …

2. Stufe: Soziales Netz aktivieren. Zu wem (z. B. Freunde, Familie) kann ich Kontakt aufnehmen? Wer tut mir in dieser Situation gut?

- Nehmen Sie zu einem wohlwollenden Menschen aus Ihrer Umgebung Kontakt auf. Sie brauchen mit ihm oder ihr dabei nicht über die aktuellen Probleme sprechen. Manchmal kann es einfach hilfreich sein, nicht allein zu sein, einen gemeinsamen Spaziergang zu machen, zusammen zu essen oder einen Film zu sehen.
- Wenn Sie niemanden in Ihrem Umfeld haben, dem Sie vertrauen, dann arbeiten Sie gemeinsam mit dem Therapeuten schrittweise am Aufbau eines sozialen Netzes.

3. Stufe: Professionelle Hilfe. Wie und wann kann ich meinen Therapeuten, Hausarzt, Psychiater, Betreuer erreichen? Besprechen Sie mit Ihrem Therapeuten, wer Ihnen auf dieser Stufe zur Verfügung steht, wie und wann Sie zu diesen Personen Kontakt herstellen können.

4. Stufe: Psychiatrische Notaufnahme oder Krisendienste. Wo kann ich im Notfall anrufen oder mich vorstellen? Wie mache ich das?
Besprechen Sie mit Ihrem Therapeuten, welche Notaufnahme oder welcher Krisendienst für Sie zuständig ist und wie Sie im Notfall vorgehen sollen.

Beginnen Sie im Regelfall mit der ersten Stufe, und gehen dann nach Bedarf zu den anderen Stufen über. Das Ziel ist, sich so zu stärken, dass Sie langfristig immer mehr Situationen eigenständig bewältigen können, aber auch in den erforderlichen Situationen um Unterstützung bitten.

AB 12.1 / P

Mein Notfallplan

Erarbeiten Sie Ihren eigenen Notfallplan und besprechen Sie ihn mit Ihrem Therapeuten.
Er wird Ihnen helfen, sich auf Krisen vorzubereiten und diese sicher zu überstehen. Da Krisen fast nie geplant auftreten und Sie selten Zeit und Ruhe haben werden, noch einmal in Ihrem Ordner nachzuschauen, sollten Sie Ihren Notfallplan möglichst im Kopf haben, in jedem Fall aber immer griffbereit bei sich tragen. Sie können ihn beispielsweise ausschneiden und einlaminieren.
Es ist wichtig, all das, was Sie für die Selbsthilfe brauchen, sowie die Telefonnummern von Kontaktpersonen und Anlaufstellen zur Verfügung zu haben.

Mein Notfallplan

1. Stufe: Selbsthilfe: Das kann ich selbst tun:

....

....

....

2. Stufe: Soziales Netz aktivieren. Zu diesen Personen kann ich Kontakt aufnehmen, diese Personen tun mir gut:

Name .... Telefonnummer ....

Name .... Telefonnummer ....

Name .... Telefonnummer ....

3. Stufe: Professionelle Hilfe

Name .... Telefonnummer ....

Name .... Telefonnummer ....

Name .... Telefonnummer ....

4. Stufe: Psychiatrische Notaufnahme oder Krisendienste

Wo? .... Telefonnummer ....

Fertigkeiten zur Erhöhung der Stresstoleranz

Warum braucht man Stresstoleranzfertigkeiten bei Depression?

Belastungen können nicht immer und sofort durch geschickte Problemlösungen abgebaut werden. Manchmal besteht eine hohe Belastung und die Situation ist kurzfristig unveränderbar. Menschen mit Depression reagieren dann oft mit Vermeidung und Rückzug, um der Situation auszuweichen oder versuchen die Situation mit vermehrtem Nachdenken, ohne zu handeln, in den Griff zu bekommen. Hierdurch können die Probleme und die depressive Verstimmung noch schlimmer werden. Stresstoleranzfertigkeiten helfen mit belastenden Situationen umzugehen und Anspannung zu reduzieren. Diese Fertigkeiten sind nicht dazu gedacht, schwierige Probleme zu lösen, wichtige Entscheidungen zu treffen oder Emotionen und unangenehme Gedanken wegzumachen, sondern um in Krisenphasen besser zurechtzukommen und schwierige Situationen nicht noch weiter zu verschlimmern.

Was sind Stresstoleranzfertigkeiten?

Stresstoleranzfertigkeiten sind vielseitig und werden von allen Menschen zur Anspannungsreduktion benutzt, wenn auch meist nicht bewusst. Bei den Stresstoleranzfertigkeiten werden Aktivitäten und Sinnesreize genutzt. In der folgenden Auflistung finden Sie Beispiele. Vielleicht möchten Sie Einiges ausprobieren? Überlegen Sie anschließend selbst, welche Fertigkeiten Ihnen helfen, Anspannung zu regulieren, und tragen Sie diese in das *AB 12.3/Meine Stresstoleranzfertigkeiten* ein.

Aktivitäten zur Steigerung der Stresstoleranz

Bewegung:
Sport und Bewegung ist besonders effektiv, um Anspannung zu reduzieren. Langfristig hat Bewegung bekannterweise auch weitere gute Effekte auf Depression. Besonders geeignet sind Sportarten, welche die Herz-Kreislauf-Leistungsfähigkeit oder die Koordinationsfähigkeit auslasten. Sport erfordert entsprechende Ausrüstung (Schuhe, Kleidung). Wenn Sie wenig Erfahrung mit Sport haben oder durch Ängste und Scham an Sport gehindert werden, sprechen Sie mit Ihrem Therapeuten, suchen Sie sich Partner und Begleitung für das Training. Beachten Sie die Unfallgefahr.
Beispiele:
- Fahrrad – Trimmrad
- Treppenlaufen
- Stepper
- Trampolin
- Balancieren
- Stelzenlaufen
- Schwimmen
- Badminton – Tischtennis – Squash
- Basketball

Denksport:
- Sudoku
- Schach
- Rätsel
- Mathematikaufgaben (z. B. immer von 100 minus 7 rechnen)
- Buchstabenketten (z. B. das ABC mit Tiernamen oder Städtenamen aufsagen)
- Texte lesen
- Gedichte schreiben

Fertigkeiten zur Erhöhung der Stresstoleranz

Andere Aktivitäten:
- Malen, Zeichnen
- Gesellschaftsspiele spielen
- einen Film schauen
- Musik hören
- Putzen
- sich mit dem Haustier beschäftigen
- Telefonieren

Sinnesreize zur Steigerung der Stresstoleranz

Thermische Reize können die Aufmerksamkeit stark binden und dadurch eine Spannungsreduktion herbeiführen. Wenn Sie sich ein Cool-Pack auf den Bauch legen, werden Sie große Mühe haben, in den nächsten Minuten an irgendetwas anderes zu denken. Probieren Sie aus, welche thermischen Reize bei Ihnen am besten wirken. Übertreibung kann zu Schäden (z. B. Erfrierungen) führen. Hitze in Form von Wärmflaschen, heißen Duschen und Ähnlichem ist nicht geeignet, da Verbrennungen möglich sind. *Beispiele*:
- Coolpack – Eiswürfel
- Kaltes Wasser (Schwimmen, Bäder, Dusche oder einfach zwischendurch ins Gesicht oder über die Unterarme laufen lassen)
- Sauna

Akustische Reize können ebenfalls die Aufmerksamkeit binden und dadurch zu Spannungsreduktion führen. Probieren Sie aus, was bei Ihnen am besten wirkt. Achten Sie auf mögliche Hörschäden und vermeiden Sie, andere Menschen zu belästigen. *Beispiele*:
- Wecker
- Laute Musik
- Trommeln

Geschmacks- und Geruchs-Stimuli binden ebenfalls die Aufmerksamkeit und reduzieren Spannung. Vermeiden Sie Übertreibungen, zu hohe Dosen von Pfeffer, Essig, Zitrone oder anderen Gewürzen können zu Magen- und Darmreizungen führen. *Beispiele*:
- Riechfläschchen mit Ammoniak (die meisten Apotheken haben hierzu ein Hausrezept. Ammoniak ist ein sogenannter Trigeminusreizstoff, dem man sich nur schwer entziehen kann. Ammoniak ist vor allem dann hilfreich, wenn Sie unter Dissoziationen leiden.)
- Essig
- Zitrone
- Chilischoten und andere Pfeffer
- Senf
- Tabasco
- Wasabi (Meerrettich)

Folgende Fertigkeiten möchte ich ausprobieren:

AB 12.3 /

P

Meine Stresstoleranzfertigkeiten

Beschreiben Sie bitte, welche Fertigkeiten Ihnen helfen, Anspannung zu regulieren.

Welche Aktivitäten helfen mir?

Bewegung:

Denksport:

Andere Aktivitäten:

Welche Sinnesreize sind hilfreich für mich?

Thermische Reize

Akustische Reize

Geschmacks- und Geruchs-Stimuli

Andere:

Dieses Arbeitsblatt sollten Sie immer wieder neu überprüfen (Empfehlung: mindestens alle vier Wochen), um zu sehen, ob Ihre Stresstoleranzfertigkeiten noch wirksam sind bzw. ob Sie neue kennengelernt haben.

AB 12.4 / P

Stresstoleranzfertigkeiten aneinanderreihen

Manchmal ist es in hohen Anspannungsphasen wichtig, verschiedene Aktivitäten und Sinnesreize gezielt hintereinander zu verwenden, um die Spannung erfolgreich zu regulieren. Diese Fertigkeiten sollten eine klar festgelegte Reihenfolge haben und Sie müssen jederzeit Zugriff auf die zugehörigen Materialien haben. Wenn Sie oft unter hoher Anspannung leiden, dann sollten Sie den genauen Ablauf auch in weniger angespannten Zuständen regelmäßig üben. Es ist nicht ausreichend, nur dann an Stresstoleranzfertigkeiten zu denken, wenn gerade ein Maximum an Belastung vorliegt. Die Feuerwehr übt ja auch nicht nur, wenn es brennt.
Für die meisten Menschen ist es sehr wirksam, als erste Fertigkeit einen starken Sinnesreiz zu verwenden, um das Gedankenkreisen und die hohe Anspannung zu durchbrechen. Dann empfiehlt es sich andere Zugangskanäle wie z. B. Bewegung, Denksport oder verschiedene Sinnesreize zu nutzen.
Ein Beispiel für einen Reihe von Stresstoleranzfertigkeiten: (1) Kopf in kaltes Wasser eintauchen → (2) Treppe dreimal hoch und runter laufen → (3) Riechfläschen mit Ammoniak und Pfefferminze → (4) Kreuzworträtsel lösen

Tragen Sie hier Ihre persönlichen Fertigkeiten ein. Sie werden wahrscheinlich ein bisschen ausprobieren müssen, um die für Sie beste Zusammenstellung zu finden.

(1) ....

(2) ....

(3) ....

(4) ....

Dieses Arbeitsblatt sollten Sie immer wieder neu überprüfen (Empfehlung: mindestens alle vier Wochen), um zu sehen, ob Ihre persönliche Zusammenstellung von Fertigkeiten noch wirksam ist bzw. ob Sie vielleicht etwas verändern wollen.

AB 12.5 /

T

Non-Suizid-Vertrag

Non-Suizidvertrag

Zwischen

....

und

....

Ich, ..., werde bis zum .... keinen Suizidversuch unternehmen und mein Leben auch nicht unabsichtlich in Gefahr bringen, egal, was passiert, und egal, wie ich mich fühle.

In Krisensituationen werde ich mich entsprechend meines Notfallplanes verhalten und mich, wenn notwendig, sofort an .... wenden. Sollte .... kurzfristig nicht verfügbar sein, so wende ich mich an ....

....	....	....
Datum	Unterschrift Patient	Unterschrift Therapeut

INFO 12.6 /

T

Erarbeitung eines Non-Suizid-Entschlusses

1/2

Die Erarbeitung eines Non-Suizid-Entschlusses ist von besonderer Bedeutung bei Patienten mit Depression und **chronischen Suizidgedanken**. Ein Non-Suizid-Entschluss blockiert die Umsetzung von Suizidgedanken in Suizidhandlungen und ermöglicht so eine aktive Lebensgestaltung entsprechend der eigenen Ziele und Werte.
In der Vorbereitung eines Non-Suizid-Entschlusses sollte zunächst eine genaue Verhaltens- und Bedingungsanalyse zu Suizidgedanken beispielsweise mittels des SORK-Schemas *(AB 5.12/SORK-Schema)* durchgeführt werden. Hierdurch können Auslöser des Verhaltens, die Rolle von bestimmten Emotionen und Kognitionen sowie die verhaltensformende Wirkung von Konsequenzen für das Verhalten erarbeitet werden, insbesondere die Rolle von negativer Verstärkung. Dadurch kann es gelingen, neue Ansatzpunkte für Veränderung zu identifizieren. Anschließend sollten ausführlich die Vor- und Nachteile von chronischer Suizidalität in nicht-bewertender, validierender Art und Weise mit dem Patienten diskutiert werden und durch bildhafte Modelle verdeutlicht werden (s. *INFO 12.7/Metaphern zum Non-Suizid-Entschluss*).

Einführung der Formel für den Non-Suizid-Entschluss

Für den Non-Suizid-Entschluss ist es sinnvoll, dem Patienten eine Entschlussformel vorzuschlagen (Drye et al., 1973):

Ich werde mein Leben gestalten
Ich werde mir nichts antun
Weder bewusst noch unbewusst
Auch wenn ich mich danach fühle

Diese Formel sollte dem Patienten genau erklärt werden:

- Der erste Satz hat bewusst eine positive Polung, der Patient verpflichtet sich, zu einem Prozess aktiver Lebensgestaltung.
- Im zweiten Satz geht es um suizidales Verhalten. Die Formulierung blockiert nicht nur die Umsetzung von Suizidgedanken, sondern ist bewusst weiter gefasst, sodass der Patient alles unterlässt, was ihm schaden könnte.
- Der Satzteil »weder bewusst noch unbewusst« schließt auch dissoziative Zustände ein. Dies ist sinnvoll, da gut etablierte Handlungsprinzipien auch bei ausgeprägter Dissoziation eingehalten werden. Wer nie bei Rot über die Ampel geht, tut dies auch in einem dissoziativen Zustand nicht.
- Der Satzteil »auch wenn ich mich danach fühle« erlaubt Suizidgedanken, fordert aber zu entgegengesetztem Handeln auf. Ein Entschluss, keine Suizidgedanken mehr zu haben, könnte aufgrund des psychologischen Phänomens der Gedankenunterdrückung (thought suppression) in paradoxer Weise zu einer Zunahme von Suizidgedanken führen. Außerdem macht dieser Satzteil deutlich, dass der Entschluss auch schützt, wenn erneut eine schwere depressive Phase kommt oder wenn sehr unangenehme Gefühle und Gedanken auftauchen.

Machen Sie die Unterschiede zwischen Vertrag und Entschluss deutlich

Im Gegensatz zum Vertrag trifft der Patient den Non-Suizid-Entschluss für sich selbst, eine zeitlich unbegrenzte Entscheidung, sein Leben zu gestalten. Ein Entschluss bezieht sich auf Einstellung, Ziele, Prinzipien und Handlungspläne, wohingegen sich ein Vertrag meist nur auf ein Verhalten oder einen Kauf bzw. eine Miete bezieht. Ein Vertrag benötigt zwei Vertragspartner, ist meistens zeitlich befristet. Auch ein Entschluss kann zwar befristet sein, ist aber meist inhaltlich nur unbefristet möglich.

Erarbeitung eines Non-Suizid-Entschlusses

Abwägen von Vor-und Nachteilen eines Non-Suizid-Entschlusses, Unterstützung anbieten

Die Vorstellung eines Non-Suizid-Entschlusses ist für viele Patienten zunächst außerordentlich ängstigend. Sie befürchten einen erheblichen Verlust von Möglichkeiten zur Selbsttröstung und subjektiver Situationskontrolle. Es ist daher wichtig, dass Patienten wissen, wofür es sich lohnt, einen Non-Suizid-Entschluss zu treffen. Hierzu sollen die Vor- und Nachteile eines Non-Suizid-Entschlusses abgewogen werden (s. AB 12.6). Bieten Sie als Therapeut ausdrücklich und konkret für die schwierige Übergangszeit Ihre Unterstützung an.

Bedeutung betonen, aber keinen Druck machen

Betonen Sie die Bedeutung eines Entschlusses für den Therapieverlauf, üben Sie aber keinen Druck aus und respektieren Sie die Entscheidung Ihres Patienten, keinen Entschluss zu treffen oder sich noch Bedenkzeit zu nehmen. Weisen Sie konsequent darauf hin, dass ohne einen Non-Suizid-Entschluss die Behandlung im Stadium einer »Vorphase von Therapie« bleibt. Der Vorschlag und die Diskussion des mit einem Non-Suizid-Entschluss verbundenen gedanklichen Modells sind auch dann für die Therapie hilfreich, wenn es zu keinem Entschluss kommt. Das Vorgehen schafft eine Gesprächsbasis über Suizidalität auf der Grundlage eines nicht-bewertenden funktionalen Modells. Falls kein Non-Suizid-Entschluss zustande kommt, ist es sinnvoll, den Patienten in größeren Abständen nach dem Stand der Entscheidungsfindung zu fragen.

INFO 12.7 /

T

Metaphern zum Non-Suizid-Entschluss

»Ein Bein im Grab«

Chronische Suizidgedanken bedeuten immer »einen Fuß im Grab« zu haben. Der Tod schreckt einen dann zwar nicht und man hat immer einen sicheren Ausweg im Blick, aber man hat nur wenig Bewegungsfreiheit und ist in seinem Spielraum sehr eingeschränkt.
Zur besonders wirkungsvollen Einführung dieser Metapher ist es hilfreich, wenn Sie ein Bein fest verankert und steif auf dem Boden zu stellen, um das Bein im Grab zu symbolisieren. Zeigen Sie dann wie eingeschränkt Ihre Bewegungsfreiheit ist, indem Sie sich ein bisschen hilflos um sich selbst drehen und dabei nur das andere Bein bewegen, während das »Bein im Grab« feststeckt. Zeigen Sie, was Sie alles nicht können, versuchen Sie beispielsweise das Fenster zu öffnen, weil Sie gerne frische Luft hätten, aber Sie können es nicht erreichen, Sie würden gern ans Telefon gehen, oder die Tür öffnen, oder zu Ihrem Patienten, aber auch wenn Sie sich noch so sehr bemühen, Sie können es nicht, solange das »eine Bein im Grab ist«.

»Im Kino immer neben dem Notausgang sitzen«

Fragen Sie Ihren Patienten, wo im Kino der Notausgang ist und malen Sie anschließend mit Strichen schematisch ein Bild von einem Kino in der Aufsicht (ein Strich für die Leinwand, daneben zwei kleine Striche für die Notausgänge und dann ein paar Striche für die Sitzreihen). Fragen Sie Ihren Patienten, wo man sitzen müsste, um im Notfall möglichst schnell das Kino verlassen zu können. Er wird in der Regel auf die Sitzplätze in der vorderen Reihe außen zeigen. Loben Sie Ihren Patienten und sagen Sie etwas wie: »Ja, genau, dann ist man wirklich der allererste, der fliehen kann, wenn tatsächlich Feuer und eine Panik ausbricht! Haben Sie denn schon mal dort gesessen und einen Film gesehen? Wenn ja, wie war das denn?« Erarbeiten Sie dann mit dem Patienten, dass man von dort zwar am besten flüchten kann, aber dafür die ganze Zeit ungemütlich sitzt, kaum etwas vom Film mitkriegt und am Ende total verspannt nach Hause geht. So macht Kino keinen Spaß. Übertragen Sie die Metapher dann auf die Suizidgedanken.

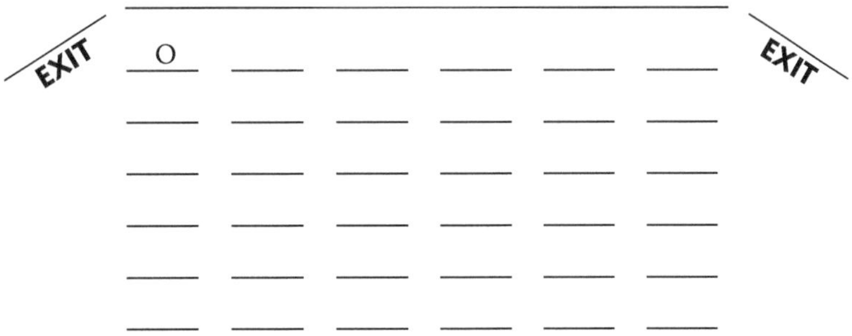

»Angekettet an den Notausgang des Lebens«

Malen Sie eine kurze Skizze mit einer Glaskuppel, auf der einen Seite regnet und stürmt es, aber da ist der Notausgang und da steht auch der Patient. Auf der anderen Seite, die er durch das Gewitter nicht sehen kann, scheint die Sonne. Suizidgedanken machen es also unmöglich, die Möglichkeiten des Lebens zu erkunden.

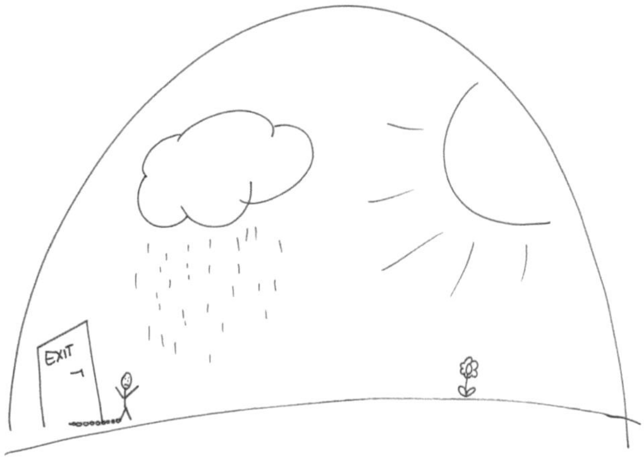

AB 12.6 /

P

Vor- und Nachteile eines Non-Suizid-Entschlusses abwägen

Ein Non-Suizid-Entschluss ist ein wichtiger Entschluss für Ihr Leben, den nur Sie alleine für sich treffen. Sie sollten deshalb in Ruhe die Vor- und Nachteile eines Non-Suizid-Entschlusses abwägen. Dieses Arbeitsblatt hilft Ihnen dabei, sich über die kurz- und langfristigen Konsequenzen bewusst zu werden. Schreiben Sie in die Felder jeweils die kurz-und langfristigen Vor- und Nachteile und besprechen Sie sie mit Ihrem Therapeuten.

Vorteile	**Nachteile**

Gehen Sie nun die von Ihnen aufgeführten Vor- und Nachteile durch und überlegen Sie, ob diese kurzfristig oder langfristig wirksam sind. Kennzeichnen Sie die Argumente mit (K) für kurzfristig und (L) für langfristig.

Was ist für Sie der wichtigste Punkt (oder die wichtigsten Punkte, maximal drei), der dafür oder dagegen spricht einen Non-Suizid-Entschluss zu treffen?

KAPITEL 13 /

Rückfallprophylaxe

13.1 Einführung

Depressionen zeigen häufig einen rezidivierenden oder chronischen Verlauf: Etwa 60 % der Menschen, die einmal depressiv erkranken, erleiden mindestens eine weitere depressive Episode. Etwa 10 % der betroffenen Menschen haben eine chronische Depression. Die Wirksamkeit von psychotherapeutischen Methoden zur Rückfallprophylaxe ist gut evidenzbasiert (van Zoonen et al., 2014). Es ist daher wichtig, Patienten frühzeitig über den Verlauf von Depression zu informieren und während der gesamten Therapie zu motivieren, die erlernten Fertigkeiten langfristig über die akute depressive Phase hinweg in den Alltag zu transferieren. Die Rückfallprophylaxe soll demnach schon von Beginn an in die Psychotherapie integriert werden. Gerade zum Ende der Therapie ist es darüber hinaus sinnvoll, die wichtigsten Strategien zu fokussieren und die weitere Anwendung zu bahnen.

Hierbei sind neben der pharmakologischen Rückfallprophylaxe drei wichtige Pfeiler zu beachten:

- Anwendung und Üben der erlernten Fertigkeiten
- Lebensgestaltung entsprechend der eigenen Werte
- Selbstfürsorge

Kritische Aspekte von Rückfallprophylaxe

Bei der Rückfallprophylaxe ist der erhöhte Aufmerksamkeitsfokus depressiver Patienten auf Zeichen einer erneuten depressiven Erkrankung zu beachten. Permanente Überprüfungen wie »Fühle ich mich schlapp?«, »Empfinde ich eigentlich Freude?«, »Ohje, jetzt bin ich wieder so niedergeschlagen!« führen dazu, dass alltägliche Stimmungsschwankungen und unangenehme körperliche oder emotionale Empfindungen als Depressionszeichen fehlgedeutet werden. Dies löst häufig problematische Grübel- und Sorgenprozesse sowie eine weitere Verstärkung des Bedrohungsmonitorings und Schonungsverhalten aus, die das Neuauftreten einer depressiven Phase begünstigen. In diesem Buch wurde deshalb bewusst auf die Ausarbeitung von Frühwarnzeichen einer depressiven Episode zur Rückfallprophylaxe verzichtet.

Für welche Patientengruppen sind die Tools aus diesem Kapitel besonders geeignet?

Die Tools aus diesem Kapitel sind für alle Patienten geeignet.

Mit welchen Tools können die Tools aus diesem Kapitel gut kombiniert werden?

Die Tools aus diesem Kapitel sind mit allen anderen Tools gut kombinierbar.

Mit welchen Tools sollten die Tools dieses Kapitels nicht kombiniert werden?

Die Tools aus diesem Kapitel können prinzipiell mit allen anderen Tools dieses Buches kombiniert werden.

13.2 Erklärung der Arbeitsmaterialien dieses Kapitels

- **INFO 13.1 / Rückfallprophylaxe**
  Erklärt die für Patienten wichtigen Prinzipien der Rückfallprophylaxe mit den o.g. drei Stützpfeilern, der pharmakologischen Rückfallprophylaxe sowie der kritischen Aspekte von erhöhter Wachsamkeit in Bezug auf Depressionssymptome. Ergänzend kann für die Psychoedukation zur Selbstfürsorge *INFO 9.16 / Emotionale Labilität vermindern, für sich sorgen* eingesetzt werden.

- **AB 13.1 / Mein neuer Werkzeugkoffer**
  Bietet Patienten die Möglichkeit, die wichtigsten Fertigkeiten zu fokussieren und in einem persönlichen Werkzeugkoffer zusammenzupacken.
- **AB 13.2 / Stufenplan bei Auftreten einer erneuten depressiven Episode**
  Gibt eine stufenweise Unterstützung für den Umgang mit erneuten depressiven Episoden. Auf der ersten Stufe können Patienten anhand der drei Stützpfeiler der Rückfallprophylaxe überprüfen, was sie selbst tun können, um die depressive Stimmung zu verbessern. Der vorbereitete Werkzeugkoffer (AB 13.1) hilft, zentrale Fertigkeiten zu erinnern. Auf der zweiten Stufe geht es darum, sozialem Rückzug entgegenzuwirken und Kontakt zu hilfreichen Personen aufzunehmen. Stufe 3 beinhaltet dann die professionelle Hilfe. Die Ansprechpartner auf Stufe 2 und 3 sollten mit dem Patienten bereits vorweg erarbeitet werden.

INFO 13.1 / P T

Rückfallprophylaxe

Depressive Störungen verlaufen häufig in Episoden. Das bedeutet, dass auch nach dem völligen Verschwinden einer Depression erneute Phasen auftreten können oder eine chronische Depression sich wieder verschlechtern kann. Ein wichtiges Ziel von Therapie ist es deshalb, erneute depressive Zustände weniger wahrscheinlich zu machen. Die Wirksamkeit von psychotherapeutischen Methoden zur Rückfallprophylaxe ist wissenschaftlich gut belegt.

Die drei wesentlichen Stützpfeiler für die Rückfallprophylaxe

In der Rückfallprophylaxe von depressiven Erkrankungen gibt es drei wesentliche Stützpfeiler:
- ▶ Anwendung und Üben der erlernten Fertigkeiten
- ▶ Lebensgestaltung entsprechend der eigenen Werte
- ▶ Selbstfürsorge

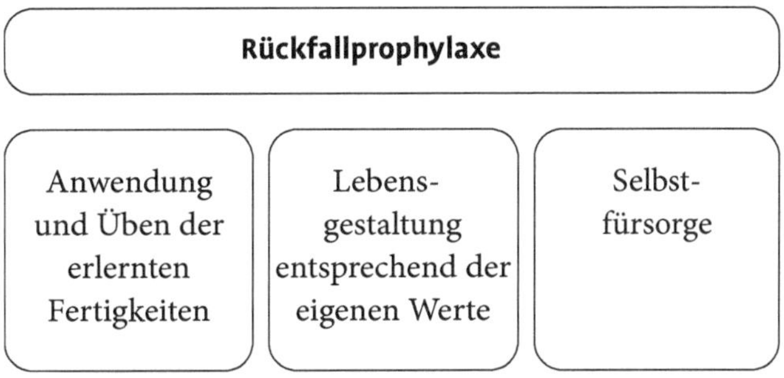

(1) Der erste Stützpfeiler der Rückfallprophylaxe ist die **Anwendung und regelmäßige Einübung der in der Therapie erlernten Fertigkeiten**. Hier gilt »Übung macht den Meister«. Das ist ganz ähnlich, wie wenn Sie beispielsweise in der Schule eine Sprache gelernt haben: Wenn Sie regelmäßig üben, werden sich Ihre Sprachkenntnisse weiter verbessern, Sie werden sich immer besser ausdrücken können und sich mehr zutrauen. Wenn Sie aber über lange Zeit nicht in Kontakt mit der Sprache kommen und nicht üben sie zu sprechen, werden Sie sich unsicher fühlen und zwangsläufig auch an Geschicklichkeit verlieren. Genauso verhält es sich mit den Fertigkeiten, die Sie in Ihrer Therapie erlernt haben und die der Depression entgegenwirken. Achten Sie also darauf, diese Fertigkeiten weiter zu trainieren. Im Arbeitsblatt »Mein neuer Werkzeugkoffer« können Sie herausarbeiten, welches die für Sie zentralen Fertigkeiten sind.

(2) Der zweite Stützpfeiler der Rückfallprophylaxe ist **Lebensgestaltung entsprechend der eigenen Werte**. Psychisch gesund zu bleiben erfordert, in ausreichendem Maß Verhalten zu produzieren, für das man positive Verstärkung erhält (Belohnung) und das einem selbst wertvoll, wichtig und sinnvoll erscheint. Das beinhaltet auch den Verzicht auf »aussichtslose Kämpfe«. Ziele sollten mit den eigenen Werten übereinstimmen und auch erreichbar sein.

(3) Der dritte Stützpfeiler der Rückfallprophylaxe ist **Selbstfürsorge**. Hierzu gehört regelmäßige Bewegung, gesunde Ernährung, Verzicht auf Substanzmissbrauch, ausreichende Behandlung von körperlichen Erkrankungen. Alle wichtigen Punkte zur Selbstfürsorge, auf die Sie achten sollten, sind in *INFO 9.16 / Emotionale Labilität vermindern, für sich sorgen* zusammengefasst.

Fortsetzung der antidepressiven Medikation

Pharmakologische Behandlungsstrategien können ein weiterer wichtiger Bestandteil der Rückfallprophylaxe sein. Ein abruptes Absetzen oder eine Dosisreduktion von antidepressiven Medikamenten erhöhen das Rückfallrisiko. Änderungen der Medikation sollen deshalb nur in Rücksprache mit Ihrem Arzt durchgeführt werden. Treffen Sie Entscheidungen immer erst nach Beratung durch einen Experten Ihres Vertrauens.

Rückfallprophylaxe

Anzeichen einer Depression erkennen

Differenziert und kritisch zu betrachten ist Rückfallprophylaxe durch das rechtzeitige Erkennen von Anzeichen einer neuen depressiven Episode:

- Es ist eindeutig sinnvoll, sich bei Verschlechterung eines depressiven Zustands oder Wiederauftreten einer schweren depressiven Episode rasch wieder in Behandlung zu begeben. Dies gilt insbesondere dann, wenn Depression akut zu einer Verschlechterung der Funktionsfähigkeit in den Bereichen Arbeit, Partnerschaft oder Familie geführt hat oder Suizidalität vorhanden ist.
- Problematisch ist dagegen ein ständiger Aufmerksamkeitsfokus auf Zeichen einer Neuerkrankung (Bedrohungsmonitoring). Wer ständig in sich hineinhorcht und fragt: »Bin ich wieder depressiv? Habe ich wieder dysfunktionale Gedanken? Bin ich weniger fit, als ich sein sollte? Bedeutet der schlechte Schlaf heute Nacht, dass ich wieder erkranken werde?«, ist in Gefahr, Alltagsphänomene mit Krankheit zu verwechseln und sich selbst erfüllende Prophezeiungen zu schaffen. Hier gilt es, sich daran zu erinnern, dass Leiden in Form von vorübergehenden Emotionen wie Traurigkeit, Hoffnungslosigkeit oder Scham, pessimistische Gedanken und vorübergehende körperliche Symptome wie Müdigkeit, Erschöpfung oder Schmerz, Bestandteil des »normalen« Lebens sind und häufig keine Reaktion erfordern.

AB 13.1 /

P T

Mein neuer Werkzeugkoffer

Sie haben während Ihrer Behandlung hilfreiche Fertigkeiten (»Werkzeuge«) erworben und trainiert. Packen Sie nun Ihren persönlichen neuen Werkzeugkoffer mit den für Sie wichtigsten Fertigkeiten, die Sie weiter anwenden und trainieren möchten. Denken Sie daran, auch wenn Sie aktuell keine depressive Episode mehr haben, ist es wichtig, diese Werkzeuge weiter zu benutzen und zu pflegen, damit sie nicht »einrosten« und Sie einen guten Schutz vor erneuten depressiven Phasen haben.

Mein neuer Werkzeugkoffer

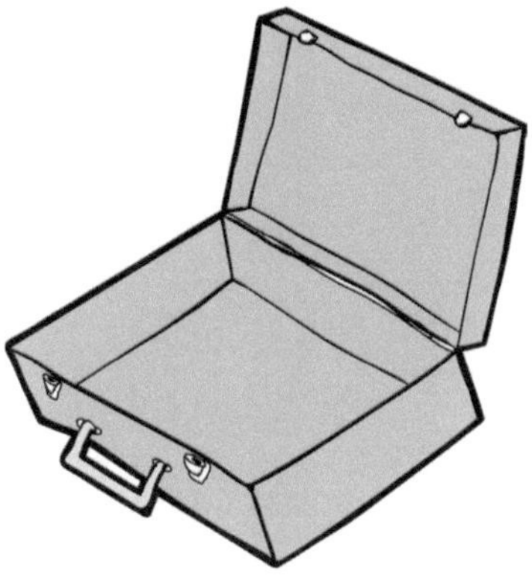

Stufenplan bei Auftreten einer erneuten depressiven Episode

Sollte eine erneute depressive Episode auftreten, können Sie entsprechend des folgenden Stufenplans vorgehen.

(1) Gibt es etwas, was ich selbst tun kann?

Überprüfen Sie dazu die drei Pfeiler der Rückfallprophylaxe:

- **Fortsetzung der erlernten Fertigkeiten**: Schauen Sie nochmal in Ihren persönlichen Werkzeugkasten: Setze ich die für mich wichtigen Fertigkeiten ausreichend ein?

  ☐ Ja ☐ Nein ☐ Teilweise

  Welche Fertigkeiten sind jetzt besonders wichtig? Wie kann ich sie mehr in meinen Alltag übertragen?

- **Lebensgestaltung entsprechend der eigenen Werte**
  Produziere ich ausreichend Verhalten, das für mich selbst wertvoll, wichtig und sinnvoll ist und für das ich positive Verstärkung bekomme (Belohnung)?

  ☐ Ja ☐ Nein ☐ Teilweise

  Kann ich meine Lebensgestaltung verändern und mehr solches Verhalten produzieren? Wenn ja, welche konkreten Schritte müsste ich unternehmen?

- **Selbstfürsorge**
  Achte ich ausreichend auf mich? Meine Gedanken zu den folgenden wichtigen Punkten der Selbstfürsorge:

  – Ausgleich zwischen Pflichten, werteorientierten Aktivitäten und Erholungspausen:

  – Ausgewogene Ernährung:

  – Ausreichend Flüssigkeitszufuhr:

Stufenplan bei Auftreten einer erneuten depressiven Episode

- Bewegung:
- Schlaf:
- Verzicht auf Drogen und Alkohol:
- Regelmäßige Einnahme von verschriebenen Medikamenten:
- Sonstige Gesundheitsfürsorge:

(2) Soziales Netz aktivieren: Wirken Sie dem sozialen Rückzug entgegen.

Zu wem kann ich Kontakt aufnehmen? Wer tut mir gut?

(3) Professionelle Hilfe: Wo bekomme ich professionelle Hilfe?

Literaturverzeichnis

American Psychiatric Association (2013a). Desk Reference to the Diagnostic Criteria from DSM-5. Arlington, VA: American Psychiatric Association.

American Psychiatric Association (2013b). Diagnostic and statistical manual of mental disorders: DSM-5. Arlington, VA: American Psychiatric Association.

Beck, J.S. (1979). Cognitive Behaviour Therapy. Basics and Beyond (2nd ed.: 2011). New York: Guilford.

Beck, J.S. (2013). Praxis der kognitiven Verhaltenstherapie (2. Aufl.). Weinheim: Beltz.

Beck, A.T. & Dozois, D.J. (2011). Cognitive therapy: current status and future directions. Annual review of medicine, 62, 397–409.

Beck, A.T., Rush, A.J., Shaw B.F. & Emery, G. (1979). Cognitive therapy of depression. New York: Guilford Press. Deutsch: Kognitive Therapie der Depression (2010). Weinheim: Beltz.

Brakemeier, E.-L. & Normann, C. (2012). Praxisbuch CBASP. Weinheim: Beltz.

Brewin, C.R., Wheatley, J., Patel, T., Fearon, P., Hackmann, A., Wells, A. et al. (2009). Imagery rescripting as a brief stand-alone treatment for depressed patients with intrusive memories. Behavioral Research and Therapy, 47, 569–576.

Burns, D.D. (1980). Feeling good. The new mood therapy. New York: Signet.

Conway, C.C., Hammen, C. & Brennan, P.A. (2012). Expanding stress generation theory: test of a transdiagnostic model. Journal of Abnormal Psychology, 121, 754–766.

DGPPN, BÄK, KBV, AWMF, AkdA, BPtK et al. (2009). S3-Leitlinie / Nationale Versorgungsleitlinie Unipolare Depression-Langfassung (1. Aufl.). Berlin, Düsseldorf: DGPPN, ÄZQ, AWMF. Verfügbar unter: http://www.depression.versorgungsleitlinien.de [letzter Zugriff: 30.7.2015].

Dobson, K.S., Hollon, S.D., Dimidjian, S., Schmaling, K.B., Kohlenberg, R.J. et al. (2008). Randomized trial of behavioral activation, cognitive therapy, and antidepressant medication in the prevention of relapse and recurrence in major depression. Journal of Consulting and Clinical psychology, 76, 468–77.

Drye, R.C., Goulding, R.L. & Goulding, M.E. (1973). No-suicide decisions: patient monitoring of suicidal risk. American Journal of Psychiatry, 130 (2), 171–174.

Eberhart, N.K. & Hammen, C.L. (2010). Interpersonal Style, Stress, and Depression: An Examination of Transactional and Diathesis-Stress Models. Journal of Social and Clinical Psychology, 29, 23–38.

Faßbinder, E. (2015). Imagery Rescripting. Verhaltenstherapie & Verhaltensmedizin, 2.

Faßbinder, E. & Jacob, G. (2011). Beltz Video-Learning Stuhldialoge in der Psychotherapie. Weinheim: Beltz.

Faßbinder, E., Schweiger, U. & Jacob, G. (2011). Therapie-Tools Schematherapie. Weinheim: Beltz.

Fydrich, T., Renneberg, B., Schmitz, B. & Wittchen, H. U. (1997). SKID II. Strukturiertes Klinisches Interview für DSM-IV, Achse II: Persönlichkeitsstörungen. Interviewheft. Göttingen: Hogrefe.

Gross, J. J. (2014). Emotion regulation: conceptual and empirical foundations. In J. J. Gross (Ed.), Handbook of emotion regulation. New York: Guilford.

Hames, J.L., Hagan, C.R. & Joiner, T.E. (2013). Interpersonal processes in depression. Annual Review of Clinical Psychology, 9, 355–377.

Hautzinger, M. (2009). Depression. In J. Margraf & S. Schneider (Hrsg.), Lehrbuch der Verhaltenstherapie. Band 2: Störungen im Erwachsenenalter – Spezielle Indikationen – Glossar (3 Aufl., S. 125–138). Heidelberg: Springer.

Hautzinger, M. (2013). Kognitive Verhaltenstherapie bei Depressionen (7. Aufl.). Weinheim: Beltz.

Hautzinger, M., Joormann, J. & Keller, F. (2005). Skala dysfunktionaler Einstellungen (DAS). Göttingen: Hogrefe.

Hayes, S.C., Strosahl, K.D. & Wilson, K.G. (1999). Acceptance and commitment therapy: An experiential approach to behavior change. New York: Guilford. Deutsch: Akzeptanz und Commitment Therapie. Ein erlebnisorientierter Ansatz zur Verhaltensänderung (2004). München: CIP-Medien.

Hinsch, R. & Pfingsten, U. (2015). Gruppentraining sozialer Kompetenz GSK (6. Aufl.). Weinheim: Beltz.

Hofmann, S.G., Sawyer, A.T., Witt, A.A. & Oh, D. (2010). The effect of mindfulness-based therapy on anxiety and depression: A meta-analytic review. Journal of Consulting and Clinical Psychology, 78, 169–183.

Jacob, G. & Arntz, A. (2015). Schematherapie in der Praxis (2. Aufl.) Weinheim: Beltz.

Jacob, G. & Seebauer, L. (2013).) Beltz Video-Learning Schematherapie. Weinheim: Beltz.

Joiner, T. E., Ribeiro, J. D. & Silva, C. (2012). Nonsuicidal self-injury, suicidal behavior, and their co-occurrence as viewed through the lens of the interpersonal theory of suicide. Current Directions in Psychological Science, 21, 342–347.

Josefsson, T., Lindwall, M. & Archer, T. (2014). Physical exercise intervention in depressive disorders: meta-analysis and systematic review. Scand J Med Sci Sports, 24(2), 259–272.

Kabat-Zinn, J. (1990). Full Catastrophe Living: Using the Wisdom of Your Body and Mind to Face Stress, Pain, and Illness. New York: Delacorte (2nd ed.: 2013, New York: Bantam Books). Deutsch: Gesund durch Meditation: Das große Buch der Selbstheilung mit MBSR (2013). München: Knaur.

Kanfer, F.H. & Saslow, G. (1969). Behavioral diagnosis. In C.M. Franks (Eds.), Behavior therapy: Appraisal and status. (pp. 417–444). New York: McGraw-Hill.

Keller, M. B., McCullough, J. P., Klein, D. N., Arnow, B., Dunner, D. L., Gelenberg, A. J. et al. (2000). A comparison of nefazodone, the cognitive behavioral-analysis system of psychotherapy, and their combination for the treatment of chronic depression. New England Journal of Medicine, 342, 1462–1470.

Klein, J.P. & Belz, M. (2014). Psychotherapie Chronischer Depression. Praxisleitfaden CBASP. Göttingen: Hogrefe.

Klein, J.P., Steinlechner, S., Sipos, V. & Schweiger, U. (2011). Psychotherapie chronischer Depression nach dem Cognitive Behavioral Analysis System of Psychotherapy (CBASP)-Konzept. Psychotherapie, Psychosomatik, Medizinische Psychologie, 61, 526–535.

Klein, J. P. Willenborg, B. & Schweiger, U. (2014). Diagnostik affektiver Störungen im DSM-5: Neuerungen und Kontroversen. Fortschritte der Neurologie und Psychiatrie, 82, 655–664.

Kroenke, K., Spitzer, R.L. & Williams, J.D. (2001). Validity of a Brief Depression Severity Measure. J Gen Intern Med, 16 (9), 606–613.

Kroenke, K., Spitzer, R. L., & Williams, J. B. (2003). The Patient Health Questionnaire-2: Validity of a two-item depression screener. Med Care, 41, 1284–1292.

Lai, J. S., Hiles, S., Bisquera, A., Hure, A. J., McEvoy, M. & Attia, J. (2014). A systematic review and meta-analysis of dietary patterns and depression in community-dwelling adults. Am J Clin Nutr, 99(1), 181–197.

Linehan, M.M. (1993a). Cognitive-behavioral treatment of borderline personality disorder. New York: Guilford. Deutsch: Dialektisch-Behaviorale Therapie der Borderline-Persönlichkeitsstörung (1996). München: CIP-Medien.

Linehan, M.M. (1993b). Skills training manual for treating borderline personality disorder. New York: Guilford (2nd ed.: 2014). Deutsch: Trainingsmanual zur Dialektisch-Behavioralen Therapie der Borderline-Persönlichkeitsstörung(1996). München: CIP-Medien.

Longmore, R.J. & Worrell, M. (2007). Do we need to challenge thoughts in cognitive behavior therapy? Clinical Psychology Review, 27, 173–187.

Martell, C.R., Dimidjian, S. & Hermann-Dunn, R. (2010). Behavioral Activation for Depression. New York: Guilford. Deutsche Ausgabe: 2014, Verhaltensaktivierung bei Depression. Stuttgart: Kohlhammer.

McCullough, J.P. (2000). Treatment for chronic depression: cognitive behavioral analysis system of psychotherapy (CBASP). New York: Guilford.

McCullough, J.P. (2006a). Psychotherapie der chronischen Depression. München: Elsevier.

McCullough, J.P. (2006b). Treating chronic depression with disciplined personal involvement. New York: Springer.

McCullough, J.P. (2007). Behandlung von Depressionen mit dem Cognitive Behavioral Analysis System of Psychotherapy (CBASP). Trainingsmanual. München: CIP-Medien.

McCullough, J.P. (2012). Therapeutische Beziehung und die Behandlung chronischer Depressionen. Heidelberg: Springer.

Meinlschmidt, G. & Hellhammer, D. (2008). Aktivitätsaufbau. In M. Linden & M. Hautzinger (Hrsg.), Verhaltenstherapiemanual (6. Aufl., S. 101–105). Heidelberg: Springer.

Melartin, T. K., Rytsala, H. J., Leskela, U. S., Lestela-Mielonen, P. S., Sokero, T. P. & Isometsa, E. T. (2002). Current comorbidity of psychiatric disorders among DSM-IV major depressive disorder patients in psychiatric care in the Vantaa Depression Study. Journal of Clinical Psychiatry, 63, 126–134.

Nemeroff, C.B., Heim, C.M., Thase, M.E., Klein, D.N., Rush, A.J., Schatzberg, A.F. et al. (2003). Differential responses to psychotherapy versus pharmacotherapy in patients with chronic forms of major depression and childhood trauma. Proceedings of the National Academy of Sciences of the United States of America, 100, 14293–14296.

Nieuwenhuijsen, K., Faber, B., Verbeek, J. H., Neumeyer-Gromen, A., Hees, H. L. & Verhoeven, A. C. (2014). Interventions to improve return to work in depressed people. Cochrane Database Syst Rev, 12, CD006237.

Pettit, J.W. & Joiner, T.E. (2005). The Interpersonal Solution to Depression. Oakland, CA: New Harbinger Publications.

Pettit, J.W. & Joiner, T.E. (2006). Chronic Depression. Interpersonal Sources, Therapeutic Solutions. Washington: American Psychological Association.

Piet, J. & Hougaard, E. (2011). The effect of mindfulness-based cognitive therapy for prevention of relapse in recurrent major depressive disorder: a systematic review and meta-analysis. Clinical Psychology Review, 31, 1032–1040.

Rethorst, C. D. & Trivedi, M. H. (2013). Evidence-based recommendations for the prescription of exercise for major depressive disorder. J Psychiatr Pract, 19(3), 204–212.

Rush, A. J., Gullion, C. M., Basco, M. R., Jarrett, R. B. & Trivedi, M. H. (1996). The Inventory of Depressive Symptomatology (IDS): psychometric properties. Psychological Medicine, 26, 477–486.

Rush, A. J., Trivedi, M. H., Ibrahim, H. M., Carmody, T. J., Arnow, B., Klein, D. N. et al. (2003). The 16-Item Quick Inventory of Depressive Symptomatology (QIDS), clinician rating (QIDS-C), and self-report (QIDS-SR): a psychometric evaluation in patients with chronic major depression. Biological Psychiatry, 54, 573–583.

Sarris, J., O'Neil, A., Coulson, C. E., Schweitzer, I. & Berk, M. (2014). Lifestyle medicine for depression. BMC Psychiatry, 14, 107.

Schramm, E., Zobel, I., Dykierek, P., Kech, S., Brakemeier, E. L., Kulz, A. et al. (2011). Cognitive behavioral analysis system of psychotherapy versus interpersonal psychotherapy for early-onset chronic depression: a randomized pilot study. Journal of Affective Disorders, 129, 109–116.

Segal, Z.V., Williams, J.M.G. & Teasdale, J.D. (2001). Mindfulness-Based Cognitive Therapy for Depression: A new approach to preventing relapse. New York: Guilford (2nd ed.: 2012). Deutsch: Die Achtsamkeitsbasierte Kognitive Therapie der Depression: Ein neuer Ansatz zur Rückfallprävention (2008). Tübingen: dgvt-Verlag.

Sipos, V. & Schweiger, U. (2011). Therapie der Essstörung durch Emotionsregulation . Stuttgart: Kohlhammer.

Teasdale, J.D., Segal, Z.V., Williams, J.M., Ridgeway, V.A., Soulsby, J.M. & Lau, M.A. (2000). Prevention of relapse/recurrence in major depression by mindfulness-based cognitive therapy. Journal of Consulting and Clinical Psychology, 68, 615–623.

Ullrich, R. & de Muynck, R. (2005). Aufbau sozialer Kompetenz: Selbstsicherheitstraining, Assertiveness-Training. In M. Linden & M. & Hautzinger (Hrsg.), Verhaltenstherapiemanual (5. Aufl., S. 327–334). Heidelberg: Springer.

van Zoonen, K., Buntrock, C., Ebert, D.D., Smit, F., Reynolds, C.F., 3rd, Beekman, A.T., & Cuijpers, P. (2014). Preventing the onset of major depressive disorder: a meta-analytic review of psychological interventions. Internation Journal of Epidemiology, 43, 318–29.

Wells, A. (2011). Metakognitive Therapie bei Angststörungen und Depression. Weinheim: Beltz.

Wengenroth, M. (2012). Therapie-Tools Akzeptanz- und Commitmenttherapie (ACT). Weinheim: Beltz.

Wheatley, J., Brewin, C.R., Patel, T., Hackmann, A., Wells, A., Fisher, P. et al. (2007). I'll believe it when I can see it: imagery rescripting of intrusive sensory memories in depression. Journal of Behavior Therapy and Experimental Psychiatry, 38, 371–385.

Wiersma, J. E., van Schaik, D. J., Hoogendorn, A. W., Dekker, J. J., Van, H. L., Schoevers, R. A. et al. (2014). The Effectiveness of the Cognitive Behavioral Analysis System of Psychotherapy for Chronic Depression: A Randomized Controlled Trial. Psychotherapy and Psychosomatics, 83, 263–269.

Wittchen, H. U., Wunderlich, U., Gruschwitz, S. & Zaudig, M. (1997). SKID-I. Strukturiertes Klinisches Interview für DSM-IV. Göttingen (DE): Hogrefe.

Young, J.E., Klosko, S. & Weishaar, M.E. (2008). Schematherapie. Ein praxisorientiertes Handbuch. Paderborn: Junfermann.

Verzeichnis der Arbeits- und Informationsblätter

1 Einführung

2 Diagnostik

3 Psychoedukation zur Lebensführung bei Depression

4 Psychoedukation zu den Störungsmodellen der Verhaltenstherapie

5 Verhaltensaktivierung

6 Veränderung von Kognitionen

7 Metakognitive Fertigkeiten

8 Achtsamkeit und Akzeptanz

Hinweise zum Arbeitsmaterial

Zum Therapie-Tools Depression werden online zwei Videosequenzen zum Download zur Verfügung gestellt. Sie verdeutlichen das Vorgehen, das auf *INFO 9.7 / Stuhldialoge zur Unterstützung der Emotionsregulation – Distanz von intensiven Emotionen bekommen* und *INFO 9.12 / Stuhldialoge zur Unterstützung der Emotionsregulation – Mit oder entgegengesetzt handeln?* beschrieben wird. Die Videos stehen Ihnen auf psychotherapie.tools zur Verfügung. Den Freischalt-Code und eine Anleitung, wie Sie sich die Materialien herunterladen können, finden Sie ganz vorne im Buch.

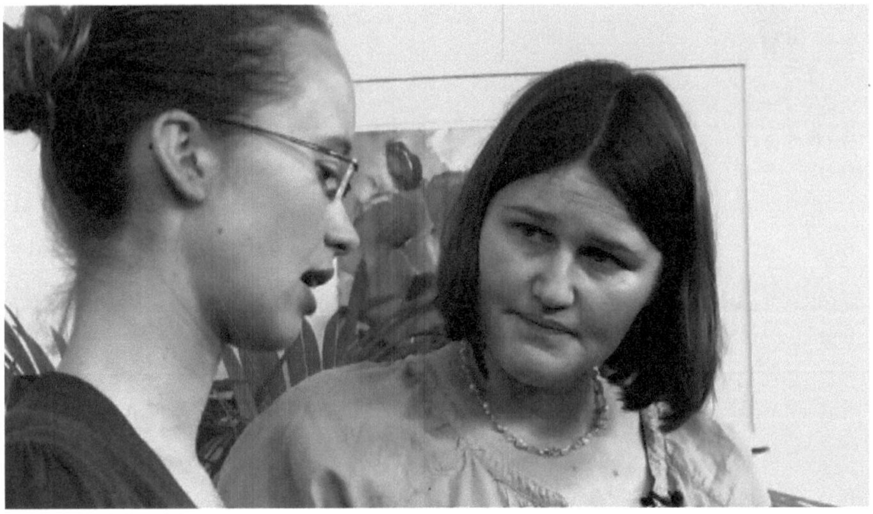

Die Tracks stammen aus der DVD »Stuhldialoge in der Psychotherapie« von Eva Faßbinder und Gitta Jacob (2014; 2 DVDs, 280 Min., ISBN 978-3-621-28189-8).
Da die Online-Materialien nur so lange zur Verfügung stehen, wie das Buch lieferbar ist, empfehlen wir Ihnen, sich die Materialien herunterzuladen und auf dem eigenen Rechner zu speichern.